däv

Fach-Taschenbücher für Lehre und Praxis

Wirth
**SPRACHSTÖRUNGEN
SPRECHSTÖRUNGEN
KINDLICHE
HÖRSTÖRUNGEN**

SPRACHSTÖRUNGEN SPRECHSTÖRUNGEN KINDLICHE HÖRSTÖRUNGEN

Lehrbuch für Ärzte, Logopäden
und Sprachheilpädagogen

von Günter Wirth

2., völlig neu bearbeitete Auflage

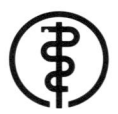

Deutscher Ärzte-Verlag Köln 1983

Professor Dr. med. Günter Wirth
Ärztl. Direktor der Abteilung für Stimm- und Sprachstörungen
sowie Pädoaudiologie
der Univ.-HNO-Klinik Heidelberg
Luisenstraße 5, Gebäude 9, 6900 Heidelberg

Die 1. Auflage erschien unter dem Titel "Sprech- und Sprachstörungen".

ISBN 3-7691-1057-9

Medikamentennamen und -bezeichnungen, die als Warenzeichen eingetragen und geschützt sind, sind durch ein hinzugefügtes ® gekennzeichnet, soweit der Verfasser von dem bestehenden Warenschutz Kenntnis hat. Fehlt bei einem Medikamentennamen oder einer -bezeichnung das Kennzeichen ®, so kann daraus nicht entnommen werden, diese Bezeichnung sei ein freier Warenname.

Jeglicher Nachdruck, Wiedergabe, Vervielfältigung und Verbreitung (gleich welcher Art), auch von Teilen des Werkes oder von Abbildungen, jegliche Abschrift, Übersetzung, auch auf fotomechanischem oder ähnlichem Wege oder Magnettonverfahren, Vortrag, Funk, Fernsehsendung sowie Speicherung in Datenverarbeitungsanlagen bedarf der ausdrücklichen Genehmigung des Verlages.

Copyright © by Deutscher Ärzte-Verlag GmbH, Köln-Lövenich 1983

Gesamtherstellung: Deutscher Ärzte-Verlag GmbH, Köln-Lövenich

Inhaltsverzeichnis

Vorwort 19

Allgemeiner Teil

1	**Anatomie der Sprechorgane**	21
1.1	Pharynx	21
1.2	Mundhöhle	22
1.3	Nasenhaupthöhle	25
1.4	Nasennebenhöhlen	28
1.5	Gaumenmuskulatur	28
1.6	Rachenmuskulatur	31
1.7	Zungenmuskulatur	34
1.7.1	Äußere Zungenmuskulatur	34
1.7.2	Innere Zungenmuskulatur	36
1.8	Zungenbeinmuskulatur	37
1.8.1	Obere Zungenbeinmuskulatur	37
1.8.2	Untere Zungenbeinmuskulatur	39
1.9	Kaumuskulatur	41
1.10	Mimische Muskulatur	43
1.11	Sprachzentren	45
1.12	Blutversorgung des Gehirns	47
2	**Die „Sprache" der Tiere**	51
3	**Entstehung der menschlichen Sprache**	57
4	**Physiologie der Sprache**	61
4.1	Sprachanlage	62
4.2	Sprechen	62
4.3	Sprachverstehen	62
4.4	Lesen und Schreiben	64

5	**Zerebrale Dominanz, Lateralität (Händigkeit) und Sprache**	65
5.1	Zerebrale Dominanz (Hemisphärendominanz)	65
5.2	Zerebrale Dominanz und Lateralität (Händigkeit)	65
5.2.1	Präferenzdominanz und Leistungsdominanz	67
5.2.2	Lateralität und Direktionalität	68
5.3	Zerebrale Dominanz, Händigkeit und Sprache	68
5.4	Beziehungen zwischen zerebraler Dominanz und Sprachstörungen	69
5.5	Experimentelle Befunde bezüglich der Beziehungen zwischen Dominanz und Sprache	69
5.6	Prüfungsmethoden zur experimentellen Bestimmung der dominanten Hemisphäre	70
6	**Entwicklung der kindlichen Sprache**	75
6.1	Anlagebedingte Faktoren	75
6.2	Umweltbedingte Faktoren	76
6.3	Modell der kindlichen Entwicklung nach Piaget	77
6.4	Vorbedingungen der Sprachentwicklung	79
6.4.1	Audio-visuelle Entwicklung	80
6.4.2	Motorisch-kinästhetische Entwicklung des Muskelsinnes	80
6.4.3	Ideomotorische Entwicklung	80
6.4.4	Allgemeine körperlich-geistige Entwicklung	80
6.5	Vorstufen der Sprachentwicklung	81
6.5.1	Reflektorisches Schreien	81
6.5.2	Instinktives Lallen (1. Lallperiode)	82
6.5.3	Absichtliche Lautnachahmung (2. Lallperiode)	83
6.5.4	Sprachverständnis	84
6.6	Entwicklung des Sprechens	84
6.6.1	Reihenfolge des Lauterwerbs	84
6.6.2	Erwerb von Syntax und Grammatik	86
6.6.3	Einwortsätze	88
6.6.4	Mehrwortsätze	89
6.7	Zeittafel der Sprachentwicklung	92
7	**Physiologie der Sprachlaute**	95
7.1	Vokale	99

7.1.1	Vokale der deutschen Hochlautung	99
7.1.2	Bildung der Vokale	100
7.1.3	Vokaltheorien	101
7.1.4	Einteilung der Vokale	102
7.1.4.1	Oralvokale	102
7.1.4.2	Nasalvokale	103
7.1.4.3	Diphthonge	104
7.1.4.4	Halbvokale (Liquidae)	104
7.1.5	Quantität und Qualität der Vokale	105
7.1.6	Formanten der Vokale	105
7.1.7	Bildung der Vokale	110
7.2	Konsonanten	111
7.2.1	Konsonanten der deutschen Hochlautung	111
7.2.2	Bildung der Konsonanten	112
7.2.3	Einteilung der Konsonanten nach dem Ort der Lautbildung	114
7.2.4	Einteilung der Konsonanten nach dem Bildungsmechanismus	115
7.2.5	Einteilung der Konsonanten nach dem beigemischten laryngealen Stimmklang	118
7.2.6	Kombinationslaute	119
7.2.7	Formanten der Konsonanten	119
7.2.8	Bildung der Konsonanten	119
7.3	Die Einzellaute in Verbindung miteinander	122
7.4	Apparativer Sprachaufbau	122
8	**Akzente der Sprache**	123
8.1	Melodischer Akzent	123
8.2	Dynamischer Akzent	123
8.3	Temporaler (rhythmischer) Akzent	124

Spezieller Teil

9	**Sprachliche Frühreife**	125
10	**Verzögerte Sprachentwicklung**	127
10.1	Symptome der verzögerten Sprachentwicklung	127
10.2	Einteilung der verzögerten Sprachentwicklung	128

10.3	Ursachen der verzögerten Sprachentwicklung .	129
10.4	Ursachen der noch physiologischen Form der Sprachentwicklungsverzögerung	130
10.5	Ursachen der pathologischen Form der Sprachentwicklungsverzögerung	134
10.6	Ursachen der Sprachentwicklungsbehinderung	135
10.6.1	Apraxie oder Dyspraxie von Lippen und Zunge	135
10.6.2	Globale Beeinträchtigung der Hirnreifung . . .	135
10.6.3	Taktil-kinästhetische und feinmotorische Störungen.	136
10.6.4	Frühkindlicher Hirnschaden	137
10.6.5	Teilleistungsstörungen	139
10.6.5.1	Einteilung der Teilleistungsschwächen nach *Piaget* und *Affolter*	140
10.6.5.2	Symptome bei Störungen der zentralen auditiven Wahrnehmung auf den 3 Wahrnehmungsstufen	140
10.6.5.3	Einteilung der Teilleistungsschwächen nach *Graichen*	141
10.6.5.4	Einteilung der auditiven Teilleistungsstörungen im Hinblick auf die Verursachung von Sprachentwicklungsbehinderungen in Anlehnung an die Einteilung von *Graichen*	142
10.6.5.5	Einteilung der auditiven Teilleistungsstörungen nach klinischen Gesichtspunkten	147
10.6.5.6	Teilleistungsstörungen im visuellen Bereich . .	148
10.6.6	Hochgradige Innenohrschwerhörigkeit und Taubheit beiderseits	149
10.6.6.1	Entwicklung des Hörvermögens	149
10.6.6.2	Schwerhörigensprache	150
10.6.6.3	Gehörlosensprache	152
10.6.6.4	Differentialdiagnose hörbedingter Sprachstörungen.	155
10.7	Diagnostik bei verzögerter Sprachentwicklung	155
10.7.1	Logopädische und psychologische Untersuchung	155
10.7.2	Untersuchung der Motorik	163
10.7.2.1	Prüfung der Grobmotorik	163
10.7.2.2	Prüfung der Feinmotorik	165
10.7.2.3	Prüfung der serialen Motorik	167

10.7.3	Diagnostik auditiver Teilleistungsstörungen	168
10.7.3.1	Untersuchung der zentralen auditiven Wahrnehmung	169
10.7.3.2	Prüfung der akustischen Merkfähigkeit	172
10.7.4	Prüfung der visuellen Wahrnehmung	173
10.7.5	Visuo-motorische und visuell-perzeptive Untersuchungen	175
10.7.6	Tests zur Untersuchung der sprachlichen Fähigkeiten	178
10.7.7	Untersuchung des Gehörs	181
10.7.7.1	Pädaudiologische Verfahren	181
10.7.7.2	Ursachen kindlicher Schwerhörigkeit und Taubheit	187
10.7.7.3	Vererbungsregeln und Erkrankungsrisiko bei Innenohrschwerhörigkeit	192
10.7.8	Untersuchung der Intelligenz	193
10.7.9	Ergänzende Untersuchungen	194
10.7.10	Hals-Nasen-Ohrenärztliche Untersuchung	194
10.8	Therapie der verzögerten Sprachentwicklung	194
10.8.1	Allgemeine Gesichtspunkte	194
10.8.2	Spezielle Behandlungsmethoden	197
10.8.3	Geräte für die Sprachtherapie	198
10.8.4	Kindergarten für Sprachbehinderte	199
10.8.5	Schulen für Sprachbehinderte	199
10.8.6	Therapie bei Mangel an sprachlicher Anregung	201
10.8.7	Therapie bei minimaler zerebraler Dysfunktion	201
10.8.8	Therapie bei Sehschädigung	202
10.8.9	Therapie bei Teilleistungsschwächen	202
10.8.9.1	Allgemeines Training der Wahrnehmung	202
10.8.9.2	Training der auditiven Wahrnehmung	202
10.8.9.3	Training nicht-sprachlicher kognitiver Leistungen	204
10.8.9.4	Training der taktilen Wahrnehmung	204
10.8.9.5	Training der kinästhetischen Wahrnehmung	204
10.8.9.6	Training der visuellen Wahrnehmung	205
10.8.9.7	Training der visuomotorischen Koordination	205
10.8.9.8	Training der Motorik	205
10.8.9.9	Weitere Teilleistungsübungen	206
10.8.9.10	Sprachliche Übungen	206
10.8.10	Sprachanbildung bei Gehörlosen und hochgradig Schwerhörigen	207

10.8.10.1	Hausspracherziehung	209
10.8.10.2	Hörgeräteversorgung im Kindesalter	212
10.8.10.3	Einschulung gehörloser und schwerhöriger Kinder	219
10.9	Prognose der verzögerten Sprachentwicklung	221
11	**Stammeln (Dyslalie)**	**223**
11.1	Einteilung des Stammelns	224
11.1.1	In quantitativer Hinsicht	224
11.1.2	In qualitativer Hinsicht	224
11.2	Häufigkeit des Stammelns	226
11.3	Ursachen des Stammelns	226
11.3.1	Physiologisches Stammeln (Entwicklungsstammeln)	227
11.3.2	Funktionelles Stammeln	227
11.3.3	Verzögerte Sprachentwicklung	227
11.3.4	Erbliche Faktoren	227
11.3.5	Fehlerhafte oder mangelnde sprachliche Anregung	227
11.3.6	Partielle Lautagnosie (sensorisches Stammeln)	227
11.3.7	Motorisches Stammeln	229
11.3.8	Geistige Entwicklungsstörung (Intelligenzmängel)	230
11.3.9	Zentrales (enzephalopathisches) Stammeln	230
11.3.10	Mechanisches Stammeln (Dysglossie)	230
11.3.10.1	Veränderungen der Lippenlaute (labiale Dyslalie oder labiale Dysglossie)	230
11.3.10.2	Veränderungen der Zungen- und Gaumenlaute	231
11.3.11	Audiogenes Stammeln	235
11.3.12	Psychogenes Stammeln	236
11.4	Diagnostik bei Stammeln	236
11.5	Therapie des Stammelns	242
11.5.1	Allgemeine Gesichtspunkte	242
11.5.2	Therapie des Vokalstammelns	246
11.5.3	Therapie des Konsonantenstammelns	247
11.5.4	Therapie des sensorischen Stammelns	248
11.5.5	Therapie des motorischen Stammelns	251
11.5.6	Therapie des konditionierten Stammelns	252
11.5.7	Therapie des mechanischen Stammelns	252

11.5.8	Therapie des zentralen Stammelns	252
11.6	Prognose	252

12 Sigmatismus (Lispeln) ... 253

12.1	Normale S-Bildung	253
12.2	Diagnostik bei Sigmatismus	254
12.3	Ursachen des Sigmatismus	255
12.4	Labio-dentale Sigmatismen	255
12.5	Linguale Sigmatismen	256
12.5.1	Sigmatismus interdentalis	256
12.5.2	Sigmatismus interdentalis lateralis	256
12.5.3	Sigmatismus addentalis	257
12.5.4	Sigmatismus lateralis (Hölzeln)	257
12.5.5	Sigmatismus stridens	258
12.5.6	Sigmatismus lateroflexus (pseudolateralis)	258
12.5.7	Sigmatismus palatalis	258
12.6	Nasale Sigmatismen	258
12.6.1	Sigmatismus nasalis	259
12.6.2	Sigmatismus velaris	259
12.7	Pharyngeale Sigmatismen	260
12.8	Laryngeale Sigmatismen	261
12.9	Therapie der Sigmatismen	261
12.9.1	Passive Methode	261
12.9.2	Aktive Methoden (Ableitungsmethoden)	262

13 Schetismus ... 265

14 Rhotazismus (Schnarren) ... 267

14.1	Normale Bildung des R-Lautes	267
14.2	Fehlerhafte Bildung des R-Lautes	268
14.3	Ursachen der Rhotazismen	269
14.4	Therapie der Rhotazismen	269

15 Akustische Agnosie ... 271

15.1	Symptome der akustischen Agnosie	272
15.2	Formen der akustischen Agnosie	273
15.3	Vermutliche Ursachen	273
15.4	Diagnose	274

15.5	Differentialdiagnose	276
15.6	Therapie	276
15.7	Prognose	276
16	**Dysgrammatismus**	**277**
16.1	Grammatik-Erwerb	278
16.2	Symptome	278
16.3	Einteilung nach dem Schweregrad	278
16.4	Diagnostik	279
16.5	Ursachen des Dysgrammatismus	280
16.6	Therapie des Dysgrammatismus	281
16.7	Prognose	283
17	**Lese-Rechtschreib-Schwäche (Legasthenie)**	**285**
17.1	Symptome	287
17.2	Prüfung der Rechtschreibleistungen	290
17.3	Ursachen	290
17.4	Therapie	293
17.5	Differentialdiagnose zur kongenitalen Legasthenie	297
17.6	Prognose	298
18	**Näseln (Rhinophonie)**	**299**
18.1	Nasalität, Nasalierung, Resonanz, Dämpfung	299
18.2	Funktion des Gaumensegels beim Sprechen	302
18.3	Nasalität in der Gesangspädagogik und Sprecherziehung	304
18.4	Hyperrhinophonie	306
18.4.1	Phonetik des offenen Näselns	308
18.4.2	Spektralanalytische Merkmale des offenen Näselns (quantitative Nasalitätsanalyse)	309
18.4.3	Ursachen des offenen Näselns	309
18.4.3.1	Organische Ursachen (Rhinophonia aperta organica)	309
18.4.3.2	Funktionelle Ursachen (Rhinophonia aperta functionalis)	316
18.4.4	Differentialdiagnose	316
18.4.5	Diagnose des offenen Näselns	317
18.4.6	Therapie des offenen Näselns	320
18.4.6.1	Konservative (logopädische) Maßnahmen	320

18.4.6.2	Operative Maßnahmen	323
18.5	Hyporhinophonie	324
18.5.1	Organisches geschlossenes Näseln	324
18.5.2	Funktionelles geschlossenes Näseln (Rhinophonia clausa functionalis)	325
18.6	Gemischtes Näseln	326
19	**Gaumenspaltensprache**	**329**
19.1	Entwicklungsgeschichte	329
19.2	Einteilung der Lippen-Kiefer-Gaumen-Spalten	330
19.3	Häufigkeit	331
19.4	Ursachen	332
19.5	Symptome	332
19.5.1	Offenes Näseln	333
19.5.2	Störungen der Artikulation (Palatolalie)	333
19.5.3	Störungen der Mimik	335
19.5.4	Störung des Stimmklanges (Palatophonie)	335
19.6	Kombination von Gaumenspalten mit weiteren Funktionsstörungen	336
19.7	Therapie	337
19.7.1	Präoperative logopädische Therapie	337
19.7.2	Postoperative logopädische Therapie	337
19.7.3	Operationszeitpunkt bei Spaltbildungen	339
20	**Stottern**	**343**
20.1	Entstehungstheorien	343
20.1.1	Somatische Erklärungsversuche	343
20.1.2	Psychologische Erklärungsversuche	347
20.1.3	Neurosetheorien	352
20.1.4	Psychogene (seelische) Faktoren	354
20.1.5	Sogenanntes genuines Stottern	354
20.2	Beginn des Stotterns und vermutliche Auslösungsmechanismen	355
20.3	Entwicklung des Stotterns	355
20.4	Stadien des Stotterns	357
20.5	Formen des Stotterns und Symptome	358
20.6	Charakterisierung der Persönlichkeit Stotternder	362

20.7	Gruppeneinteilung der Stotterer nach *van Riper*	363
20.8	Untersuchung Stotternder	364
20.9	Therapie des Stotterns	365
20.9.1	Atemtechnische Hilfen	366
20.9.2	Sprechübungsverfahren und sprachtechnische Hilfen	367
20.9.3	Weitere Behandlungsmethoden	370
20.9.4	Verhaltenstherapeutische Behandlung	375
20.9.5	Psychotherapeutische Behandlung	383
20.9.6	Entspannungstechniken	384
20.9.7	Tiefpsychologisches Vorgehen nach Freud	384
20.9.8	Hypnotische Verfahren	385
20.9.9	Musiktherapie	385
20.9.10	Behandlung sekundärer Sozialstörungen bei Stotternden	385
20.9.11	Gruppentherapie	385
20.9.12	Medikamentöse Zusatzbehandlung	385
20.9.13	Behandlung von Kindern und Jugendlichen	386
20.10	Folgen des Stotterns	392
20.11	Differentialdiagnose des Stotterns	392
20.12	Prognose des Stotterns	394
21	**Poltern**	397
21.1	Symptome	397
21.2	Formen des Polterns	400
21.3	Untersuchung	401
21.4	Ursachen des Polterns	402
21.5	Differentialdiagnose bei Poltern	403
21.6	Therapie	405
21.7	Prognose	406
22	**Aphasie**	407
22.1	Allgemeine Symptome	410
22.1.1	Sprachliche Symptome	410
22.1.2	Nicht-sprachliche Symptome	415
22.2	Ursachen	419
22.3	Einteilung der Aphasien	420
22.3.1	Klassische anatomische Einteilung	420

22.3.2	Einteilung nach Hirnrinden- oder Markschädigung	424
22.3.3	Einteilung nach *Poeck* auf der Grundlage von neurophysiologischen Gefäßsyndromen aus dem Versorgungsgebiet der A. cerebri media	427
22.3.4	Einteilung nach *Leischner* auf der Grundlage linguistischer Kriterien	436
22.3.5	Einteilung nach der Sprachproduktion (*Goodglass*)	445
22.3.6	Einteilung nach *Luria*	446
22.3.7	Einteilung nach *Wepman*	446
22.3.8	Aphasie bei Kindern	446
22.3.9	Aphasie bei Mehrsprachigen (Polyglotten)	448
22.3.10	Paroxysmale Aphasie	448
22.3.11	Aphasie bei Linkshändern	449
22.4	Prognose der Aphasien	449
22.5	Untersuchung bei aphasiologischen Syndromen	451
22.6	Differentialdiagnose bei Aphasien	456
22.7	Psychologische Gesichtspunkte	459
22.8	Therapie der Aphasien	459
22.8.1	Therapiemethoden bei Aphasie	460
22.8.2	Therapie der verschiedenen Aphasieformen	463
22.8.3	Therapie nicht-sprachlicher Symptome bei Aphasikern	470
23	**Sprachstörungen bei neurologischen Erkrankungen**	**475**
23.1	Dysglossien	475
23.1.1	Schädigung des N. trigeminus (V)	475
23.1.2	Lähmung des N. facialis (VII)	476
23.1.3	Lähmung des N. glossopharyngeus (IX)	478
23.1.4	Lähmung des N. vagus (X)	479
23.1.5	Lähmung des N. hypoglossus (XII)	480
23.1.6	Myopathien	482
23.2	Anatomie der absteigenden Fasersysteme und neurologische Symptomatik bei Schädigungen	483
23.2.1	Pyramidenbahn	483
23.2.2	Stammganglien (extrapyramidales System) und Stammgangliensyndrome	488
23.2.3	Kleinhirn	489

23.3	Dysarthrien	490
23.3.1	Hemisphärendysarthrie (kortikale Dysarthrie)	491
23.3.2	Pyramidale (pseudobulbäre) Dysarthrie	492
23.3.3	Extrapyramidale (subkortikale) Dysarthrie	494
23.3.4	Bulbäre Dysarthrie	497
23.3.5	Zerebellare Dysarthrie	499
23.3.6	Neurologische Krankheitsbilder, die mit Dysarthrien einhergehen	501
23.3.7	Untersuchungen bei Verdacht auf Dysarthrie	503
23.3.8	Therapie bei Dysarthrien	504
23.3.9	Zerebrale Bewegungsstörungen (infantile Zerebralparesen)	505
23.3.9.1	Formen der Zerebralparesen	505
23.3.9.2	Diagnose zerebraler Bewegungsstörungen	509
23.3.9.3	Sprachtherapie (Dysarthrietherapie) bei zerebralen Bewegungsstörungen	513
24	**Apraxie (Dyspraxie)**	529
24.1	Ideomotorische Apraxie	529
24.2	Konstruktive Apraxie	532
24.3	Ideatorische Apraxie	532
25	**Störungen der Sprache bei psychiatrischen Erkrankungen**	533
25.1	Störungen der Sprache bei Hirnerkrankungen	533
25.2	Störungen der Sprache bei Psychosen (Dysphrasien)	535
25.2.1	Endogene Psychosen	535
25.2.2	Exogene Psychosen	539
25.3	Autismus	540
25.3.1	Frühkindlicher Autismus Typ *Kanner*	540
25.3.2	Autistische Psychopathie nach *Asperger*	543
26	**Psychogene, neurotische (Logoneurosen), hysterische und psychopathische (Dysphrenien) Störungen der Rede**	545
26.1	Mutismus	546
26.1.1	Totaler Mutismus	546
26.1.2	Elektiver (partieller) Mutismus	548
26.2	Depressionsdemenz (Pseudodebilität)	548

26.3	Surdomutismus	549
26.4	Elektive Aphonie (freiwilliges Flüstern)	549
26.5	Logophobie (inneres Stottern, Lampenfieber)	550
26.6	Logasthenie	550
26.7	Hysterische Aphasie	551
26.8	Hysterische Dysarthrie	551
26.9	Hysterisches Stottern	551
27	**Störungen der Sprache bei Schwachsinn (Dyslogien)**	553
27.1	Symptome	554
27.2	Sprachprüfung bei geistiger Behinderung	558
27.3	Therapie bei geistiger Behinderung	559
27.4	Differentialdiagnose	561
27.5	Ursachen des Schwachsinns	562
27.6	Prüfung der Intelligenz	568
27.6.1	Bestimmung des Intelligenzquotienten (IQ)	570
27.6.2	Verbale Intelligenztests (Entwicklungstests)	572
27.6.3	Nicht-verbale Intelligenztests für sprachgestörte Kinder und Jugendliche	572
27.6.4	Kombinierte, d. h. nicht-verbale und verbale Intelligenztests	575
27.6.5	Intelligenztests bei schwerer geistiger Behinderung	577
28	**Begutachtung**	579
28.1	Begutachtung im Rahmen des Versorgungswesens, der gesetzlichen und privaten Unfallversicherung, der Rentenversicherung	579
28.2	Begutachtung im Rahmen des Schwerbehindertengesetzes	587
28.3	Wichtige Grundbegriffe	589

Anhang

29	**Anwendung des Bundessozialhilfegesetzes bei Stimm- und Sprachstörungen**	593
30	**Kostenübernahme logopädischer Behandlungen von den gesetzlichen Krankenkassen**	595

31	**Mit Stimme und Sprache sich beschäftigende Berufsgruppen und Fachdisziplinen**	599
32	**Hauptsächlich verwendete Literatur**	605
	Stichwortverzeichnis	607

Vorwort zur 2. Auflage

Störungen der Sprache und des Sprechens sind in den letzten Jahren zunehmend in den Vordergrund des allgemeinen Interesses gerückt. Die Kenntnisse über Ursachen, Untersuchungstechniken und therapeutische Möglichkeiten haben daher derart an Umfang zugenommen, daß das Buch für die 2. Auflage fast vollständig neu geschrieben werden mußte. Besondere Bedeutung als mögliche Ursache von verzögerter Sprachentwicklung und Stammeln haben bei Kindern Hörstörungen erlangt. Es wurde deshalb die Diagnostik kindlicher Hörstörungen sowie die Therapie bei hörbedingten Sprachstörungen besonders berücksichtigt. Inzwischen beschäftigen sich zahlreiche Berufsgruppen mit der Erkennen oder Behandlung von Sprach- und Sprechstörungen, an die sich das Buch wendet: Hals-Nasen-Ohrenärzte, Kinderärzte, Neurologen, Neurochirurgen, Internisten, Psychiater, Ärzte für Allgemeinmedizin, Logopäden, Sprachheilpädagogen, Schwerhörigen- und Gehörlosenpädagogen, Sprecherzieher, Linguisten, Psychologen usw. Alle sollen in dem vorliegenden Buch Hinweise auf die Symptome, Ursachen, Differentialdiagnose und die anatomischen Grundlagen der einzelnen Krankheitsbilder finden. Auch die jeweiligen Therapiemöglichkeiten sind kurz erwähnt.

Sprech- und Sprachstörungen lassen sich oft nicht voneinander trennen. Die seelisch-geistige Leistung Sprache und die Betätigung der Sprechwerkzeuge sind als untrennbare Einheit anzusehen. Eine schematische Einengung der Begriffe Sprach- und Sprechstörungen ist daher abzulehnen und wurde im vorliegenden Buch nicht durchgeführt.

Heidelberg, im April 1983

Günter Wirth

Allgemeiner Teil

1 Anatomie der Sprech- und Sprachorgane

Ansatzrohr

Als Ansatzrohr wird der Hohlraum bezeichnet, der kaudal von den Stimmlippen und kranial von den Mundlippen und Nasenöffnungen begrenzt wird. Das Ansatzrohr besteht aus:

dem oberhalb der Stimmlippen gelegenen Kehlkopfanteil, Rachen, Mundhöhle, Nasenhaupthöhle, Nasennebenhöhlen.

Im Ansatzrohr werden die verschiedenen Vokale und Konsonanten gebildet.

1.1 Pharynx

Der Pharynx (Rachen) wird unterteilt in (Abb. 1):

Hypopharynx (Kehlkopfrachen)

Obere Begrenzung: Epiglottis (Kehldeckel).

Untere Begrenzung: Ringknorpelhinterfläche. Hier Übergang am Ösophagusmund in den Ösophagus (Speiseröhre).

Durch den davorliegenden Kehlkopf spaltförmige Ausbildung des Hypopharynx. Zwei seitliche Schleimhautbuchten werden als Sinus piriformes bezeichnet.

Oropharynx (Mundrachen, Mesopharynx)

Obere Begrenzung: Uvula (Zäpfchen)

Untere Begrenzung: Oberer Rand der Epiglottis.

Zum Oropharynx gehören Teile des Zungengrundes, die Valleculae epiglotticae und die vorderen und hinteren Gaumenbögen mit den dazwischenliegenden Gaumenmandeln. Die vorderen Gaumenbögen bilden zusammen mit dem Zäpfchen den Isthmus faucium *(Rachenenge)* und damit den Übergang in die Mundhöhle.

Nasopharynx (Nasenrachen, Epipharynx)

Obere Begrenzung: Rachendach; es wird von einem Teil der Schädelbasis gebildet, und zwar von der unteren Fläche des Keilbeinkörpers.

Untere Begrenzung: Uvula.

Am Rachendach und der hinteren oberen Pharynxwand befinden sich die Rachenmandeln, seitlich rechts und links die Tubenöffnungen. Zur Nase führen die beiden Choanen (hintere Nasenlöcher).

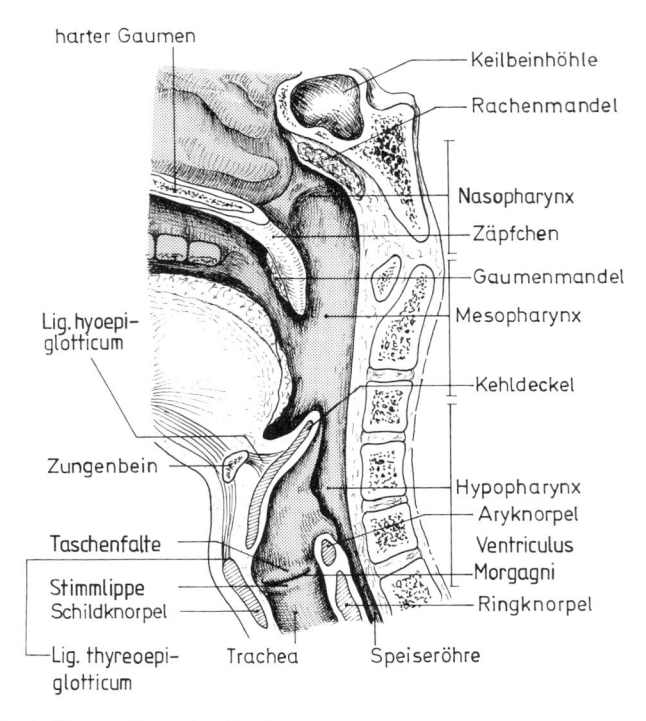

Abb. 1: Unterteilung des Rachenraumes.

1.2 Mundhöhle (Abb. 2)

Von der Mundhöhle ist der **Mundvorhof** durch die Alveolarfortsätze des Unter- und Oberkiefers und die Zahnreihen getrennt. Die vordere Begrenzung des Mundvorhofes sind die Lippen.

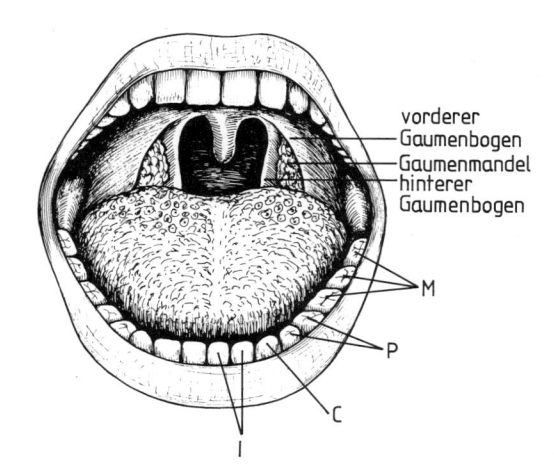

Abb. 2: Mundhöhle.

Ober- und Unterkiefer enthalten insgesamt 32 **Zähne,** jede Hälfte der beiden Kiefer 2 Schneidezähne (Incisivi), 1 Eckzahn (Caninus), 2 Backenzähne (Praemolares), 3 Mahlzähne (Molares) (Abb. 2). Für die Sprache sind die **Schneidezähne** am wichtigsten, da sie an der Erzeugung der zischenden Geräusche der Zischlaute (s, sch) beteiligt sind. Fehlende oder falsch gestellte Zähne können Teilursache des **Lispelns** sein.

Das **kindliche** Gebiß enthält 20 **Milchzähne:** 2 Schneidezähne, 1 Eckzahn und 2 sogenannte Milchmolaren, die zwar anstelle der Backenzähne (Prämolaren) des bleibenden Gebisses stehen, jedoch eine eigenständige Zahnform repräsentieren. Im 6.—8. Lebensjahr beginnt der Zahnwechsel mit den Schneidezähnen. Im 13. Lebensjahr ist der Zahnwechsel beendet (s. Abb. 3).

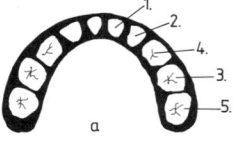

Abb. 3: Zahndurchbruch im Milchgebiß (a) und im bleibenden Gebiß (b). Die Ziffern geben die Reihenfolge des Durchbruchs an.

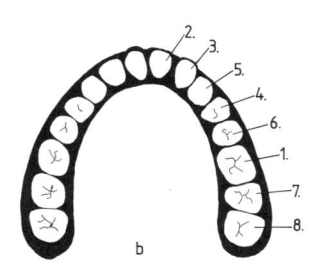

	Kennziffer 1	Kennziffer 2	Bleibendes Gebiß
Rechts	18 17 16 15 14 13 12 11	21 22 23 24 25 26 27 28	Links
	48 47 46 45 44 43 42 41	31 32 33 34 35 36 37 38	
	Kennziffer 4	Kennziffer 3	

	Kennziffer 5	Kennziffer 6	Milchgebiß
Rechts	55 54 53 52 51	61 62 63 64 65	Links
	85 84 83 82 81	71 72 73 74 75	
	Kennziffer 8	Kennziffer 7	

Tab. 1: Das FDI-System (Fédération Dentaire Internationale) zur Kennzeichnung der Zähne

Kennzeichnungssystem für die Zähne (FDI-System): Die Zähne einer jeden Kieferhälfte werden von 1—8 unter Voranstellung der Quadrantenbezeichnung durchnumeriert. Das Zahnschema gibt den Blick auf das Gebiß des Patienten wieder (Tab. 1). Dadurch wird links rechts und rechts links. Jeder Quadrant des bleibenden Gebisses bekommt eine Kennziffer (1—4); jeder Quadrant des Milchgebisses ebenfalls eine Kennziffer (5—8). Dabei verfährt man im Uhrzeigersinne; man beginnt oben rechts (vom Patienten aus gesehen) und endet unten rechts. Früher wurde das sogenannte Winkelschema oder das *Haderup*-System benutzt.

Das Dach der **Mundhöhle** wird vom harten Gaumen und vom weichen Gaumen (mit dem Zäpfchen) gebildet. Nach hinten geht die Mundhöhle durch den Isthmus faucium in den Mundrachen über. Die Zunge füllt bei geschlossenem Mund die Mundhöhle aus. Am Zungengrund befindet sich die Zungenmandel. Am Mundhöhlenboden schlägt sich die Schleimhaut der Mundhöhle auf die Unterfläche der Zunge über. In der Mittellinie bildet sich dabei eine Falte = **Zungenbändchen. Verkürztes Zungenbändchen** ist nie Ursache einer Sprachstörung, nur das Zungen-R kann nicht gebildet werden.

Bei verkürztem Zungenbändchen sowie bei zu großer Zunge entsteht evtl. Druck auf Zähne und Kiefer; siehe auch bei **Stammeln** Seite 234.

1.3 Nasenhaupthöhle

Knöcherner und knorpeliger Aufbau des Nasenskeletts
(Abb. 4, 5)

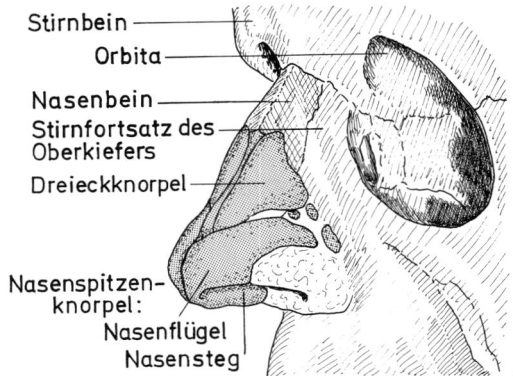

Stirnbein
Orbita
Nasenbein
Stirnfortsatz des Oberkiefers
Dreieckknorpel
Nasenspitzenknorpel:
Nasenflügel
Nasensteg

Abb. 4: Äußere Nase.

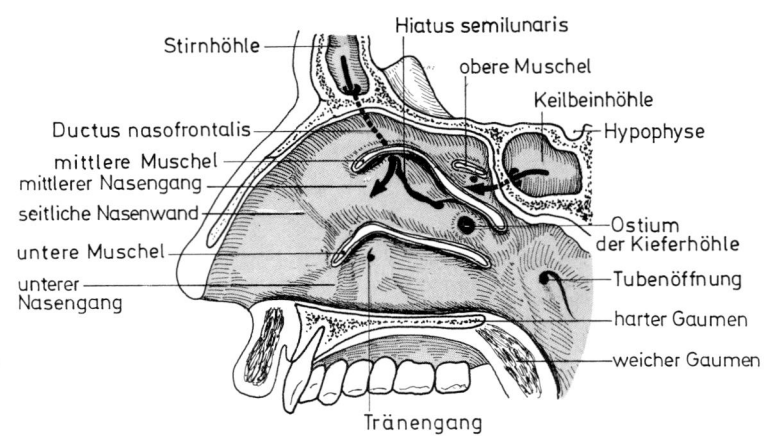

Abb. 5: Seitliche Nasenwand.

Nasenboden: Der vordere Teil besteht aus den Gaumenfortsätzen der Oberkieferbeine, der hintere Anteil aus den Gaumenbeinen. Der Nasenboden entspricht dem harten Gaumen.

Seitliche Nasenwand: Sie wird gebildet vom Stirnfortsatz des Oberkiefers, Teilen des Tränenbeins, Gaumenbeins und Keilbeins.

An der seitlichen Nasenwand befinden sich die Nasenmuscheln: untere, mittlere und obere Muschel.

Unter der **unteren** Muschel (= unterer Nasengang) mündet der Tränengang.

Unter der **mittleren** Muschel (= mittlerer Nasengang) münden die Ausführungsgänge der Kiefer- und Stirnhöhle und der vorderen Siebbeinzellen.

Unter der **oberen** Muschel (= oberer Nasengang) münden die hinteren Siebbeinzellen.

Der Ausführungsgang der Keilbeinhöhle liegt hinter der oberen Muschel.

Nasendach: Es wird gebildet vom Nasenbein, Nasenfortsatz des Stirnbeins, Lamina cribriformis des Siebbeins und Keilbeinkörper.

Nasenscheidewand (Septum nasi) (Abb. 6)

Die Nasenscheidewand, aus einem vorderen knorpeligen und hinteren knöchernen Anteil bestehend, trennt rechte und linke Nasenhöhle. Verbiegungen und Subluxationen der Nasenscheidewand können die Nasenatmung behindern. Die Nasenhöhlen reichen hinten bis in die **Choanen.**

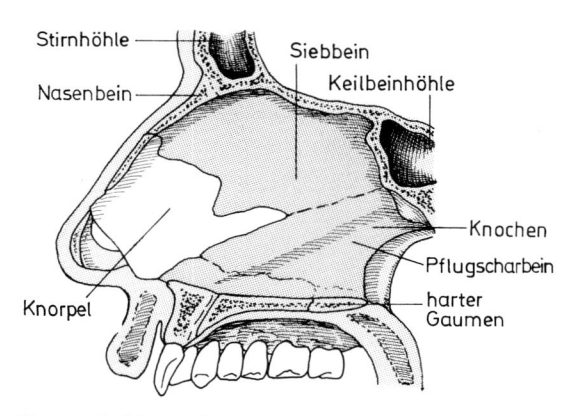

Abb. 6: Nasenscheidewand.

Funktion der Nase: Anfeuchtung, Säuberung und Anwärmung der Atemluft. Geruchsempfindung, Resonanzraum beim Sprechen, insbesondere für die Nasallaute m, n, ng. Regulieren des Atemstromes.

Beim Singen verstärkt die Nasenhaupthöhle wahrscheinlich gewisse Teiltöne. Der Sänger versucht daher, in gewissen Stimmbereichen durch Absenken des weichen Gaumens den Schallwellenweg in diese Räume frei zu machen. Ausatmungsluft darf dabei nicht durch die Nase entweichen (siehe auch bei Näseln Seite 306).

Rhinomanometrie: Messung der Druckdifferenz zwischen Naseneingang und Nasenrachenraum bei der Einatmung und bei der Ausatmung durch automatisch registrierende Manometer, wobei gleichzeitig die Strömungsgeschwindigkeit (der Volumenfluß) gemessen wird. Das Verhältnis von Widerstand zur Strömungsgeschwindigkeit — der sog. Widerstandskoeffizient — gibt Auskunft über den respiratorischen Funktionszustand der Nase.

1.4 Nasennebenhöhlen

Die Nasennebenhöhlen (Kieferhöhlen, Siebbeinzellen, Stirnhöhlen, Keilbeinhöhlen) sind wahrscheinlich *ohne* Bedeutung für die nasale Resonanz (Abb. 7).

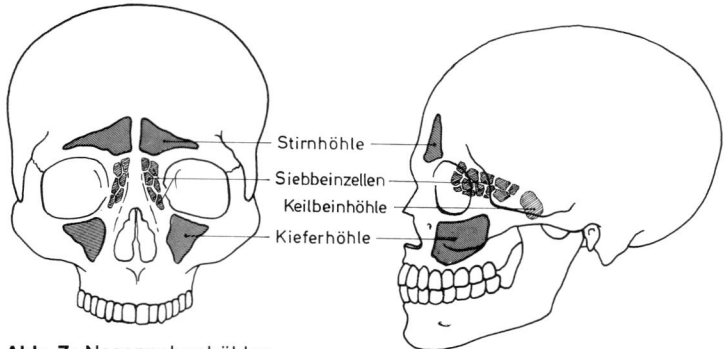

Abb. 7: Nasennebenhöhlen.

Die Begriffe Kopf- und Brustresonanz sind daher irreführend. Es werden in diesen Bereichen nur Vibrationen empfunden.

1.5 Gaumenmuskulatur (Abb. 8)

Der harte Gaumen setzt sich ohne sichtbare Grenze in den weichen Gaumen fort = **Gaumensegel**. Anstelle der Knochenplatte befindet sich hier eine Bindegewebsplatte (Gaumenaponeurose), in welche die Muskeln des Gaumensegels einstrahlen. Seitlich

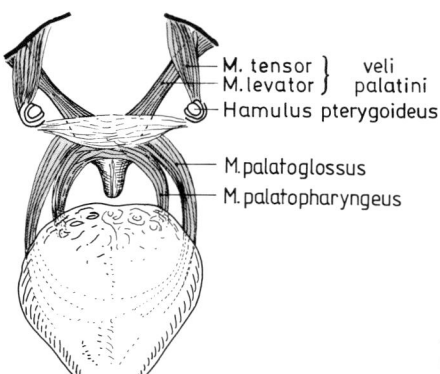

Abb. 8: Schema der Gaumenmuskeln (nach *Benninghoff*).

vom Zäpfchen gehen bogenförmig zwei hintereinander liegende Falten zur Seitenwand = vordere und hintere **Gaumenbögen** (siehe Abb. 2).

Vorderer Gaumenbogen (Plica glossopalatina) zieht zum seitlichen Zungenrand.

Hinterer Gaumenbogen (Plica pharyngopalatina) zieht zur Seitenwand des Rachens.

Vordere Gaumenbögen, hintere Gaumenbögen und Zäpfchen bilden die **Rachenenge** (Isthmus faucium). Zwischen vorderen und hinteren Gaumenbögen liegen die **Gaumenmandeln**.

Primäre Aufgabe des Gaumensegels: Durch Kontraktion Trennung des Nahrungskanals von den Nasenwegen während des Schluckvorganges. Beim Schlucken wird durch das gehobene Gaumensegel und gleichzeitige Kontraktion der seitlichen und hinteren Rachenmuskulatur ein ringförmiger Abschluß des Mundrachens vom Nasenrachen erreicht = velopharyngealer Sphinkter.

Phylogenetisch **spätere** Aufgabe des Gaumensegels: **Verhinderung der Nasenresonanz** während der Aussprache der Mundlaute. Bei Respiration (Atmung) und Bildung der Nasallaute m, n, ng wird das Gaumensegel entspannt. Der Vokal a benötigt die geringste, die Vokale u und i sowie die Zischlaute der S-Reihe die stärkste und höchste Anhebung des Gaumensegels. Bei Kontraktion der Gaumensegelmuskulatur Velumquerfalte.

● **M. levator veli palatini** (Gaumensegelheber): Zieht von der Unterfläche der Felsenbeinspitze (Pars petrosa des Schläfenbeines), der Schädelbasis und dem Tubenknorpel zur Aponeurose des Gaumensegels (Levatorschlinge).

Funktion: Hebung und Zug des Gaumensegels nach rückwärts.

Nebenfunktion: Zusammen mit dem M. tensor veli palatini Öffnung der Tube beim Schlucken durch Verlagerung des rinnenförmigen Tubenknorpels (Druckausgleich zum Mittelohr). Unterhalb des Tubenostiums wölbt der sich kontrahierende Muskel die Rachenschleimhaut zum Levatorwulst vor (s. Seite 325).

Innervation: Äste des Plexus pharyngeus (dieser wird von Ästen des N. vagus (X), des N. glossopharyngeus (IX), des Sympathikus und des N. facialis (VII) gebildet).

- **M. tensor veli palatini** (Gaumensegelspanner): Zieht von der lateralen membranösen Wand der Ohrtrompete und von der Unterseite des Keilbeins zur Aponeurose des Gaumensegels. Die Sehne schlingt sich um den Hamulus pterygoideus als Hypomochlion (Drehpunkt). Dadurch Änderung der Wirkungsrichtung des Muskels im Sinne eines mehr horizontal angreifenden Zuges auf das Gaumensegel.

Funktion: Öffnung der Ohrtrompete.

Nebenfunktion: Spannung und Hebung des Gaumensegels.

Innervation: N. pterygoideus, Ast des N. mandibularis des N. trigeminus (V, 3).

- **M. uvulae** (Zäpfchenmuskel): Erstreckt sich in der sagittalen Mittellinie des Gaumensegels.

Funktion: Hebung und Verkürzung des Gaumensegels, Vorwulsten der hinteren Gaumenseite in der Mittellinie.

Innervation: Plexus pharyngeus.

- **M. salpingopharyngeus** (Tuben-Rachen-Muskel): Verläuft vom unteren Rand des Knorpels der Ohrtrompete zum hinteren seitlichen Anteil des Pharynx.

Funktion: Tubenöffnung, Nachobenziehen der Rachenmuskulatur, Vorwulsten der seitlichen Rachenwand, Verengung des Pharynx.

- **M. palatoglossus** (Gaumen-Zungen-Muskel): Zieht im vorderen Gaumenbogen vom Gaumen zur Zunge.

Funktion: Zieht je nach Fixation den Gaumen abwärts oder den Zungengrund aufwärts (siehe Probe nach *G. Boenninghaus* bei latenter Schwäche des Gaumensegels S. 318). Verengung der Rachenenge.

Innervation: Plexus pharyngeus.

- **M. palatopharyngeus** (Gaumen-Rachen-Muskel): Zieht im hinteren Gaumenbogen vom Gaumen zur seitlichen Rachenwand.

Funktion: Nähert die hinteren Gaumenbögen einander, zieht den Gaumen abwärts.

Innervation: Plexus pharyngeus.

Bei peripherer **Lähmung des Gaumensegels** Austritt von Flüssigkeit durch die Nase beim Schlucken, offenes Näseln. Bei *einseitiger* Lähmung Abweichen des Zäpfchens infolge Muskelzuges zur **nicht gelähmten** Seite.

Bei *zentralen* Lähmungen wird das Gaumensegel nach unten gezogen.

1.6 Rachenmuskulatur (Abb. 9 und 10)

Primäre Funktion des Rachens: Peristaltischer Transport der Nahrung von der Mundhöhle in den Speiseröhrenmund.

Sekundäre Funktion: Resonator des Stimmklanges.

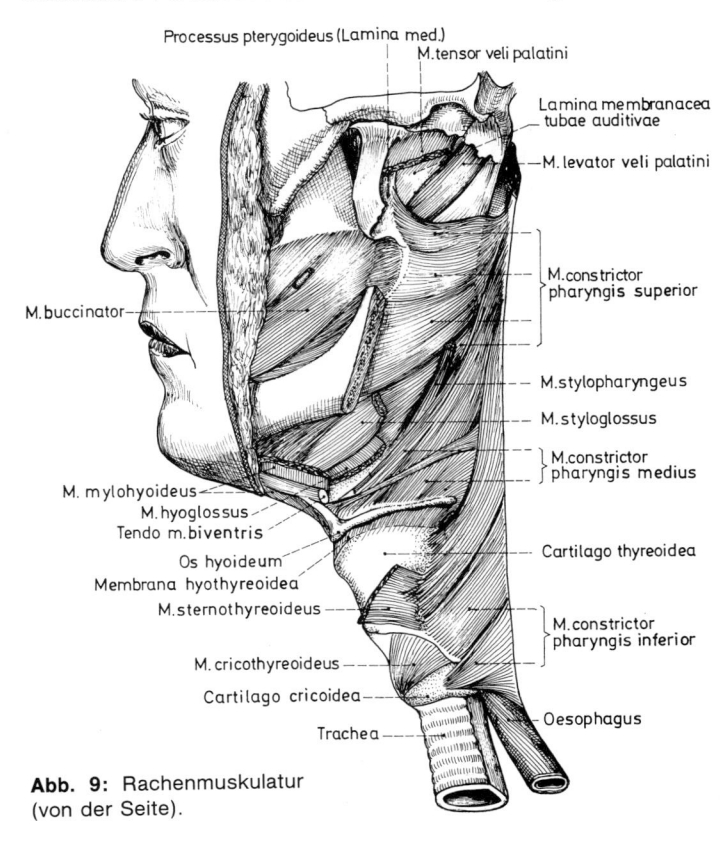

Abb. 9: Rachenmuskulatur (von der Seite).

Erweiterung des Rachens: Vermehrung der Resonanz (Stimmklang wird voll, kräftig).

Verengung des Rachens: Verminderung der Resonanz (Stimmklang wird dünn, scharf, gedämpft oder kehlig).

▶ **Schlundschnürer**

● **M. constrictor pharyngis superior** (oberer Schlundschnürer): Zieht vom Processus pterygoideus des Keilbeins, der Innenseite des Unterkieferkörpers, dem Bindegewebe des Zungengrundes zur Rachenhinterwand (Raphe pharyngis). Er bildet einen konzentrischen Halbring an der hinteren Rachenwand in Höhe des harten Gaumens.

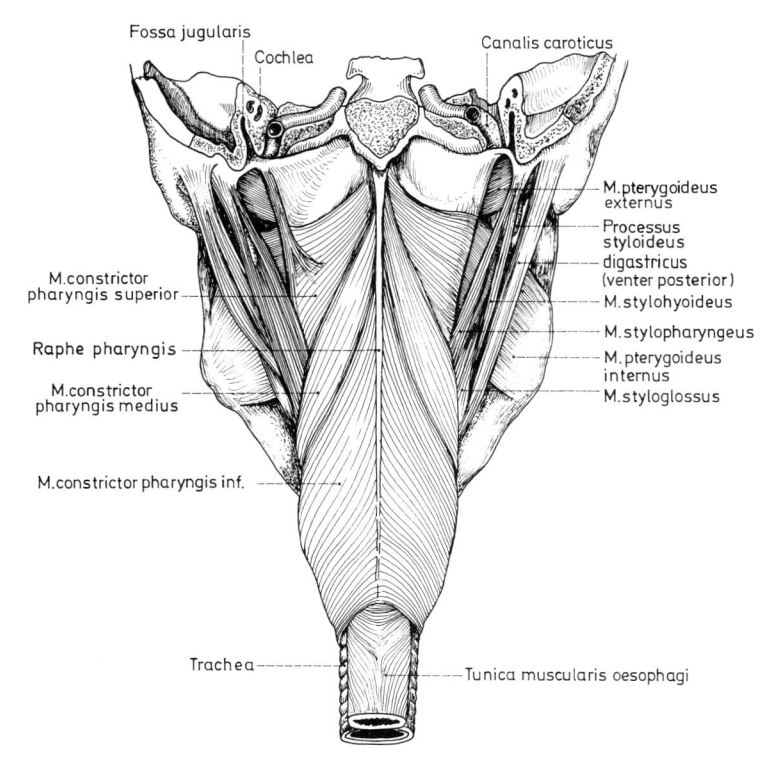

Abb. 10: Rachenmuskulatur (von hinten).

Funktion: Bei Kontraktion halbringförmige Verengung des oberen Rachenraumes und Aufwerfung einer leistenförmigen Falte = **Passavant-Wulst.** Er liegt der Rückenseite des kontrahierten Gaumensegels gegenüber = **velopharyngealer Verschluß.** Kompensatorische Hypertrophie des Passavant-Wulstes bei Gaumenspalten, verkürztem Gaumen, Gaumensegelschwäche.

Innervation: N. glossopharyngeus (IX).

● **M. constrictor pharyngis medius** (mittlerer Schlundschnürer): Von den Zungenbeinhörnern zur Rachenhinterwand.

Funktion: Teil des Schlucksystems (erste Phase des Schluckaktes).

Innervation: Plexus pharyngeus.

● **M. constrictor pharyngis inferior** (unterer Schlundschnürer): Vom Schildknorpel und Ringknorpel zur Rachenhinterwand.

Funktion: Teil des Schlucksystems, Zug des Kehlkopfes nach hinten.

Innervation: Plexus pharyngeus und Ramus externus des N. laryngeus superior des N. vagus und der Rami pharyngei des N. recurrens des N. vagus.

Funktionsverlust des M. constrictor pharyngis: Schlucklähmung, offenes Näseln.

▶ **Schlundheber**

Außer dem **M. pharyngopalatinus** (s. Gaumenmuskulatur).

● **M. stylopharyngeus** (Griffel-Schlund-Muskel):

Vom Processus styloideus (Griffelfortsatz) des Schläfenbeins zur hinteren und seitlichen Pharynxwand, zum Seitenrand der Epiglottis und zum Oberrand des Schildknorpels.

Funktion: Aufwärtsziehen des Kehlkopfes (zweite Phase des Schluckaktes).

Innervation: Ramus stylopharyngeus des N. glossopharyngeus (IX).

1.7 Zungenmuskulatur

Primäre Funktion der Zunge: Wichtigstes Organ für die Geschmacksempfindung (süß, sauer, bitter, salzig); von Bedeutung für den Mechanismus von Kauen und Schlucken.

Beim Schluckreflex, der durch die auf den Zungengrund gelangte Nahrung ausgelöst wird, Verschluß des Kehlkopfeinganges durch Höhertreten des Kehlkopfes und damit Druck des Zungengrundes auf die Epiglottis, die sich vor den Kehlkopfeingang legt. Der Speisebrei wird über die Recessus piriformes in den Anfangsteil des Ösophagus geschluckt.

Sekundäre Funktion: Beteiligung an der Lautbildung. Linguale Artikulation wichtig bei der Vokalbildung und Bildung der Zungenkonsonanten.

Zungenkonsonanten: Linguodental: d, t, l, n, s, sch, z, Zungenspitzen-R;

linguoalveolar: amerikanisches s;

linguopalatal: g, k, vorderes ch, ng;

linguopharyngeal: hinteres ch.

Linguolabiale Lautbildung physiologisch nur bei primitiven Sprachen oder pathologisch, z. B. bei Gaumenspalten.

Es besteht ein Zusammenhang zwischen physischer Leistung der Zunge und Qualität der Sprache. Bei stammelnden Kindern kann die psychophysische Koordination der Zungenbewegung und ihre Kraft herabgesetzt sein; dies sind Symptome einer allgemeinen Störung der motorischen Koordination.

1.7.1 Äußere Zungenmuskulatur (Abb. 11 und 12).

● **M. genioglossus** (Kinn-Zungen-Muskel): Strahlt vom inneren Kinnwinkel des Unterkiefers von unten fächerförmig in die Zunge ein; reicht bis zur Zungenspitze. Größter Zungenmuskel.

Funktion: Zieht ruhende Zunge nach vorn unten, vorgestreckte Zunge nach hinten.

Innervation: N. hypoglossus (XII).

● **M. hyoglossus** (Zungenbein-Zungen-Muskel): Vom Zungenbein zur Seite der Zunge.

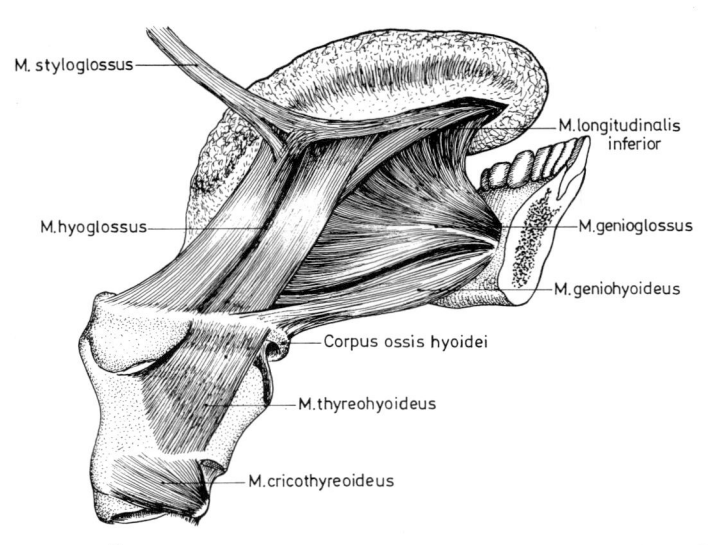

Abb. 11: Äußere Zungenmuskulatur (in der Ansicht von der rechten Seite).

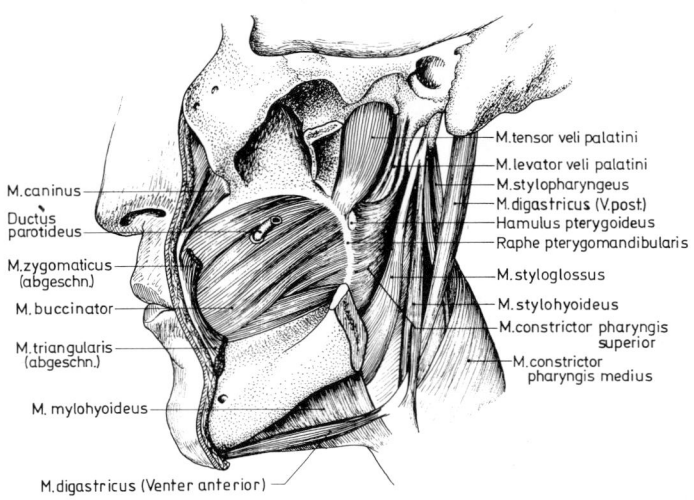

Abb. 12: Die von dem Processus styloideus entspringenden Muskeln in der Ansicht von der linken Seite.

Funktion: Zieht die Zunge nach hinten unten.

Innervation: N. hypoglossus (XII).

● **M. styloglossus** (Griffel-Zungen-Muskel): Vom Griffelfortsatz des Schläfenbeines zum seitlichen Zungenrand.

Funktion: Zug nach hinten oben.

Innervation: N. hypoglossus (XII).

● **M. palatoglossus** — siehe Gaumenmuskulatur.

1.7.2 Innere Zungenmuskulatur (Abb. 13)

Unter *Zungenbinnenmuskulatur* versteht man die Gesamtheit der im Zungenkörper verlaufenden Muskelbündel. Diese vereinigen sich in einem Geflecht und verlaufen längs, quer und senkrecht. Sie bewirken die Formveränderung der Zunge (Abflachung, Verkürzung, Streckung).

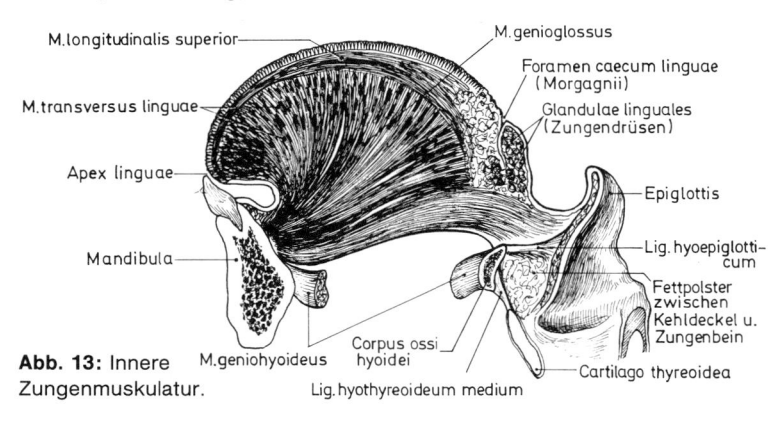

Abb. 13: Innere Zungenmuskulatur.

● **M. longitudinalis** (Längsmuskel): Von der Zungenwurzel zur Zungenspitze.

● **M. transversus** (Quermuskel): Von der Mitte der Zunge zum Zungenrand.

● **M. verticalis** (Senkrechtmuskel): Von der unteren Zungenfläche zum Zungenrücken.

Funktion: Zwei Synergisten arbeiten immer gegen den dritten Antagonisten.

Herausstrecken der Zunge: Durch Kontraktion des M. verticalis und M. transversus wird der M. longitudinalis passiv gedehnt und die Zunge aus der Mundhöhle geschoben. Unterstützung des M. genioglossus.

Innervation: N. hypoglossus (XII).

Funktionsausfall: Bei einseitiger peripherer Hypoglossusparese Abweichen der Zunge im Mund infolge Muskelzuges zur **nicht** *gelähmten* Seite; Abweichen der herausgestreckten Zunge zur **gelähmten** Seite.

Erklärung: Durch Kontraktion des intakten M. genioglossus auf der gesunden Seite wird die Zunge hier stärker herausgeschoben und weicht deshalb zur gelähmten Seite ab. Fibrillieren der gelähmten Zungenhälfte.

1.8 Zungenbeinmuskulatur

Das Zungenbein dient den Muskeln des Kehlkopfes und der Zunge als Ansatzpunkt. Es hat trotzdem **keine** eigene Funktion. Entfernung ohne Folgen. Alle **oberen Zungenbeinmuskeln** liegen zwischen Schädelbasis, Zungenbein und Unterkiefer.

Bedeutung der Zungenbeinmuskeln für den **Schluckakt:** In der ersten Phase des Schluckaktes Unterstützung der Zungenbewegungen.

Bedeutung für die **Phonation:** Lageveränderungen des Zungenbeines beeinflussen die Position des Kehlkopfes. Positionsveränderungen des Kehlkopfes ziehen andere Grundspannungszustände der inneren Kehlkopfmuskeln nach sich; dadurch Änderung der Innervationsstärke der inneren Kehlkopfmuskeln. Aufwärtsbewegung des Kehlkopfes als mögliche Folge von Aufwärtsbewegung des Zungenbeines bedeutet eine Verkleinerung des Ansatzrohres **(Änderung der Resonanz).** Fehl- und Überspannung der oberen Zungenbeinmuskulatur beeinflußt daher die Phonation ungünstig.

1.8.1 Obere Zungenbeinmuskulatur (Abb. 14)

● **M. digastricus** (zweibäuchiger Kiefermuskel): Von der medialen Fläche des Warzenfortsatzes des Schläfenbeines (Incisura mastoidea) zum Unterkiefer.

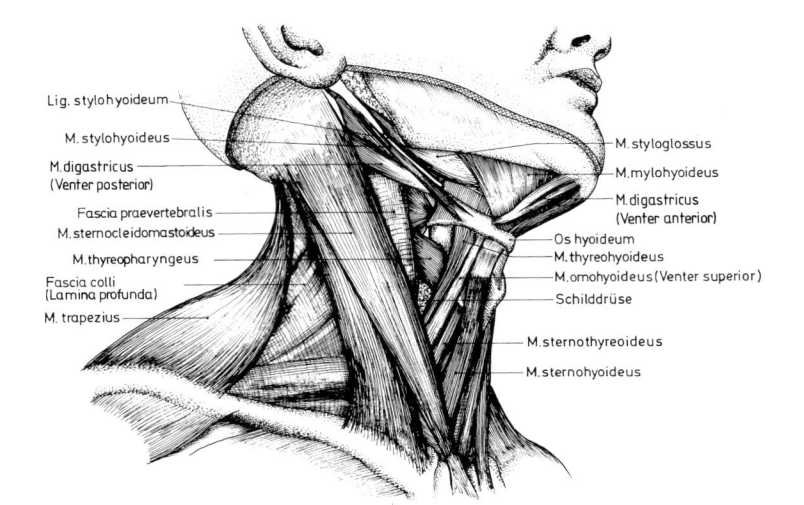

Abb. 14: Obere Zungenbeinmuskulatur.

Venter posterior (hinterer Muskelbauch): Vom Warzenfortsatz nach vorn abwärts zum Zungenbein. Am Zungenbein Übergang in Zwischensehne, die durch eine fibröse Schlinge am Zungenbein festgehalten wird. Die Zwischensehne geht über in den **Venter anterior** (vorderer Muskelbauch): Vom Zungenbein nach vorn aufwärts zum Unterkiefer.

Funktion: Anhebung des Zungenbeines (damit unter Umständen Aufwärtsbewegung des Kehlkopfes), bei fixiertem Zungenbein Absenken des Unterkiefers.

Schluckakt: In der **ersten** Phase durch Kontraktion des vorderen und hinteren Bauches Anhebung des Zungenbodens; dadurch Förderung des Abschlusses am harten Gaumen durch den Zungenrücken. In der **zweiten** Phase Entspannung des vorderen Bauches bei anhaltender Kontraktion des hinteren Bauches; dadurch Zug von Zungengrund und Kehlkopf nach hinten oben; damit Verhinderung des Eindringens von Nahrung in den Kehlkopf.

Innervation: Hinterer Muskelbauch durch den Ramus digastricus des N. facialis (VII).
Vorderer Muskelbauch durch den N. mylohyoideus; Ast des N. mandibularis des N. trigeminus (V, 3).

- **M. stylohyoideus** (Griffel-Zungenbein-Muskel): Vom Processus styloideus (Griffelfortsatz) des Schläfenbeines nach unten vorn zum großen Horn des Zungenbeines. Vor seinem Ansatz spaltet sich der Muskel in zwei Zipfel, die die Zwischensehne des M. digastricus umfassen.

Funktion: Anhebung des Zungenbeines nach oben rückwärts, Unterstützung des M. digastricus.

Innervation: Ramus stylohyoideus des N. facialis (VII).

- **M. mylohyoideus** (Kiefer-Zungenbein-Muskel): Von der Innenseite des Unterkiefers schräg rückwärts zur Mitte des Mundbodens an einen fibrösen Streifen, der Raphe, und zum Zungenbeinkörper.

Funktion: Hebung des Zungenbeines beim Schlucken durch Aufwärtsbewegung des Mundbodens. Andrücken der Zunge gegen den harten Gaumen.

Innervation: N. mylohyoideus; Ast des N. mandibularis des N. trigeminus (V, 3).

- **M. geniohyoideus** (Kinn-Zungenbein-Muskel): Von der Mitte der Unterkieferinnenseite zum Zungenbeinkörper; er liegt über dem M. mylohyoideus.

Funktion: Zieht das Zungenbein nach vorn oben.

Innervation: N. hypoglossus (XII).

1.8.2 Untere Zungenbeinmuskulatur (Abb. 15)

- **M. sternohyoideus** (Brustbein-Zungenbein-Muskel): Von der Rückfläche des Brustbeines zum Zungenbeinkörper.

Funktion: Herabziehen des Zungenbeines.

Innervation: Ansa n. hypoglossi (auch Ansa cervicalis genannt). Sie wird gebildet aus einem Ast des N. hypoglossus (XII), der Radix superior ansae cervicalis, die jedoch keine Hypoglossusfasern enthält, und ihrer Verbindung mit der Radix inferior des Plexus cervicalis (Halsgeflecht) aus C II bis C IV.

- **M. thyreohyoideus** (Schildknorpel-Zungenbein-Muskel): Von den äußeren seitlichen Schildknorpelflächen zum Zungenbein.

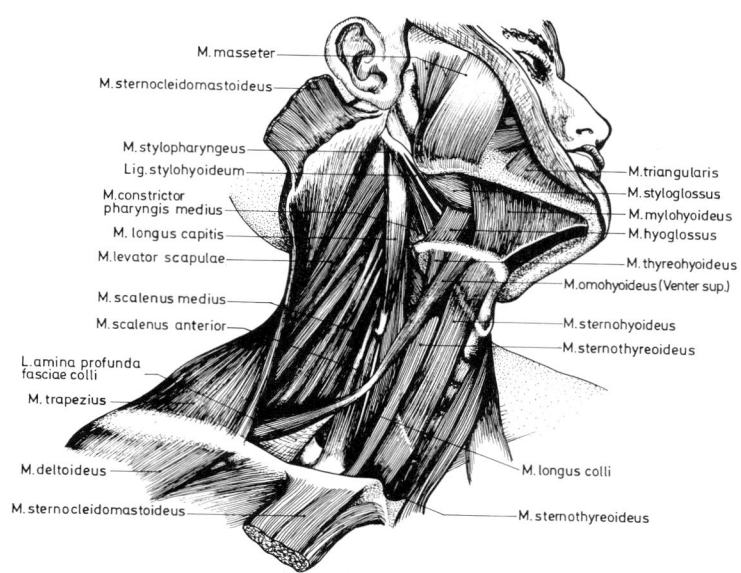

Abb. 15: Untere Zungenbeinmuskulatur.

Funktion: Bei fixiertem Zungenbein Anheben des Kehlkopfes. Bei fixiertem Kehlkopf Abwärtsbewegung des Zungenbeines.

Innervation: Ramus thyreohyoideus des N. hypoglossus (XII). Seine Fasern kommen jedoch aus dem Halsmark (oberster Teil des Rückenmarkes), also aus dem Plexus cervicalis.

● **M. omohyoideus** (Schulter-Zungenbein-Muskel): Zweibäuchiger Muskel, zieht vom oberen Rand des Schulterblattes zum Zungenbein. Zwischen beiden Muskelflächen liegt eine Zwischensehne. Diese ist mit der mittleren Halsfaszie verwachsen.

Funktion: Feststellung des Zungenbeines. Somit Stützpunkt für die Arbeit der oberen Zungenbeinmuskulatur an Unterkiefer und Zunge. Mitwirkung beim Schluckakt. Spanner der Halsfaszien und damit Erweiterer der tiefen Halsvenen.

Innervation: Ansa n. hypoglossi (XII).

Die **Wirkung** der unteren Zungenbeinmuskulatur besteht vor allem in der Feststellung des Zungenbeines. Dieses wird damit Stützpunkt für die Arbeit der oberen Zungenbeinmuskulatur an Unterkiefer und Zunge.

1.9 Kaumuskulatur (Abb. 16, 17)

Für die Mahlbewegungen des Kauens sind seitliche Drehungen des Unterkiefers wichtig. Für die **Sprache** sind nur **vertikale** Kieferbewegungen von Bedeutung.

Seitliche Abweichungen des Unterkiefers während der Artikulation sind **pathologisch**.

Ursachen: Kiefergelenksstörungen, Lähmungen einzelner Kaumuskeln (Folge Dysarthrie oder Dysglossie). Psychomotorische Verziehungen der Sprechbewegungen, z. B. bei hysterischer Dysarthrie.

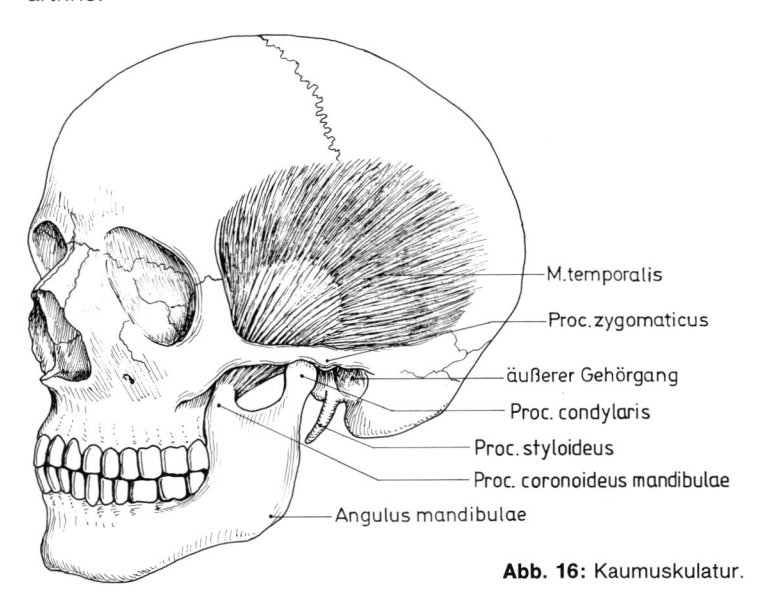

Abb. 16: Kaumuskulatur.

- **M. temporalis** (Schläfenmuskel): Vom Schläfenbein (Os temporale) zum Processus coronoideus (muscularis) des Unterkiefers.

Funktion: Adduktor des Unterkiefers (Hebung), Zurückziehen des Gelenkkopfes des Unterkiefers in die Gelenkpfanne.

Innervation: Nn. temporales profundi. Äste des N. masticatorius; letzterer ist ein Ast des N. mandibularis des N. trigeminus (V, 3).

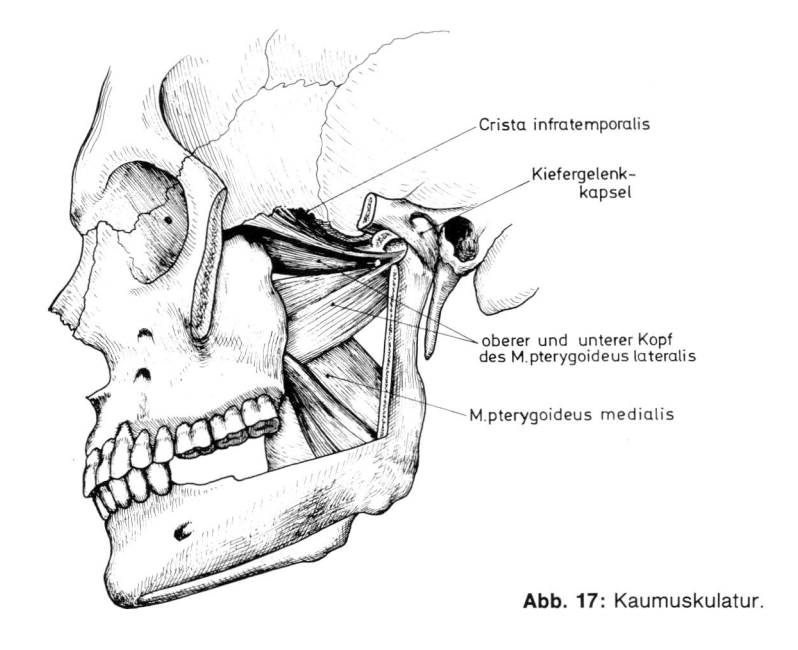

Abb. 17: Kaumuskulatur.

(Labels: Crista infratemporalis; Kiefergelenkkapsel; oberer und unterer Kopf des M. pterygoideus lateralis; M. pterygoideus medialis)

- **M. masseter** (Kaumuskel): Von der Außenfläche des Jochbogens zur Außenfläche des Unterkieferwinkels.

Funktion: Adduktor. Anhebung des Unterkiefers.

Innervation: N. massetericus. Ast des N. masticatorius; letzterer ist ein Ast des N. mandibularis des N. trigeminus (V, 3).

- **M. pterygoideus medialis** (innerer Flügelmuskel): Von der Fossa pterygoidea des Keilbeines abwärts und rückwärts zur Innenfläche des Unterkieferwinkels.

Funktion: Adduktor. Hebung und Vorschieben (Protrusion) des Unterkiefers.

Innervation: N. pterygoideus medialis. Ast des N. masticatorius; letzterer ist ein Ast des N. mandibularis des N. trigeminus (V, 3).

- **M. pterygoideus lateralis** (externus) (äußerer Flügelmuskel): Vom Processus pterygoideus des Keilbeines seitlich abwärts zum

Processus condylaris (articularis) und zur Gelenkkapsel des Unterkiefers.

Funktion: Bei beidseitiger Kontraktion Vorwärtsbewegen des Unterkiefers und Senkung. Bei wechselseitigen Kontraktionen Verschiebung des Unterkiefers seitlich = Mahlbewegungen.

Innervation: N. pterygoideus lateralis. Ast des N. masticatorius; letzterer ist ein Ast des N. mandibularis des N. trigeminus (V, 3).

Der Unterkiefer wird **gesenkt** durch:

Sein Gewicht,

das Platysma (unterhalb der Halshaut liegende Muskelplatte vom Unterkieferrand zur Brusthaut in Höhe der zweiten Rippe ziehend; Innervation: N. facialis),

den vorderen Teil des M. digastricus, den M. mylohyoideus, den M. geniohyoideus.

Der Unterkiefer wird **gehoben** durch:
M. temporalis, M. masseter, M. zygomaticomandibularis, M. pterygoideus medialis.

Der Unterkiefer wird **vorgeschoben** durch:
M. masseter, vordere Fasern des M. temporalis, M. pterygoideus lateralis.

Der Unterkiefer wird **zurückgezogen** durch:
M. masseter, hintere Fasern des M. temporalis, M. pterygoideus medialis.

Der Unterkiefer wird **gedreht** durch:
Wechselseitige Kontraktionen der Mm. pterygoidei laterales.

1.10 Mimische Muskulatur (Abb. 18)

Die mimische Muskulatur ist für die Sprache von Bedeutung wegen:
— mimischer Sprechgesten (Lächeln, Staunen usw.),
— Gestaltung der Mundhöhle (Wangenmuskulatur),
— der Artikulation (Lippenmuskeln).

● **M. orbicularis oris** (Lippenmuskel): Umschließt kreisförmig den Mund (Ringmuskel).

Funktion: Schließen und Spitzen der Lippen.

Abb. 18: Mimische Muskulatur.

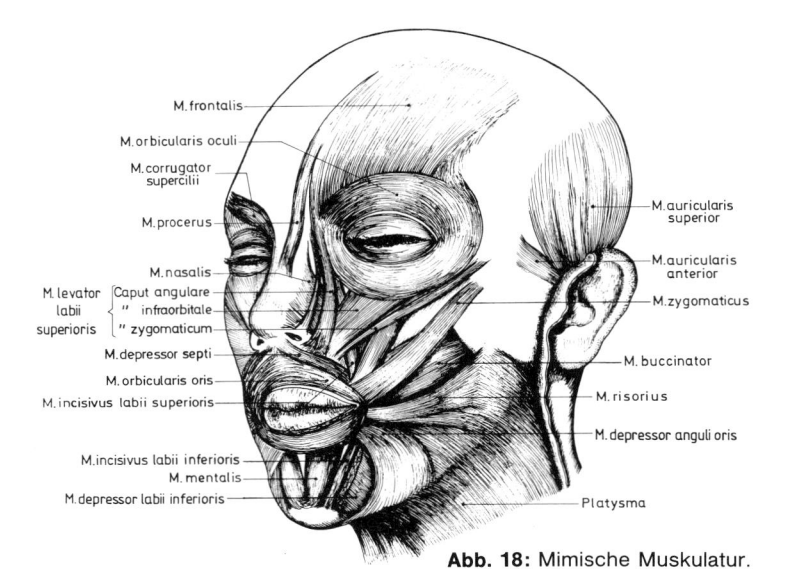

● **M. zygomaticus** (Jochbeinmuskel): Vom Jochbein zum Mundwinkel.

Funktion: Auf- und Seitwärtsziehen der Mundwinkel (Lachmuskel).

● **M. depressor anguli oris** (Mundwinkelherabzieher): Von der Basis des Unterkiefers zum Mundwinkel.

Funktion: Abwärtsziehen des Mundwinkels (Trauer).

● **M. levator labii superioris** (Oberlippenheber): Dreiteilig, vom Processus frontalis des Oberkiefers, Infraorbitalrand und Jochbein zur Oberlippe und zum Nasenflügel.

Funktion: Hochziehen von Oberlippe und Nasenflügel.

● **M. depressor labii inferioris** (Unterlippenherabzieher): Von der Basis des Unterkiefers zur Unterlippe.

Funktion: Ab- und Seitwärtsziehen der Unterlippe.

● **M. buccinator** (Backen- oder Trompetermuskel): Er bildet die muskuläre Grundlage der Wange. Seine Ursprungslinie ist hufeisenförmig. Sie beginnt am Processus alveolaris des Oberkiefers in Höhe des ersten Mahlzahnes. Sie endet an der gleichen Stelle an der Pars alveolaris des Unterkiefers. Der Muskel verläuft zum Mundwinkel und den Lippen.

Funktion: Andrücken von Lippen und Wange gegen die Zähne. Beim Kauen werden die seitlich ausgewichenen Nahrungsteile wieder zwischen die beiden Zahnreihen geschoben.
Beim Lachen und Weinen Verbreiterung der Mundspalte.
Bei Kontraktion beider Muskeln Sprengung der geschlossenen Mundspalte. Es wird ein gerade gerichteter Luftstrom erzeugt (Blasen, Pfeifen).

Bei **einseitiger Lähmung** kann eine mitten vor das Gesicht gehaltene Kerze nicht ausgeblasen werden, da durch Kontraktion nur eines M. buccinator ein schiefer Luftstrom erzeugt wird.

● **M. risorius** (Lachmuskel): Vom Mundwinkel zur Wangenhaut.

Funktion: Kontraktion beim Lachen (Lachgrübchen an der Wange).

Innervation der mimischen Muskulatur: N. facialis (VII).

1.11 Sprachzentren (Abb. 19 und 20)

Die Sprache gehört zu den **sekundären Hirnfunktionen.** Als sie sich im Verlaufe der phylogenetischen menschlichen Entwicklung allmählich ausbildete, fand sie das Gehirn als ein vollendetes Funktionssystem vor. Die einzelnen Rindenabschnitte des Gehirns waren für bestimmte Grundfunktionen zuständig. Die Sprache mußte sich daher **sekundär** in das bereits fertige Gerüst der **primären Hirnfunktionen** einfügen. Sie konnte sich also nur auf der Basis ihrer Grundelemente verankern, d.h. der motorischen, sensorischen, kinästhetischen, akustischen und optischen Anteile ihrer Funktion. *Es gibt somit keine umschriebene Lokalisation der Sprache.* Es handelt sich vielmehr um ein **Funktionsnetz,** welches über das gesamte Versorgungsgebiet der mittleren Hirnarterie mit verschiedener Schwerpunktbildung ausgebreitet ist. Dieses Funktionsnetz kann bei verschiedenen Individuen je nach ihrer individuellen zerebralen Grundstruktur und auch in den verschiedenen Entwicklungsstadien des Hirns in seiner Form variieren. Die Sprachzentren lassen sich deshalb nur auf den Spuren ihrer den primären Hirnfunktionen entsprechenden Grundelemente in ihrer Lokalisation verfolgen.

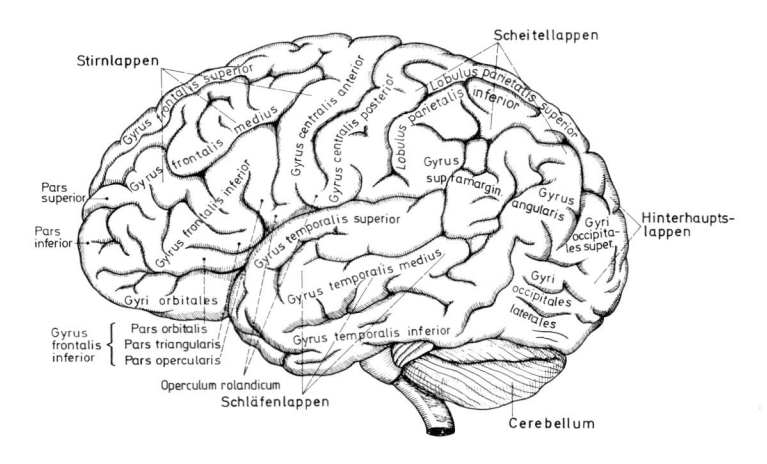

Abb. 19: Die konvexe Fläche der linken Großhirnhemisphäre in der Seitenansicht. Stirnlappen, Scheitellappen, Schläfenlappen, Hinterhauptslappen.

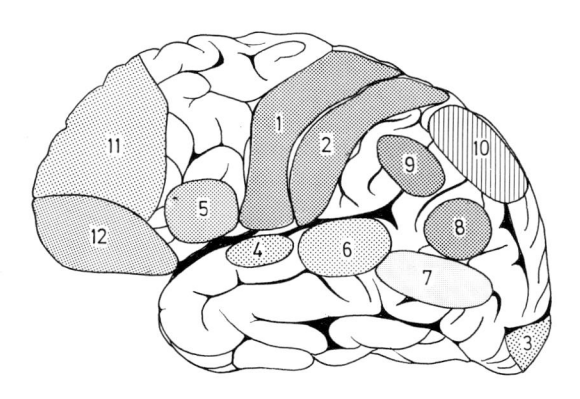

Abb. 20: Die psychomotorischen und psychosensiblen Zentren an der Konvexität des Gehirns.
1 = motorische Zentral-Region; 2 = sensible Zentral-Region; 3 = Regio optica; 4 = Hörzentrum; 5 = Brocasches Zentrum; 6 = Wernickesches Zentrum; 7 = amnestische Aphasie; 8 = Déjerinesches Zentrum; 9 = Apraxie; 10 = Astereognosie; 11 = Antrieb, Konzentration; 12 = Gesinnung, Takt.

Unter einem **Zentrum** versteht man einen Teil des zentralen Nervensystems, der für das Zustandekommen eines zentral-nervösen Vorganges eine ausschlaggebende Bedeutung besitzt. Es handelt sich daher bei den Sprachzentren nicht um den Sitz bestimmter Funktionen, sondern um **Störungszentren,** von denen aus bestimmte, die Sprache betreffende Hirnfunktionen gestört werden können.

Sprachregionen sind somit keine Primärzentren; sie werden **sekundär** durch Funktionseinstimmung für die Sprache herangezogen. Die linke Hemisphäre ist bei Rechtshändern für die Sprache wichtiger. **Subsidiärregionen** sind auch an analogen Stellen der **rechten** Hirnhälfte vorhanden. Beim Kind im Vorschulalter sind beide Hirnhälften noch gleichwertig. Die stärkere **Funktionseinstimmung** links erfolgt später. Nur bei schwierigen Aufgaben wird beim Erwachsenen die rechte Seite zusätzlich benötigt.

Sprachmotorik: *Brocasches* Zentrum. Sitz in der Pars opercularis des Gyrus frontalis inferior (dritte [untere] Stirnwindung). Beim Rechtshänder in der linken, beim Linkshänder in der rechten Hemisphäre.

Sprachsensorik: *Wernickesches* Zentrum. Sitz im hinteren Abschnitt des Gyrus temporalis superior (erste [obere] Schläfenwindung).

Hörzentrum: *Heschlsche* Querwindung. Sitz im Gyrus temporalis transversus anterior (vordere Querwindung). Die erste [obere] Schläfenwindung hat an der Innenfläche Querwindungen; die vorderste ist die *Heschlsche* Querwindung.

Lesen und Schreiben: *Déjerinsches* Zentrum. Sitz in der sprachoptischen Region des Gyrus angularis.

Schreibmotorik: Gyrus frontalis medius oder Gyrus centralis anterior (= Gyrus praecentralis).

Schädigungen: Motorische, sensorische oder amnestische Aphasie, akustische Agnosie, Alexie, Agraphie.

1.12 Blutversorgung des Gehirns (Abb. 21, 22)

Die Blutversorgung des Gehirns wird nur in dem Umfang dargestellt, in dem sie für das Verständnis der Aphasien notwendig ist.

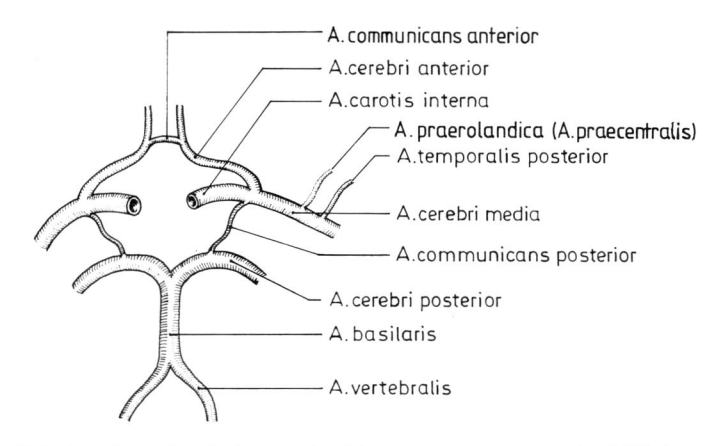

Abb. 21: Die A. basilaris und der Circulus arteriosus cerebri Willisii.

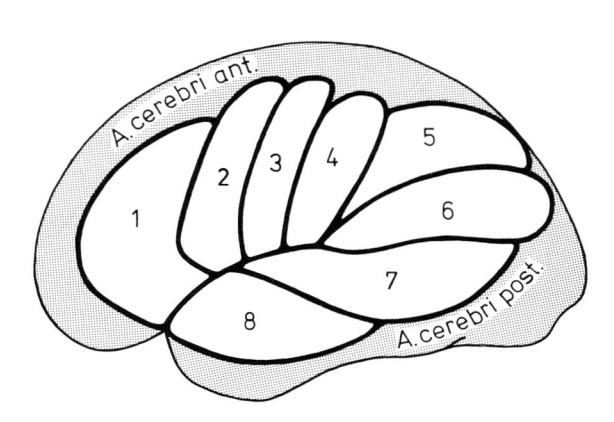

Abb. 22: Versorgungsterritorien der Äste der A. cerebri media (nach *Foix* und *Levy*).
1 = A. orbitofrontalis; 2 = A. praerolandica (A. praecentralis); 3 = A. rolandica (A. centralis); 4 = A. parietalis anterior; 5 = A. parietalis posterior; 6 = A. gyri angularis; 7 = A. temporalis posterior; 8 = A. temporalis anterior.

Die A. carotis communis (gemeinsame Kopfschlagader) teilt sich in die A. carotis externa (äußere Kopfschlagader) und die A. carotis interna (innere Kopfschlagader). Die **A. carotis interna** versorgt das Gehirn und das Auge. Im Gehirn teilt sich die A. carotis interna in die A. ophthalmica und die Gehirnarterien *(A. cerebri media* [mittlere Hirnschlagader], *A. cerebri anterior* [vordere Hirnschlagader] usw.) auf.

Die A. cerebri media ist der eigentliche Endast der A. carotis interna. Die **A. cerebri media** teilt sich u. a. auf in die A. praerolandica (= A. praecentralis), A. centralis anterior, die A. rolandica (= A. centralis posterior) und die A. temporalis posterior. Durch die A. communicans anterior ist die rechte A. cerebri anterior mit der linken verbunden und schließt den Circulus arteriosus cerebri (Willisii) vorn.

Die **A. vertebralis** (Wirbelschlagader) vereinigt sich im Schädelinneren mit der A. vertebralis der anderen Seite zur A. basilaris (Grundschlagader). Die **A. basilaris** endet nach Abgang zahlreicher Arterien in der rechten und linken A. cerebri posterior. Die A. cerebri posterior gibt einen Ast (A. communicans posterior) zur A. cerebri media ab; sie ist somit Teil des Circulus arteriosus cerebri (Willisii).

Die **A. praerolandica** versorgt die hinteren Bezirke des Gyrus frontalis und des Gyrus medius sowie die basale Hälfte des Gyrus praecentralis.

Die **A. rolandica** (= A. centralis posterior, Ramus sulci centralis) versorgt den Gyrus praecentralis und den Gyrus postcentralis sowie angrenzende Gebiete des Frontal- und Parietallappens.

Die **A. temporalis posterior** versorgt mittlere und hintere Abschnitte der Gyri temporales superior und medius sowie dorsale Teile des Gyrus temporalis inferior.

2 Die „Sprache" der Tiere

Definitionen der Sprache

— Sprache ist ein System konventioneller Lautzeichen, das sich zur symbolischen Darstellung von gedanklich erdachten Sinnzusammenhängen eignet (= Definition der Sprache als *peripherer* Vorgang).

— Sprache ist die Fähigkeit des Menschen, seine Gedanken in einer syntaktisch richtigen Weise zum Ausdruck zu bringen, die Sprache der anderen zu verstehen, mit Sprache umzugehen und die Fähigkeit des Schreibens und Lesens zu erlernen (= Definition der Sprache als *zentraler* Vorgang).

Protozoen (Urtiere), **Zölenteraten** (Hohltiere), **Echinodermen** (Stachelhäuter) und **Mollusken** (Weichtiere) besitzen keine Einrichtungen zur Lauterzeugung. Höhere Tierarten haben unterschiedliche Möglichkeiten, untereinander in Kommunikation zu treten. So sind es gewisse Sinnesorgane wie z. B. das Geruchsvermögen, das Sehvermögen, der Tastsinn und das Gehör, die es

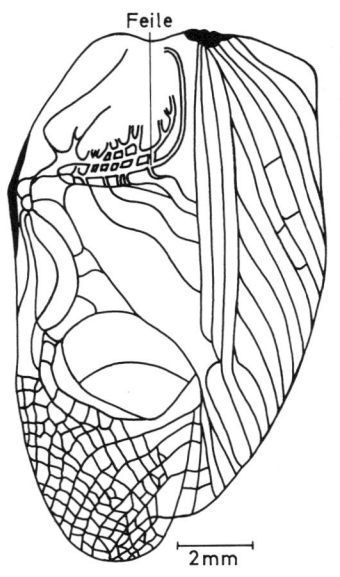

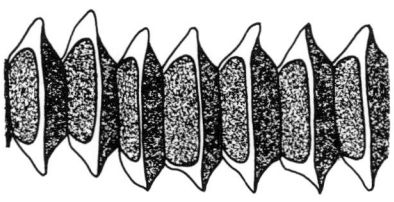

Abb. 23: Stridulationsapparat der Grille. An beiden Flügeldecken ist eine der Flügeladern zu einer Feile, der sog. Schrillader (vergrößert oben) umgebildet. Die verbreiterte Kante der Flügeldecke, Schrillkante genannt, reißt die Rippen der Schrillader an, wobei deren membranöse Seitenteile in Schwingungen geraten.

ihnen erlauben, sich mit der Umwelt und ihren Aufgaben wie Nahrungssuche, Fortpflanzung, Gefahren usw. auseinanderzusetzen (Duftstoffe bei Schmetterlingen, optische Signale bei Leuchtkäfern, Vibrationen bei Bienen, Klopfsignale bei Käfern).

Arthropoden (Gliederfüßler), insbesondere Insekten, bedienen sich der Lauterzeugung durch Stridulationsapparate z. B. Schrillader und Schrillkante bei Grillen, Abb. 23, oder:

Feldheuschrecken haben eine geriffelte Fläche auf der Innenseite des letzten Beinpaares; diese wird gegen eine bestimmte Ader der Deckflügel gerieben.

Bei der ***Raubwanze*** wird die Rüsselspitze über eine geriffelte Fläche im Bauchbereich geführt.

Bei ***Zikaden*** wird eine über einer Resonanzkammer sich befindende Membran am Vorderende des Hinterleibs durch frequente Muskelkontraktionen in Schwingungen versetzt.

Bei einer ***Schmetterlingsart*** (Totenkopfschwärmer) erfolgt die Schallerzeugung auf dem Wege einer Luftpassage durch die Mundöffnung; dabei schwingt eine Platte an der Verengung der Mundöffnung an der Rüsselbasis.

Manche Arthropoden schlagen mit den Extremitäten oder dem Kopf auf die Unterlage. Das Klopfen mancher Holzkäfer entsteht durch Anschlagen der Stirn an die Wand des Fraßganges.

Bienen können durch Rundtänze (naher Futterplatz) und Schwänzeltänze (ferner Futterplatz) sowie durch das Tanztempo (Abnahme des Tanztempos mit zunehmender Entfernung) die Entfernung einer Futterquelle genau angeben. Die Richtung zum Ziel wird durch die Richtung der gradlinigen Schwänzelstrecke angegeben, wobei der jeweilige Sonnenstand als Bezugspunkt dient.

Im finsteren Bienenstock wird dieser Winkel zur Sonne durch einen entsprechenden Winkel zur Schwerkraft repräsentiert. Die Art des Futters wird durch seinen Geruch angezeigt. Bienen verschiedener Länder besitzen die gleichen Kommunikationsnormen. Es kommt jedoch infolge von Dialekten zu Mißverständnissen. Die phylogenetisch primitiveren indischen Zwergbienen sind nur zu einfacheren Kommunikationsweisen fähig. Eine Transposition von Licht zu Schwerkraft ist ihnen nicht möglich. Die phylogenetisch noch tiefer stehenden stachellosen Melliponini beschränken sich auf Hinweise durch Geruchsspuren und die Führung durch Pilotbienen.

Die höher organisierten Vertebraten **(Wirbeltiere)** verfügen über Laute mit Signalfunktionen. Der spezielle Inhalt dieser Signale ist nur den Artgenossen bekannt (Signalverständnis), doch auch artfremde Tiere wissen sie instinktiv und aus Erfahrung zu deuten. Die Ausdruckslaute der Wirbeltiere bleiben auf der Stufe der Appelle stehen. Eine Symbolbildung ist nicht möglich.

Bei den zu den **Wirbeltieren** gehörenden **Fischen** dienen entweder Stridulationsorgane oder die Schwimmblase der Lauterzeugung. Trommel- oder Schwimmblasenmuskeln versetzen durch ihre Kontraktion die Schwimmblase in Erschütterungen und rufen dadurch einen Laut hervor.

Aus dem unteren Anteil des ursprünglichen Kiemenskeletts hat sich bei **Amphibien** das Laryngotrachealskelett entwickelt. Bei niederen Amphibien (Lurchen) findet sich ein primitiver Kehlkopf (Cartilago lateralis) mit Stimmbändern (Abb. 24); bei den höheren setzt sich der Kehlkopf aus Krikotrachoid und Stellknorpeln zusammen.

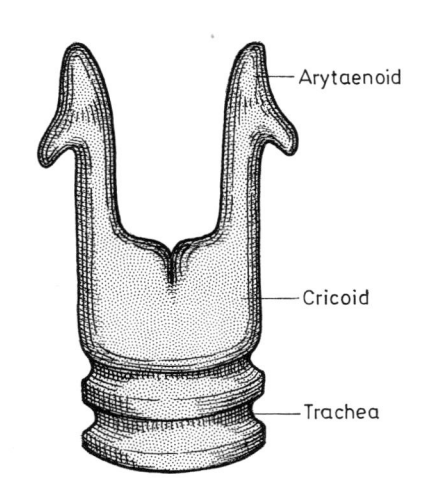

Abb. 24: Primitiver Kehlkopf (Cartilago lateralis) bei niederen Amphibien nach *E. Göppert*).

— Arytaenoid
— Cricoid
— Trachea

Die **Reptilien** (Kriechtiere) haben nur ausnahmsweise Stimmbänder, obwohl hier erstmals eine Dreiteilung des primären Kehlkopfgerüstes in Ringknorpel, Aryknorpel und Trachealknorpel vollzogen ist (Abb. 25). Diskutiert wird eine Umbildung oder Neubildung in der Phylogenese der Stimmbänder.

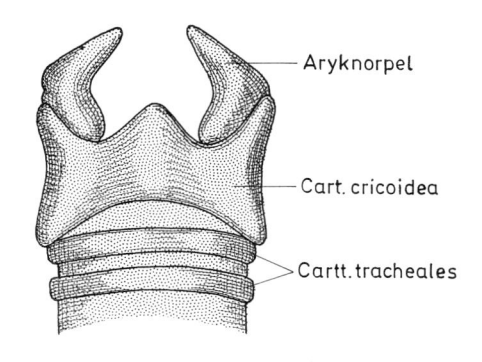

Abb. 25: Dreiteilung des primären Kehlkopfgerüstes bei Reptilien in Ringknorpel, Aryknorpel und Trachealknorpel (nach E. Göppert).

Die **Vögel** besitzen trotz gut entwickeltem Kehlkopf *keine Stimmbänder*. Die Tongebung erfolgt durch den **Syrinx**, d. h. durch schwingende Paukenmembranen an der Wand der Hauptbronchien im Bereich der Bifurkation der Luftröhre nach Art einer membranösen Zungenpfeife.

Die **Säugetiere** haben erstmals ein Thyreoid (Schildknorpel), an dem die Stimmbänder inserieren. Die besondere Leistung des menschlichen Kehlkopfes liegt nicht in seinem Bau begründet, sondern in erster Linie in der höheren Differenzierung des zentralen Nervensystems.

Affen können keine Lautsprache erlernen. Es gelang jedoch, Menschenaffen, z. B. Schimpansen, Teile der Gebärdensprache Taubstummer in Verkettungen bis zu 3 — 4 Zeichen hintereinander beizubringen. Ebenso eine Sprache aus Plastikzeichen auf einer Hafttafel. Die Syntax der Sprache der Affen geht über Zwei-Wort-Sätze kaum hinaus. Von sich aus machen sie wenig Gebrauch von der ihnen beigebrachten Sprache.

Ob Tiere eine „Sprache" haben, ist eine terminologische Frage. Sie ist nur durch eine Definition dessen zu beantworten, was man als Sprache gelten lassen will.

Voraussetzungen für Sprache sind:

a) Die Fähigkeit zur **Begriffsbildung**. Sie wurde bei Affen nachgewiesen.

b) Ein ausreichendes **Gedächtnis**, welches den Zugriff zu den gelernten Wörtern ermöglicht.

c) Eine **Repräsentationsfähigkeit**, d. h. eine Vertretung der Welt im Geist. Es müssen Beziehungen zwischen wirklichen Ereignissen und ihrer Repräsentation begriffen werden. Die Bienen begreifen ihre Tänze nicht als Repräsentation ihres Wissens über die Lage eines Futterplatzes; sie haben also keine eigentliche Sprache.

d) **Kreativität**. Eine Sprache muß Neues ausdrücken können. Die Menschenaffen erfanden neue Wörter, z. B. „Gesichtshut" für Maske.

e) Entscheidend ist vor allem die Fähigkeit, **Symbole** zu bilden. Menschenaffen können über einen Gegenstand Aussagen machen, wenn sie über ein Symbol darüber befragt werden.

Somit stehen Ursprung und Entwicklung der Sprache im Einklang mit der Evolutionstheorie. Die früher für die Sprache angenommene Diskontinuität zwischen Mensch und Tier ist hinfällig.

Heute wissen wir also, daß es „Tiersprachen" gibt. Die menschliche Sprache ist aber von allen Tiersprachen wesentlich verschieden. Als ihr eigentliches charakteristisches Merkmal erscheint, daß sie uns in die Lage versetzt, **Gespräche** zu führen. Auch Tiere teilen einander etwas mit, sie „antworten" einander, aber sie reden nicht miteinander.

Tiere besitzen, wenn auch keine artikulierte Lautsprache, so doch eine **Signalsprache**. Sogar der Mensch lernt sie aufgrund der vorhandenen Ausdrucks-, Situations- und Symptomenkonstanz zu verstehen. Bei diesen Tierlauten handelt es sich um ein ererbtes, angeborenes und instinktives Ausdrucksmittel durch präformierte Reflexmechanismen im Gehirn. Bei den Vögeln unterscheidet man die **angeborenen** Lock- und Warnrufe sowie sexuell undifferenzierte Paarungsrufe von dem sexuell differenzierten Gesang der Männchen, der bei vielen Gattungen erst am Beispiel älterer Artgenossen **erworben** wird.

Der Tierlaut ist stereotyp und kann nicht individuell weiter entwickelt werden, außer durch genetische Mutation in Zuchtversuchen, wie bei den Kanarienvögeln. Die „Tiersprache" kann nicht über das Signal zum Symbol vordringen. Die Ausdruckslaute der Tiere bleiben auf der Stufe der Appelle und bilden ein primäres Einklassensystem ohne wandelbare Zeichen. Auch der dressierte Papagei vermag die nachgeahmten Morpheme (bedeutungstragende Elemente) nur global zu erfassen.

Manche Vögel **imitieren** menschliche Worte und Sätze, also Sprachgebilde. Von einem wirklichen Verstehen kann aber bei diesen Reproduktionen nicht die Rede sein, da der Vogel nicht versteht, was er äußerlich nachahmt und mit den Lautgebilden keinen Sinn verbindet. Durch bloßes Lautimitieren gelangt man zu keiner Sprache, wenn die geistig-seelischen Voraussetzungen dafür fehlen. Ein Vogel bedient sich nie seines Wortschatzes, um neue Sätze zu bilden.

Domestizierte Tiere vermögen mit den Menschen in eine Art **Zeichenkontakt** zu treten, indem sie ihnen durch Laute und Bewegungen ihre Wünsche kundgeben. Andererseits reagieren Tiere aber nur angemessen auf menschliche Zeichen.

Das tierische Verstehen menschlicher Worte besteht lediglich in der assoziativen Verknüpfung eines Lauteindruckes mit einer bestimmten Handlung. Was kommandomäßig wichtig ist, sind bestimmte **klanglich-modulatorische** Worte (phonematischer Charakter und Tonfall der sprachlichen Äußerung) in Verbindung mit Mimik und Gestik des vertrauten Menschen.

Beziehungen zwischen *Intelligenzhöhe* und *Lautbestand* bestehen bei Tieren nicht. So übertreffen z. B. Affen in ihrem Lautbestand andere Tiergattungen nicht.

3 Entstehung der menschlichen Sprache

Bei den Philosophen der Aufklärung wurde der Ursprung der Sprache entweder von tierischen Lauten oder von den frühesten kindlichen Sprachäußerungen abgeleitet. Unter dem Einfluß von *Darwin* und *Haeckel* stellte man sich vor, die Entstehung der menschlichen Sprache habe ähnliche Phasen durchlaufen wie die **kindliche** Sprachentwicklung. Anfang des 18. Jahrhunderts nahm *Vico* eine vorsprachliche Verständigung durch **Gebärden** an, gefolgt von der Bildung einsilbiger **Urwörter**, die dem Ausdruck starker Empfindungen dienten. Als weitere Stufe vermutete er die Entstehung von **lautmalerischen** Wortbildungen; schließlich folgt die Ausdrucksmöglichkeit konkret-anschaulicher Sachverhalte und letztlich die Bildung **abstrakter** Begriffe.

Analogieschlüsse von der kindlichen Sprache auf die Sprache des Urmenschen zogen *Rousseau, Herder* und *Momboddo*. Zu Beginn des 20. Jahrhunderts kam dann im Sinne des biogenetischen Grundgesetzes die Lehre von der Rekapitulation auf. Man nahm an, daß im Sinne der Analogie zwischen Phylo- und Ontogenese Kinder in ihrer Sprachentwicklung die Entstehung der historischen Sprache rekapitulieren. Die heute gesprochenen primitiven Sprachen lassen keine Rückschlüsse mehr auf die Entstehung der Sprache zu, da sie bereits alle wesentlichen Merkmale einer vollendeten Sprache haben.

Während der Periode des **Homo erectus**, die vor 1,5 Millionen Jahren begann und bis 120.000 v. Chr. dauerte, war der Mensch wahrscheinlich ohne Sprache. Eine menschliche Verständigung war erst möglich, als die Laute Symbolfunktion erhielten. Die Lautfolgen wurden länger und komplizierter. Es wurden Wörter gebildet, die nach bestimmten syntaktischen Regeln zu Sätzen zusammengefügt wurden. Diese Entwicklung war zur Zeit des **Neandertalers** zwischen 120.000 — 40.000 v. Chr. beendet. Die ersten Spuren der Schrift reichen in das Zeitalter des **Cro-Magnon-Menschen** bis 30.000 v. Chr. zurück.

Bei der Entwicklung der Sprache war das Gehirn bereits ein paariges Organ, dessen beide Hälften sich in anatomischer und funktioneller Weise spiegelbildlich glichen.

Die **primären Hirnfunktionen** (Sehen, Hören, Riechen, Schmecken) hatten und haben in der Hirnrinde bestimmte Lokalisationsbereiche, die sich neurohistologisch voneinander unterscheiden lassen. Sie haben ferner ein eigenes Ausführungssystem. Der Mensch erlernt sie außerdem ohne Hilfe anderer Menschen im Verlaufe seiner frühkindlichen Entwicklung. Die Sprache mußte sich nun *sekundär* in das fertige Gerüst der primären Hirnfunktionen einfügen.

Die neu erworbenen sprachlichen Funktionen **(sekundäre Hirnfunktionen)** wurden dabei nur einer Hirnhälfte übertragen. Diese **Dominanzbildung** einer Hirnhälfte wurde entsprechend der Kreuzung der motorischen Bahnen gekoppelt mit einem gegenseitigen Überwiegen der motorischen Fähigkeiten, der Händigkeit.

Die Lokalisation der sekundären Hirnfunktionen konnte und kann daher nicht umschrieben sein. Es handelt sich vielmehr um ein Funktionsnetz, welches sich über das ganze Versorgungsgebiet der mittleren Hirnarterie mit verschiedener Schwerpunktbildung ausgebreitet hat. Die sekundären Hirnfunktionen entziehen sich daher einem anatomischen Nachweis. Sie bewegen sich in einer Schicht, die jenseits des Anatomischen liegt. Sie ragen nur mit bestimmten Anteilen in den anatomischen Bereich hinein. Dieser Anteil ist lokalisierbar und störbar. Die sekundären Hirnfunktionen bedienen sich außerdem auch bereits vorhandener Organsysteme als Ausführungssysteme, z. B. die Sprache des **Kau-, Schluck-** und **Atmungsapparates.**

Der Unterschied zwischen primären und sekundären Hirnfunktionen entspricht der in der sowjetischen Literatur üblichen Einteilung von Leistungen des ersten und zweiten Signalsystems nach *Pawlow.*

Die Fragestellung lautet heute nicht mehr, wie die Sprache überhaupt entstanden ist, sondern viel bescheidener, ob bestimmte **Entwicklungen** und Abwandlungen der **Kindersprache** uns etwas lehren können über den Aufbau und die Entwicklung der historischen Sprache. Hierfür ist nun diejenige Phase der kindlichen Sprache besonders aufschlußreich, in der sich das Kind selbst sprachschöpferisch betätigt. Ungefähr zwischen 2 und 4 Jahren wandelt das Kind die neugelernten Wörter ab nach Gesetzen, die auch für die jahrhundertelang dauernden Umwandlungen von Sprachen und Dialekten galten. Es handelt sich hierbei um Lautverschiebungen, Angleichung von Fremdwörtern usw. Kinder prägen jedoch in dieser Zeit auch neue Wörter, die manchmal zum dauernden Besitz des Wortschatzes einer Familie werden können. Manche eigenwilligen und phantasiebegabten Kinder können sich im Vorschulalter eine **Sondersprache** schaffen, die nur für ihre Monologe und Gespräche mit ihren Spielsachen und evtl. für die Mutter bestimmt ist. Solche Sondersprachen hat man auch bei verwahrlosten Kindern beobachtet. *Hale* glaubte diese sprachschöpferischen Fähigkeiten der Kinder als Grundlage für die Entstehung neuer Sprachen ansehen zu können.

Von den autonomen kindlichen Sprachentwicklungen aus ergeben sich auch Ausblicke auf die **Psychopathologie**. Zu den Symptomen der Schizophrenie des Erwachsenen gehören bekanntlich sprachliche Eigentümlichkeiten von einzelnen Neologismen bis zu eigentlichen Sondersprachen einzelner Patienten. Ursache ist hier eine affektive Isolierung, ein Kontaktverlust, der im Autismus des Patienten begründet ist.

Aus der Kindersprache kann man also keine Rückschlüsse auf die Sprachentstehung, d. h. die Entwicklung vom Tierlaut über den Kinderlaut zum menschlichen Wort, ziehen. Aber die Kindersprache gibt uns brauchbare Modelle dafür, wie pathologische Sondersprachen gebildet werden, wie Sprachen sich wandeln können und vielleicht sogar dafür, wie neue Sprachen entstehen.

4 Physiologie der Sprache

Jede Sprache ist ein Ordnungssystem willkürlicher Symbole, auf das sich die Menschen unbewußt geeinigt haben, um sich miteinander zu verständigen. Sprache läßt sich hinsichtlich dreier Variablen beschreiben und unterscheiden:
a) Lautsystem (Phonologie),
b) Wortschatz und Regeln der Wortbildung (Morphologie),
c) Regeln der Wortkombination (Syntax).

Es gibt 4 — 5000 Sprachen. Bei allen Sprachen gibt es Klassen von Substantiven und Verben. Die Zahl der Laute in jeder Sprache ist nicht sehr groß. Alle Sprachen lassen sich mit ca. 50 phonetischen Zeichen und 30 zusätzlichen, sog. diakritischen Zeichen, transkribieren.

Zeichentypen

Semiotik: Wissenschaft von den Zeichen.

Zeichen: Unauflösliche Einheit von Inhalt und Gestalt (Zeichenkörper). Der Zeichenkörper wird durch Sprachlaute ausgedrückt.

Symbol: Völlig konventionelles Sprachzeichen; die Bedeutung (Zeicheninhalt) ist annähernd gleich, der Zeichenkörper aber jeweils verschieden.

Ikon: Zeichen, bei dem ein innerer, nicht konventioneller Zusammenhang, eine vorgegebene Ähnlichkeit zwischen Zeicheninhalt und Zeichengestalt besteht; z. B.
— Vokal i als Ausdruck der Verkleinerung.
— Verschiedene Stimmlagen als Ausdruck von Gefühlen und Sprechabsichten.
— Prinzip der Mehrzahlbildung durch Hinzufügung.

Index: Zeichen, bei dem der Inhalt im Hinweis auf eine Person oder Sache besteht, die in der Kommunikationssituation vorhanden ist; z. B. ich, du, er, hier, heute. Kinder erlernen Indices erst spät.

Definition der Sprache: System lautlicher Zeichen bzw. Kommunikation mittels sprachlicher Zeichen.

4.1 Sprachanlage

Rede setzt die Sprache voraus. Jeder Mensch verfügt über eine Sprachanlage. Schwere Formen des Schwachsinns machen jedoch den Erwerb und Gebrauch der Sprache unmöglich. **Sprachnormal ist ein Mensch, der seine Muttersprache zur richtigen Zeit zu erwerben und in angemessener Weise zur Erfüllung sämtlicher Verständigungsaufgaben seines sozialen und bildungsmäßigen Niveaus zu verwenden vermag.** Die allgemeine Sprachanlage und Sprachfähigkeit kann zur Sprachbegabung gesteigert sein. Unterschiede in der Sprachbefähigung sind nicht durch Umwelteinflüsse zu erklären, sondern durch besondere Ausbildung kortikaler Bezirke.

4.2 Sprechen

Sprechen und Denken bilden eine Leistungssymbiose. Es gibt noch keine endgültige Antwort auf die Frage, ob Denken und Sprechen untrennbar miteinander verknüpft sind. Sprachstörungen sind daher nicht mit Intelligenzstörungen gleichzusetzen (Aphasie ist keine Demenz). Die Sprache ist jedoch das wichtigste Medium des Denkens; eine Beeinträchtigung der Sprache kann sekundär zu einer **Sprech-Denkschwäche** (Logasthenie) führen.

Das Heideggersche Denken leitet sich hauptsächlich von der Sprache her: „Sein, das verstanden werden kann, ist Sprache."

In den Gehirnzellen finden sich nukleoproteidartige Substanzen, die in Zusammenhang mit den Gedächtnisfunktionen stehen dürften. Der speicherbare Sprachbesitz ist individuell verschieden. Eine angeborene Affinität für eine bestimmte Sprache gibt es nicht. Die Artikulationsposition ist während der Entwicklung der menschlichen Sprache vom hintersten Rachenraum in die vorderen Mundpartien verlegt worden.

4.3 Sprachverstehen

Das Hörsinnessystem leitet auf Nervenbahnen die Schalleindrücke zunächst zum **akustischen Wahrnehmungszentrum** (Heschlsche Windung), von dort zum **Erinnerungszentrum** und schließlich zur **sensorischen Sprachregion** *(Wernicke)*. Dort wird das gehörte Wortmaterial als Sprache erkannt und verstanden. Oft wird nur ein Teil der geäußerten Worte tatsächlich gehört, der andere durch eine spontane Auffassungsleistung ergänzt. Wir hören nur selten Einzellaute, wir erfassen vielmehr **ganzheitliche** Sinngestalten. Verstehen ist leichter als Sprechen. Kinder verstehen daher mehr, als sie äußern können.

Aufgrund unserer Gesamtkenntnis erkennen wir auch dann korrekte Wortgestalten, wenn sie unrichtig und unvollständig gesprochen werden. An den vom Sprecher produzierten Schallwellen ist nicht die Gesamtheit ihrer physikalischen Strukturmomente wichtig, sondern lediglich bestimmte Merkmale, die im Sinne der Phoneme einer Sprache geformt sind.

Der Hörer muß vom Wortklang die wesentlichen Elemente, die den eigentlichen Informationsgehalt in sich schließen, isolieren können. Die nicht völlig korrekte Produktion eines Lautes braucht diesen daher noch nicht unverständlich zu machen.

Denn die **sprachliche Kommunikation** ist in zweifacher Hinsicht abgesichert:
a) Die gehörte Sprache wird durch hinzugebrachtes Erfahrungswissen gedeutet.
b) Informationswichtiges wird mehrfach zur Geltung gebracht = Phänomen der Redundanz.

Infolge Beeinflussung des Gehörten durch höhere Aktionsschichten hört man nicht immer das, was faktisch gesagt wurde, sondern dasjenige, worauf man von gewissen vorgreifenden Sinneserwartungen her eingestellt war.

Sprechen ist ein **Auswählen**. Beim Sprechen wird der Gesamtsinn der Mitteilung aufgelöst und auf geeignete Worte und Wendungen verteilt. Der Hörer muß beim Verstehen das Aufgegliederte wieder vereinen; dadurch gelangt er wieder zum Sinn des Gesagten.

Wir alle lernen durch unsere Muttersprache die gleichen Wörter und Wendungen. Unmittelbar erlernbar ist jedoch nur die äußere Form der Wörter. Der zugehörige Sinngehalt muß von jedem einzelnen Menschen selbständig erworben werden. Die Bedeutung eines Wortes ist eine verschwommene Erinnerung an die Summe der Erlebnisse, die mit jedem einzelnen Fall seines Auftretens verbunden waren; diese Summe vermehrt und verschiebt sich bei jedem Menschen das ganze Leben hindurch. Eine weitgehende Ähnlichkeit ist vorhanden; darin liegt die praktisch brauchbare Entsprechung begründet. Niemand kann sich indessen unmittelbar in den Geist des anderen hineinversetzen und nachprüfen, wieweit das, was dort hinter einer Aussage verborgen liegt, den eigenen mit dieser Aussage verbundenen Vorstellungen und Empfindungen entspricht.

4.4 Lesen und Schreiben

Sprechen wird auch beim Schreiben und Lesen verwendet. In unserer phonetischen Schrift (alphabetische Laut-Buchstabenschrift) werden den Phonemen **Grapheme** zugeordnet. Die Zuordnung ist nicht völlig konsequent und die Deckung nicht vollständig. Es handelt sich um ein Sprechen mit graphischen Zeichen. Die Schrift folgt den Wandlungen der Lautsprache nicht. Sie ist konservativer. Die deutsche Lautsprache verfügt über 40 Phoneme, die durch 26 Buchstaben (Grapheme) wiedergegeben werden.

Der **Ungewandte** kann nur **schreiben**, wenn er innerlich oder halblaut spricht. Beim Schreibgewandten liegt ein **inneres Schriftbild** des Wortes vor. Auch dieses wird jedoch vom Wortklang nie ganz unabhängig.

Mit dem Ausdruck **Lesen** werden zwei normalerweise eng verbundene Teiltätigkeiten bezeichnet:
a) Das klangliche Neuverwirklichen der graphisch umgesetzten phonetischen Bestände (Lautlesen) und
b) Das verstandesmäßige Sinnerfassen der Sätze eines Textes ohne Klangumsetzung (stilles Lesen).

Der im **Lesen Ungeübte** versteht den Sinn eines Textes nur, wenn er beim Lesen mitspricht. Er muß das Gelesene in die Klangwirklichkeit der Lautsprache überführen (= Erzeugung eines akustischen und artikulatorischen Wortbildes). Der Lesegewandte entnimmt den optischen Wortbildern unmittelbar Bedeutung und Sinn.

5 Zerebrale Dominanz, Lateralität (Händigkeit) und Sprache

5.1 Zerebrale Dominanz (Hemisphärendominanz)

Es handelt sich um eine spezifische menschliche Fähigkeit zur asymmetrischen Spezialisierung der beiden Hirnhälften für verbale und nicht-verbale Funktionen. Es gibt **keine** anatomische und feingewebliche **Differenzierungsmöglichkeit** der *dominanten* von der *nicht dominanten* Hirnhälfte.

Lediglich das Planum temporale, ein Gebiet an der inneren Oberfläche der temporalen Sprachregion neben der primären Hörwindung ist bei 65% der Bevölkerung links 1 cm^2 größer als rechts. Diese Asymmetrie läßt sich bereits bei Föten und bei Neugeborenen feststellen. Die Hemisphärendominanz für die sprachlichen Leistungen ist somit angeboren.

Eine zerebrale Dominanz kommt bei **Tieren nicht** vor. Geringe Ansätze finden sich nur bei manchen Singvögeln und Affen. Sie wird beim Menschen erst in den **ersten Lebensjahren** manifest durch stärkere Funktionseinstimmung einer Hemisphäre. Anfangs sind beide Hemisphären gleichwertig. Die Sprachfunktionen werden schon vor dem 4. Lebensjahr vorwiegend links lokalisiert. Im Alter von 5 Jahren ist die dominante Hirnhälfte festgelegt. Die Hirnreifung erstreckt sich bis zur Pubertät.

Entstehung der Dominanz

- Angeboren, Erbfaktoren
- Erworben:
— Reifungsbiologische Faktoren.
— Lernprozesse während des Spracherwerbs: Aufwachsen in sprachfreier Umgebung hat eine nicht normale Ausbildung der Dominanz zur Folge.
— Mitprägung durch sozio-kulturelle Faktoren.
— Einwirkung pathologischer Prozesse: Große prä- und perinatale Läsionen links führen zu einer rechtshirnigen Dominanz.

5.2 Zerebrale Dominanz und Lateralität (Händigkeit)

Bei der Lateralität handelt es sich um Seitigkeiten vorwiegend im motorischen, visuellen und auditiven Bereich.

Lateralität kann **ererbt** oder **erworben** sein. Anfänge der Dominanz und Lateralität finden sich bereits im Säuglingsalter. Kinder drehen den Kopf öfters nach rechts. Im Alter von 9 Monaten beginnt die bevorzugte Händigkeit sich auszubilden. Zwischen 1 ½ und 2 Jahren findet man erste Äußerungen der bevorzugten Lateralität. Mit 5 Jahren ist die Lateralität ausgebildet. Mädchen entwickeln die Lateralität früher als Knaben.

Rechtshändigkeit: Bei 95 % der Rechtshänder ist das Sprachzentrum in der linken Hemisphäre lokalisiert.

Linkshändigkeit ist nur ein Teilsymptom einer Lateralitätsstörung. Sie geht einher mit Linksäugigkeit, Linksohrigkeit, Linkszüngigkeit, Linksfüßigkeit, betonter Funktion der linken Kehlkopfhälfte (stroboskopisch angedeutete Amplitudeneinschränkung links). Linkshändigkeit bedeutet in höherem Maße Beidhirnigkeit; Beidhirnigkeit ist Ausdruck einer geringeren Spezialisierung.

Linkshändigkeit bedeutet aber keine einfache Umkehrung der Rechtshändigkeit. Die Dominanz einer Hirnhemisphäre und Lateralität (Händigkeit) brauchen nicht identisch oder völlig übereinstimmend zu sein. Linkshänder mit Diskrepanzen bezüglich der Händigkeit schreiben zwar rechts, führen jedoch Mengenleistungen links durch. Bei ⅔ dieser Linkshänder ist die linke Hemisphäre für die Sprache dominant; bei einem Drittel findet man rechtsseitige Dominanz oder Bizerebralität.

Gekreuzte Seitigkeit: Linksohrigkeit kann mit Rechtshändigkeit verbunden sein.

Eine Lateralitätsstörung braucht nicht behindernd zu sein. In der Schule sollte **keine Umerziehung** zum Rechtshänder mehr erfolgen, da die Linkshändigkeit in diesem Alter bereits eine organische Gegebenheit ist. Sonst besteht die Gefahr des Auftretens von Stottern bei vorhandener Disposition, von Verhaltensstörungen und Schulversagen.

Häufigkeit des Vorkommens von Rechtshändigkeit, Linkshändigkeit und Beidhändigkeit:

Rechtshändigkeit (Dextralität)	85 — 90 %
Beidhändigkeit (Bilateralität)	5 — 10 %
Linkshändigkeit (Sinistralität)	5 — 15 %

Ursachen der Linkshändigkeit

● Angeboren bei rechtshirniger Dominanz ohne frühere Schäden der linken Hemisphäre. Im Gegensatz zur eindeutigen Rechtshändigkeit, Extrem einer Reihe von Ambilateralität verschiedener Grade.

● Erworben nach frühkindlichen Hirnschädigungen der linken Hemisphäre = pathologische Linkshändigkeit.

● Angeborener oder früher Verlust der rechten Hand. Rechte Großhirnhälfte ist oder wird in solchen Fällen für die Sprachleistungen dominant.

Erlernung des Schreibvorganges bei Linkshändigkeit

Schräglage des Blattes um 30° ist am günstigsten. Die linke obere Ecke wird nach oben gedreht. Das Blatt muß links von der Mittelachse des schreibenden Kindes liegen. Die Schräglage ermöglicht ein aufrechtes Sitzen beim Schreiben; eine übertriebene Seitneigung des Kopfes ist nicht mehr notwendig. Das Licht sollte von rechts einfallen. Zeitpunkt für den Beginn des Schreibtrainings liegt im letzten Jahr des Kindergartenbesuches oder unmittelbar nach Schulbeginn. Zusätzlich grobmotorisches und feinmotorisches Training der linken Hand.

5.2.1 Präferenzdominanz und Leistungsdominanz

Präferenzdominanz äußert sich in dem vorwiegenden spontanen Gebrauch einer Hand. Sie ist bereits mit 16 Monaten zuverlässig zu bestimmen, während die Leistungsdominanz erst mit 5 — 6 Jahren exakt erfaßbar ist.

Mit Hilfe von **Leistungsdominanztests** wird der Grad der funktionellen Überlegenheit der leistungsstärkeren Hand bezüglich bestimmter psychomotorischer Aufgaben gemessen. Verwendet wird z. B. der Leistungsdominanztest von *Schilling* (1971) für 5 — 12jährige Kinder.

Die Leistungsdominanz wird durch Tätigkeiten geprüft wie: Kraft, Schnelligkeit, Impulsvermögen, Bewegungsgenauigkeit.

Das Ergebnis der **Präferenzdominanztests** gibt Aufschluß über die Einstellung des Kindes zu seiner eigenen Händigkeit. Die Händigkeitsdiagnose ist wichtig, um ambidextrischen Kindern helfen zu können.

Leistungsdominanz links und starke Rechtspräferenz sind Folge von Dressur der rechten Hand durch die Eltern. In 90 % der Fälle findet sich sonst eine Übereinstimmung. Ist das Ergebnis von Präferenz- und Leistungsdominanztests widersprüchlich, so kann man als zusätzliche Entscheidungshilfe z. B. mit beiden Händen Kreise gleichzeitig zeichnen lassen.

5.2.2 Lateralität und Direktionalität

Direktionalität: Sinn für räumliche Verhältnisse. Lateralität und Direktionalität sind an dieselbe Seite gebunden, also z. B. dextrale Dominanz und dextrale Orientierung zur rechten Seite. Umgelernte Linkshänder haben Schwierigkeiten mit der dextralen Direktionalität; sie verwechseln oft rechts und links.

5.3 Zerebrale Dominanz, Händigkeit und Sprache

Die Entwicklung von Dominanz und Sprache läuft parallel *(Lenneberg)*. Beide Begriffe dürfen jedoch nicht gleichgesetzt werden. Sprache und Handgeschicklichkeit setzen eine exakte Steuerung der feinen Motorik voraus. Die sprachdominante Hemisphäre steuert die rasche Koordination komplexer motorischer Abläufe.

Bei **Rechtshändern** ist die **linksseitige** Lokalisation der Sprachfunktion stärker ausgeprägt als bei Linkshändern.

Bei **gemischter Händigkeit** oder Mehrsprachigkeit findet sich eine **beidseitige** Lokalisation der Sprachfunktion. Bei Linkshändigkeit kann eine linksseitige Lokalisation der Sprachfunktionen oder Bizerebralität vorkommen.

Bei einem sehr kleinen Prozentsatz von **Rechtshändern** besteht jedoch eine **rechtshirnige** und bei ganz wenigen Personen *keine* stark ausgeprägte Dominanz. Bei der letzten Gruppe sind beide Hemisphären in bezug auf die Sprachsteuerung nicht gleichwertig; eine Seite — meist die linke — ist stärker beteiligt.

Die **nicht dominante** Hirnhälfte soll normalerweise die **nichtsprachlichen** Leistungen steuern wie Diskrimination, Perzeption und räumliche Aufgaben. Sie arbeitet synthetisch — holistisch (ganzheitlich), die dominante Hirnhälfte analytisch.

Prüfung der Händigkeit

Die Prüfungsergebnisse sind nur für Rechtshänder zuverlässig. Bei 95 % der **Rechtshänder** und bei 60 % der Beidhänder liegt das

Sprachzentrum in der **linken Hemisphäre**, d. h. die linke Hemisphäre ist *dominant*. Demnach besteht keine kausale Beziehung zwischen Händigkeit und Sprachdominanz.

Bei **Linkshändern** und **Ambidextern** ist in 70 % die **linke Hemisphäre** *sprachdominant* und bei 20 % die **rechte** Großhirnhälfte. 10 % zeigen keine ausgeprägte Dominanz, doch ist meist die linke Seite des Großhirns stärker mit der Sprachsteuerung verbunden.

5.4 Beziehungen zwischen zerebraler Dominanz und Sprachstörungen

Aphasie: Bei Linkshändern ist eine aphasische Störung von kürzerer Dauer und hat eine bessere Prognose.

Stottern: Es sind keine eindeutigen Beziehungen zwischen umgelernter Händigkeit und Stottern vorhanden. Es besteht jedoch die Möglichkeit, daß Störungen der Lateralität und Dominanz mit einem Sprach-Schwäche-Syndrom einhergehen.

Stammeln und **Lese-Rechtschreib-Schwäche:** Keine eindeutigen gesicherten Beziehungen zur Händigkeit. Zusammenhang wird jedoch vermutet.

Sprachschwäche: Der Erwerb der bevorzugten Lateralität und die Entwicklung der Sprache hängen vom Fortschritt der zerebralen Reifung ab. Ein Entwicklungsrückstand von beiden ist Ausdruck einer verzögerten Hirnreifung.

Amusie: Bei Schädigung der rechten Hemisphäre bei ausgebildeten Musikern tritt Amusie auf. Bei nicht ausgebildeten Musikern bei Schädigung der linken Hemisphäre.

5.5 Experimentelle Befunde bezüglich der Beziehungen zwischen Dominanz und Sprache

Infolge der Plastizität des kindlichen Gehirns oft schnelle und vollständige Rückbildung einer Aphasie bei Kindern.

● Bei **isoliert** vorhandener **linker Hemisphäre** bei Kindern (Entfernung der anderen Hemisphäre in den ersten Lebensmonaten) findet ein umfassenderer Erwerb syntaktischer Fähigkeiten statt als bei isolierter rechter Hemisphäre.

● Bei **Verletzung der linken Hemisphäre** vor dem 6. Lebensjahr kann die rechte Hemisphäre noch eine Sprachdominanz entwickeln.

Die sprachlichen Leistungen, die allein mit der rechten Hemisphäre erworben werden, sind jedoch geringer, besonders bezüglich der Syntax. Eine Verlagerung der Sprachfunktionen von der anlagemäßig sprachdominanten zur anderen Hirnhälfte ist im frühen Kindesalter somit noch möglich; die volle Höhe der sprachlichen Leistungsfähigkeit wird jedoch nicht erreicht.

Bei Verletzung bzw. Zerstörung der linken Hemisphäre im Alter von 1 — 2 Jahren treten indessen nur kurze reversible Sprachstörungen auf, später in der Vorschulzeit länger anhaltende reversible Sprachstörungen.

● **Durchtrennung der Kommissurenfasern** zwischen den beiden Hemisphären: Benennen, lautes Lesen und Schreiben nicht möglich, wenn das sprachliche Stimulusmaterial über die linke Hand oder das linke äußere Gesichtsfeld angeboten wird. Nur das Verständnis für vertraute Wörter und Phrasen ist in der rechten Hemisphäre möglich. In der isolierten linken Hemisphäre sind dagegen die sprachlichen Funktionen intakt.

● **Entfernung** der **sprachdominanten Hemisphäre** bei Erwachsenen: Nur Singen, Fluchen und Äußerung vertrauter Wörter und Phrasen möglich. Therapieerfolge der genannten Art bei schwerer Aphasie beruhen allein auf der Funktion der rechten Hemisphäre.

● Intraoperative **Reizung** des **Gehirns:** Bei Reizung im Bereich der sog. Sprachareale (= der Anteile von Frontal-, Parietal- und Temporallappen, die um die Sylvische Furche angeordnet sind) der sprachdominanten Seite kommt es zu kompletter Sprachhemmung, fehlerhafter Produktion (Paraphasien oder Schwierigkeiten der Wortbildung).

● Wortfindungsstörungen und Hemmung der Sprache treten auch bei **Elektrostimulation** im **Thalamus** auf.

5.6 Prüfungsmethoden zur experimentellen Bestimmung der dominanten Hemisphäre

— Wada-Test: Injektion von 0,5%iger Natriumamytal-Lösung in die A. carotis interna verursacht eine einige Minuten dauernde

Aphasie mit kontralateraler Hemiparese, wenn in das die dominante Hemisphäre versorgende Gefäß injiziert wird.

— Messung der regionalen Hirndurchblutung bei gleichzeitiger sprachlicher Aktivität: Verstärkte Hirndurchblutung in der sprachdominanten Seite.

— EEG: Sprachliche Stimuli rufen auf der dominanten Seite stärker ausgeprägte evozierte Potentiale hervor.

— Untersuchungen von *Davis* und *Waga*: Bei Registrierung kortikaler Reizantworten im EEG auf Hörreize und optische Reize erfolgen seitenunterschiedliche Reaktionen an beiden Hemisphären. Bei akustischen Reizen in der linken und bei optischen Reizen in der rechten Hemisphäre stärkere Reaktionen. Daraus wird der Schluß gezogen, daß die Analyse der zeitlichen Struktur in der linken Hemisphäre, die der räumlichen Struktur in der rechten Hemisphäre erfolgte.

— Dichotisches Hören: Rechtshänder bevorzugen beim Feldmann-Test bei gleichzeitiger Vorgabe von unterschiedlicher Sprache beiderseits die über das rechte Ohr angebotenen Informationen. Bei Geräuschen, Musik und emotionalen Ausrufen dagegen das linke Ohr. Voraussetzungen für die Durchführungen des Tests sind gleiche Hör- und Aufmerksamkeitsbedingungen beiderseits.

Der Rechts-Ohr-Effekt ist für Vokale geringer als für Silben, die aus Konsonanten oder Zahlen zusammengesetzt sind.

— Linkstemporal Geschädigte können weniger Zahlen wiedergeben als rechtstemporal Geschädigte. Die Leistungen sind immer besser auf dem der dominanten Hemisphäre gegenüberliegenden Ohr. Erklärung: Die kontralateralen Hörbahnen sind leistungsfähiger als die ipsilateralen. Die ipsilateralen Bahnen werden durch die kontralateralen Bahnen infolge Hemmung blockiert.

— Tachistoskopische Darbietung sprachlichen Materials: Die Leseleistungen sind schneller und genauer im rechten äußeren Gesichtsfeld.

— Elektrische Reizung der Sprachzone der dominanten Hirnhälfte während neurochirurgischer Eingriffe führt zu passageren Störungen der Sprache.

— Okulographische Untersuchung: Während der Lösung verbaler Testaufgaben erfolgen kurze Blickbewegungen zur nicht-dominanten Seite.

— Phi-Test: Mehrere Lichtpunkte werden in großer Geschwindigkeit nacheinander eingeschaltet, so daß der Eindruck von Bewegung entsteht. Die Richtung, in der die Bewegung wahrgenommen wird, ist ein Hinweis auf die dominante Hemisphäre des Gehirns. Rechtshänder nehmen die Bewegung nach rechts wahr, Linkshänder sehen die Bewegung zwischen zwei abwechselnd aufleuchtenden Punkten nach links. Ambilaterale sehen sie unbeständig — einmal zur einen, dann zur anderen Seite wechselnd.

— Kopfwenden auf leise Geräusche.

— Benutztes Ohr beim Telephonieren.

— Amplitudeneinschränkung der Stimmlippenschwingungen einer Seite.

● Prüfung der **Züngigkeit:** Ein seitlicher Klicklaut, den der Prüfer nach Bedeckung seines Mundes mit der Hand vorgemacht hat, soll nachgemacht werden. Anschließend Erzeugung eines Klicklautes auch mit der anderen Seite der Zunge. Falls möglich, Vergleich, auf welcher Seite der Klick lauter war. 70% der Rechtshänder sind rechtszüngig, 70% der Linkshänder linkszüngig.

● Prüfung der **Händigkeit:** Als starke Kriterien für Linkshändigkeit gelten Essen und Schreiben mit der linken Hand.

— Prüfung der Händigkeit mit Ballwerfen, Einfädeln von Perlen, Streichholz anzünden, Turm bauen, Einführen eines Fadens in ein Nadelöhr, Zeichnen des gleichen Bildes mit der rechten und mit der linken Hand.

— Hand-Dominanz-Test (HDT nach *Steingrüber*):

Anwendungsalter 6—10 Jahre.
Aufgaben: Spuren nachzeichnen, Kreise punktieren, Quadrate punktieren.
Die Leistungen der rechten und der linken Hand werden getrennt bewertet.

● Beurteilung der **Beinigkeit:** Hüpfen auf einem Bein, Ball mit einem Fuß stoßen, auf einen Stuhl steigen. 20—30% der Rechtshänder sind linksbeinig und linksäugig.

- Weitere Untersuchungsmethoden rechtshemisphärischer Funktionen:
  - Links-Rechts-Diskriminierung (Selbst/Gegenüber/Raum)
  - Körperschema (Mann-Zeichnen-Test, Fingergnosis, Körperteile benennen, Körperstellungen und Gesten imitieren)
  - Raumbezogene, visuo-visuelle Diskriminierung (Lamb Chop Test, match)
  - Takto-taktile Diskriminierung (Haptischer Test)
  - Raumbezogenes, visuelles KZG (Lamb Chop Test, recall)
  - Taktiles Kurzzeitgedächtnis (Haptischer Test)
  - Takto-verbale Koordination (Haptischer Test)
  - Sprachliche Raumorientierung (Zahlenraum, Zeitabfolge, grammatikalische Relationen).

6 Entwicklung der kindlichen Sprache

Beim Menschen muß man eine arteigene und einzigartige Lerndisposition für Sprechen und Sprache annehmen. Schon die Lallmonologe des Säuglings weichen von der Lautproduktion der Affen ab. Sie sind von vornherein auf das Sprechen angelegt. Säuglinge im ersten Lebensmonat sind in der Lage, **Sprachlaute** (Phoneme) von anderen Lautgemischen zu unterscheiden. Ihr Hörsystem ist von vornherein auf Sprachwahrnehmung eingerichtet.

Die entscheidenden Faktoren der Sprachentwicklung sind nicht im äußeren Milieu des Kindes, sondern in den **Reifungsprozessen** des wachsenden Organismus zu suchen. Es handelt sich bei den sprachlichen Abläufen um arttypische motorische Koordinationen, d. h. um Erbkoordinationen.

Auch die **mimische Entwicklung** verläuft nach einem Zeitplan. Das Mimikerkennen erfolgt in den ersten zwei Lebensjahren. Die Stimmimik des Erwachsenen kommt erst beim einjährigen Kind zur Geltung, der zurechtweisende Blick erst mit eineinhalb Jahren. Auch blindgeborene und taubblindgeborene Kinder können lächeln.

Die Lautgebung bei Tieren hat mit Sprache nichts zu tun. Solche **Vokalisationen** sind einerseits Ausdruck von Stimmungen, andererseits sind es Signale, die überwiegend an die Artgenossen gerichtet und von ihnen verstanden werden. Soweit die menschliche Sprache benennende und begriffliche Mitteilung ist, steht sie als Kommunikationsmittel einzig da. Soweit Sprache aber lautgebender, emotionaler Ausdruck ist, besteht ein enger funktioneller Zusammenhang mit dem Vokalisationssystem der übrigen Primatenfamilie (Affen). Der erwachsene Mensch macht vom Vokalisationssystem nur in emotionalen Ausnahmezuständen reinen Gebrauch.

Auf welche Weise der **Spracherwerb** erfolgt, ist nicht geklärt. Als wahrscheinlich gelten **ererbte** und **umweltbedingte** Faktoren. *Chomsky* und *Lenneberg* nehmen eine anlagebedingte Sprachbereitschaft an, *Skinner* durch Anregungen aus der Umwelt in Gang gesetzte Lernprozesse.

6.1 Anlagebedingte Faktoren

Die Vertreter der nativistischen Position (Erbfaktoren) nehmen an, daß Kinder ein gewisses angeborenes Wissen um sprachliche

Strukturen haben. Was das im einzelnen bedeutet, wird unterschiedlich interpretiert. Beispiele:

a) Nach *Chomsky* ist das Kind prädisponiert, eine **Transformationsgrammatik** mit Tiefenstruktur und Oberflächenstruktur auszubilden. Es ist mit einem Spracherwerbsmechanismus ausgestattet, der ihm auf der Basis von sprachlichen Universalien gestattet, Hypothesen über die zu erlernende Sprache aufzustellen und zu bewerten.

Chomskys Ansicht, daß:
— Sprachentwicklung durch Regelbildung gekennzeichnet ist, ließ sich bestätigen;
— Kinder prädisponiert sind, eine Transformationsgrammatik mit Tiefenstruktur und Oberflächenstruktur auszubilden, ließ sich jedoch nicht bestätigen.

b) Nach *McNeill* sind die *grammatischen Basisrelationen,* wie Subjekt des Satzes, Objekt, Prädikat angeboren. *McNeills* Vorschlag der angeborenen syntaktischen Basisrelationen muß abgelehnt werden.

c) *Lenneberg* sieht in der Sprache eine artspezifisch-kognitive Funktion (kognitiv bedeutet: Erkennen und Verstehen).

Es gibt nach *Lenneberg* eine *latente Sprachstruktur*, die vom Zustand der Sprachbereitschaft an aktualisiert wird, d. h. in realisierbare Sprache umgewandelt wird. Es gibt eine kritische Periode von etwa 2 – 13 Jahren, während der die Sprachentwicklung stattfinden muß.

Nach *Lenneberg* erfolgt somit die Ausdifferenzierung einer vorgegebenen Ganzheit durch Transformationen. Das Kind lernt keine Einzellaute, sondern globale Muster und Strukturen, die dann immer weiter ausdifferenziert werden. Sprache tritt unvollständig auf, bevor sie unmittelbar nützlich ist; intensives Training hat kaum Effekt. Sprache wird nicht durch Umweltreize verursacht. Es gibt Regelmäßigkeiten in der Abfolge sprachlicher Strukturen.

6.2 Umweltbedingte Faktoren

a) Nach *Skinner* (Behaviorist) Spracherwerb durch selektives **Reinforcement** (Verstärkung durch Lob) von sprachlichen Äußerungen. Erlernen von Einzellauten.

Kritik:

Behavioristische Variablen wie strikte Nachahmung, Generalisierung (Gewinnen allgemeiner Regeln aus Einzelfällen) und Verstärkung können den Spracherwerb jedoch nicht erklären; denn Kinder zeigen eine stark ausgeprägte Neigung zur Regelbildung; die Eltern bekräftigen nicht die grammatikalische Wohlgeformtheit eines Satzes, sondern dessen Wahrheitsgehalt. Sprache ist grundsätzlich anderer Natur als Verhalten, das nach lerntheoretischer Auffassung als assoziative Aneinanderreihung von „responses" (durch Reize ausgelöste Sprechhandlung) charakterisiert wird. Sätze haben einen hierarchischen Aufbau. Sie werden durch Anwendung von abstrakten Regeln gebildet.

b) Theorie des Spracherwerbs nach *McNamara*
Das Kind hat bereits verstanden, was der Sprecher meint; es kann von daher die Bedeutung dessen erschließen, was er sagt. Den Anderen **verstehen** ist somit eine Vorstufe des Sprachverständnisses. Dieses Verständnis kann das Kind dann als Schlüssel zur Erhellung des sprachlichen Kodes einsetzen.

Es handelt sich um die zur Zeit wohl am meisten befriedigende Theorie des Spracherwerbs.

Zusammenfassung

Der Spracherwerb erfolgt **nicht** durch Imitation der Erwachsenensprache nach den Prinzipien des klassischen und instrumentellen Konditionierens. Beweis: Kinder verwenden Formen, die sie von Erwachsenen nie gehört haben.

Der Spracherwerb erfolgt durch Entfaltung angeborener Sprachfähigkeiten. Die Umwelt hat auslösende Funktionen.

Spracherwerb ist daher: Interaktion zwischen linguistischen Erfahrungen des Kindes und seiner angeborenen Sprachfähigkeit.

6.3 Modell der kindlichen Entwicklung nach *Piaget*

Die kindliche Entwicklung und damit auch die der Sprache verläuft nach *Piaget* in 4 Stufen:

- **die sensomotorische Phase:** In der Zeit von der Geburt bis zum Alter von 1,6 Jahren besonders rasche Entwicklung der motorischen Fähigkeiten und der Sinne.

Unterteilung der Phase der sensomotorischen Entwicklung nach *Affolter* in: Modalitätsspezifische Stufe, Intermodalitätsstufe, Serialstufe.

Die Entwicklung der Intelligenz ist eng an die Ausbildung sensomotorischer Funktionen gekoppelt.

Störung während der Entwicklung der sensomotorischen Phase: Spastiker, Hörgestörte und Sehgeschädigte entwickeln die sensomotorischen Schemata unzureichend.

Folge: Entwicklung der Symbolfunktion, der Wahrnehmung und des Denkens ist beeinträchtigt und kann bis zur Lernbehinderung führen.

- **Phase des Spracherwerbs:** Zwischen 1,6 und 4 Jahren Entwicklung der Fähigkeit, mit Symbolen umzugehen. Auch die Sprache ist ein Symbolsystem. Entwicklung der Sprache aus Spielhandlungen des Kindes und den Nachahmungen von Tätigkeiten Erwachsener, die zunehmend von Sprache begleitet werden.

Störung während der Entwicklung der Phase des Spracherwerbs: Bei fehlendem Symbolverständnis bleibt die Sprache auf dem Niveau des 1. Signalsystems *(Pawlow)* stehen.

Folge: Geringer Wortschatz, Dysgrammatismus. Denken bleibt an die Anschauung gebunden.

- **Phase der Wahrnehmungsentwicklung:** Im Alter zwischen 4 und 8 Jahren versucht das Kind, die Welt direkt durch die Sinne intuitiv zu verstehen (voroperationale oder intuitive Phase). Unterscheidung von Größe, Gestalt, Farbe, Richtung der Dinge, ohne diese zu berühren.

Störung während der Entwicklung der Phase der Wahrnehmungsentwicklung:
Mangelhafte Fähigkeiten der visuellen und auditiven Differenzierung der Aufnahme und Speicherkapazität.

Folge: Lernstörungen, Lernbehinderungen, Denkschwäche.

- **Entwicklung höherer kognitiver Funktionen:** Mit 7–8 Jahren Entwicklung der Denkprozesse höherer Ordnung. *Piaget* unterscheidet:

— Phase der konkreten Operationen (8.—11. Lebensjahr); das Kind beobachtet und handelt und denkt über seine Beobachtungen und Handlungen nach.

— Phase der formalen Operationen (12.—13. Lebensjahr); Beginn des abstrakten Denkens.

Störung während der Entwicklung höherer kognitiver Funktionen: Abstraktes Denken fällt schwer, manuelle Berufe werden erlernt.

6.4 Vorbedingungen der Sprachentwicklung

Das **Erlernen** der Sprache ist abhängig von der richtigen Funktion der körperlichen und geistigen Entwicklung, d.h., von einer **intakten Sensomotorik.** Sprache ist eng mit dem **Denken** gekoppelt und Voraussetzung für viele abstrakte Denkleistungen. Sprache ist jedoch **nicht** die Ursache für die Entwicklung des Denkens. Das Denken strukturiert vielmehr den Sprachgebrauch. Die Sprache wird über den **Gedanken** erarbeitet.

Anmerkung

Gegen die Auffassung, Denken sei notwendigerweise an die Sprache gebunden, werden immer mehr Zweifel geäußert. Wir benötigen zwar zum höheren Denken ein Kodierungssystem; z.B. eine visuelle Kodierungsweise, bildhafte Darstellungen (natürliche Symbole), konventionelle Symbole usw. Der Begriff Sprachschwäche kennzeichnet daher nur die individuelle Denkstruktur und sagt nichts über die absolute Leistungsfähigkeit aus. Die Bevorzugung nicht-sprachlicher Kodierungsformen bedeutet zwar eine Andersartigkeit des Denkens, jedoch keine Minderwertigkeit. Auch die IQ-Trennung des *HAWIK* in eine sprachliche und eine nichtsprachliche Intelligenz weist darauf hin, daß **Denken nicht notwendigerweise an Sprache gebunden ist** oder überhaupt erst durch die Sprache ermöglicht wird.

Begriffliches Denken ist daher auch anhand nichtsprachlicher Zeichen möglich.

Anfangs entwickeln sich Sprache und Denken unabhängig voneinander, später bedingen sie sich wechselseitig. Für die praktische Intelligenz ist keine Sprache erforderlich. Ebenso erfolgen manche sprachliche Leistungen ohne Denken, z. B. Rezitieren eines auswendig gelernten Gedichtes.

Einteilung der Vorbedingungen der Sprachentwicklung nach *Meumann:*

6.4.1 Audio-visuelle Entwicklung

Taube Kinder lernen von selbst nicht sprechen. Schwerhörigkeit und Blindheit verursachen eine Verzögerung der Sprachentwicklung. Bei Neugeborenen sind die zentralen Hörbahnen nur bis zur Höhe des Zwischenhirns ausgereift, höhere Bahnen und kortikale Zentren erst nach dem 2. und 3. Monat. Apperzeptives Erkennen und Verstehen entwickeln sich um die Mitte des 1. Lebensjahres.

6.4.2 Motorisch-kinästhetische Entwicklung des Muskelsinnes

Für alle motorischen Äußerungen ist der **Übungsvorgang** wichtig. Er wird von Tastempfindungen an den Sprechorganen und Gehörwahrnehmungen gesteuert. Angeborene Instinkthandlungen (Saug-, Schluck- und Atemreflexe) bilden die motorische Grundlage für die Entwicklung der Sprechbewegungen. Die frühesten Lautäußerungen sind reflektorische Affektentladungen **(Reflexschreie)**. Säuglingsschreie sind Tierlauten analog.

Die **Höhe** der Stimme des Neugeborenen hat ein Häufigkeitsmaximum bei $a^1 = 440$ Hz (sog. Kammerton a), bewegt sich aber innerhalb 5 Oktaven (a bis f^4.) Zwei Register sind unterscheidbar: Bruststimme und Kehlkopfpfeifen, das sich im Umfang von 3 Oktaven über der Bruststimme bewegt.

Inspirationsschreie: Anfangs Entstehung durch lautes Einatmen zwischen zwei Schreien, später Auftreten bei emotionalen Äußerungen wie Lachen oder Weinen.

6.4.3 Ideomotorische Entwicklung

Sie unterwirft alle anfangs nur automatisch-reflektorisch ablaufenden motorischen Entladungen dem bewußten Willen. Das Kind wiederholt die einmal für die Befriedigung eines Bedürfnisses als erfolgreich erkannten Lautäußerungen zur Erreichung des gleichen Zweckes.

6.4.4 Allgemeine körperlich-geistige Entwicklung

Zum Festhalten der Assoziationen zwischen Wort und Objektbild sind Gedächtnisleistungen (Aufmerksamkeit, Merkfähigkeit) erforderlich. Bleibt die psycho-motorische Reifung hinter dem körperlichen Wachstum zurück, dann kommt es oft zu verzögerter Sprachentwicklung oder Stammeln.

6.5 Vorstufen der Sprachentwicklung

Nach den Untersuchungen *Piagets* **entwickelt** sich die Sprache und mit ihr die begriffliche Intelligenz aus der sensomotorischen, also **vorsprachlichen Intelligenz.** Die Entwicklung der Sprache beruht also nach *Piaget* auf der Ausbildung von **Wahrnehmung** und **Motorik.** Voraussetzung für den Spracherwerb ist, daß sensomotorischen Fähigkeiten ein gewisses Entwicklungsniveau erreicht haben. Es besteht hier eine hierarchische Gesetzmäßigkeit: Können aus irgendeinem Grunde die sensomotorischen Fähigkeiten nicht ausreichend entwickelt werden, so wird auch der Spracherwerb behindert.

Vor der Entwicklung des Bedeutungsgehaltes der Sprache und der syntaktischen Regeln erfolgt eine Art Vortraining der zur Sprache notwendigen Funktionen bereits in den ersten Lebensmonaten. Die Entwicklung der Sprache erfolgt vom Schreien, Saugen, Schlucken und Kauen über das Lallen zum Wort in ständiger Wechselwirkung angeborener Funktionen mit Stimulation durch die Umwelt. Das Schreien erhält bereits in der ersten Lebenswoche eine situationsbezogene Bedeutung. **Saugen** und **Schlucken** sowie **Kauen** bereiten für die künftige Sprachentwicklung artikulo-motorische Koordinationen vor.

Die Vorstufen der Sprachentwicklung überschneiden sich in der Zeitfolge, zeigen vielfache Übergänge und gegenseitige Einflüsse.

Einteilung der **Vorstufen der Sprachentwicklung** (vorsprachliche Zeit):

6.5.1 Reflektorisches Schreien und Gurren

Beim Neugeborenen undifferenzierte **Reflexschreie** auf innere und äußere Reize. Charakteristische Veränderungen bei Erkrankungen wurden nachgewiesen. Ab der 3. Woche sind Unterschiede erkennbar bei Hunger, Schmerz, Zufriedenheit, Freude. Ab der 5. Woche enthält das Schreien die Hälfte der Vokale, aber keine Konsonanten.

Ab der 6. Woche **Gurrlaute**, z. B. erre, grr bei Zufriedenheit und in gesättigtem Zustand. Die Artikulationsstelle der Konsonanten wandert von hinten nach vorn, die der Vokale von vorn nach hinten.

6.5.2 Instinktives Lallen (1. Lallperiode)

Ab dem 2. Monat Beginn der 1. Lallperiode. Es handelt sich um ein triebmäßiges Lallen, auch Kodern genannt, von spielerisch angewandten und spontan aufgetretenen Lauten.

Lallen bedeutet undifferenziertes, neutrales Sprachpotential für alle Sprachen. Es kommen dabei z. B. englische, amerikanische oder polnische Formen von l· und r vor oder afrikanische Klixe. Charakteristisch sind Reduplikationen, z. B. bababa.

Die zufällig entstehenden Lautbildungen gehen weit über den endgültigen Lautbestand **hinaus.** Ein großer Teil geht wieder **verloren.** Diese Lautbildungen müssen dann mit dem endgültigen Lautbestand wieder **neu erworben** werden. Zu einem gewissen Teil bleiben solche Laute erhalten, die das Kind in der Sprache Erwachsener hört.

Nach neuerer Ansicht soll es eine „**Lalldrift**" geben, in der das Lautrepertoire auf die Laute der Muttersprache hinstrebt. Die Annahme, daß beim Lallen **alle Laute** jeder menschlichen Sprache vorkommen, soll **nicht** stimmen.

Äußerung der Laute nach dem Prinzip der **Affektkonstanz**: Gleiche Gefühle und Wünsche erregen die gleichen Laute. Durch Lallen Förderung der motorischen Geschicklichkeit des Sprechapparates als Vorbereitung für das spätere Sprechen.

Lallen klingt bei allen Kindern gleich (Hinweis auf die ererbten Kräfte der Sprachentwicklung).

Entstehung der Konsonanten durch Modifikation der Saug-, Kau- und Schluckreflexe.

Entstehung der Vokale durch Resonanzänderung der Stimme.

Bereits Differenzierung der Stimmeinsätze in harte Unlusteinsätze und weiche Lusteinsätze.

Gelallte Laute entstehen im hinteren Teil des Mundes und Rachens als Gurgel- und Sprudelgeräusche. Sie verlagern sich im Verlauf der ersten 3 – 4 Monate in den vorderen Mundbereich und werden unter dem Einfluß von Saug- und Schluckbewegungen zu Schnalz-, Schmatz- und Zischlauten.

Lallperiode auch bei **Tauben** (aber melodisch verzerrt) und **Schwachsinnigen** vorhanden; **autistische** Kinder lallen auffallend wenig. Taube Kinder erweitern vom Ende der ersten Lallperiode ab ihre Lautproduktionen nicht mehr oder stellen sie ein.

Bis zum Alter von 18 Monaten kein Unterschied zwischen Knaben und Mädchen. Später sind Mädchen in ihrem Phonembestand und der Festlegung der Lateralität den Knaben voraus.

Mit 3—4 Monaten Bildung von Blas-Reibe-Lauten, die mit den Lippen gebildet werden. Erste Reaktionen auf sprachliche Zuwendung.

6.5.3 Absichtliche Lautnachahmung (2. Lallperiode)

Die Sprachentwicklung benötigt eine intensive sensorische Aktivierung, indem Lautwahrnehmung und Lautbildung einander fördern.

Nachahmen von selbstgesprochenen Lauten **(Selbstnachahmung)** und solcher der Umgebung **(Fremdnachahmung)** zum Teil ohne Sinnverständnis **(= Echolalie)** mit rhythmischem Wiederholen von gelungenen Lautfolgen. Die zufällig entstandenen **Urlaute** werden im 6. bis 9. Monat auf das **typische Lautsystem** der Muttersprache reduziert. Dieses Stadium fehlt bei tauben Kindern. Die motorischen Wurzeln der Sprachentwicklung aus der Funktionsreifung her verebben allmählich.

Für das **Gelingen der Nachahmung** sind drei Voraussetzungen notwenig:

- Die Genauigkeit der akustischen Wahrnehmung (Gehör muß im Bereich von 250 bis 4000 Hz intakt sein = Bereich der Formanten der Vokale und stimmhaften Konsonanten. Die stimmlosen Konsonanten haben ihre charakteristischen Bestandteile bei Frequenzen bis zu 8000 Hz, zum Teil sogar bis zu 12 000 Hz).

- Die optische Absehbarkeit der Laute.

- Die motorische Sprechgeschicklichkeit.

Die 2. Lallperiode **hört Ende des 1. Lebensjahres auf.** Es beginnt dann mit den primären sinnbezogenen Wörtern die eigentliche Sprachentwicklung.

6.5.4 Sprachverständnis

Das Sprachverständnis entwickelt sich im dritten Vierteljahr. Assoziationen zwischen Dingen und den zugehörigen Sprachelementen treten auf. In diesem Zeitabschnitt manchmal völliges Verstummen = **physiologische Hörstummheit**. Das Kind beobachtet mit größter Aufmerksamkeit und entwickelt seine Merkfähigkeit für Laut- und Wortklänge. Das Kind achtet in diesem Stadium auf Gebärden und Tonfall des Sprechers **(vorsprachliche Verständigungsmittel).**

Diese Zeit vorübergehender Stummheit gegen Ende des 1. Lebensjahres darf nicht mit dem Verstummen des hörgeschädigten Kindes verwechselt werden.

Es folgt eine Phase der echten Kindersprache **(genuine Idioglossie).** Selbst erfundene Lautfolgen und Wortgebilde werden bestimmten Dingen zugeordnet.

Die kindliche **Echolalie** ist dagegen dem gehörten Wortschatz der Umgebung entnommen.

Bei der Echolalie werden Wörter zum Vergnügen wiederholt. Zwei Grenzsituationen sind dabei möglich:

Das Kind erfaßt die Bedeutung der Wörter nur zum Teil, oder es verkennt ihren Sinn und ordnet sie falsch in seinen Bestand an sprachlichen Formen ein.

Motortheorie der Sprachwahrnehmung *(Libermann):* Sprachlaute werden erst dadurch verschieden wahrgenommen, daß sie auch gesprochen werden können.

6.6 Entwicklung des Sprechens

Mädchen beginnen früher als Knaben zu sprechen, ebenso Einzelkinder.

6.6.1 Reihenfolge des Lauterwerbs

a) Das Erlernen der Sprachlaute wird nach dem Linguisten *Jakobson* nicht mit einem Fortschritt der motorischen Geschicklichkeit der Sprechorgane erklärt, sondern mit einem **schichtenförmigen** Aufbau der Sprache (entwicklungsphonetische Reihenfolge). Dieser geht **nicht** mit der artikulatorischen Schwierigkeit parallel. Der Erwerb des Phonemsystems soll sich vielmehr stufenförmig vollziehen. Er gehorcht dabei dem Grundsatz des **maximalen**

Kontrastes und schreitet vom Einfachen und Ungegliederten zum Abgestuften und Differenzierten voran. Jeder später auftretende Sprachlaut ist in einem älteren begründet. Die alten Konsonanten sind diejenigen, die beim Kauen hervorgebracht werden.

Im Gegensatz zu anderen Auffassungen wird davon ausgegangen, daß das Kind während der **Lallperiode** weder Vokale noch Konsonanten erzeugt, sondern einfach **Laute.** Das Kind **verliert** beim Übergang vom Vorsprachstadium zum ersten Worterwerb beinahe sein gesamtes Lautvermögen, auch Artikulationen, die in der Umgebungssprache vorkommen. Für die **Reihenfolge** des Lauterwerbs bleibt in allen Sprachen die relative Zeitfolge die gleiche. Das Tempo dieses Nacheinander ist unbeständig und individuell. Gaumenlaute entstehen erst nach den Zahnlauten. Velare Verschlußkonsonanten werden nach den dentalen erworben.

Anmerkung:

Bei Imbezillen kann die Sprache lebenslänglich auf einer solchen Stufe erstarren. Der infantile Lautbau bleibt dann unverändert erhalten, z. B. bleiben die Engelaute durch Verschlußlaute ersetzt.

Am Anfang der **ersten** Sprachentwicklungsstufe wird der Aufbau des **Vokalismus** durch einen breiten Vokal mit maximaler Mundöffnung (a) und gleichzeitig der Aufbau des **Konsonantismus** durch einen labialen Verschlußlaut mit maximaler Sperrung (p) eingeleitet. Zum Beispiel „Papa".

Dann folgt ein **konsonantischer Gegensatz,** und zwar der des Mund- und Nasenlautes (Papa — Mama), dann der Gegensatz der Labialen (papa — tata) und Dentalen (mama — nana). Diese zwei Gegensätze bilden den sogenannten minimalen Konsonantismus.

Es folgt der erste **vokalische Gegensatz.** Es wird dem breiten Vokal (a) ein enger gegenübergestellt (papa — pipi).

Es folgt der **Gegensatz vorderer** Vokal (a) — **hinterer** Vokal (u). Zum Beispiel: papa-pipi-pupu = minimaler Vokalismus.

Der Erwerb der **Engelaute** setzt den Erwerb der Verschlußlaute voraus. Die **Gaumenlaute** können vor dem Auftreten der Engelaute gebildet werden.

Der Erwerb der **hinteren Konsonanten** setzt den Erwerb der vorderen Konsonanten voraus, d. h. der Labialen und Dentalen.

Der Erwerb der **hinteren Engelaute** setzt gleichfalls den der vorderen Engelaute voraus und andererseits den der hinteren Verschlußlaute.

Zu den **frühen** Konsonanten gehören: m, p, n, t, d.
Zu den **späteren** Konsonanten gehören: k, g, alle Reibelaute wie f, w, stimmloses und stimmhaftes s, sch, ch, j.

R soll sich erst spät von l abgelöst haben.

Die zuletzt erlernten Laute werden von **Stammelfehlern** häufiger betroffen. Nach *Jakobson* gehen bei Aphasien — je nach Schweregrad — die Sprachlaute in der umgekehrten Reihenfolge verloren.

b) Nach *Schultze* soll der Aufbau der Laute nach dem Prinzip der **geringsten physiologischen Anstrengung** erfolgen, d. h. zuerst werden die Lippenlaute, dann die Zahnlaute und schließlich die Gaumenlaute gebildet.

c) Die Beobachtungen von *Rieder* scheinen dagegen für eine langsam fortschreitende, **ganzheitliche motorische Aufgliederung** des Artikulationsapparates zu sprechen. Der gutturale und der labiale Artikulationsbereich sollen sich zur gleichen Zeit ausbilden.

6.6.2 Erwerb von Syntax und Grammatik

Die Theorie der **Generativen Transformationsgrammatik** *(Chomsky)* geht davon aus, daß ein Wissen um die Grammatik **angeboren** ist. Dieses Wissen ermöglicht es, aus der gehörten Sprache Regeln zu abstrahieren. Dadurch sei es möglich, in immer neuen, vorher nie gehörten Kombinationen Sätze zu bilden.

Nach *Lenneberg* entfaltet sich Sprache als Auswirkung biologischer Grundlage in Reifeprozessen, die wiederum durch Umweltfaktoren gefördert werden.

Einige Prozesse, mittels derer Kinder Sprache lernen, lassen sich identifizieren:

- **Nachahmung** und **Verkürzung**: Das Kind ahmt Erwachsenenäußerungen in dem Sinne nach, daß es sie verkürzt. Die Verkürzungen sind systematisch. Sie behalten Inhaltswörter bei und lassen Funktionswörter aus.

- **Nachahmung** mit **Erweiterung:** Dies ist der reziproke Prozeß zur Nachahmung und Verkürzung. Erwachsene erweitern die Äußerungen von Kindern.

- **Erschließung** einer **latenten Struktur:** Syntaktische Strukturen werden gelernt, indem das Kind sie langsam herausdifferenziert. Es bildet dabei zunächst im Vergleich zur Erwachsenensprache undifferenziertere Wortklassen. Mit der Ausdifferenzierung dieser Klassen geht deren gleichzeitige Integrierung in das Satzganze einher.

- Die **ersten** sprachlichen Strukturen sind **semantische** Beziehungen oder Relationen. **Syntaktische** Relationen folgen.

In der **Ein-Wort-Phase** kann man zwischen der Verwendung von **substantiellen** und **relationalen** Wörtern unterscheiden.

Substantielle Wörter leiten sich aus der Klasse der Substantive in der Erwachsenensprache her. Sie beziehen sich auf einzelne Gegenstände oder auf eine Klasse von Gegenständen, z. B. Decke, Auto. **Relationale** Wörter beziehen sich auf das, was mit Gegenständen geschehen kann und in welchem Zustand sie sein können, z. B. „kein, dies, da."

Es gibt eine Entwicklung vom Gebrauch nur eines Wortes zum Gebrauch aufeinanderfolgender Ein-Wort-Äußerungen.

Die frühe **Grammatikentwicklung** verläuft sehr **ähnlich** bei Kindern. Gewisse **Regeln** beim Erwerb der Sprache lassen sich feststellen:

— Die **Abfolge** des Erwerbs grammatischer Strukturen ist **invariant.**

— *Beim Erwerb grammatischer Strukturen bilden Kinder ihre **eigenen Regeln,*** die bis zur korrekten Bildung der Erwachsenen-Form von den Regeln der Erwachsenensprache unterschiedlich sind.

— Sowohl der begriffliche als auch der formal-sprachliche Schwierigkeitsgrad bestimmen die **Erwerbsreihenfolge** grammatischer Strukturen.

Es ist ungeklärt, ob die Häufigkeit des Gebrauchs grammatischer Strukturen durch die Eltern als determinierend für die kindliche Erwerbsreihenfolge angesehen werden kann.

— **Imitation** ist eine Lernstrategie, die **nicht** notwendig ist zum Spracherwerb, da es Kinder gibt, die gar nicht imitieren.

— Die Bedeutungen von Wörtern werden gelernt, indem das Kind zunächst ein oder zwei kritische semantische Merkmale als die Bedeutung eines jeweiligen Wortes ansieht.

— Allmählich werden mehrere semantische Merkmale kombiniert und so die Erwachsenenbedeutung gelernt.

— Bevor sich eine Wortbedeutung bilden kann, entsteht eine nichtsprachliche Erkenntnis des Objektes. Das Wort wird der nichtsprachlichen Erkenntnisformation zugeordnet.

— Nicht alle beim Erwerb sprachlicher Formen auftretenden Phänomene können durch den Primat der kognitiven Entwicklung erklärt werden.

— Spezifisch sprachliche Fähigkeiten und rein formal-sprachliches Lernen sind beim Erwerb sprachlicher Strukturen auch wirksam.

6.6.3 Einwortsätze

Selbständiges Sprechen und Wortentwicklung beginnen am Anfang des 2. Lebensjahres, bei langsamer lernenden Kindern am Ende des 2. Lebensjahres. Perioden des Stillstandes wechseln mit Zeiten rascher Entwicklung. Die innere Bedeutung der Wörter wird anfangs nicht richtig begriffen. Die ersten Wörter werden global erfaßt und erfüllen Satzfunktionen. Kinder sprechen ein halbes Jahr in Einwortsätzen.

Einteilung der Entwicklung des selbständigen Sprechens nach *Meumann*:

Emotionell-volitionale Stufe der Wunschwörter. Sie umfaßt die ersten im befehlenden Ton geäußerten Wünsche, z. B. „afi" = ich will den Apfel. Ein solches Wort kann aber auch das Erkennen des Apfels ausdrücken (= das ist ein Apfel) oder eine Beziehung enthalten (= der Apfel schmeckt gut).

Assoziativ-reproduktive Stufe. Ein bestimmtes Wort wird beim Wiedererkennen eines bestimmten Wahrnehmungsinhaltes geäußert. Das Kind hat jedoch den genauen Symbolcharakter des Wortbegriffes noch nicht erfaßt. „Eis" wird z. B. für kalt und warm gebraucht.

Logisch-begriffliche Stufe. Der Symbolwert eines Wortes wird erkannt, d.h. die Zusammengehörigkeit bestimmter Dinge mit bestimmten sprachlichen Gestalten. Durch Ähnlichkeitsassoziation gelangt das Kind vom Individualbegriff zum Gattungsbegriff. Im 5. Vierteljahr erfolgt daher die Intellektualisierung der Sprache. Dieser Vorgang reicht bis in die Schulzeit hinein.

Einteilung des Erwerbs der Wortkategorien nach *C.* u. *W. Stern:*

Beginn Mitte des 2. Lebensjahres.
Infolge egozentrischer Einstellung zunächst Benennung der konkreten Dinge der nächsten Interessensphäre, dann
Bezeichnung von Vorgängen,
Merkmalsbeschreibungen,
Substanzstadium der Sachbezeichnungen,
funktionales Aktionsstadium der Tätigkeitswörter,
Qualitäts- und Relationsstadium der Beschreibung von Merkmalen und Beziehungen.

Am Ende des 2. Lebensjahres beträgt der Wortschatz etwa 300 Wörter.

6.6.4 Mehrwortsätze

Sprechen **ungegliederter Mehrwortsätze** mit mindestens zwei Wörtern mit 18 Monaten, z. B. Wauwau ada = der Hund ist weg = Subjekt-Prädikat-Relation. Dann

— **Wunschsätze,**
— **Aussage- und Fragesätze** gegen Ende des 2. Lebensjahres,
— **ungeformte Worthaufen** = physiologischer Dysgrammatismus, partikellose Aneinanderreihung von Haupt- und Nebensätzen Ende des 3. Lebensjahres.

Die **Nebensatzbildung** beginnt mit Frage- u. Bedingungssätzen; zuletzt erscheinen irreale Bedingungssätze; ihre richtige Anwendung kann als Kriterium der Schulreife gelten.

Zweiwortsätze können bestehen aus:
Subjekt + Objekt, Subjekt + adverbiale Bestimmung, Subjekt + Prädikatsnomen, Subjekt + Verbum.

Erstes Fragealter zwischen 1 ½—2 ½ Jahren („Isndas?"). Mit 3 Jahren erscheint das Fragewort „warum" und leitet das 2. Fragealter ein.

▶ Pivot-Grammatik

Die Zwei-Wort-Sätze und später die Mehr-Wort-Sätze werden nach bestimmten Regeln kombiniert, nämlich nach der **Pivot-Grammatik** (Angelpunktgrammatik). Verwendet werden zwei Klassen von Wörtern: **Inhaltswörter** (vorwiegend Substantive) und **Pivots,** auch Operatoren genannt (verwendet werden Modifikatoren, z. B. Demonstrativpronomina, Possessivpronomina, Adjektive, Artikel). Einem Wort der Pivot-Klasse wird ein Inhaltswort zugefügt, z. B. „mehr Kaffee". Seltener kommt die Kombination offenes Wort plus Pivot vor. Die Pivot-Wörter in Anfangsposition sind andere als die in Endposition.

Die **Pivot-Grammatik** läßt sich also folgendermaßen beschreiben:

- Es gibt Wörter, die häufig gebraucht werden, in fester Position im Satz stehen und mit Wörtern in Kombination treten, die weniger häufig gebraucht werden und in variabler Position im Satz stehen.
- Die Wörter in fester Position werden Pivot-Wörter genannt.
- Pivot-Wörter in 1. Position sind andere als die in 2. Position.
- Pivot-Wörter können nicht miteinander kombiniert werden.

Nach neueren Untersuchungen ist die Pivot-Grammatik **nicht für die Sprachentwicklung aller Kinder gültig,** und es gibt sie bei einem Kind auch nicht ausschließlich.

Man hat festgestellt:

— Pivot-Wörter können auch in variabler Position stehen;
— sie kommen nicht immer aus der Klasse der Funktionswörter;
— sie treten auch in Kombination miteinander auf.
— Es gibt individuelle Unterschiede hinsichtlich der Bildung von Pivot-Grammatiken.

Es ergeben sich somit folgende Möglichkeiten (Regeln der Pivot-Grammatik):

$P_1 + O$	$O + P_2$	$O + O$
mehr Milch	Schuhe an	Max Hose

P_1 = Pivot in 1. Position
O = offenes Wort
P_2 = Pivot in 2. Position

▶ Rich Interpretation nach *Bloom*

Zweiwortsätze haben verschiedene Bedeutungen im Kontext, z. B. Possessiv-Relation, Subjekt-Objekt-Relation.

Wortbedeutungsentwicklung: Zunächst Überdehnung von Wörtern, z. B. „sch" (Wort) — Geräusch eines Zuges (erstes Bezugsobjekt) — alle sich bewegenden Maschinen (neue Anwendung und Überdehnung).

Eine andere Alternative zur Pivot-Grammatik ist daher die **„rich interpretation"**, d. h. „reiche" Interpretation von *Bloom*. Die Grammatik der Zwei-Wort-Äußerungen nach *Bloom* zeigt, daß formalidentische Zwei-Wort-Äußerungen unterschiedliche Bedeutungen haben können. Die vom Kind beabsichtigte Bedeutung eines Zwei-Wort-Satzes ist daher reichhaltiger, als es der formal-realisierte sprachliche Ausdruck offenbart. Sie ist daher „reicher" zu interpretieren. Das Kind macht also Zwei-Wort-Äußerungen nicht nach dem Standard der Erwachsenensprache, d. h. hinsichtlich richtiger oder adäquater Formulierung. Es möchte mehr an Inhalt oder Bedeutung aussagen, als es dies mit sprachlichen Mitteln adäquat zustandebringt. Sprache ist ein Kode, in den die Erkenntnisse, die das Kind aus seinen Erfahrungen gewonnen hat, übertragen werden.

Eine weitere Möglichkeit, bestimmte Beziehungen auszudrücken, ist durch unterschiedliche **Betonung** von zwei Wörtern oder **Änderung** der **Reihenfolge** von zwei Wörtern gegeben.

Die kindliche Grammatik ist demnach keine verkürzte Erwachsenengrammatik. Sie folgt eigenen Regeln. Kinder verbessern Äußerungen von Erwachsenen im Sinne ihrer Grammatik.

Hierarchische Konstruktionen

Sobald Äußerungen produziert werden, die länger als zwei Wörter sind, nehmen die Sätze eine hierarchische Struktur an. Es handelt sich also nicht um Ketten von drei Wörtern oder mehr. Sie sind aus einer Nominalphrase und einer Prädikatsphrase aufgebaut. Letztere setzt sich aus Verb und Nomen zusammen, z. B. „Uschi baut Haus".

Stadium der **Generalisierung**

Übergeneralisierung von Flexionswendungen. Die Vergangenheitsformen unregelmäßiger Verben werden zunächst korrekt verwendet, z. B. „kam", „ging". Sie werden als eigene Vokabeln erlernt. Sobald das Kind die Vergangenheitsform regelmäßiger Verben lernt („lachte", „spielte"), ersetzt es die unregelmäßige Vergangenheitsform eine Zeitlang durch regelmäßige Vergangenheitsformen („gehte", „kommte").

Stadium der Transformationen

Im Grammatikerwerb folgen nun grammatische Transformationen, z.B. Negations- und Fragetransformationen und Inversionen (Umstellungen).

6.7 Zeittafel der Sprachentwicklung

- Schreiperiode bis 7. Woche (Reflexschreie).
- Erste Lallperiode (Affektäußerung) 6. Woche bis 9. Monat.
- Zweite Lallperiode (absichtliche Lautnachahmung) 6. Monat bis 9. Monat.
- Sprachverständnis 8. Monat bis 9. Monat.
- Zuordnung von lautlicher Äußerung, Geste und Situation 9. Monat bis 10. Monat.
- Beginn zweckbestimmter Sprachäußerungen 9. Monat bis 12. Monat.
- Entstehung der Symbolfunktion der Sprache 13. Monat bis 15. Monat.
- Ein-Wort-Sätze 12. Monat bis 18. Monat (50 Wörter).
- Zwei-Wort-Sätze und ungeformte Mehr-Wort-Sätze 18. bis 24. Monat. Erstes Fragealter (200 Wörter).
- Geformte Mehr-Wort-Sätze 3. Lebensjahr (900 Wörter).
- Satzentwicklung und Vollzug des Spracherwerbs 4. Lebensjahr. Zweites Fragealter.
- Verständnis schwieriger komplexer Satzkonstruktionen mit 10 Jahren.

Tab 2: Lautäußerungen in den einzelnen Lebensmonaten und Sprachverständnis.

Sprechalter	Sprachverständnisalter
10. Monat: Beantwortet vorgesprochene Silben.	**10. Monat:** Erfaßt erste Begriffe häufig vorgesprochener Wörter. Kopfwendung auf die Frage: „Wo ist der Papa?"
11. Monat: Gebraucht frei erfundene, aber sinnvolle Silben für bekannte Situationen, Gegenstände oder Personen.	**11. Monat:** Versteht Verbote wie „Nein".
12. Monat: Spricht sinnvolle Kinderwörter wie „Wau-wau".	**12. Monat:** Versteht Aufforderungen wie „Komm her!".
13.–15. Monat: Zeigt Wünsche an durch sinnvolle Lautäußerungen, spricht außer „Mama" und „Papa" drei sinnvolle Wörter.	**13.–15. Monat:** Reagiert durch Kopfdrehen auf die Frage nach einem bekannten Gegenstand, versteht Ge- und Verbote und kann sie befolgen.
16.–18. Monat: Spricht wenigstens sechs sinnvolle Wörter, benennt auf Aufforderung wenigstens einen bekannten Gegenstand. Spricht Wörter auf Aufforderung.	**16.–18. Monat:** Zeigt auf Befragen auf mindestens einen Körperteil. Erkennt Testbilder.
19.–21. Monat: Gebraucht Substantive, Adjektiva, Verben. Verwendet Wortkombinationen aus mindestens zwei verschiedenen Wörtern, die in sinnvollem Zusammenhang stehen.	**19.–21. Monat:** Zeigt auf Befragen auf mindestens drei Körperteile.
22.–24. Monat: Nennt seinen Vornamen auf Befragen. Benutzt Pronomina (mein). Verwendet Wortkombinationen aus mindestens drei verschiedenen Wörtern.	**22.–24. Monat:** Wiederholt zwei in Zusammenhang stehende Aufforderungen.

Tab 3: Passiver Wortschatz (Zahl der Wörter, deren Sinn verstanden wird)

Alter	Wortschatz (Durchschnittswerte)	Streubreite
Mit 1 ½ Jahren	25 Wörter	(2 – 60)
Mit 2 Jahren	250 Wörter	(5 – 150)
Mit 3 Jahren	1000 Wörter	(250 – 1500)
Mit 4 Jahren	1500 Wörter	
Zum Einschulungstermin	2500 Wörter	
Im Erwachsenenalter	20 000 – 250 000 Wörter	

7 Physiologie der Sprachlaute

Die Wörter der menschlichen Sprache setzen sich aus Sprachlauten zusammen. Man kann die Sprachlaute von verschiedenen Gesichtspunkten her betrachten:
— Als **Lautgebilde,** d.h. nach Bau und Verhalten.
— Als **Lauteinheiten,** d.h. nach Entwicklung und Veränderung im Laufe der Zeit.
— Als **Lautvorstellungen,** d.h. nach bedeutungsmäßiger Funktion.

Im Rahmen dieses Buches interessieren nur die Sprachlaute als Lautgebilde.

Phonem: Kleinste bedeutungsunterscheidende Einheit innerhalb eines Sprachsystems.

Ein Phonem ist jedoch selbst nicht bedeutungstragend. Es handelt sich also um das kleinste Glied eines Lautgegensatzes, das die Bedeutung eines Wortes ändern oder unverständlich machen kann; zum Beispiel a, o und ö in Rasen — Rosen — Rösen.

Die Phoneme unterscheiden sich durch sog. distinktive Merkmale. Die deutsche Sprache hat 35 Phoneme bei Einbeziehung der lang/kurz-Distinktionen von sieben Vokalen (s. Seite 14, 213).

Morphem: Kleinste bedeutungstragende Einheit einer Sprache.

Somit ist es das kleinste sprachliche Zeichen. Es handelt sich daher um die niedrigste sprachliche Einheit, mit der sich in unserem Bewußtsein eine Bedeutung verbindet; also um eine Einheit von Ausdruck (Lautung) und Inhalt (Bedeutung). Ein Morphem kann z.B. ein aus Phonemsequenzen bestehendes Wort sein. Sätze bestehen aus Morphemfolgen.

Im Wort „Tage" gibt es zwei Morpheme, „Tag" und „e". „Tag" stellt den Begriff einer Zeiteinheit dar, „e" vermittelt die Bedeutung der Mehrzahl.

Morphem ist nicht mit Silbe identisch. Unterschieden werden lexikalische Morpheme und grammatische Morpheme (z.B. Flexionsmorpheme, Wortbildungsmorpheme).

Syntax: Lehre vom Satzbau. Wichtigstes Gebiet der Grammatik. Beschäftigt sich mit Regeln, wie aus Morphemen Satzglieder (z. B. Subjekt, Prädikat), aus Satzgliedern einfache Sätze (z. B. Hauptsatz, Nebensatz) und aus diesen komplexe Sätze oder Satzgefüge konstruiert werden können.

Morphologie: Lehre des Flexionssystems, z. B. Deklination, Konjugation, Komparation.

Segment: Entsteht bei künstlicher Zerteilung des Lautstromes (siehe segmentale Phonologie). Als Phonem werden die Segmente bezeichnet, die als kleinste Lauteinheiten Wörter unterscheiden können.

Minimalpaare: Wörter, die sich nur durch ein einziges Phonem unterscheiden.

Substitutionen: Ersetzungen kommen vor bei umgangssprachlicher oder nachlässiger Aussprache.

— Assimilation: Phonetische Angleichung.
— Dissimilation: Entähnlichung.

Phonologische Sprachstörungen: z. B. literale Paraphasien.

Phonetische Störungen: z. B. artikulatorische Störungen bei Dysarthrie.

Silbe:
— Geschlossene Silbe besteht aus Silbenanlaut, Silbenkern (meist vokalisch), Silbenauslaut.
— Offene Silbe: der Silbenauslaut fehlt, z. B. da.

Wortfeld: Bedeutungsähnliche Wörter, die einen wichtigen gemeinsamen Bedeutungsbestandteil haben, bilden ein Wortfeld, z. B. Farbwörter.

Gegenwörter: Sie sind durch eine große Bedeutungsverwandtschaft, aber zugleich durch einen Bedeutungsgegensatz gekennzeichnet; z. B. alt — jung.

Allophon: Klangliche Variante eines Phonems, die keine Bedeutungsänderung hervorruft.

Aspiriertes und nicht aspiriertes t gehören als Allophone demselben Phonem an. Es handelt sich somit um **insignifikante,** d. h. keinen Unterschied machende Lautgebilde. Ebenso bilden vorderes und hinteres ch verschiedene Allophone desselben Phonems, jedoch z. B. im Arabischen verschiedene Phoneme, d. h. die Wortbedeutung ändert sich.

Sprachlaute (Phone): Alle artikulierten Laute des Menschen. Die Anzahl der Sprachlaute, die eine bestimmte Sprachgemeinschaft zu einer bestimmten Zeit zum Zweck der Verständigung benutzt, ist begrenzt. In der Regel werden 30—50 Sprachlaute verwendet.

Lautcharakter: Eigenschaften, die einem Laut als solchem anhaften und ihn dadurch geeignet erscheinen lassen, bestimmte Bedeutungen auszudrücken. L hat z. B. einen glatten, r einen rauhen Charakter.

Zeichenkörper: Sinnfreie Silben.

Hochlautung. Als Hochlautung oder Standardaussprache wird ein Vorbild bezeichnet, das als Aussprachenorm für das deutsche Sprachgebiet erarbeitet wurde. Es ist im Wörterbuch der deutschen Aussprache niedergelegt. Ermittelt wurde die Aussprachenorm empirisch. **Das System der deutschen Laute besteht aus 19 Vokalen und 21 Konsonanten.** Es stimmt mit dem System der Buchstaben teilweise überein. Es gibt jedoch wesentliche Abweichungen zwischen Schreibung und Aussprache.

Entstehung der Sprachlaute bei der kindlichen Sprachentwicklung nach dem Gesetz vom Schichtenbau des Sprachlautsystems nach *Jakobson* — siehe Seite 84.

Artikulation: Bildung der Sprachlaute mit Hilfe der Sprechwerkzeuge. Der Luftstrom aus der Lunge wird durch die Stimmlippen oder ein Hindernis in der Mundhöhle in Schwingungen versetzt. Für die Artikulation der Vokale sind Zunge, Lippen und hinterer weicher Gaumen von besonderer Bedeutung.

Distinktive Merkmale der Sprachlaute:

vokalisch	—	nicht vokalisch
konsonantisch	—	nicht konsonantisch
kompakt	—	diffus
gespannt	—	ungespannt
stimmhaft	—	stimmlos
nasal	—	oral
abrupt	—	kontinuierlich
scharf klingend	—	sanft klingend
gehemmt	—	ungehemmt

dunkel	—	hell
erniedrigt	—	nicht erniedrigt
erhöht	—	nicht erhöht

Notation der Sprachlaute: Es gibt verschiedene Transkriptionssysteme. Am meisten verwendet wird das Alphabet der „International Phonetic Association (IPA)". Jedes Transkriptionszeichen ist zu verstehen als eine zeichenhafte Darstellung der wesentlichen phonetischen Merkmale eines Lautes. Mit Hilfe eines Systems diakritischer Zeichen (Unterscheidungszeichen) ist es möglich, den begrenzten Bestand alphabetischer Transkriptionszeichen zu erweitern. Auch für die Notation einiger **Stammelfehler** stehen Zeichen zur Verfügung.

Hervorhebungszeichen

Haupthervorhebung: Hochgestellter, senkrechter Strich *vor* der hervorzuhebenden Silbe: ['arbart].

Nebenhervorhebung: Tiefgestellter Strich vor der hervorzuhebenden Silbe: ['aizən,bɑ:n].

Nichthervorhebung bleibt unbezeichnet.

Längenzeichen

Länge: [e:].
Halblänge: [e·].
Überlänge: [e:·, e::].
Kürze bleibt unbezeichnet.

Silbigkeitszeichen

Wird ein Konsonant nach Vokalausfall zum Silbenträger, so erhält sein Schriftzeichen einen untergesetzten vertikalen Strich: [rɑ:tn̩].

Stimmhaftigkeitszeichen

Soll ein Laut, dessen orthographisches Zeichen Stimmlosigkeit anzeigt, als stimmhafte Bildung angedeutet werden, so erhält das Schriftzeichen einen untergesetzten Winkel, wenn nicht die Verwendung eines anderen Buchstabens vorgezogen wird: *gehört* [g̬əhøat].

Nasalierungszeichen

Erscheint ein sonst oraler Laut als nasalierte bzw. genäselte Bildung, so erhält sein Schriftzeichen übergesetzte Tilde: [õ]. Zur Bezeichnung des Nasendurchschlags läßt sich ein über- bzw. untergesetztes Häkchen (Komma) verwenden: [p'ã, tã].

Dentalzeichen

Soll eine Lautbildung als interdental bezeichnet werden, so erhält ihr Schriftzeichen einen untergesetzten Bogen: [t, n]. Für interdental gelispelte s, z stehen die griechischen Buchstaben Θ, δ zur Verfügung. Addentale Bildungen können durch untergesetzte Doppelstriche oder Doppelpunkte gekennzeichnet werden: [t, d].

Lateralzeichen

Laterale Bildung eines normalerweise nichtlateralen Lautes läßt sich durch untergesetzte Tilde anmerken: [s, z].

Zeichen für Silbentonhöhen

Tiefton: ‗so.   steigender Ton: ∕so?
Hochton: ⁻so!   fallender Ton: ∖so!!

7.1 Vokale (Öffnungslaute)

Die Zahl der möglichen Vokalklänge auf der Welt ist außerordentlich groß.

7.1.1 Vokale der deutschen Hochlautung

Der Doppelpunkt hinter einem Vokalzeichen bedeutet, daß der vorausgehende Vokal lang gesprochen wird. Nasalvokale werden mit einer Tilde [ã] über dem Vokalsymbol gekennzeichnet.

Tab. 4: Phonetische Beschreibung der Vokale des Deutschen

[a]	– vorderes (helles, kurzes) a:	Ast, hat, Mann
[α]	– hinteres (dunkles, langes) a:	Abend, Tat, da
[e:]	– geschlossenes (langes) e:	eben, leben, Beet, Schnee
[e]	– geschlossenes (kurzes) e:	lebendig
[ɛ]	– offenes (kurzes) e:	Egge, Bett, hält, Feld
[ɛ:]	– offenes (langes) e:	ähnlich, Pärchen, Bär
[i:]	– geschlossenes (langes) i:	Ida, Miene, sie

Fortsetzung Tabelle 4 auf Seite 100

Fortsetzung Tabelle 4

[i]	– geschlossenes (kurzes) i:	*i*nnen, b*i*tte
[I]	– offenes (kurzes) i:	*i*nnen, b*i*tte
[ɪ]	– unsilbisches i:	Ser*i*e, Rebell*i*on
[o:]	– geschlossenes (langes) o:	*o*ben, B*oo*t, w*o*
[o]	– geschlossenes (kurzes) o:	Lok*o*m*o*tive, s*o*gleich, m*o*dal
[ɔ]	– offenes (kurzes) o:	*o*ffen, Schloß
[ɔː]	– offens (langes) o:	Sh*a*w
[u:]	– geschlossenes (langes) u:	*U*fer, H*u*t, K*u*h
[u]	– geschlossenes (kurzes) u:	Akk*u*mulator, *u*vular, B*u*tan
[ʊ]	– offenes (kurzes) u:	*u*nd, B*u*tter
[ø:]	– geschlossenes (langes) ö:	*Ö*l, b*ö*se
[ø]	– geschlossenes (kurzes) ö:	Z*ö*lom, (dé j*eu*ner)
[œ]	– offenes (kurzes) ö:	*ö*ffnen, G*ö*nner
[y:]	– geschlossenes (langes) ü:	*ü*ber, f*ü*r, G*ü*te
[y]	– geschlossenes (kurzes) ü:	parf*ü*mieren, Ph*y*sik
[Y]	– offenes (kurzes) ü:	H*ü*tte
[ə]	– halboffener (kurzer) Mittelzungenvokal:	Wett*e*
[a]	– halboffener (kurzer) Mittelzungenvokal:	e*r*, wi*r*, Oh*r*, nu*r*
[ɐ]	– halboffener (langer) Mittelzungenvokal:	Wett*er*, *er*halten
[ae]	– Diphtong, dt. orthogr. ai, ei	*Ei*, R*ai*n
[ao]	– Diphtong, dt. orthogr. au	*au*s, H*au*s
[ɔø]	– Diphtong, dt. orthogr. eu, äu, oi	h*eu*te, l*äu*ten

7.1.2 Bildung der Vokale

Das vokalische Artikulationsprinzip besteht in der Gestaltung von **Resonanzräumen.** Vokale entstehen daher durch Resonanz der vom Stimmklang angeblasenen und für jeden Vokal verschieden geformten Mundhöhle (Veränderung der Zungen- und Lippenstellung = stimmhafte Öffnungslaute). Im akustischen Sinne sind Vokale Klänge (aus verschiedenen Tönen zusammengesetzt) mit periodischem Bau der Schwingungskurve (= Klänge verschiedener Farben). Jeder Vokal hat eine für ihn charakteristische und bei allen Menschen annähernd gleiche Grundtonhöhe. Im Vokalklang kommen nur harmonische Teiltöne vor.

Der Kehlkopf steht bei i hoch, bei u tief. Ideal ist ein fast unbewegter Kehlkopf in verhältnismäßig tiefer Stellung.

Vokale unterscheiden sich nur durch die **Klangfarbe**. Diese entsteht im Ansatzrohr. Dort werden vom Kehlkopf zusammen mit der Grundfrequenz (Grundton) abgestrahlte Vielfache der Grundfrequenz (= Partialtöne oder Harmonische = primärer Kehlkopfklang) durch **Resonanz** verstärkt. Neue Frequenzen (Töne) können im Ansatzrohr durch Resonanz nicht erzeugt werden. Nicht alle Partialtöne sind wichtig. bestimmte Partialtongebiete von großer Stärke sind für die Klangfarbe der Vokale verantwortlich = **Formanten**. Ein Formant ist daher ein Partialtongebiet besonderer Intensität.

Die Resonanzerscheinungen im Ansatzrohr wirken ihrerseits wieder auf die Stimmlippenschwingungen zurück. Die schwingenden Stimmlippen wirken daher bereits an der Formung der Vokale und ihrer Klangfarbe mit.

7.1.3 Vokaltheorien

Helmholtzsche Obertontheorie (Resonanztheorie)

Danach wird die Erregung erzwungener Schwingungen des Ansatzrohres durch den primären obertonreichen Stimmklang angenommen. Je nach Formung des Ansatzrohres werden bestimmte Teiltöne gedämpft oder durch Resonanz verstärkt. Diese Theorie hat sich als prinzipiell richtig erwiesen.

Hermannsche Anblasetheorie

Nach dieser Theorie soll das Ansatzrohr in gedämpft abklingende Eigenschwingungen versetzt werden. Diese hingen nur von der Einstellung des Ansatzrohres ab, nicht von der Frequenz der Anblaseimpulse. Es brauche daher kein harmonisches Verhältnis zwischen Frequenz der Anblaseimpulse und der Teiltöne der erregten Vokale zu bestehen.

Die Anblasetheorie ist heute ohne wesentliche Bedeutung, nachdem die Formanten der gesungenen, gesprochenen, stimmhaften und geflüsterten Vokale als harmonische Teiltöne erkannt worden sind. Es scheinen jedoch auch Teiltöne im Stimmklang aufzutreten, die im primären Stimmbandklang zunächst nicht vorhanden sind. Sie müßten dann durch „Anblasen" des Luftraumes durch den aus der Stimmritze austretenden und mit den Stimmlippenschwingungen periodisch schwankenden Luftstrom entstehen. Die Anblasetheorie wäre daher ein Sonderfall der allgemeinen *Helmholtz*schen Vokaltheorie.

7.1.4 Einteilung der Vokale

In: Oralvokale, Nasalvokale, Diphtonge und Halbvokale.

7.1.4.1 Oralvokale

sind am häufigsten. Der Phonationsstrom entweicht nur durch die Mundhöhle.

Die Einteilung der Oralvokale erfolgt hinsichtlich ihrer physiologischen Merkmale (Zungenlage).

Hellwags **Vokaldreieck:**

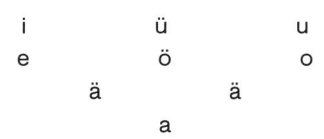

```
        i           ü           u
        e           ö           o
             ä           ä
                  a
```

Die Eckpunkte (a, i, u) bedeuten Extremstellungen der Zungenlage. Die übrigen Vokale liegen dazwischen (Abb. 26).

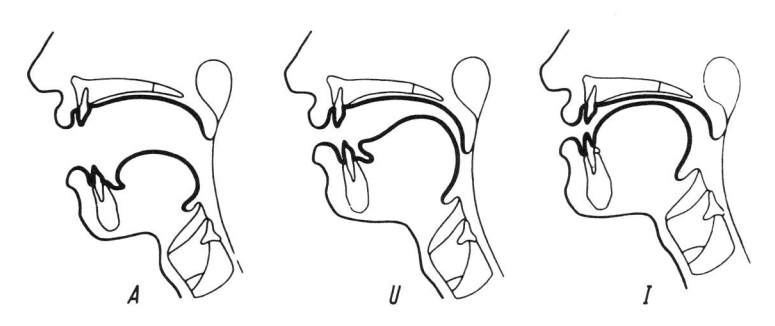

Abb. 26: Die Form des Ansatzrohres bei den Vokalen a, u und i schematisch. Die Mundstellungen bei den anderen Vokalen und Zwischenvokalen liegen zwischen diesen Extremen entsprechend ihrer Lage in dem „Vokaldreieck" (nach *Grützner*).

Unterkiefer gesenkt, Zunge abgeflacht (großer Resonator im vorderen und mittleren Mundhöhlenbereich) = **a.**

Unterkiefer leicht angezogen, Zungenrücken nach vorne oben gehoben = **i.** Lippen nähern sich einander, Öffnung der Lippen verbreitert sich, Mundhöhle wird kleiner, Klang heller.

Unterkiefer leicht angezogen, Zungenrücken nach hinten oben = **u**. Lippen runden sich und schieben sich nach vorn. Vergrößerung der Mundhöhle, Klang dunkler.

Heute ist vorwiegend das **Vokalviereck** im Gebrauch. Die Basisfläche wird von zwei möglichen a-Lautformationen gebildet (Abb. 27 und 28).

Langer, hinterer (dunkler) α-Laut: da.
Kurzer, vorderer (heller) a-Laut: hatte.

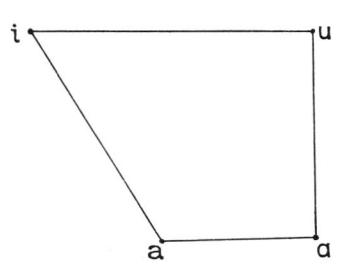

Abb. 27: Vokalviereck.

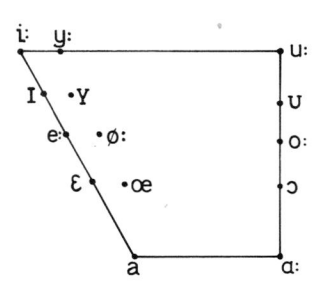

Abb. 28: Vokalviereck des Deutschen.

8 Kardinalvokale stellen ein Bezugssystem für die in einer Sprache tatsächlich vorkommende Vokalbildung dar (Abb. 29).

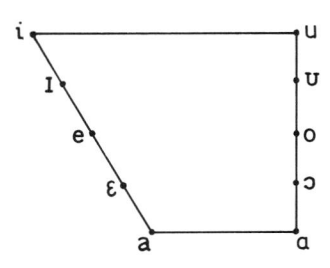

Abb. 29: Kardinalvokale.

7.1.4.2 Nasalvokale

Der Phonationsstrom entweicht durch Mund und Nase, die Klangcharakteristika der Vokale bleiben erhalten (Vorkommen im Französischen, Polnischen, Portugiesischen). Ein Vokal braucht nicht nasal zu klingen, obwohl Luft durch die Nase entweicht. Bei mangelhaftem Nasenabschluß durch das Gaumensegel erfolgt keine Nasalierung, wenn: die orale Öffnungsweite der Vokalbildung groß ist, z. B. bei a, die Stärke des Phonationsstromes gering ist.

Nasalierung von Vokalen kommt vor Nasalkonsonanten vor.

7.1.4.3 Diphthonge

Es handelt sich um eine durch eine Gleitbewegung der Zunge (mit eventueller Veränderung der Lippenform) zustande gekommene Verbindung zweier Vokale innerhalb einer Silbe.

Nach anderer Auffassung werden die Diphthonge ai, au, oi durch eine Gleitbewegung von einem betonten zu einem unbetonten Vokal erzeugt. Sie werden deshalb als „fallende" Diphthonge bezeichnet.

Diphthonge haben den sprachlichen Wert langer Vokale. Phonetisch sind sie Zwielaute, d. h. während ihrer Dauer werden die Artikulationseinstellungen von zwei aufeinanderfolgenden Vokalen realisiert.

Fallender Diphthong = Gleitbewegung von höherer zu tieferer Artikulationseinstellung.

Steigender Diphthong = Gleitbewegung von tieferer zu höherer Einstellung.

Im Deutschen gibt es 3 Diphthonge; alle 3 sind steigend: a^i, a^u, o^i.

Diphthongierung von Vokalen: Artikulatorische Einstellungsänderungen während der Dauer der Vokalbildung, z. B. in Hinsicht auf die folgende Sprachlautbildung.

7.1.4.4 Halbvokale (Liquidae)

Vokalbildungen, die auf der Grenze zwischen Vokal- und Konsonantendefinition liegen, bei denen z. B. der Geräuschcharakter größer ist als der Resonanzcharakter.

Bilabialer Halbvokal: Englisches w. Verschiedene Arten des r, l, stimmhaftes j.

7.1.5 Quantität und Qualität der Vokale (Tab. 5)

Lange und **kurze** Vokale. Der Unterschied liegt in ihrer Dauer (**Quantität**). Die langen Vokale sind zweimal so lang wie die kurzen. Mit der Dauer verändert sich meistens auch die **Qualität** der Vokale. Mit zunehmender Dauer klingen die Vokale meistens geschlossener.

Der **Qualitätsunterschied** im Klang der Vokale besteht darin, daß sie entweder **geschlossen** oder **offen** klingen. Bei den geschlossenen Vokalen ist die Zungenhebung so stark, wie sie sein kann, ohne daß der Vokal in Gefahr kommt, sich in einen Reibelaut zu verwandeln.

Tabelle 5: Phonetische Beschreibung der Vokale des Deutschen (nach *Wängler*).

α:	=	langer, hinterer (dunkler) a-Laut: Abend, Tat, da
a	=	kurzer, vorderer (heller) a-Laut: hatte, Mann
e·	=	langer, geschlossener e-Laut: eben, lesen, See
ɛ	=	kurzer, offener e-Laut: Ebbe, Bett, Held, hält
ɛ:	=	langer, offener e-Laut: ähnlich, Märchen
i	=	langer, geschlossener i-Laut: Igel, Miete, nie
ɪ	=	kurzer, offener i-Laut: immer, bitte
o	=	langer, geschlossener o-Laut: oben, Not, so
ɔ	=	kurzer, offener o-Laut: oft, hoffen
u	=	langer, geschlossener u-Laut: Uhr, Mut, du
ʊ	=	kurzer, offener u-Laut: uns, Mutter
o:	=	langer, geschlossener o-Umlaut: Öl, Flöte
œ	=	kurzer, offener u-Umlaut: öffnen, plötzlich
y	=	langer, geschlossener u-Umlaut: Übel, Schüler
ʏ	=	kurzer, offener u-Umlaut: üppig, fünf
ə	=	kurzer, unbetonter Mittelzungenvokal: hatte

Beispiel einer Vokaldefinition: [o:] ist der hintere (velare), gerundete, mittelhohe, gespannte Vokal lang.

7.1.6 Formanten der Vokale (Abb. 30 und 31)

Formant: Partialtongebiet besonderer Intensität, welches die Klangfarbe eines Vokales bewirkt.

Die **Lage** der Formanten in der Tonskala bleibt bei den einzelnen Vokalen **unverändert,** d.h. sie ist unabhängig von der Tonhöhe, in der der Vokal gesungen oder gesprochen wird. Werden i und u auf dem gleichen Grundton gesprochen, so scheint i höher zu klingen. Wir empfinden einen Vokal dann als hoch oder tief, wenn das Stärkemaximum innerhalb eines Formantbereiches hoch oder tief liegt. Außerdem wird die Vokalfarbe dann dunkler, wenn tiefere bzw. höhere Teiltöne außerhalb der typischen Formantbereiche verstärkt werden.

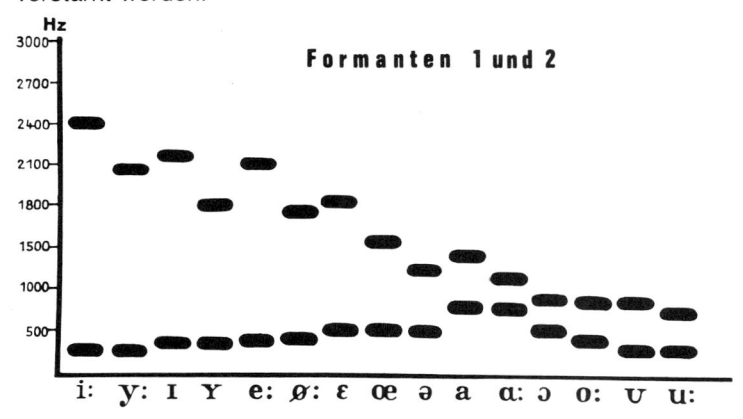

Abb. 30: Lage deutscher Vokalformanten (nach *Wängler*).

Eine gewisse Abhängigkeit besteht von der Größe des Resonanzraumes. Frauen und Kinder haben daher eine um etwa 10% höhere Lage der Formanten. Für die **Klangfarbe** eines **Vokales** sind die **zwei unteren Formanten** verantwortlich, für e und i die drei unteren Formanten. F_3 und F_4 beeinflussen die Klangfarbe der Vokale.

An der Bildung der Vokale ist immer das gesamte Ansatzrohr beteiligt.

F_1 hängt jedoch wesentlich vom Volumen des **Mund-Rachen-Raumes** ab. Bei u hebt sich der hintere Zungenrücken (Hinter-Zungen-Vokal); bei i der vordere Zungenrücken (Vorder-Zungen-Vokal). Dadurch Entstehung der unterschiedlichen Lage der Formanten. **Frequenzabnahme** bei Vorwärtsbewegung des Zungenrückens (= Erweiterung des Mund-Rachen-Raumes).

Frequenz**zunahme** von F_1 bei Unterkiefersenkung. Je geringer die Kieferöffnungsweite und je stärker der Zungenrücken an den Gaumen angenähert ist, desto **tiefer** liegt der 1. Formant.

Tab. 6: Lage der Formanten.

F_1 (1. Formant)	200– 800 Hz	(beim Mann	150– 850 Hz)
F_2 (2. Formant)	600–2500 Hz	(beim Mann	500–2500 Hz)
F_3 (3. Formant)	1900–3000 Hz	(beim Mann	1500–3500 Hz)
F_4 (4. Formant)	3000–4000 Hz	(beim Mann	2500–4500 Hz)

Tab. 7: Lage der Formanten der Hauptvokale in der Tonskala (nach *Lullies*).

Vokal	Formantbereich		
U	$g - g^1$	=	200– 400 Hz
O	$g^1 - d^2$	=	400– 600 Hz
A	$g^2 - d^3$	=	800–1200 Hz
E	$cis^4 - e^4$ und $g^1 - d^2$	=	2200–2600 und 400–600 Hz
I	$fis^4 - a^4$ und $g - g^1$	=	3000–3500 und 200–400 Hz

Tab. 8: Formantfrequenzen (F_1, F_2, F_3) der fünf Hauptvokale für Männer, Frauen und Kinder.

		Hz				
		/a:/	/e:/	/i:/	/o:/	/u:/
F_1	M	730	530	270	570	440
	F	850	610	310	590	470
	K	1030	690	370	680	560
F_2	M	1090	1840	2290	840	1020
	F	1220	2330	2790	920	1160
	K	1370	2610	3200	1060	1410
F_3	M	2440	2480	3010	2410	2240
	F	2810	2990	3310	2710	2680
	K	3170	3570	3730	3180	3310

F_2 hängt von der Größe des **vorderen Resonanzraumes** zwischen Lippen- und Zungenrücken ab. Er wird daher von der Lage und Form des Zungenkörpers bestimmt. Je weiter die Zungenmasse nach vorn verlagert ist, desto höher liegt der 2. Formant; i hat daher den höchstgelegenen 2. Formanten und den tiefstgelegenen 1. Formanten.

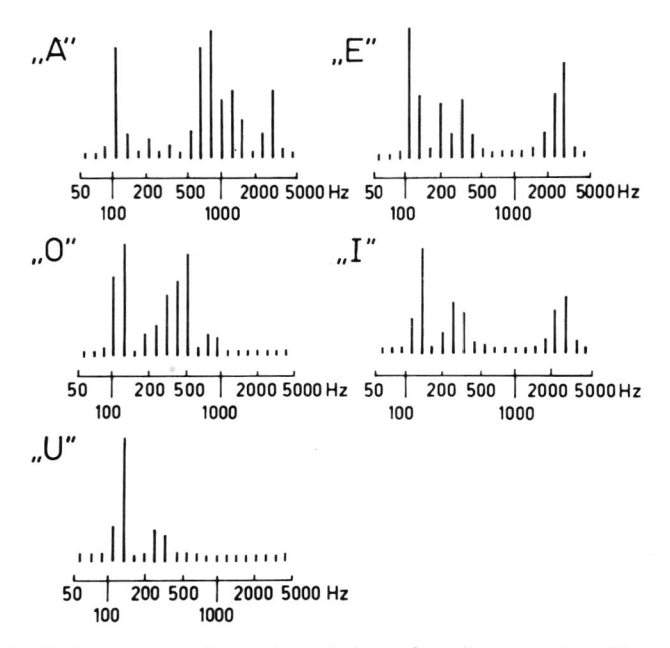

Abb. 31: Frequenzsprektrum der auf einem Grundton von etwas über 100 Hz gesungenen Vokale (nach *Freystedt*).

F_3 hängt ab von den **Interaktionen** zwischen ventralem (vorderem) und dorsalem (hinterem) Resonanzraum.

F_4 hängt ab von der Größe des **supraglottischen** Raumes und von der Größe der *Kehlkopfventrikel*.

Im Alter kommt es infolge von Gewebsschrumpfung und Elastizitätsverlust zu einer Erweiterung des Rachens und einer Formantverschiebung nach unten.

Bestimmung der Stimmgattung anhand der Mittelwerte aus den Formantfrequenzen F_1—F_4. Der Mittelwert liegt beim Baß tiefer als beim Tenor usw.

Kompakte akustische Merkmale eines Vokals: Die Formanten F_1 und F_2 liegen wie bei a in der Mitte des Spektrums dicht beisammen.

Diffuse Merkmale eines Vokals: Die Formanten F_1 und F_2 liegen auseinander wie bei i.

Die zwei Formanten entfernen sich bei der Reihe a—e—i zunehmend. Im Verlauf der Reihe a—o—u senken sich die Formanten parallel.

Bei bis unter 1000 Hz reichender **Schwerhörigkeit** werden die Vokale i, e, a wie dumpfes o gehört. Diese Vokale haben einen Nebenformanten, der — wie der Hauptformant des o — unter 1000 Hz liegt. Sängerinnen können daher in hoher Lage kein o oder u singen.

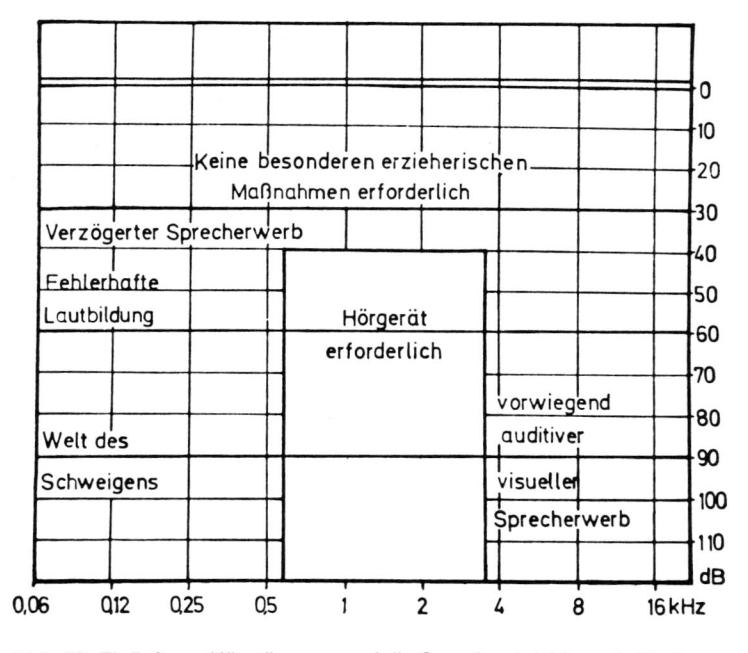

Abb. 32: Einfluß von Hörstörungen auf die Sprachentwicklung, Indikationsbereich für Hörgeräte und Arten der adäquaten Sprachanbildung in Abhängigkeit vom Tonschwellenaudiogramm des besser hörenden Ohres (nach *Bauer*).

7.1.7 Bildung der Vokale

A-Laute

A wird mit mäßig weiten, hochrund geöffneten Lippen gebildet. Der Zahnkantenabstand beträgt etwa 15—25 mm. Die Zunge liegt flach im Mund; sie ist etwas nach unten gespannt. Der vordere Zungenrand berührt die unteren Schneidezähne. Man unterscheidet ein vorderes helles, kurzes a wie in „acht" und ein hinteres dunkles, langes a wie in „Abend". Beim ersten a erfolgt eine leichte Hügelbildung der Zunge etwas weiter vorn, beim zweiten etwas weiter hinten.

E-Laute

Die Lippen sind weniger offen als beim a. Der Kieferwinkel ist kleiner als beim a. Der vordere Zungensaum liegt den unteren Schneidezähnen an. Der Zungenrücken wölbt sich nach oben zum harten Gaumen. Die Zungenränder stoßen an die oberen Backenzähne an. Man unterscheidet vier E-Laute:
Einen kurz-offenen E-Laut, z. B. helfen, Bäcker;
einen lang-offenen E-Laut, z. B. ähnlich, grämlich;
einen lang-geschlossenen E-Laut mit vorn hohem Zungenrücken, z. B. Elend, leer, lehren;
einen kurzen E-Laut, wie er in unbetonten Silben angewendet wird, bei dem der Mund nur wenig geöffnet und die Zunge in der Mitte leicht aufgewölbt ist.

I-Laute

Beim i sind die Mundwinkel etwas zur Seite gezogen. Der Kieferwinkel ist klein, da sich die Zahnkanten nur etwa 10 mm voneinander entfernen. Der vordere Zungensaum liegt an den unteren Schneidezähnen. Die Vorderzunge wölbt sich steil zum harten Gaumen hoch, beim geschlossenen i mehr als beim offenen. Die Zungenränder berühren die oberen Backenzähne. Die Randflächen des Zungenrückens legen sich an den harten Gaumen an.
Kurzes offenes i — z. B. ist, Licht,
langes geschlossenes i — z. B. Igel, wieder, ihr.

O-Laute

Die gerundeten Lippen sind leicht vorgeschoben. Der Kieferwinkel entspricht etwa dem des offenen, kurzen e. Der vordere Zungensaum berührt die unteren Schneidezähne. Dahinter senkt sich

der Zungenrücken ein wenig oder ist flach, um dann nach dem weichen Gaumen zu anzusteigen. Beim geschlossenen o wölbt er sich höher als beim offenen.
Kurzer offener O-Laut, z.B. offen, Frosch;
langer geschlossener O-Laut, z.B. Ofen, Moor.

U-Laute

Die Lippen sind vorgeschoben und nur in der Mitte geöffnet. Der vordere Zungensaum stößt an die unteren Schneidezähne an. Die Zunge senkt sich hinter der Spitze etwas, steigt nach der Ansatzstelle des weichen am harten Gaumen zu an und fällt dann nach hinten ab. Beim lang-geschlossenen U-Laut (Schuh) steigt sie höher als beim kurz-offenen U-Laut (dumm).

7.2 Konsonanten (Hemmlaute)

7.2.1 Konsonanten der deutschen Hochlautung

1. Nasenlaute (Nasale)

[m]	— sth. bilabialer Nasal:	matt, Amt, kam
[n]	— sth. alveolar-koronaler Nasal:	nun, Kanne, wenn
[ŋ]	— sth. postpalatal-postdorsaler Nasal:	eng, Gesang

2. Verschlußlaute (Explosive)

[b]	— sth. bilabialer Verschlußlaut:	Bad, weben
[p]	— stl. bilabialer Verschlußlaut:	Post, Wappen, salopp
[d]	— sth. alveolar-koronaler Verschlußlaut:	die, Ode
[t]	— stl. alveolar-koronaler Verschlußlaut:	Tag, Wette
[g]	— sth. postpalatal-postdorsaler Verschlußlaut:	gehen, liegen
[k]	— stl. postpalatal-postdorsaler Verschlußlaut:	kahl, lecken, Sack
[?]	— Kehlkopfverschlußlaut:	? Aal, be?eilen

3. Schwinglaute (Zitterlaute, Vibranten)

[r]	— sth. alveolar-koronaler Schwinglaut:	Rat, fahren, Herr
[R]	— sth. uvular-postdorsaler Schwinglaut:	Rat, fahren, Herr
[r]	— kann auch als geschlagener Laut gesprochen werden, d. h. mit nur einer Vibration der Zungenspitze. In diesem Falle wird das Zeichen [r] verwendet. Auch [R] kann als geschlagener Laut artikuliert werden, er wird jedoch nicht gesondert bezeichnet.	

Fortsetzung Tab. 9

4. Seitenlaut (Lateralengelaut)

[l]	— sth. alveolar-koronaler Lateralengelaut:	Laut, Halle, Ball

5. Reibelaute (Engelaute, Frikative, Spiranten)

[v]	— sth. dentilabialer Engelaut:	Weg, ewig
[f]	— stl. dentilabialer Engelaut:	fast, Vater, Hafen, Ruf
[z]	— sth. alveolar-koronaler Engelaut:	so, Besen
[s]	— stl. alveolar-koronaler Engelaut:	essen, was, Skala
[ʒ]	— sth. präpalatal-koronaler Engelaut:	Genie, Garage
[ʃ]	— stl. präpalatal-koronaler Engelaut:	schön, waschen, fesch
[j]	— sth. palatal-prädorsaler Engelaut:	ja, Major
[ç]	— stl. palatal-prädorsaler Engelaut:	China, Recht, ich
[Y]	— sth. velar-postdorsaler Engelaut: }	Rat, fahren, Herr
[R]	— sth. uvular-postdorsaler Engelaut: }	
[x]	— stl. velar-postdorsaler Engelaut: }	wachen, auch, ach
[χ]	— stl. uvular-postdorsaler Engelaut: }	
[h]	— Hauchlaut, stl. behauchter Vokaleinsatz:	Hauch

6. Affrikaten

[pf]	—	Pfennig
[ts]	—	Zaun
[tʃ]	—	tschechisch
[dʒ]	—	Giorgio

sth = stimmhaft; stl = stimmlos

7.2.2 Bildung der Konsonanten

Das konsonantische Artikulationsprinzip besteht in der Bildung von Hemmstellen; das heißt Verengung des Luftweges in Mundhöhle, Rachen, Kehlkopf oder Sprengung eines Verschlusses. Diese Engen oder Sperren bilden eine zweite Schallquelle. Sie tritt bei den stimmhaften Konsonanten zu dem von den Stimmlippen erzeugten Klang hinzu; bei den **stimmlosen** Konsonanten ist sie die **einzige** Geräuschquelle.

Konsonanten bestehen daher im physikalischen Sinne entweder aus **Geräuschen** (= **stimmlose** Konsonanten) oder **Klanggemischen** (= Artikulationsgeräusch + laryngealer Stimmklang = **stimmhafte** Konsonanten).

Echte Konsonanten: Die Hemmstellenbildung führt zu einer Geräuschbildung.

Sonanten: Keine Geräuschbildung durch die Hemmstelle: m, n, l (vokalischer Charakter).

Bei den Konsonanten gibt es gleitende Übergänge von Klängen zu Geräuschen:

— Konsonanten mit Klangübergewicht: r, l, m, n, ng
— Konsonanten mit Geräuschübergewicht: w, z, b, d, g
— reine Geräuschlaute: f, s, ch, p, t, k.

M, n, l haben Eigenschaften, die man sonst nur Vokalen zuschreibt. Jeder Laut kann von seinem Vorgänger oder Nachfolger verändert werden. Durch benachbarte Nasallaute werden besonders offene Vokale nasaliert. Auch die Artikulationszone kann sich ändern; z. B. Nachvornrücken des K-Lautes bei ku, ko, ka, ke, ki.

Im **Deutschen** gibt es **21 Konsonanten**.

Konsonanten werden durch sog. **Bestimmungsstücke** gekennzeichnet. Das **artikulierende Organ** ist der aktive Teil der Sprechwerkzeuge bei der Lautbildung (Tab. 9). Es stellt ein Bestimmungsstück bei der Konsonantenbildung dar.

In dem unten genannten System befinden sich Inkonsequenzen: Mit der Bezeichnung Labiales und Laryngeales können sowohl artikulierende Organe als auch Artikulationsstellen gemeint sein. Labio-dental bedeutet: Die Unterlippe bewegt sich als artikulierendes Organ gegen die Oberzahnreihe als Artikulationsstelle.

Tab. 9: Artikulierendes Organ der Konsonanten des Deutschen

Artikulierendes Organ	**Lautbezeichnung**
Unterlippe	Labiales (Lippenlaute)
Zungenkranz (Zungensaum)	Coronales (apikal = Zungenspitze)
Vordere ⎫ Mittlere ⎬ Zungenoberfläche Hintere ⎭	Prae- ⎫ Medio- ⎬ Dorsales Post- ⎭
Stimmlippen	Laryngeales

7.2.3 Einteilung der Konsonanten nach dem Ort der Lautbildung

Die **Artikulationsstelle** (Tab. 10) bezeichnet den Ort der Lautbildung, d.h. die Hemmstelle des Luftstromes.

Tab. 10: Artikulationsstellen der Konsonanten des Deutschen

Artikulationsstelle	Lautbezeichnung
Oberlippe	Labiales (Lippenlaute)
Oberzahnreihe	Dentales (Zahnlaute)
	a) Addentales
	b) Interdentales
Oberer Zahndamm	Alveolares (Zahndammlaute)
Vorderer / Mittlerer / Hinterer } Hartgaumen	Prae- / Medio- / Post- } Palatales (Gaumenlaute)
Weichgaumen	Velares (Gaumensegellaute)
Zäpfchen	Uvulares (Zäpfchenlaute)
Rachen — Schlund	Pharyngeales (Rachenlaute)
Kehlkopf	Laryngeales (Kehllaute)

Man unterscheidet **5 Artikulationszonen.**

● **Labiale Zone:** Die Lautbildung erfolgt zwischen Ober- und Unterlippe (bilabial).
Labiale Laute: m, p, b.

● **Labio-dentale Zone:** Sie liegt zwischen Unterlippe und oberen Schneidezähnen.
Labio-dentale Laute: f, w, v.

● **Linguo-dentale Zone:** Zungenspitze (apikale Artikulation) oder vorderster Teil der oberen Zungenfläche (dorsale Artikulation) artikulieren gegen die oberen Schneidezähne (= dental) oder deren Alveolarrand (= alveolar).

Bildungsmöglichkeiten apikal artikulierter Laute:

—**Interdental** = Zunge zwischen den Zähnen; Sigmatismus interdentalis.

—**Postdental** = Zungenspitze an der hinteren Fläche der oberen Schneidezähne; Sigmatismus addentalis.

—**Alveolar** = Zunge am Zahnwulst. Lautbildung zwischen Zungenspitze und Gaumenrand (d, t).

—**Retroflex** = Mit nach hinten gebogener Zungenspitze (amerikanisches l und r).

Linguo-dentale Laute: t, d, l, m, Zungenspitzen-R, Zischlaute (s, sch).

● **Palatale Zone:** Der Zungenrücken artikuliert gegen den harten und weichen Gaumen. Vorn (*prä-* und *mediopalatal*) bildet die retroflektierte Zunge das amerikanische l und r.

Weiter rückwärts (*postpalatal* und *velar*) artikuliert der gehobene Zungenrücken die **palatalen** Laute:

— J, vorderes ch (harter Gaumen = *mediopalatal*).

Vorderes ch (i*ch*) ist vor und nach den Vokalen e, i ein stimmloser Reibelaut; ebenso nach n, l, r und im Anlaut der Deminutivsilbe -chen.

— X, k, g (weicher Gaumen = *velar*).

— Ng, Zäpfchen-R (*uvular*).

● **Dorsofaukale Zone:** Zungengrund artikuliert gegen hintere Rachenwand. Hinteres ch (a*ch*).

In der Gaumenspaltensprache finden sich pharyngeale Ersatzlaute.

● **Laryngeale Zone:** Zwischen den Stimmlippen glottal werden der Hauchlaut h (stimmloser Spirant) und der harte Stimmeinsatz erzeugt. Bei der Gaumenspaltensprache entstehen laryngeale Ersatzlaute durch zentripetale Artikulationsverlagerung.

7.2.4 Einteilung der Konsonanten nach dem Bildungsmechanismus

Der **Artikulationsmodus** (Tab. 11) beschreibt die verschiedenen **Schließungsgrade,** die ein artikulierendes Organ erreicht. Er kennzeichnet **Lautklassen.**

Tab. 11: Artikulationsmodus der Konsonanten des Deutschen

Artikulationsmodus	Lautbezeichnung
Öffnung (Phonationsstrom unbehindert)	Öffnungslaute (Vokale)
Enge (Phonationsstrom behindert)	Frikativae (Engelaute, Reibelaute)
Verschluß (Phonationsstrom abgesperrt)	Explosivae (Explosivlaute, Verschlußlaute)
Intermittierender Verschluß (Unterbrechung des Phonationsstroms durch schnelle Folgen von Verschlüssen und Öffnungen)	Vibrantes (Schwinglaute)
Nasalöffnung (Phonationsstrom wird nur oral abgesperrt, kann Nasenhöhle aber passieren)	Nasales (Nasallaute, Nasenlaute)
Seitliche Enge (Phonationsstrom nur in der oralen Mittelpassage abgesperrt, nicht lateral)	Lateralengelaute

- **Verschlußlaute** (Explosivae): Sprengung eines Verschlusses der Mundhöhle oder im Rachenraum durch die von hinten durchgepreßte Luft.

Sie bestehen aus drei Phasen: Verschlußbildung (Implosion), Verschlußhaltung (Okklusion) oder Haltephase, sowie der Verschlußsprengung (Explosion).

Verschlußlaute: b, p, g, k, t, d.

Fortes: p, t, k. Großer Exspirationsdruck, stimmlos, behaucht.

Lenes: b, d, g. Kleiner Exspirationsdruck, stimmhaft, nicht behaucht.

Bilabiale Verschlußlaute: p, b.
Alveolar-koronale Verschlußlaute: t, d.
Postpalatal-postdorsale Verschlußlaute: k, g.

- **Reibelaute** (Engelaute, Frikativae): Luftaustritt durch artikulatorische Enge.
Entwicklungsgeschichtlich jünger als Verschlußlaute und schwerer zu bilden.

Reibelaute: w, f, v, j, s, sch, vorderes und hinteres ch, h.

Die *Zischlaute* s und sch werden an der 2. Artikulationszone gebildet. Vorderes ch an der 3. Artikulationszone, hinteres ch an der 4. Artikulationszone. Ch wird zuweilen zu den Zischlauten gerechnet.

H wird an der 5. Artikulationszone gebildet.

Die *stimmhaften* Reibelaute bestehen aus einem Gemisch von laryngealem Stimmklang und Artikulationsgeräusch.

Labio-dentale Reibelaute: w, f, v.
Palatal-dorsale Reibelaute: j, vorderes ch.
Velar-postdorsale Reibelaute: hinteres ch.

● **Nasallaute** (Resonantes): Die Mundhöhle ist an einer der 3 Hauptartikulationszonen durch die Zunge verschlossen. Luftaustritt durch die Nase.

Nasallaute: m, n, ng.

● **Zitterlaute** (Schwinglaute, Vibrantes): Intermittierende Unterbrechung (zehn- bis zwölfmal pro Sekunde) des tönenden Luftstromes durch primäres Schwingen muskulärer Gebilde (Zungenspitze, Uvula) gegen ihre Artikulationsstellen.

Zitterlaute: Zungenspitzen-R, Zäpfchen-R. In der Umgangssprache werden die Vibranten im Silbenauslaut durch die Approximanten ersetzt.

● **Lateralengelaute** (Laterallaute): Zungenspitze liegt dem oberen Alveolarand an. Zungenränder geben dem stimmhaften Phonationsstrom freie orale Passage. Daher entsteht keine Geräuschbildung. Luftstrom entweicht auf einer oder beiden Seiten seitlich gegen den Mundwinkel, da die Zunge in der Mitte liegt.

Lateralengelaut: l.

Lateralengelaute und Zitterlaute werden als *Liquidae* zusammengefaßt.

Approximanten: Stimmhafte, reibungslose Engelaute.

● **Affrikaten** (Verschluß-Engelaute): Verzögerte Verschlußlösung von Explosivlauteinstellungen. Charakteristisch ist der Anfangsverschluß, der sich in eine Enge umwandelt.

Affrikaten: pf, ts, tsch, ks (plosives und frikatives Geräusch).

7.2.5 Einteilung der Konsonanten nach dem beigemischten laryngealen Stimmklang

Stimmhafte Konsonanten (laryngealer Stimmklang + Artikulationsgeräusch): w, l, r, g, b, d, m, n.

Stimmlose Konsonanten (nur Artikulationsgeräusch): f, s, sch, ch, k, t.

B und p, d und t, g und k, w und f sind paarig, d.h., sie werden doppelt gebildet.

B = stimmhaft, p = stimmlos usw.
Die übrigen Konsonanten sind unpaarig.

B, d, g, s werden am Ende des Wortes oder der Silbe stimmlos ausgesprochen, z.B. gib, Hund, Berg, las.

S, sch, vorderes ch werden stimmhaft und stimmlos ausgesprochen.

Tabelle 12: Phonetische Beschreibung der Konsonanten des Deutschen (modifiziert nach *Wängler*).

b	=	stimmhafter, bilabialer Lenis-Verschlußlaut
p	=	stimmloser, bilabialer Fortis-Verschlußlaut
m	=	stimmhafter, bilabialer Nasal
d	=	stimmhafter, linguo-dentaler Fortis-Verschlußlaut
t	=	stimmloser, linguo-dentaler Fortis-Verschlußlaut
n	=	stimmhafter, linguo-dentaler Nasal
g	=	stimmhafter, velar-postpalataler Lenis-Verschlußlaut
k	=	stimmloser, velar-postpalataler Fortis-Verschlußlaut
ŋ	=	stimmhafter, velar-postdorsaler Nasal: Menge
v	=	stimmhafter, labio-dentaler Reibelaut: Welt
f	=	stimmloser, labio-dentaler Reibelaut: Feld, Vater
z	=	stimmhafter, linguo-dentaler Reibelaut: singen, leise
s	=	stimmloser, linguo-dentaler Reibelaut: essen, was
ʃ	=	stimmloser, linguo-dentaler Reibelaut: Schule
j	=	stimmhafter, palataler Reibelaut
ç	=	stimmloser, palataler Reibelaut: ich
x	=	stimmloser, dorso-faukaler Reibelaut: ach
l	=	stimmhafter, linguo-dentaler Lateralengelaut
r	=	stimmhafter, linguo-dentaler Zitterlaut: Zungenspitzen-R
R	=	stimmhafter, palataler Zitterlaut: Zäpfchen-R
h	=	stimmloser, gehauchter Vokaleinsatz

7.2.6 Kombinationslaute: c (ts), z (ts), x (ks), qu (kw), y (i, ü oder j)

S und r sind die **schwierigsten Laute** der deutschen Sprache. Die S-Laute erscheinen während der kindlichen Sprachentwicklung am spätesten. Der S-Laut hat die geringste physiologische Breite; daher rufen geringste Veränderungen schon hörbare Klangveränderungen hervor. Deshalb ist der S-Laut am häufigsten gestört. Das s wird im Anlaut und nach langem Vokal stimmhaft (singen, leise), im Auslaut und nach kurzem Vokal stimmlos (essen, was) gesprochen.

Quantitätsunterschiede bei Konsonanten: Reibelaute und Nasallaute sind im Anlaut kurz, im Auslaut nach betonten Vokalen lang.

7.2.7 Formanten der Konsonanten

Auch Konsonanten haben Formanten. Die Partialtöne stehen jedoch nicht wie bei den Vokalen in einem einfachen mathematischen Verhältnis zueinander. Dennoch ergeben sich für die Konsonanten hohe Frequenzbereiche von besonderer Intensität, welche die Konsonanten kennzeichnen. Der Frequenzbereich liegt um so höher, je kleiner die artikulatorische Enge ist, die der Phonationsstrom passieren muß. Die obere Grenze dieses Bereiches liegt für:

s   bei 8000 Hz
sch bei 7000 Hz
ch bei 6400 Hz (dis^4—cis^5)
f   bei 6400 Hz (cis^4—cis^5)

Für das Erkennen der Zischlaute ist normale Hörschärfe erforderlich. Bei Innenohrschwerhörigkeit für die drei-, vier- und fünfgestrichenen Oktaven (1000—8000 Hz) können diese Konsonanten nicht mehr richtig oder gar nicht erkannt und unterschieden werden.

7.2.8 Bildung der Konsonanten

Seitenengelaut l
Lippen und Kiefer sind geöffnet. Der vordere Zungensaum liegt breit an oder hinter den oberen Schneidezähnen. Die Luft strömt über die Zungenränder hinweg aus. Die Zungenspitze kann auch an den unteren Schneidezähnen liegen, während der Zungenrükken sich hebt, um den L-Klang hervorzurufen.

Nasal **m**
Die Lippen sind geschlossen. Der Unterkiefer ist leicht gesenkt. Die Zunge berührt die untere Zahnreihe und liegt flach im Mund.

Nasal **n**
Die Stellung der Lippen und der Kiefer ist beliebig. Der vordere Zungensaum liegt hinter den oberen Zähnen oder am Zahndamm (apikale Bildung). Bei dorsaler Bildung liegt der vordere Zungensaum an den unteren Schneidezähnen, und der Zungenrücken legt sich an obere Schneidezähne und Zahndamm an.

Nasal **ng**
Lippen und Kiefer sind beliebig geöffnet. Der vordere Zungensaum bleibt hinter den unteren Schneidezähnen liegen. Der Zungenrücken ist bis zum Gaumen hochgewölbt. Ng ist ein einheitlicher Laut, keine Lautverbindung. Vor k oder x bezeichnet der Buchstabe n den Laut ng (Dank), jedoch nicht in Zusammensetzungen (unklar). Folgt dem ng ein vollstimmiger Vokal, so wird der Verschlußlaut g mitgesprochen (Kongo). Beim gemurmelten e oder schwachen i wird g nicht mitgesprochen (Engel, abhängig).

Hauchlaut **h**
H ist der gehauchte Einsatz des folgenden Vokals. H wird nur vor einem vollstimmigen Vokal gesprochen (Gehalt). Folgt h einem Verschlußlaut, ist es stumm (Mathilde). Das Dehnungs-h wird nicht ausgesprochen (ruhig).

Engelaut **f**
Die Unterlippe ist leicht an die oberen Schneidezähne gelegt. Die Zunge liegt flach am Mundboden. Die Zungenspitze findet sich in gleicher Höhe wie bei der jeweiligen S-Bildung. Der Luftstrom streicht breit zwischen dem mittleren, leicht eingekerbten Teil der Unterlippe und den Zahnschneiden hindurch. Ph wird als f gesprochen, v wird im Anlaut deutscher und früh eingedeutschter Wörter wie f gesprochen (Vater). Im Inlaut schwankt die Aussprache zwischen f und w. Bei Fremdwörtern wird v im An- und Inlaut wie w gesprochen (Villa, Lava); im Auslaut wie f (Substantiv).

Engelaut **w**
Die Stellung der Sprechorgane beim w ist die gleiche wie beim f; die Enge ist jedoch nicht so schmal. W wird mit Stimme gesprochen. Qu wird wie kw gesprochen. In Fremdwörtern spricht man v im An- und Inlaut wie w (Vase, Klavier). Am Ende deutscher Orts- und Personennamen wird das w nicht gesprochen (Lützow).

Verschlußlaute **p** und **b**
Die Lippen werden aufeinandergelegt. Der Kieferwinkel befindet sich in leichter Öffnungsstellung. Die Zunge liegt flach im Mund. Bei p sind die Lippen stärker als bei b gespannt. P wird stimmlos und mit starkem Hauch, b dagegen stimmhaft und wenig behaucht gesprochen. B im Auslaut eines Wortes oder Zusammensetzungsgliedes oder wo es im Wortinneren mit einem stimmlosen Verschlußlaut eine Lautgruppe bildet, ist stimmlos und verhaucht zu sprechen (ab, Obmann, gibt). Im Silbenanlaut ist es stimmhaft zu sprechen (Liebe). Vor stimmhaft anlautenden Endungen wie —lich, —lein, —ling, —nis, —bar, —sam, —sal, —sel ist b nicht behaucht zu sprechen und stimmlos (Liebling).

Verschlußlaute **t** und **d**
Die Lippen sind beliebig geöffnet. Der Unterkiefer ist mäßig gesenkt und leicht bewegt. Der vordere Zungensaum berührt die oberen Schneidezähne oder die dahinter befindlichen Zahnfächer (apikal). Die Zungenränder liegen an den Oberzähnen. T wird mit kräftig gespannter, d mit weniger gespannter Zunge gebildet. Der vordere Zungensaum löst den Verschluß bei t mit, bei d ohne Behauchung.

Bei der dorsalen Bildungsform liegt die Zungenspitze an den unteren Schneidezähnen. Der Verschluß wird zwischen der stark nach oben gewölbten Vorderzunge und dem Gaumen gebildet. Vordergaumen und Gaumenseiten werden in breiten Streifen berührt.

T ist stimmlos, d im Silbenanlaut stimmhaft zu sprechen (da). D im Silben- oder Wortauslaut oder mit stimmlosem Verschlußlaut in derselben Lautgruppe ist stimmlos und behaucht (Rad).

Vor stimmhaft anlautenden Endungen wie -lich, -lein, -ling, -lis, -bar, -sam, -sal, -sel ist d behaucht zu sprechen und verliert den Stimmton (kindlich).

Verschlußlaute **k** und **g**
Lippen und Kiefer sind den Nachbarlauten entsprechend geöffnet. Die Zunge berührt mit dem Rücken den harten Gaumen oder die Grenze zwischen hartem und weichem Gaumen je nach angrenzendem Vokal. Der Verschluß wird durch aktive Innervation ausgelöst und nicht nur durch die sich stauende Luft gesprengt. Der vordere Zungensaum soll an den unteren Schneidezähnen liegen.

Beim k ist die Zunge etwas mehr gespannt als beim g; sie berührt bei g einen größeren Teil der Gaumenfläche als bei k. Der K-Verschluß ist stimmlos und mit Hauch zu lösen. g ist stimmhaft und wenig behaucht.

G im Auslaut eines Wortes oder Zusammensetzungsgliedes, oder wo es im Wortinneren mit einem stimmlosen Verschlußlaut zusammenstößt, ist wie stimmloses, behauchtes k zu sprechen (Schlag). Vor stimmhaft anlautenden Endungen wie -lich, -lein, -ling, -nis, -bar, -sam ist g stimmlos, aber nicht behaucht zu bilden und nur mäßig zu verhärten (Feigling). G in der Silbe -ig wird meist ich gesprochen.

Die Bildung von den Lauten der S-Reihe und r siehe bei Sigmatismus und Rhotazismus.

7.3 Die Einzellaute in Verbindung miteinander

Während der erste Laut ertönt, wird der nächste schon vorbereitet. Gleiche Konsonanten, die in aufeinanderfolgenden oder zusammengesetzten Wörtern nebeneinanderstehen, werden nicht wiederholt (einnehmen). Bei gleichen Vokalen wird jedoch beim zweiten neu eingesetzt. Einzelne Konsonanten werden besonders stark von den Vokalen beeinflußt, vor allem k, g und ng. Ihre Artikulationsstelle am Gaumen rückt mit der Reihe u, a, e, i von hinten nach vorn. Nasallaute verändern den Klang sowohl des folgenden wie auch des vorangehenden Vokals. Das Zäpfchen-R zieht den Vokalklang nach hinten, Zungen-R nach vorn. Die Endsilbe -er wird neuerdings als kurzes offenes a, o oder ä mit dem halbvokalischen Hinterzungen-R verschmolzen.

7.4 Apparativer Sprachaufbau

Apparativer Sprachaufbau, d.h. künstlich erzeugte, fortlaufende Sprache, ist technisch durchführbar. Der Vocoder z.B. kann sogar Stimm- und Sprachstörungen imitieren.

8 Akzente der Sprache

Akzente der Sprache werden auch als **Prosodie** (das Hinzugesungene) bezeichnet. Es bestehen enge Beziehungen zwischen Emotionen und musischen Sprachelementen (Akzenten). **Betonung** eines Wortes wird erreicht durch Erhöhung der **Stimmhöhe** und Zunahme der **Lautstärke** und längere **Dauer** der Laute.

8.1 Melodischer Akzent

Es handelt sich um eine **Veränderung** der **Stimmhöhe** innerhalb einzelner Wörter, Silben oder Sätze. Registrierung durch subjektive Eindrücke oder mittels des Sprachmelodieschreibers. Normalerweise gleitendes Schwanken der Stimmhöhe innerhalb der Laute, Silben, Wörter und Sätze. Daraus entsteht die Sprechmelodie.

Monotonie: Einengung des melodischen Akzentes bei zerebralen Bewegungsstörungen, Parkinson-Syndrom, Epilepsie, progressiver Paralyse und als Teilsymptom des Stotterns.

Bei spät Ertaubten und bei Vertäubung der Ohren, z.B. durch Lärmtrommeln, Abflachung des melodischen Sprachakzentes. Durch Fehlen der auditiven Rückkopplung verschlechterte phonatorische Kontrollfähigkeit mit Einschränkung auch der Stimmdynamik.

8.2 Dynamischer Akzent

Es handelt sich um eine **Veränderung** der **Tonstärke.** Zunahme der Lautstärke bei der hervorzuhebenden Silbe. Betonte Silben werden höher und lauter gesprochen. Stärkeakzent liegt im Deutschen auf der Hauptsilbe des Wortes.

Veränderungen der Lautstärke und abnorme Ermüdbarkeit beim Sprechen bei extrapyramidalen Erkrankungen.

Mikrophonie: Stimmstärke herabgesetzt.
Makrophonie: Stimmstärke verstärkt.
Megaphonie: Schreiende Stimme.
Erlöschen: Allmähliches Leiserwerden der Sprechstimme.
Monodynamie: Abnorm unveränderte Lautstärke; z.B. bei Dysarthrien. Veränderungen des dynamischen Akzentes sind oft kombiniert mit Störungen der melodischen Bewegung.

8.3 Temporaler (rhythmischer) Akzent

Es handelt sich um eine **Veränderung** der **Tonlänge,** d.h. um einen Wechsel zwischen langen und kurzen Silben und Wörtern, sowie der Pausenlängen zwischen den Wörtern. Normales Sprechtempo 4—5 Silben pro Sekunde.

Takt ist mit Rhythmus nicht identisch.
Takt: Abgemessenes Zeitmaß einer rhythmischen Bewegung.

Bei spät Ertaubten infolge fehlender Kontrolle durch das Ohr einförmiges Verschleifen der Sprechrhythmik, Verminderung der Sprechgeschwindigkeit und Zunahme der Silbenlänge.

● **Bradylalie:** Verlangsamtes Sprechen.

● **Bradyarthrie:** Verlangsamte Artikulationsbewegung bei der Bildung einzelner Laute, z.B. bei geistigen Entwicklungsstörungen, Parkinson-Syndrom.

● **Skandieren:** Einzelne Silben werden durch Pausen getrennt, z.B. multiple Sklerose.

● **Tachylalie:** Beschleunigung des Sprechtempos (Sprechpulsion). Zeitlicher Akzent verkürzt.

● **Erlöschen des Artikulationsantriebes:** Zuerst scheinbar beschleunigtes Sprechtempo, Stimme wird leiser, Artikulation undeutlicher; schließlich unartikulierte Wortfolgen mit Verlangsamung des Sprechablaufes, z.B. bei postenzephalitischen Erkrankungen (Parkinson-Syndrom).

● **Parole explosive** (explosiver Sprechvorgang): Hastig-explosive Redeweise mit raschem Hervorstoßen der Wörter und skandierender Rhythmisierung. Folge eines ungehemmten Rededranges z.B. bei Schwachsinnigen; ähnelt dem Poltern (= symptomatisches Poltern).

Spezieller Teil

9 Sprachliche Frühreife

Die sprachliche Leistung des durchschnittlichen Kindes ist einerseits von der Art der sprachlichen Vorbilder, andererseits von der Genauigkeit in der Auffassung des Gehörten bestimmt. Optische und akustische Aufmerksamkeit, Merkfähigkeit, die akustische und kinästhetische Selbstkontrolle sowie die Bewegungsgeschicklichkeit der Sprechorgane sind dafür maßgebend.

Einzelkinder und Kinder alter Eltern sind anderen Kindern sprachlich voraus.

Ursachen der sprachlichen Frühreife:

- Anlagemäßig bevorzugte Entwicklung des Sprechhirns

- Pubertas praecox infolge von Tumoren der reifungssteuernden Drüsen: Hypophyse, Nebennieren, Keimdrüsen

- Kindheitsschizophrenie

- Umweltbedingte künstliche Überzüchtung bei Neigung zu sprachlicher Aufnahme und Wiedergabe (mechanisch memorierte Aufsageleistungen)

Merkfähigkeit erlaubt keinen Rückschluß auf den Intelligenzgrad.

10 Verzögerte Sprachentwicklung

Synonyma: Sprachentwicklungsverzögerung, fehlender oder verzögerter Spracherwerb, Sprachentwicklungsstörung.

Definition:

Ausbleiben (Alalie) oder verlangsamtes, spärliches und fehlerhaftes Einsetzen der kindlichen Sprache nach dem 18. Lebensmonat.

Sprechbeginn normalerweise im 12.—18. Lebensmonat.

Eine **verzögerte** Sprachentwicklung liegt vor, wenn die Sprechfunktion sich bis zum 3. Lebensjahr nicht normal entwickelt hat. Ein verspätetes Einsetzen des Sprechens braucht keine Verzögerung der weiteren Entwicklung zu bedeuten. Die sensitive Phase der Sprachentwicklung liegt zwischen 9 Monaten und 3 Jahren.

Eine verzögerte Sprachentwicklung ist kein einheitliches Krankheitsbild, sondern ein **Symptomenkomplex** und damit nur Ausdruck einer bestimmten Grundkrankheit oder einer von außen einwirkenden Störung. Man faßt unter dem Begriff der verzögerten Sprachentwicklung mehrere uneinheitliche Zustandsbilder mit verschiedenen Ursachen zusammen.

10.1 Symptome der verzögerten Sprachentwicklung

Leitsymptome:

— Stammeln = Störung des phonologischen Systems.

— Dysgrammatismus = Störung des morphologisch-syntaktischen Systems (unvollständiger Satzbau).

— Reduzierter Wortschatz, unzulängliche Begriffsbildung = Störung des semantischen Systems.

Die Ausprägung der genannten Symptome sowie das Hinzutreten weiterer Symptome ist je nach Ursache verschieden.

Fakultative Symptome:

Das Lallen in der Mitte des 1. Lebensjahres ist reduziert. Spätes Durchbrechen der ersten Zähne, verspätete körperlich-motorische Entwicklung (Sitzen, Kriechen, Stehen, Gehen). Das erste Auftreten der Wörter „Mama", „Papa" kann rechtzeitig sein, dann

Stillstand bis zum 3. Lebensjahr. Verständigung mit Gebärden. Ungeschicklichkeit (kongenitale Dyspraxie). Zurückgezogenheit. Motorische Hyperaktivität (Zeichen einer Hirnschädigung). Störung der Koordination von Artikulation, Phonation und Respiration bei Dysarthrien. Fehlender Blickkontakt bei Autismus. Poltern. Entwicklungsstottern.

Symptome bei Störungen der **auditiven Wahrnehmung:** Unaufmerksamkeit gegenüber akustischen Phänomenen wie Geräuschen, Musik, Sprache, verkürzte Aufnahmespanne und Merkfähigkeit, phonematische Differenzierungsschwäche, Diskriminationsschwierigkeiten bei gleichzeitig auftretenden Schallereignissen: Unfähigkeit, das Standardmuster der Lautsprache zu perzipieren.

10.2 Einteilung der verzögerten Sprachentwicklung

a) **Noch physiologische** Form der Sprachentwicklungsverzögerung:

Kein Schaden der Sprachanlage (kein innerer Schaden), kein Hirnschaden (kein äußerer Schaden) sondern exogene, **umweltbedingte** Ursachen, z. B. mangelnde sprachliche Anregung.

Sehr gute **Prognose** bei Therapie.

b) **Pathologische** Form der Sprachentwicklungsverzögerung:

Sprachentwicklungsstörung ohne zerebrale Schädigung (= funktionelle Störung). Der Schaden liegt **in** der **Sprachentwicklung** selbst (= **innerer** Schaden), z. B. in einer **Reifungsstörung** der **Sprachanlage.** Die Sprachentwicklungsverzögerung kann sich erst in dem Alter manifestieren, in dem Sprache normalerweise erworben wird, d. h. ab dem 3. Lebensjahr.

Gute **Prognose** bei Therapie.

c) **Sprachentwicklungsbehinderung:**

Sprachentwicklungsstörung infolge einer **Hirnschädigung** (= **äußerer** Schaden), d. h. **außerhalb** der **Sprachanlage,** die vor Abschluß des Spracherwerbs eingetreten ist (= zentral-organische oder zerebral-organische Schädigung). Der Hirnschaden behindert die an sich normale Sprachanlage in ihrer Entwicklung, z. B. durch extrapyramidale Symptome.

Der Hirnschaden und eventuell begleitende Intelligenz- und Verhaltensstörungen gestalten die **Prognose** trotz Therapie ungünstiger.

Die **Zuordnung** eines Kindes zu den Gruppen a), b) oder zu Gruppe c) erfolgt durch eine **kinderneurologische** Untersuchung.

Die Einordnung in Gruppe a) oder b) ist erst im Verlauf der Therapie anhand eines **guten** (a) oder **unzureichenden** *Behandlungsergebnisses* (b) möglich.

10.3 Ursachen der verzögerten Sprachentwicklung

Ursachen der noch physiologischen Form der Sprachentwicklungsverzögerung

- Mangelnde sprachliche Anregung und Anforderung (Zwillinge)
- Unterdrückung der angeborenen Lateralität
- Mehrsprachigkeit
- Erkrankungen peripherer Sprechorgane (außer Lähmungen u. Lippen-Kiefer-Gaumenspalten)
- psychogene Faktoren (Milieuschaden, Einzelkindsituation, Über- oder Unterbehütung, Konfliktsituationen)
- Sehbehinderung
- Hörstörungen (Schalleitungsschwerhörigkeit oder geringgradige und mittelgradige Innenohrschwerhörigkeit).

Ursachen der pathologischen Form der Sprachentwicklungsverzögerung

- Erbliche Faktoren (familiärer Sprachschwächetypus und familiär bedingte Reifungsstörungen der Sprachanlage)
- anlagebedingte Sprachgestaltungsschwäche
- allgemeine körperliche Entwicklungsverzögerung (Entwicklungsrückstand).

Ursachen der Sprachentwicklungsbehinderung

- Apraxie oder Dyspraxie von Lippen oder Zunge

- globale Beeinträchtigung der Hirnreifung
- Rückstände in der statischen und allgemein-motorischen Reife
- taktil-kinästhetische und feinmotorische Störungen
- frühkindlicher Hirnschaden (minimale zerebrale Dysfunktion, isolierte zerebrale Bewegungsstörung der Mundmotorik, infantile Zerebralparese)
- Intelligenzmangel (geistige Behinderung)
- Teilleistungsschwächen im auditiven Bereich
- Teilleistungsschwächen im visuellen Bereich
- hochgradige Innenohrschwerhörigkeit und Taubheit beiderseits.

10.4 Ursachen der noch physiologischen Form der Sprachentwicklungsverzögerung

▶ Mangelnde sprachliche Anregung (Deprivationssyndrom)

Krankenhausaufenthalt, Heimunterbringung (Hospitalismus), fehlende feste Bindung an die Mutter (Berufstätigkeit der Mutter), mangelnde sprachliche Anforderung, Aufwachsen bei Schwerhörigen oder in Mehrsprachigkeit (Vater und Mutter gehören verschiedenen Sprachgruppen an), schlechtes Vorbild der Eltern.

Bei der **Deprivationsretardierung** unterscheidet man zwei Verhaltensweisen hinsichtlich der kommunikativen Beziehungen:

— Das Kind nimmt eine **positive** Haltung ein. Die **Prognose** der sprachlichen Entwicklung ist **gut**.

— Das Kind stellt sich zu den Bemühungen der Erwachsenen **negativ** ein. Es kommt zur völligen Ablehnung einer sozialen Annäherung. Die **Prognose** ist **ungünstiger**. Eine emotionale Beeinflussung muß in solchen Fällen der sprachlichen Therapie vorausgehen.

Zwillinge bleiben lange gegenseitige Gesprächspartner und orientieren sich gegenseitig an ihrer Babysprache.

Von Radio oder Fernsehen kann Sprache nicht erlernt werden. Nur direkte Kommunikation zwischen Erwachsenem und Kind fördert den Spracherwerb. Kinder mit Geschwistern daher benachteiligt.

Das Kind entnimmt akustischen Anregungen nur, was seiner Entwicklungsphase entspricht. Die sensorische Leistung eilt dabei der motorischen Leistung voraus.

▶ Unterdrückung der angeborenen Lateralität

Die Entwicklung der Dominanz einer Hirnhälfte und der Sprache laufen parallel. Ein Entwicklungsrückstand von Lateralität und Sprache ist Ausdruck einer **verzögerten Hirnreifung.**

Ein Zusammenhang zwischen Umerziehung linkshändiger Kinder im Vorschulalter und nachfolgender Störung der Sprachentwicklung wird vermutet (siehe auch S. 69).

▶ Mehrsprachigkeit (Plurilinguismus)

Ein intelligentes Kind kann infolge seiner Auffassungs- und Lernfähigkeit zwei Sprachen (Bilinguismus) oder mehrere Sprachen zugleich erlernen. Diese Fähigkeit endet nach der vollen Ausbildung der für die Sprachentwicklung zuständigen Hirnregionen, d. h. nach der Ausbildung der Lateralität. Mit der Pubertät erlischt die Fähigkeit, Sprache zu erlernen. Diese Tatsache ist von Bedeutung für die Erlernung der Sprache bei Gehörlosen und geistig Behinderten.

Bei sensiblen Kindern kann die sprachliche Zweigleisigkeit zu Störungen vor allem im **seelischen** Bereich führen. Sie bedeutet eine erhöhte Gefahr für das Entstehen einer verzögerten Sprachentwicklung mit Dysgrammatismus, Stammeln, eventuell Stottern. Es ist daher zu empfehlen, daß ein Kind zuerst seine Muttersprache bis zum freien Gebrauch von kleinen Mehrwortsätzen — also bis zum 4. Lebensjahr — erlernt, bevor es mit einer zweiten oder dritten Sprache intensiver bekannt gemacht wird. Der geeignetste Zeitpunkt für den Beginn der Erlernung einer Fremdsprache ist die 2. oder 3. Klasse der Normalschule.

Die zeitlich begrenzte Reduktion auf die Muttersprache hat einen **therapeutischen** Effekt.

▶ Erkrankungen der peripheren Sprechorgane

Submuköse Gaumenspalte, verkürztes Gaumensegel. Schwere Kiefer- und Zahnstellungsanomalien, Makroglossie. Vergrößerten

Gaumenmandeln oder einer Rachenmandelhyperplasie kommt nur im Rahmen einer allgemeinen Entwicklungsbehinderung eine Bedeutung zu. Bei starker Hyperplasie der Gaumenmandeln kloßige Sprache.

Erkrankungen der peripheren Sprechorgane werden spontan gut kompensiert.

Ein **verkürztes Zungenbändchen** ist **nie** Ursache einer Sprachentwicklungsverzögerung.

Lippen-Kiefer-Gaumen-Spalten sind häufig kombiniert mit zentralen Entwicklungshemmungen der Sprache.

▶ **Psychogene Faktoren**

- Eine größere Anzahl von Geschwistern kann den Sprechbeginn verzögern.

- Milieuschaden.

- Einzelkindsituation.

- **Konfliktsituationen** bei gestörter Beziehung zu Vater oder Mutter, Rivalität zwischen Geschwistern, Überforderung in sprachlicher und leistungsmäßiger Hinsicht, Erziehungsfehler. Oft erbliche oder enzephalopathische Disposition gleichzeitig vorhanden.

- **Neglektionsretardierung:** Vernachlässigte Kinder sind nicht mit pflegegeschädigten, deprivierten Kindern gleichzusetzen. Bei vernachlässigten Kindern handelt es sich um ein bestimmtes Milieu, in das die Kinder hineinwachsen, d. h. um eine sozial benachteiligte Gruppe. Man hat für die Kinder wenig Zeit, sie lernen früh, sich selbst zu helfen. Verhalten und Sprache werden durch die Gruppe geformt, d. h. durch die zu Banden zusammengeschlossenen Kinder und Jugendlichen.

- **Under-** oder **Overprotection** (Unter- oder Überbehütung). Bei der Hyperprotektionsretardierung werden alle Wünsche gegenüber dem Kind erfüllt, die Förderung der Sprachentwicklung wird überzogen. Ursache für beide Verhaltensweisen der Mutter kann sein: Unmöglichkeit, weitere Kinder zu bekommen; hohes Alter der Mutter bei der Geburt; vorausgegangenes schweres Leiden des Kindes; Ehekrisen; Tod des Vaters; Geltungsstreben der Mutter.

Gesunde Kinder leisten Widerstand, sie lassen sich nicht in zu hohem Maße verwöhnen. Es handelt sich daher bei der Hyperprotektionsretardierung um primär in ihrem Wesen geschädigte Kinder. Durch Überbehütung wird ein Auseinandersetzen mit der Umwelt erschwert; es besteht keine Möglichkeit, eigene Erfahrungen zu sammeln. Durch die Angst der Mutter selbst ängstlich, meidet das Kind den Kontakt mit der Umwelt.

● Störungen im **emotionalen** Bereich: Je nach Vitalität Unterscheidung von zwei Formenkreisen:

— Gehemmt mit Ängstlichkeit, Schüchternheit, Antriebsarmut, Unsicherheit, Passivität;
— Aggressivität mit Trotzreaktionen, Unbeständigkeit, krankhafte Unruhe.

Differentialdiagnose:

● **Elektiver Mutismus (freiwilliges Schweigen):** Psychogenes Verstummen nach bereits vollzogenem Spracherwerb.

Die meist seelisch empfindlichen Kinder machen vorübergehend infolge einer schweren Gemütshemmung von der Sprache keinen Gebrauch. Bei frühem Einsetzen wird der Eindruck einer verzögerten Sprachentwicklung erweckt.

Freiwilliges Flüstern ist eine als Stimmstörung erscheinende Sprechhemmung.

Therapie: Milieuwechsel, Korrektur der Erziehungsfehler, heilpädagogische Beratung.

● **Autismus** — siehe Seite 540

● **Kindliche Schizophrenie:** Knickartige Sprachentwicklungsstörung im 3. und 4. Lebensjahr. Sprache kann erlöschen = Aphrasie. Denkablaufstörungen, Modulationsverlust der Stimme. Siehe Seite 536.

▶ **Sehbehinderung**

Die visuelle Wahrnehmung erleichtert dem Kind das Erlernen der Artikulation, da es die Sprechbewegungen seines Gesprächspartners sehen und mit Hilfe kinästhetischer Rückkopplung nachahmen kann. Das Sehvermögen ist am lautsprachlichen Kommunikationsprozeß mit 30% beteiligt. Gleichzeitig mit den Sprechbewegungen prägen sich auch die sie begleitende Mimik und die Gebärden ein, die von einer normalen Sprachentwicklung nicht zu trennen sind. Ablesen vom Mund und das Erkennen der feindifferenzierten Mundbewegungen ist für die physiologische Entwicklung des Sprechens und der Sprache wichtig.

Farbbezeichnungen ab 4 Jahren.

Es besteht jedoch auch die Auffassung, daß Blindheit nur **indirekt** zu Sprachentwicklungsstörungen führe, da die Kinder infolge ängstlicher Abwehr oder mangelnder Förderung in ihrer Bewegung im Raum und dem Umgang mit Objekten eingeschränkt seien. Denn räumliche Orientierung, taktil-kinästhetisches und feinmotorisches Erfassen von Gegenständen seien am Aufbau der Aktivsprache und des Sprachverständnisses beteiligt.

Hirnorganische Schäden können in Kombination mit geistiger Behinderung gemeinsame Ursache für Seh- und Sprachstörungen sein.

Symptome:

— Bei akustisch ähnlich klingenden Phonembildungen fehlt die visuelle Kontrolle der Mundbewegungen als Diskriminationshilfe und Sprachverständnishilfe. Dadurch **Stammelfehler,** aber **keine** verzögerte Sprachentwicklung. Am häufigsten findet man einen Sigmatismus.

— m-n-Verwechslung.

— Sprachentwicklungsverzögerung nur **sekundär** bedingt als Folge des Verhaltens der sozialen Umwelt auf die Sehbehinderung; z. B. inadäquates Erziehungsverhalten wie Nichtbeachtung, Ablehnung, Überbehütung. Hierdurch Mange an Stimulation für nachahmendes Sprachverhalten.

Die **Therapie** unterscheidet sich nicht von der bei sehenden Kindern. Der Hör- und Tastsinn muß jedoch besonders geschult werden.

10.5 Ursachen der pathologischen Form der Sprachentwicklungsverzögerung

▶ **Erbliche Faktoren**

Der **familiäre Sprachschwächetypus** (Spätentwickler) stellt eine angeborene familiäre, d. h. meist erblich bedingte konstitutionelle

Minderung der sprachlichen und sprecherischen Begabung (**Sprachgestaltungsschwäche**) sowie eine Eigentümlichkeit der gesamten psycho-physischen Struktur der Persönlichkeit dar. Knaben sind doppelt so häufig wie Mädchen betroffen. Die **Erbanlage** kommt meist von der **väterlichen** Seite her.

In typischen Fällen äußert sich der Sprachschwächetyp in charakteristischer zeitlicher Reihenfolge:

— Verzögerter Sprecherwerb bis ins 3. und 4. Lebensjahr.

— Hartnäckiges Stammeln bis ins Schulalter.

— Dysgrammatismus, Lese-Rechtschreib-Schwäche.

— Poltern, eventuell Poltern-Stottern.

— Unmusikalität.

— Im Erwachsenenalter geringer Wortschatz und undifferenzierter sprachlicher Ausdruck. (Formulierungsschwäche, Unmusikalität).

Im Verhältnis zur Intelligenz schlechte schulische Leistungen in Lesen, Rechtschreiben (Legasthenie), Deutsch und Fremdsprachen.

▶ **Allgemeine körperliche Entwicklungsverzögerung**

Ursachen: Frühgeburt (Geburtsgewicht unter 2.500 g), Dyspepsie, Herzfehler und andere schwere Erkrankungen, stark vergrößerte Mandeln. Somatische und motorische Reifungsverzögerung: Sitzen, Gehen, Stehen werden später erlernt.

10.6 Ursachen der Sprachentwicklungsbehinderung

10.6.1 Apraxie oder Dyspraxie von Lippen und Zunge (siehe Seite 529)

10.6.2 Globale Beeinträchtigung der Hirnreifung

Sprachentwicklungsbehinderungen können durch eine meist **globale** Beeinträchtigung der Hirnreifung, selten durch eine **isolierte** Reifungsverzögerung des kortikalen sensomotorischen Sprachareals hervorgerufen werden. Ursache ist ein Ineinandergreifen von genetischen und umweltbedingten Ursachen.

10.6.3 Taktil-kinästhetische und feinmotorische Störungen

Saugschwäche und Saugungeschicklichkeit können *Frühsymptome* späterer artikulatorischer Sprachfehler sein. Durch Saugen werden Lippen und Zunge, durch Schlucken die Gaumenmuskulatur gekräftigt.

Die Entwicklung der *Feinmotorik* **(Finger-Motorik)** steht in engem Zusammenhang mit der Sprachentwicklung. Wenn die Entwicklung der Fingerbeweglichkeit der Altersnorm entspricht, so ist auch die Sprachentwicklung im Normbereich. Bleibt die Fingerbeweglichkeit zurück, dann auch die Sprachentwicklung.

Eine retardierte *Grobmotorik* braucht nicht mit einer Sprachentwicklungsbehinderung einherzugehen.

Weitere Symptome bei Störung des taktil-kinästhetischen Empfindens:

Asymmetrien bei gleichzeitigen Bewegungen auf beiden Seiten, Mitbewegungen, Verkrampfungen.

Ein sequentielles Bewegungsmuster kann nur wiederholt werden:

— Unter Verlust der körperlichen und räumlichen Präzision,
— mit Störung des flüssigen Zusammenspiels der verschiedenen Muskeln,
— bei gestörten Antizipationsleistungen,
— bei Absetzen zwischen den einzelnen Ausführungen,
— bei Fehlern in der Reihenfolge und Veränderungen des vorgegebenen Musters.

Folgen: Mangelnde Präzisierung der Artikulation. Durch die taktil-kinästhetische Störung Beeinträchtigung des inneren Mitartikulierens des Gehörten.

Anmerkung

Sensomotorische Störungen: Störungen der Wahrnehmungs-Handlungseinheit.

Folge: Veränderte Bewegungsverhaltensmuster.

Psychomotorik: Stimmungen, Gefühle, Affekte drücken sich in Haltung und Bewegung aus.

10.6.4 Frühkindlicher Hirnschaden

Definition: *Als frühkindliche Hirnschädigung bezeichnet man alle neurologischen und psychischen Defektsyndrome, die sich auf Störungen der Entwicklung und der Reifung des Gehirns zurückführen lassen.*

Die Sprache ist ontogenetisch und phylogenetisch die jüngste und höchste psycho-physische Leistung des Menschen. Sie ist daher gegenüber schädigenden Einflüssen auf das kindliche Nervensystem besonders anfällig. Die Reifung des Hirns ermöglicht Anpassungen und Kompensationen, so daß der Schaden später vielleicht klinisch schwer erfaßbar wird. Es liegen oft schwer diagnostizierbare mikrosymptomatische Enzephalopathien vor oder lokalisierte Schäden in der Nähe der kortikalen Sprachzentren (monosymptomatische Schädigungen der Sprachbahnen und Sprachzentren im motorischen und sensorischen Bereich). Die organischen Veränderungen schreiten später nicht mehr fort. Sie hinterlassen aber Defektheilungen mit motorischen, psychischen und intellektuellen Behinderungen.

Durch frühkindliche Hirnschäden hervorgerufene Krankheitsbilder:

a) **Minimale zerebrale Dysfunktion** (minimale zerebrale Bewegungsstörung: Es handelt sich um ein **Syndrom,** nicht um eine Diagnose.

Diese leichten Formen frühkindlicher Hirnschädigungen sind schwierig zu erfassen, da sie ohne äußerlich erkennbare Veränderungen der Grobmotorik einhergehen. Bei der neurologischen Untersuchung finden sich **keine** Ausfälle im Sinne einer **Lähmung.**

Obligatorische Symptome: Störung der Feinmotorik. Intelligenz normal.

Fakultative Symptome: Verzögerte Sprachentwicklung, Stottern, Dysarthrie, Perzeptionsstörungen, mangelhaftes Aufmerksamkeitsvermögen, geschwächte Merkfähigkeit, Verhaltensstörungen, diskrete neurologische Ausfälle (keine Lähmungen), eingeschränkte Zungen-Mund-Motorik.

Keine Epilepsie.

Mehrfachschädigungen: Sind mehrere Behinderungen gleichzeitig vorhanden, so führt die Kombination dieser Schädigungen zu einer Potenzierung der Behinderung, z.B. Körperbehinderung, Hörstörung, Sprachstörung und zerebrale Bewegungsstörungen. Das Ausmaß des Intelligenzpotentials entscheidet über die Sprachentwicklung und Bildungsfähigkeit solcher Kinder.

Ursachen frühkindlicher Hirnschädigungen (zentrale Läsionen pyramidaler, extrapyramidaler oder zerebellarer Gebiete):

— **Pränatale** (vor der Geburt) Schädigungen: Virale Infektionskrankheiten (Masern, Röteln, Toxoplasmose), Diabetes mellitus, Hyperthyreose, Nephropathien, chemische Faktoren (Medikamente, Alkohol, Nikotin), Uterusblutungen, intrauterine Mangelernährung.

— **Perinatale** (im Verlaufe der Geburt, d.h. bis zum 10. Tag danach) Schädigungen: Anoxie, Geburtstraumen, Blutgruppenunverträglichkeit mit Ikterus (Erythroblastosis foetalis infolge Rhesus-Inkompatibilität). Stark erniedrigte Apgarwerte.

Apgarindex = Asphyxieindex. Asphyxie = Erstickung infolge Sauerstoffverarmung des Blutes.

Der Apgarindex ist ein Punktsystem zur Vitalitätsbeurteilung des Neugeborenen. Atmung, Puls, Grundtonus, Aussehen und Reflexe werden mit je 2 Punkten bei normalem Befund bewertet (normal daher 10 Punkte). Die Beurteilung erfolgt 1, 5 und 10 Minuten nach der Geburt.

— **Postnatale** (nach der Geburt) Schädigungen: Meningitis, Enzephalitis, Schädeltraumen, Ernährungsstörungen.

Diagnostisches Vorgehen

- Neurologische Untersuchung (Erfassung subtiler neurologischer Befunde, da Mikrosymptomatik), EEG.
- Kinderpsychiatrische Untersuchung.
- Wahrnehmungsdiagnostik: visuell, auditiv.
- Motodiagnostik einschließlich Prüfung der Zungen-Mund-Motorik.
- Händigkeitsdiagnostik.

- Psychologische Diagnostik. Erfassen unterschiedlicher Leistungen bei den Subtests der Intelligenzprüfung; bei familiärem Schwachsinn gleichmäßig herabgesetzte Leistungen.
- Experimental-psychologische Tests: Benton-Test, Bender-Test, Marble-Board-Test.
- Erfassen retardierter normwidriger Motorik mittels des Oseretzky-Tests (für 4- bis 16jährige).
- Hörprüfung.
- Vestibularisprüfung.

Bei der minimalen zerebralen Dysfunktion *stützt sich die Diagnose* auf die Vorgeschichte, auf diskrete neurologische Symptome, den testpsychologischen Nachweis von Störungen insbesondere auf den Gebieten der Konzentration und der Sinneswahrnehmung, wie z. B. mangelndes Figur-Hintergrund-Unterscheidungsvermögen. Verdächtig sind daneben eine allgemeine motorische Unruhe, motorische Ungeschicklichkeit sowie eine Reihe typischer Verhaltensauffälligkeiten. Bei der Bestimmung des Intelligenzquotienten sieht man oft deutliche Diskrepanzen zwischen Verbal- und Handlungsteil; schlechteres Abschneiden im Handlungsteil. Beim Frostig-Test besonders große Schwierigkeiten bei der Figur-Grund-Wahrnehmung.

Therapie bei minimaler zerebraler Dysfunktion:

— Logopädisch; oft nicht erforderlich
— ergotherapeutisch
— mototherapeutisch (Schwimmen)
— Perzeptionstraining (z. B. visuell nach *Frostig*)

Prognose: Relativ gut. Bis zur Pubertät sind die verbalen Störungen verschwunden.

b) **Zerebrale Bewegungsstörungen** siehe S. 505.

c) **Intelligenzmangel** (geistige Behinderung) siehe S. 553.

10.6.5 Teilleistungsstörungen

Teilleistungsstörung oder Teilleistungsschwäche ist ein übergeordneter Begriff, unter den auch **Wahrnehmungsstörungen** fallen. Unter Teilleistungsstörungen versteht man die Minderentwicklung nur einer oder einzelner Teilfunktionssysteme des zentralen Nervensystems im Vergleich zu anderen sowie zu dessen gesamter Leistungsfähigkeit. Diese spezifischen organismischen Schwächen kommen bei hochintelligenten, durchschnittlich intelligenten und minderbegabten Kindern vor. Viele äußerlich erkennbare Lernstörungen sind Folge solcher Schwächen in **Wahrnehmung** (Perzeption), in Verstehen und **einsichtiger Verarbeitung** (Kognition) sowie in der **Sprache** oder in der **Motorik** und in produktiv-konstruktiven Leistungen.

10.6.5.1 Einteilung der Teilleistungsschwächen nach *Piaget* und *Affolter*.

Folgende **zentrale Wahrnehmungsstörungen** werden unterschieden:

— Zentrale **auditive** Störungen
— zentrale **visuelle** Störungen
— zentrale **taktil-kinästhetische** Störungen.

Die **Entwicklung** der auditiven, visuellen und taktil-kinästhetischen Prozesse verläuft nach *Piaget* und *Affolter* in 3 Stufen:

a) Die **modalitätsspezifische** Stufe umfaßt die Entwicklung innerhalb eines Sinnesgebietes, unabhängig von anderen Sinnesgebieten.

b) Auf der **Intermodalitätsstufe** beginnt der Austausch von Informationen zwischen den Sinnesbereichen.

c) Auf der **Serialstufe** erfolgt die sequentielle Integration, d.h. die Aufnahme und das Einhalten vorgegebener Reihenfolgen.

Stufe a) muß entwickelt und intakt sein, damit Stufe b) erlernt werden kann usw.

10.6.5.2 **Symptome** bei Störungen der **zentralen auditiven Wahrnehmung** auf den 3 Wahrnehmungsstufen

a) **Modalitätsspezifische Stufe:** Störung des Merkens auf einen akustischen Reiz (Innehalten bei einer Tätigkeit). Störung des Lauschverhaltens (Verweilen bei einem akustischen Reiz).

b) **Intermodalitätsstufe:** Störung der Koordination, z.B. des akustischen mit dem visuellen Sinnesgebiet. Keine Zuwendung zu einer Schallquelle.

Inwieweit Übereinstimmung mit der akustischen Agnosie besteht, ist nicht geklärt (siehe S. 273).

c) **Seriale Stufe:** Eine sukzessiv angebotene Reihe von Reizen kann nicht wahrgenommen bzw. integriert werden. Bei einer Tätigkeitsfolge A-B-C kann das Kind nicht voraussehen, welche Tätigkeit nach A und welche nach B kommt.

Eine Störung auf der serialen Stufe geht mit einer **Sprachentwicklungsverzögerung** einher.

Kritik der Einteilung von *Piaget* und *Affolter:*

Mangel dieser Einteilung ist das Fehlen der Berücksichtigung des

— Produktionsapparates; der Abrufsysteme im Gedächtnisbereich; sowie der
— Aktivierungssysteme, der Aufmerksamkeitslenkung und der Gedächtnissteuerung.

Es gibt z. B. viele konstruktive Dyspraxien trotz intakter visueller und körperschematischer Form- und Raumlagewahrnehmung; weiterhin zahllose motorische-produktive-expressive Sprachstörungen bei intaktem Wahrnehmungsapparat.

Bei Gedächtnisprozessen (Kurzspeicherverfügbarkeit) unterscheiden sich Input-Prozesse (Einspeicherung) ganz deutlich von Output-Prozessen (Abruf).

10.6.5.3 Einteilung der Teilleistungsschwächen nach *Graichen*

I. *Strukturelle* Teilleistungsschwächen:

1. Störung der Aufnahme, Analyse, Speicherung:

a) Störung der intramodalen Aufnahme
b) Störung der intermodalen Aufnahme
c) Störung der supramodalen Integration.

2. Störung der Programmierung, Regulation, Ausführung von Aktivitäten:

a) Störung der Zielantizipation mit Erfolgsregulation
b) Störung der Zeitteilung und Programmantizipation
c) Störung der Ausführung und Verlaufsregulation der körperkoordinierten sowie zeitlich-sequentiellen, kinästhetischen und taktilen, räumlich und kraftmäßig integrierten Ablaufmuster.

II. *Funktionale* Teilleistungsschwächen:

Störung der momentanen, in einer Dimension wichtig/unwichtig oder reizintensiv/reizschwach ausbalancierten Regulation von Tonus, Aktivierung, Bewußtheit mit

a) Störung der innerorganismischen Stoffwechsel- und Hormonregulation
b) Störung der Signale aus dem Umwelt- und dem körperlichen Erleben (Orientierungsreaktionen; Gedächtnissteuerung)
c) Störung von Plänen, Absichten, Vorsätzen, Programmen, Wertungen mit (inner)sprachlicher Steuerung und deren Integration.

III. *Interhemisphärische* Teilleistungsschwächen:

Störung der partnerschaftlichen Funktionsaufteilung zwischen den beiden Hirnhemisphären.

10.6.5.4 Einteilung der auditiven Teilleistungsstörungen im Hinblick auf die **Verursachung** von **Sprachentwicklungsbehinderungen** in Anlehnung an die Einteilung von *Graichen*

Ursachen: Zentrale Schäden (frühkindlicher Hirnschaden), Hirnreifungsverzögerung; geburtsbedingte, erbliche, neuropsychologische, anlagebedingte Schäden. Grobfehlerhaftes Lernangebot auf frühen Entwicklungsstufen, das ebenfalls den morphologischen und funktionalen Aufbau des zentralen Nervensystems beeinflußt. Nicht erkennbare Verursachungsmomente.

I. **Strukturelle Teilleistungsschwächen**

Beim Vergleich der gehörten mit den gespeicherten Strukturen kann nicht zwischen richtig und falsch unterschieden werden. Die Folge ist eine Diskriminations- und Klassifikationsschwäche.

1. Störung der Aufnahme, Analyse, Speicherung.

a) Störung der **intramodalen** Aufnahme:

• Störung des **auditiven Lernens.** Trotz normalen Gehörs Schwierigkeiten bei der Interpretation von Geräuschen oder Lauten. Störung der Schallokalisation (= **akustische Agnosie** siehe Seite 273); verkürzte Aufmerksamkeitsspanne; Störung der auditiven Aufmerksamkeit (gehört auch in die funktionalen Teilleistungsschwächen); Reizintensitätsbeurteilung (Amplituden) ist gestört; extrem bei vielen Autisten.

● Störung des **auditiv-verbalen Verständnisses** (= **verbale Agnosie**). Geräusche können interpretiert werden, Wörter oder Sprachlaute nicht.

● Störung der **phonematischen Analyse.** Die Verständnisstörung ist nur auf einzelne Sprachlaute, meist wenige Konsonanten beschränkt (= **partielle Lautagnosie**). Die Sprachklänge werden zwar gehört, sie können aber schlecht in ihren phonematischen Klanggestalten unterschieden werden. Betroffen sind klangverwandte und nach dem Bildungsmechanismus ähnliche Sprachlaute. Die Folge ist eine Verlangsamung der Spracherfassung mit auditiven Verwechslungen. Keine Selbstkorrektur über das Gehör möglich. Rechtschreibschwierigkeiten.

Differentialdiagnose: Stammeln.

● Störung des **auditiven Ultra-Kurzspeichers** mit vermindertem zeitlichem Auflösungsvermögen für die im Klangspektrum sich überlappenden raschen Phonemfolgen.

Die Störung der **intermodalen** Aufnahme kann sich auf folgende *Teilbereiche* beschränken:

● Störung des Erkennens **auditiver Sequenzen.**

Einzelne Laute oder Wörter können nicht in der richtigen Reihenfolge gehört werden. Ihre Bedeutung ist daher unklar, obwohl die einzelnen Laute oder Wörter richtig gehört werden.

Folgen: Verdrehung von Lauten innerhalb eines Wortes: Anemone — Amenone. Austauschung von Vorsilben, Vertauschung von Wortteilen: Bootshaus — Hausboot.

Anmerkung: Verdrehungen von Lauten innerhalb eines Wortes sind meist jedoch Folge einer Produktionsstörung. Prüfung daher erforderlich, ob wirklich bereits die Erfassung unsicher ist oder erst die aktive Verwendung.

● Störung der **auditiven Ergänzung** (= fehlende Verzerrungsresistenz).

Fehlende Laute, Wortteile oder Wörter können nicht aufgrund inhaltlicher Anhaltspunkte ergänzt werden.

Folgen: Schnell sprechende oder beim Sprechen den Mund verdeckende oder beim Sprechen kauende Menschen werden nicht verstanden.

- Störung der **syntaktischen Analyse.**

Folgen: Normalerweise erfolgt eine syntaktische Analyse (Beziehungen zwischen Wörtern in einem Satz) nach der Subjekt-Prädikat-Objekt-Regel. Bei Störung der syntaktischen Analyse z. B. Verwechslung von Subjekt und Objekt oder Analyse aller Sätze nach der Subjekt-Prädikat-Objekt-Regel.

- Störung der **semantischen Analyse.**

Folgen: Störung der exakten **Diskrimination** (auditiven Segmentation) der aneinander gereihten Wörter eines Satzes oder der Beziehungen zwischen Wortkomponenten und dem gesamten Wort.

Beispiel: Blumentopferde — Blumento-Pferde.

— Störung der **Differenzierung** semantischer Bedeutungsmerkmale.

Beispiel: Tiger, Löwe; Gabel, Messer.

— Störung des **Symbolisierungsprozesses** oder der Transformation.

b) **Störung der intermodalen Kodierung.**

Intramodale Informationen können nicht zu Blöcken zusammengeschlossen werden.
Beispiel: Der Begriff Vogel beinhaltet auditive Aufnahme (zwitschern), visuelle Aufnahme (Aussehen), taktile Empfindung (leicht).

- Störung der **multidimensionalen Verankerung.**

Folge: Entfremdung des Wortsinns. Eine intramodale, auditive Analyse ist möglich, jedoch kein Zusammenschluß und damit keine mehrdimensionale Rückmeldung; z.B. gleichzeitiges Achten auf die auditive Wahrnehmung und die motorisch-kinästhetische Steuerung beim Sprechen.

- Störung bei der **Verknüpfung linguistischer Ebenen.**

Folgen: Störung der Fähigkeit, einzelne Sprachelemente zu stabilen Sequenzen zu verbinden, z. B. aus Einzellauten ein Wort zu bilden, oder das Herstellen von Verbindungen zwischen Artikel und Substantiv.

— Störung der Verknüpfung der syntaktischen Ebene mit der semantischen Ebene (= *Dysgrammatismus*).

— Störung der Fähigkeit, Verknüpfungen zwischen semantischem Feld und artikulatorischem Muster herzustellen (= *Wortfindungsstörung*).

— Mangelnde Fähigkeit, gemachte Erfahrungen mit dem zugehörigen Begriff zu verbinden.

c) **Störung der simultanen Stabilisierung und supramodalen Integration.**

Zwei oder mehrere intramodale Kode-Systeme können nicht gleichzeitig aufgenommen und abgerufen werden; z. B. Größe von Gefäßen und Menge in *Piagets* Umfüllversuchen; oder sprachliche und gleichzeitig mathematische Handlungen.

- Störung der **simultanen Analyse.**

Folge: Zwei auditive Informationen können nicht gleichzeitig aufgenommen und analysiert werden; z. B. ein Gespräch und das Geräusch eines näherkommenden Autos. Relevante Informationen können daher nicht von Nebengeräuschen unterschieden werden. Somit gestörte Diskrimination von Figur und Hintergrund im auditiven Bereich.

Anmerkung: Die Simultanagnosien und die Minderung der Kapazität zur Simultanbeobachtung mehrerer Merkmalsdimensionen ist eigentlich eine Aufmerksamkeitsstörung, wahrscheinlich infolge Thalamusschwäche.

- Störung der **simultanen Produktion** bzw. der Simultanregelung verschiedener Modalitäten.

Folge: Gleichzeitiges Sprechen und Klatschen oder Vorlesen und gleichzeitiges Sinnverständnis des Gelesenen sind nicht möglich.

2. Störung der Programmierung, Regulation und Ausführung von Aktivitäten.

a) Störung des **Entwurfs** eines **Sprachzieles.**

Notwendig ist eine Antizipation der erforderlichen sprachlichen Vorstellung.

b) Störung des **Sprachentwurfs.**

- Störung der **semantischen Kodierung** (= vokabular-spezifische Störung oder Wortfindungsstörung).

Schwierigkeiten bereitet vor einer sprachlichen Äußerung das Herausfinden der notwendigen Begriffe aus der semantischen Ebene. Meist kombiniert mit Formulierungsschwäche. Da das Sprachverständnis intakt ist, versuchen die Kinder, ihre Fehler durch Nicht-Sprechen zu vermeiden, oder verwenden Zeichen und Gebärden; oft wird ein zu dem Gegenstand gehörender Laut produziert. Das Nachsprechen ist intakt.

- Störung der **morphologischen** und **syntaktischen Kodierung.**

Folge: Schwierigkeiten beim Aufbau des Sprachentwurfs nach den Regeln der Wort- und Satzlehre.

- Störung der **artikulo-motorischen Kodierung.**

Folge: Bei überleichter Auslösbarkeit der motorischen Produktion Versprechen, Wortverdrehungen, Silben- und Lautvertauschungen.

- Störung der **Zeitteilung.**

Folge: Schwierigkeiten bei der Festlegung der Reihenfolge der Wörter. Es kommt zu Satzunterbrechungen und Wortwiederholungen.

- Störung der Übermittlung der gedanklich konzipierten Information im Bewegungsmuster bei korrektem Sprachentwurf. Wird auch als **Dyspraxie** bezeichnet.

- Störung der **Sprachflüssigkeit.**

Folge: Unterbrechungsvorgänge, Nichteinhalten von Sprechpausen. Schwierigkeiten beim Aussprechen von komplexen Konsonantenverbindungen.

II. Funktionale Teilleistungsschwächen

a) Reize der Umwelt können nicht als **wichtig** oder **unwichtig** (intensiv oder schwach) empfunden werden. Die Folge sind Reizüberflutung, Ablenkbarkeit, Abschweifen, programmfremde Nebenaktivitäten, mangelnde Konzentration mit Störung der Oberprogrammsteuerung; Störungen der Reizintensitätswirkung in der Erzeugung von Orientierungsreaktionen.

b) Reize der Umwelt und eigene Aktivitäten werden nur **ungenügend** mit dem Repertoire an Bekanntem **verglichen;** Folge ist mangelnde Habituierung bei wiederkehrenden Erlebnissen, Stereotypien usw.

c) Störung des unmittelbaren **Behaltens** (Störung der Hörgedächtnisspanne = des Kurzspeichers).

— Zu wenige Einheiten
— Filterschwäche gegenüber programmfremden Intrusionen.
— Anfälligkeit gegen Perseverationen (ungenügende Lösung nach Verarbeitung).

Folge: Leistungsdefizit des Kurzspeichers, d.h.

— Am Ende eines Satzes ist der Satzanfang nicht mehr im Gedächtnis.
— Die Inhalte werden von programmfremden Eindrücken oder eigenen Aktivitäten herausgeworfen (Ablenkbarkeit, schweifendes, ruheloses Denken).
— Elemente aus vorausgegangener Tätigkeit mengen sich unter die momentane Verarbeitung.

d) Störung der **Langzeiteinspeicherung.**

Die in den Kurzspeicher aufgenommene intramodale Einheit muß in den multidimensionalen Langzeitspeicher überführt werden durch einen Stabilisierungsprozeß, entweder über

— bewußt-willkürliche Wiederholungen (rehearsals)
— oft wiederholte Darbietung (Kindergarten-Verse) oder
— emotional-affektive Valenz (Nicht-aus-dem-Sinn-gehen).

10.6.5.5 Einteilung der auditiven Teilleistungsstörungen nach klinischen Gesichtspunkten (vereinfachte Einteilung)

— Störung der auditiven Aufmerksamkeit (Konzentration)

- Störung der auditiven Merkfähigkeit (auditive Gedächtnisspanne, Kurzzeitgedächtnis für Schallvorgänge)
- Störung des Analysierens von Klanggestalten sowie des Synthetisierens von Einzellauten
- Störung des Differenzierens von Klanggestalten (Phonem-Diskrimination)
- Störung der Beziehung zwischen Klangbild und Bedeutung (Sinnbezug, Begriffsdifferenzierung, Wortfeld)
- Störung der Wahrnehmung der richtigen Lautfolge
- Störung des Richtungshörens
- Störung der Trennung von Nutzschall und Hintergrundschall.

10.6.5.6 Teilleistungsstörungen im visuellen Bereich

Zentral-visuelle Wahrnehmungsstörungen (Perzeptionsstörungen) äußern sich in:

- Störungen des visuellen Kurzzeitgedächtnisses
- Störungen der Stereognosie (Links-rechts-Diskriminierung und visuelle räumliche Integration)
- Störungen des visuellen Sequenzgedächtnisses
- Störung der Figur-Grund-Wahrnehmung
- Störungen der Wahrnehmungskonstanz
- Störungen der visuo-motorischen Koordination.

Visuelle Perzeptionsstörungen zeigen sich bei durchschnittlich, über- und unterdurchschnittlich intelligenten Kindern. Gerade bei überdurchschnittlich intelligenten Kindern kommen in Zusammenhang mit den häufig isoliert auftretenden Perzeptionsstörungen in einem oder mehreren der fünf Wahrnehmungsbereiche auffallend **unausgeglichene Intelligenzprofile** vor. Nicht-verbale Untersuchungstests bereiten besondere Schwierigkeiten, da zu deren Lösung meist visuell-perzeptive Fähigkeiten vorausgesetzt werden.

Bei visuell-perzeptiv gestörten Kindern häufig Rechts-links-Diskriminierungsstörungen. Zusätzliche Untersuchung der Handdominanz ist daher erforderlich. Häufig gleichzeitig Störungen der sensomotorischen Funktionen, der Fein- und Grobmotorik. Der Entwicklungszustand der Psychomotorik muß daher genau ermittelt werden.

10.6.6 Hochgradige Innenohrschwerhörigkeit und Taubheit beiderseits

10.6.6.1 Entwicklung des Hörvermögens

Reaktionen auf akustische Signale spätestens ab dem 7. **Fetalmonat.** Im Alter von 2 Tagen richten Neugeborene die Augen auf wechselnde Tonquellen. Um die 6. Lebenswoche reagiert der Säugling auf akustische Reize mit Zappelbewegungen. Ab dem 3. bis 4. Lebensmonat beginnt der Säugling, seinen Kopf einer **Schallquelle zuzuwenden.** Das Kind lernt, daß etwas, was klingt, auch gesehen werden kann (intermodale Entwicklung). Ab dem 6. Lebensmonat faßt das Kind nicht nur nach einer Glocke, sondern läutet sie (seriale Integrationsentwicklung mit umfangreicheren Handlungsabläufen).

Frühe stimmliche und vorsprachliche Lautäußerungen schwerhöriger oder tauber Kinder **ähneln** denen Normalhörender. **Erste Lallperiode vorhanden. Zweite Lallperiode** im 6. bis 9. Monat mit Reduktion der zufällig entstandenen Urlaute auf das typische Lautsystem der Muttersprache **fehlt.**

Aufgrund optischer Beobachtung und durch Nachahmung können Lautgebilde wie „Papa" und „Mama" hervorgebracht werden **(Carpenter-**Effekt). Entsprechende Bewegungsmodelle für diese Lautprodukte sind durch den Saugakt vorgebildet. Verstummen gegen Ende des 2. Lebensjahrs, da akustische Wahrnehmung der eigenen Schalläußerungen als spezifischer Anreiz für neue vermehrte Lautprodukte fehlt. Intaktes Gehör ist auch Voraussetzung für die geistige und intellektuelle Entfaltung (innere Sprache = Denkhilfe und Bewußtseinsstütze).

Bis zu einem Hörverlust von **30** dB im Tonschwellenaudiogramm treten **keine Störungen** der Sprache auf. Bei mehr als 30 dB Hörverlust im Sprachbereich (500 bis 3000 Hz) verlangsamte Sprachentwicklung und Lautfehlbildungen.

Bei Hörresten unterhalb von **70** dB **keine Sprachentwicklung** mehr möglich (siehe Abb. 32, Seite 109).

Eine Hörstörung muß vor der sprachsensiblen Phase — also im Alter von 6—12 Monaten — erkannt werden, da sonst der günstigste Zeitpunkt für die Sprachentwicklung verstrichen ist. Für die Sprachentwicklung entscheidend ist das Hörvermögen auf dem besseren Ohr im Bereich der Hauptsprachfrequenzen (500—3000 Hz).

Einseitige Taubheit hat keine Auswirkungen auf die Sprachentwicklung.

Für die normale Perzeption der Sprache sind drei Sinne notwendig: Akustischer, visueller Sinn und Gefühlseindruck (Lagegefühl der Zunge, Berührungsempfindlichkeit der Zunge und damit verbundener Ortssinn).

10.6.6.2 Schwerhörigensprache

Bei einer **Schalleitungsschwerhörigkeit keine** Sprachveränderungen — trotz großer Hörverluste. Die Sprache wird quantitativ schwächer, aber **qualitativ gut** gehört. Das Hören erfolgt über Knochenleitung. Die Eigensprache wird dabei als nasaler empfunden. Daher Korrekturversuch durch stärkere Kontraktion des weichen Gaumens; dies führt zum Auftreten eines leichten **geschlossenen Näselns** mit **Verschiebung der Artikulation nach hinten.** Die Stimme klingt zu tief und zu leise.

Bei der **Innenohrschwerhörigkeit** wird die Sprache nicht nur quantitativ schwächer, sondern auch **qualitativ anders** gehört.

Symptome

Veränderung der Sprachgestaltung

Die Sprache bleibt lange **agrammatisch,** da die Kinder nur einige Wörter aus einem Satz verstehen. Schwerhörige müssen daher lernen, **Mundbewegungen** bei der Aussprache von Wörtern und Sätzen global zu erfassen.

— Seltenere Verwendung von Adjektiven, Präpositionen, Konjunktionen, Pronomen und Hilfsverben. Substantive und Artikel werden übermäßig oft gebraucht.

— Unsicherheiten bei der Wortbeugung und Wortfolge.

— Vereinfachungen und Abweichungen der syntaktischen Strukturen (fehlerhafte Kombination von Wörtern). Verwendung einfacher und unvollständiger Sätze. Telegrammartige Sprechweise. Einfache Aussagesätze werden bevorzugt; sie stehen beziehungslos nebeneinander. Auslassen unbetonter Silben.

— Der Wortschatz ist begrenzt, die Wortwahl teilweise falsch.

— Störungen des **Sprachverständnisses:** Eine wesentliche Eigenschaft des Hörsinnes ist die Fähigkeit zur Informationsauswahl. Beim fortlaufenden Sprechen wird ein Informationsgehalt von 100.000 bit (Einheit der Informationsmenge) pro Sekunde ausgesandt. Das Bewußtsein kann nur 50 bit/sec verarbeiten. Eine der Aufgaben der Hörwahrnehmung besteht in einer Reduktion des Informationszustromes auf die Informationen, die für die Sinnentnahme wesentlich sind.

— **Mangelhaftes Erfassen von Beziehungsbedeutung.** Besonders emotionale Wortinhalte sind verändert. Die sprachlichen Auffassungsschwierigkeiten zeigen sich sowohl bei einer Sinnentnahme aus laut- wie aus schriftsprachlichen Informationen. Der Grund hierfür liegt in dem unzureichenden Erfassen der sachlichen Beziehungszusammenhänge bei der Sinnentnahme aus Texten infolge mangelhafter Perzeption oder Kenntnis der verschiedenen syntaktisch-grammatischen Fügungsmittel und der durch sie getragenen Inhalte. Da Wortwendungen, Vorsilben und unbetonte kleine Wörter (z. B. Präpositionen) nicht aufgefaßt werden, bleiben wesentliche Beziehungen zwischen den Wörtern unberücksichtigt. Eine ungenügende Wortdifferenzierung läßt den Inhalt eines Satzes nicht erfassen, da die intendierte Bedeutung eines Wortes nicht bekannt ist. Schwierigkeiten bei der Sinnentnahme unanschaulicher Sachverhalte aus sprachlichen Darstellungen.

Veränderungen des Sprechens bei Innenohrschwerhörigkeit

● Veränderungen der **Artikulation:** Verschluß- und Reibelaute werden unzureichend oder überhaupt nicht gebildet, offenes Näseln. Konsonanten werden gegenüber Vokalen zeitlich hervorgehoben. Bei Hochtonverlusten um c^5 Störung des Vokales i, dessen Hauptformant zwischen 3000 und 4000 Hz liegt, und des Vokales e, dessen Hauptformant zwischen 2000 und 3000 Hz liegt.

A klingt wie o, e wie ö, i wie ü. Die Nebenformanten von i, e, a liegen unterhalb von 1000 Hz. Daher klingen bei Innenohrschwerhörigkeiten, die bis 1000 Hz hinunterreichen, die Vokale i, e, a wie dumpfes o.

Wegen der tiefen Lage der Hauptformanten bei o und u können Sängerinnen in hohen Lagen kein o oder u singen.

- Veränderungen der **sprechmelodischen Akzentuierung:** Veränderung der Sprachakzente, verlangsamte Sprechdauer eines Satzes (dreimal so lang wie bei Normalhörigen), verwaschene Sprache, Monorhythmie.

Dynamische und zeitliche Akzentuierung erfolgen ohne Beziehung zum Inhalt des Gesprochenen. Konsonanten werden gegenüber Vokalen zeitlich hervorgehoben.

Ein sprechdynamischer Abglitt von der betonten zur unbetonten Silbe ist kaum wahrzunehmen; stattdessen werden Anfangs- und Endsilbe eines Satzes betont. Sprechpausen innerhalb der Wörter sind länger als die Pausen zwischen den Sätzen. Der Ausdrucksgehalt der Sprechweise wirkt unsympathisch und abstoßend. Verlagerung der Wortakzente auf unrichtige Stellen.

- **Rhythmus- und Atemstörungen**

- **Veränderungen der Stimme:** Mittlere Sprechstimmlage zu hoch, Stimme zu laut, monoton, Monodynamie, plötzlicher Registerwechsel vom Brust- zum Kopfregister.

Symptome bei Eintritt der Schwerhörigkeit im Erwachsenenalter

Kein Verfall der bestehenden Sprachfähigkeit. Das akustische Erinnerungsvermögen für die Sprachlaute nimmt jedoch ab, oder es werden falsche (fehlgehörte) Informationen gespeichert. Die S-Laute klingen stumpf, werden durch t ersetzt oder ausgelassen. Vorderes ch kann durch das hintere ch ersetzt werden, f durch w. Entstellung der Sprachakzente.

10.6.6.3 Gehörlosensprache

Von Geburt an taube Kinder wurden früher als „Taubstumme" bezeichnet. Jetzt hat sich der Begriff **„Gehörlose"** durchgesetzt, obwohl diese Kinder auch im Erwachsenenalter sprachauffällig und sprachbehindert bleiben. Es wird daher auch das Wort „Hörgeschädigte" verwendet. Eine korrekte Formulierung gibt es bisher nicht.

Stimmliche Unterschiede zwischen hörenden und tauben Kindern **können** sich schon während der **ersten Lallphase** bemerkbar machen. Die Stimme hat bei tauben Kindern keine natürliche Modulation und nicht den natürlichen Klang. Diese Kinder lallen weniger, dem Lallen fehlt der regelmäßige Rhythmus.

Das gehörlose Kleinkind entwickelt von sich aus individuelle, symbolhafte Zeichen, sogenannte **Gebärden,** um seine Wünsche auszudrücken. Diese werden von den Bezugspersonen — falls sie nicht selbst gehörlos sind — nicht verstanden.

- **Störungen der Artikulation:** Die Artikulation wird mit übertriebener Kraft ausgeführt, übertriebene Lippenkontraktionen. Artikulationszeit der einzelnen Laute verlängert. Häufig vorhandenes Näseln resultiert aus der Verlangsamung des Sprechtempos (ebenso wie beim Normalhörenden). Falsche Artikulationsmuster der Zunge. Übermäßiges Öffnen des Mundes.

Bei Tauben höhere Grundtöne und ein Überlappen der einzelnen Vokalbezirke; nur 32% der Vokale können daher vom Hörer richtig identifiziert werden. Starres Festhalten an den Artikulationsmustern wegen verstärkter propriozeptiver Kontrolle.

Richtige Artikulation von u und i (Vokale der extremen Stellungen) sowie von a.

O und e werden undeutlich artikuliert. Die akustische Zusammensetzung aller Vokale weicht von der Norm ab, da Gehörlose mit größeren Hörresten die Laute anders hören und sie deshalb auch anders bilden. U und i, die den unteren Formanten gemeinsam haben, nähern sich klangmäßig, so daß u wie ü klingt. Die Explosivlaute werden gut gebildet. Die Aussprache der Zischlaute ist oft unscharf und addental. Besonders S-Laute sind stark gestört. Hart, verlängert und grob sind die Vibrationen des R-Lautes.

- **Veränderte Sprachakzente:** Artikulatorische, rhythmische, dynamische und melodische Verzerrung. Zwecklose Stimmlaute, Grunzen, Schnalzen, Räuspern.

Die Sprache klingt unmelodisch. Eine verlangsamte Artikulation beeinträchtigt das Sprechtempo. Die veränderten Sprachakzente stören die Verständlichkeit der Sprache der Gehörlosen mehr als die schlechte Artikulation. Die Bewegungen der Höhe und der Stärke der Stimme sind gleichlaufend. Die Melodieschwankungen der Silben und Wörter sind größer als beim Normalhörenden. Keine Monotonie.

- **Stimmveränderungen:** Wechselnde, vorübergehend zu große Lautstärke, zu hohe Stimmlage, beschränkte Modulationsfähigkeit. Kein Unterschied in der Stimmführung in den ersten Lebensmonaten. Noch beim Kleinkind zeigen die positiven, mit Lachen verbundenen Gefühlsäußerungen keine Abweichungen; sie sind jedoch bei Intonation der negativen oder komplizierteren emotionellen Kundgebungen vorhanden. Eventuell veränderte Stimme beim Weinen (schrille Stimme) sowie kürzere und weniger intensive Lallmonologe.

Mutation verlängert; manchmal bleibende Fistelstimme, da das akustische Vorbild der tiefen Männerstimme und die akustische Selbstkontrolle fehlen.

Unvollständiger Stimmlippenschluß oder krampfhaftes Zusammenpressen der Stimmlippen. Harte Stimmeinsätze; die Folge sind Stimmlippenknötchen, Epithelverdickungen oder schließlich eine hypofunktionelle Dysphonie.

Bei langem Phonieren eines Vokals Absinken der Stimme. Bei Gehörlosen ist eine Kontrolle der Stimme nur durch Vibrations- und Körperempfindungen möglich.

- **Veränderungen der Sprechatmung:** Schnaufende Atmung, seufzerartige Atemzüge, Schnalzen, Rülpsen, Unterbrechungen der Ausatmung. Im Augenblick des Sprechbeginns fehlt der physiologische Asynchronismus der Bauch- und Brustatmung.

Normalerweise setzt die Bauchausatmung ein, während die Brusteinatmung noch zunimmt. Die Bewegungen beider Zwerchfellhälften sind bei Gehörlosen unkoordiniert und unrhythmisch. Tachypnoe, Polypnoe.

- **Sprachliche Beeinträchtigung** der Gehörlosen: Kommunikative Situationen für den Gehörlosen nur schwer einzuschätzen; daher leicht Vergreifen in den sprachlichen Mitteln. Dem Gehörlosen fehlen überindividuelle, sprachbestimmte Orientierungsdaten, die das Zusammenleben der Menschen beeinflussen. Völlige Beseitigung des sprachlichen Mangelzustandes nicht möglich.

— Beeinträchtigung der Sprachkapazität.

— Auslassung von Zeitwörtern, Verwechslung der Wortordnung. Reduktion der Umstands- und Fürworter, Einschränkung in der

Verwendung der Worttypen, hauptsächliche Benutzung von Substantiven.

● **Psychische Folgen:** Flache, lückenhafte Welt, abnorme Reaktionen oder Verhaltensweisen, mehr extro- als introvertierte Verhaltensstörungen. Aggressionen der Hörgeschädigten werden durch erhöhtes Bedürfnis nach Verteidigungsmechanismen erklärt.

Abstrakte Begriffe fehlen oder werden erschwert gelernt. Seelische Entwicklung eingeschränkt.

Veränderung der Sprache bei Spätertaubung

Bei Ertaubung bis zum 7. Lebensjahr geht die Sprache wieder verloren. Nach Eintritt der Ertaubung verschwinden aus den Sprachlauten zuerst die hohen Teiltöne, wodurch die Sprache eine besondere dunkle Färbung erhält. Später Veränderung der Artikulation und der Sprachakzente.

10.6.6.4 Differentialdiagnose hörbedingter Sprachstörungen

Geistige Behinderung, Verhaltensstörung.

10.7 Diagnostik bei verzögerter Sprachentwicklung

10.7.1 Logopädische und psychologische Untersuchung

Die Diagnostik gliedert sich in:

— Logopädische Untersuchungsverfahren und

— psychologische Untersuchungsmethoden.

Bei den logopädischen Untersuchungsverfahren handelt es sich um informelle Prüfungen ohne testatische Absicherung.

Trotz zahlreicher Testverfahren behält die Beurteilung sprachlicher Leistungen durch den erfahrenen Logopäden weiterhin ihren Wert. In der Spontansprache erkennt man die *Performance* (Sprachverwendung); die *Kompetenz* (der Sprachbesitz) ist jedoch nur mit gezielten Tests zu erfassen.

Therapiediagnostik: Ergebnisse der Erstuntersuchung müssen häufig an weiteren Tagen hinsichtlich des Interaktions-, Anpassungs- und Spielverhaltens ergänzt werden. Man erhält hierdurch zusätzliche Hinweise auf das Vorliegen von Hirnfunktionsstörungen.

● **Anamnese**

Die Anamnese sollte nach folgenden Gesichtspunkten aufgebaut werden:

— **Eigenanamnese:** Wievieltes Kind, Geschwister, Krankheiten der Mutter während der Gravidität (Röteln), Schwangerschaftsverlauf, Geburtsverlauf (Frühgeburt, mechanische Schäden, Asphyxie), Rh-Inkompatibilität, Saugschwierigkeiten, Sprechenlernen von Wörtern und Sätzen, körperliche und motorische Entwicklung (sitzen, kriechen, stehen, gehenlernen), Kindergartenbesuch, Krankenhausaufenthalte, Krankheiten (Unfälle, Krämpfe, Meningitis, Enzephalitis), Konzentration, Handdominanz, allgemeines Verhalten.

— **Familienanamnese:** Geburtsjahr und Alter der Mutter bei der Geburt, Sprachentwicklung von Eltern und Geschwistern, Sprachstörungen in der Familie, Familienverhältnisse (Beruf der Eltern, Wirtschaftslage, Erziehung), Verhalten der Eltern gegenüber der Sprachstörung; wurde krankengymnastische Behandlung durchgeführt?

● **Untersuchung des Lautbestandes** (siehe auch bei Stammeln Seite 236).

Möhringsche Lauttreppe. Lautstreifen nach *Lüking,* Lautprüfbogen für Stammler der Deutschen Gesellschaft für Sprachheilpädagogik, phonetisches Bilder- und Wörterbuch nach *Cerwenka* und *Demmer,* Werscherberger Lautprüfmappe nach *Gey.*
Anhand eines Lautprüfkastens mit Bildkarten, die nach Lautgruppen geordnet sind (z. B R-Laute und -Verbindungen), wird der Lautbestand aufgenommen. Das Kind nennt selbst den abgebildeten Gegenstand oder spricht die Bezeichnung dem Untersucher nach. Die Laute der einzelnen Artikulationszonen werden als Anlaut, als Laut innerhalb des Wortes und als Schlußlaut getrennt geprüft. Oder die Prüfung des Lautbestandes erfolgt nach dem Schwierigkeitsgrad der Laute.

● **Prüfung der Artikulation**

Geprüft werden **Lautverbindungen.** Wichtige Lautverbindungen sind: bl, pl, gl, kl, fl, fr, br, pr, dr, tr, gr, kr, kn, pf, st, str, sp, spr, ps, zw, schl, schm, schr, schw.

Beobachtung der Artikulation von vorn oder von der Seite. Dabei achten auf Bewegungen der Lippen, des Unterkiefers, der Zungenspitze und des Mundbodens. Öffnungsweiten der Lippen betragen bei a etwa 25 mm, bei i 10 mm.

● **Untersuchung des Wortschatzes**

Benennung vorgezeigter Bilder, Gegenstände oder Handlungsabläufe. Standardisierte Verfahren für verschiedene Altersgruppen gibt es nicht.

— Peabody Picture Vocabulary Test: Nicht-verbale Überprüfung des Wortschatzes, der Begriffsbildung und des Sprachverständnisses.

Anwendungsalter: 2½—18 Jahre. Das Hörvermögen muß normal sein.

— Der Frankfurter Test für Fünfjährige — Wortschatz (FTF-W) — bewertet nur die dem Hochdeutschen entnommenen Benennungen.

— Komplexere Sprachtests: Landauer Sprachentwicklungstest für Vorschulkinder, Psycholinguistischer Entwicklungstest *(Angermaier)*.

— Aktiver Wortschatztest für 3—6jährige Kinder (AWST 3—6) von *Kiese* und *Kozielski*.
Bildertest zur Messung des substantivischen und Verbwortschatzes. 82 Schwarzweißzeichnungen werden dem Kind sukzessive zur Benennung vorgelegt. Testdauer 15 Minuten. Die Anzahl der richtig benannten Bilder stellt das quantitative Ergebnis dar, dessen Prozentrangplatz für Jungen und Mädchen getrennt, bezogen auf ihr Lebensalter, zu transformieren und anschließend zu interpretieren ist.

● **Untersuchung des Satzbaues** (siehe auch bei Dysgrammatismus Seite 279).

— Nachsprechenlassen von Sätzen und Satzreihen, Beschreibung von Bildern und Gegenständen, Achten auf die Spontansprache.

— Untersuchung nach *Liebmann, Remmler, Staps, Meixner*.

— Prüfung der **Grammatik:** Achten auf den richtigen Gebrauch von Hauptwörtern in Ein- und Mehrzahl, von bestimmtem und unbestimmtem Artikel, Zeitwörtern in Gegenwart, Zukunft und Vergangenheit, persönlichen Fürwörtern, Eigenschaftswörtern, Verhältniswörtern.

Prüfung der **Syntax:** Achten auf den Gebrauch von Erzählsatz, Fragesatz, Rufsatz, Bedingungssatz.

- **Untersuchung des Sprachverständnisses**

— **Wortverständnisprüfung:** Unter einer Anzahl vorgezeigter Bilder soll das Kind einen genannten Gegenstand oder eine Tätigkeit zeigen (Prüfung der Erfassung einer Verbindung von Wort und Gegenstand). Erklärenlassen vorgesprochener Wörter unter Zuhilfenahme von Gegenständen oder Abbildungen.

— **Satzverständnisprüfung:** Erteilung einfacher Aufträge ohne hinweisende Geste.

Bei der Prüfung des Satzverständnisses geht es um das Verstehen komplexer Strukturen. Obwohl mit dem Satzverständnis das Erkennen und Verstehen morphologischer Merkmale und syntaktischer Formen gemeint ist, läßt es sich nicht ohne lexikalisches Material, d.h. ohne Beanspruchung des Wortverständnisses oder des Wortschatzes überprüfen. Der Schwierigkeitsgrad der Aufträge kann gesteigert werden durch Verlängern der Sätze, Mehrteiligkeit der Aufgaben, Verwendung von Negationen.

Eine **testmäßige** Prüfung ist möglich durch den Untertest „Wer ist wer?" aus der Testbatterie „Grammatische Kompetenz (PGK)" von *Tewes* und *Thurner,* bei dem das Verständnis der gelesenen Prüfsätze durch Zuordnung von Namen zu bildlich dargestellten, handelnden Personen nachgewiesen werden kann.

Oder Untersuchung mittels des Peabody Picture Vocabulary Tests.

— Weitere Möglichkeit der Untersuchung des Sprachverständnisses in steigenden Schwierigkeitsstufen:

— Ausführenlassen verschiedener Handlungen („Schließe die Augen!").
— Zeigenlassen benannter Dinge („Zeige den Bären!").
— Zeigenlassen von Körperteilen.
— Zeigenlassen von Gegenständen auf Bildern.
— Zeigenlassen bestimmter Tätigkeit auf Bildern („Zeige, welcher Junge schläft!").

— Prüfung des Verständnisses für die Gerichtetheit einer Tätigkeit, für das Objekt einer Handlung sowie den Ort und Zweck einer Handlung. Z. B.: „Womit ißt der Junge?"; „wohin hängt der Junge das Handtuch?".
— Prüfung des Verständnisses für Aufforderungen, die mit der räumlichen Beziehung bekannter Gegenstände verbunden sind, z. B.: „Räume das Spielzeug vom Tisch und stelle es in den Schrank!"
— Prüfung des Erkennens von Gegenständen (anhand von Bildern) nach ihrer Zweckbestimmung, z. B.: „Woraus trinkst Du Kaffee?".
— Ausführenlassen von 2 bis 3 Handlungen, die in einer Aufforderung formuliert sind, z. B.: „Nimm die Bleistifte und lege sie in den Schrank!".
— Prüfung, welche Eigenschaftsbezeichnungen von Gegenständen bekannt sind, z. B.: „Zeige, wo meine Handschuhe und wo Deine Handschuhe sind!" — „Zeige, wo ein großer Hund und wo ein kleiner Hund gezeichnet ist!" — „Welcher Ball ist größer?".
— Prüfung des Verständnisses für Zeitbezeichnungen (gestern, heute).
— Prüfung des Verständnisses für grammatische Wortformen, z. B. Einzahl, Mehrzahl von Substantiven und Verben; Aktiv- und Passivformen von Verben, z. B.: „Wo kämmt sich der Junge selbst?" — „Wo kämmt man den Jungen?". Präpositionen, z. B.: „Lege den Ball hinter die Schachtel!".
— Prüfung des Erkennens der Geschlechtsmerkmale von Gegenständen.
— Prüfung des Erkennens von grammatischen Konstruktionen, die Beziehungen von Personen und Gegenständen untereinander ausdrücken. Z. B.: „Der Hund läuft hinter der Frau." Frage: „Wer läuft voraus?".
— Prüfung des Verständnisses für Texte unterschiedlicher Schwierigkeit.

● **Untersuchung des Sprechalters und Sprachverständnisalters**

Entwicklungstests

Entwicklungstests versuchen, die Reife bestimmter psychischer Funktionen des Säuglings und Kleinkindes zu messen.

Ältere Verfahren: Skalen von *Gesell* und die Bühler-Hetzer-Kleinkindertests. Sie werden kaum noch angewandt.

Neuere Verfahren: Die Denver-Entwicklungsskalen, das sensomotorische und das psycho-soziale Entwicklungsgitter *(Kiphard)*, die Münchener Funktionelle Entwicklungsdiagnostik *(Hellbrügge, Pechstein* und *Coulin)*.

— **Münchener Funktionelle Entwicklungsdiagnostik**

Sie gliedert sich in die Teile:

Entwicklungsphysiologische Tabellen für das Säuglingsalter und in die funktionelle Entwicklungsdiagnostik im 2. und 3. Lebensjahr.

Die *entwicklungsphysiologischen* Tabellen beurteilen die Entwicklung:
Der Körperdrehung und des Kriechens, des Sitzens und des Stehens und Gehens, des Greifens und der Handbeherrschung, der Sinnesorgane und des Spielverhaltens, der Sprachäußerungen, des Sprachverständnisses, des Sozialverhaltens.

Die *funktionelle Entwicklungsdiagnostik* beurteilt:

Statomotorik, (Sitzalter, Krabbelalter, Laufalter) Handmotorik, Wahrnehmungsverarbeitung, Sprache, Sprachverständnis, Kontaktverhalten, Selbständigkeit (Sozialalter).

— **Denver-Entwicklungstest**

Normierung von *Flehmig* für deutsche Verhältnisse. Erfassung der ersten 6 Lebensjahre. Meßwerte im oberen Altersbereich (3—6 Jahre) spärlich. Es handelt sich um ein Siebungsverfahren zur frühzeitigen Erfassung von Entwicklungsrückständen, nicht aber um ein diagnostisches Verfahren, aus dem therapeutische Programme abzuleiten wären. Die in Prozenten gemachten Altersangaben sind bezogen auf den jeweiligen Zeitpunkt, in welchem 25%, 50%, 75% und 90% der untersuchten Kinder die betreffende Funktion beherrschen. Geprüft werden die Bereiche Grobmotorik, Feinmotorik, Sprache und soziale Entwicklung.

- **Untersuchung des körperlichen Entwicklungszustandes**

Prüfung anhand des Knochenreifealters und der Dentition. Das heißt anhand pädiatrischer und neuropädiatrischer Untersuchungen.

- **Prüfung der Lateralität** (siehe Seite 72)

- **Untersuchung kognitiver Fähigkeiten**

Die Untersuchung kognitiver Fähigkeiten (Lernvoraussetzungen) erfaßt auch die Prozesse der Wahrnehmung, Aufmerksamkeit und Konzentration. Beurteilung durch **Frostigs Entwicklungstest der visuellen Wahrnehmung.** Der Test dient auch zur Frühdiagnose von Lernschwierigkeiten, die mit einer Störung der Wahrnehmungsfunktion zusammenhängen.

Beurteilung der Konzentration: Frankfurter Test für Fünfjährige — Konzentration (FTF-K). Anwendungsalter 5—6 Jahre. Es handelt sich um einen Durchstreichtest.

- **Untersuchung der seelisch-geistigen Entwicklung**

Ziel der Psychodiagnostik: Erstellung von Hinweisen für den Therapieansatz oder weiterreichende Förder- und Erziehungsmaßnahmen.

Verfahren: Entwicklungstests, Intelligenztests, Wahrnehmungstests, Motoriktests, Konzentrationstests, Schulreifetests; im Schulater Lese- und Rechtschreibtests.

- **Untersuchung des taktil-kinästhetischen Empfindens**

a) Prüfung des Körperempfindens

— Prüfung der taktil-kinästhetischen Assoziationsfähigkeit.

Geprüft werden die visuelle Analyse, Selektivität, Kontrollprozesse, räumliches Vorstellungsvermögen. Prüfung von Einzelbewegungen der Gliedmaßen, dann von kombinierten Bewegungen.

— Prüfung der Assoziationsfähigkeit zwischen taktil-kinästhetischem Empfinden und kinästhetischer Reaktion.

Bei verbundenen Augen bringt der Prüfer den Arm, die Hand oder die Finger des Kindes in verschiedene Stellungen, die mit der anderen Seite ohne visuelle Kontrolle nachvollzogen werden.

— Prüfung der auditiv-perzeptiv-taktil-kinästhetischen Assoziationsfähigkeit.

Der Untersucher nennt Körperteile, die das Kind zeigen soll; dann werden Aufträge für Bewegungen gegeben, z. B. „Strecke die Arme nach oben!".

— Prüfung der taktil-sprachlich-expressiven Assoziationsfähigkeit.

Geprüft werden Wortschatz, Artikulomotorik, taktiles Differenzierungsvermögen.

Der Untersucher berührt einzelne Körperteile des mit geschlossenen Augen dasitzenden Kindes; diese muß das Kind benennen.

b) Prüfung des taktilen Differenzierungsvermögens der Hände

— Prüfung der Speicherfähigkeit für taktile Reize.

Das Kind muß Gegenstände unterschiedlicher Oberfläche oder unterschiedlicher Form als zusammengehörig ertasten können.

— Prüfung der auditiv-perzeptiv-taktilen Assoziationsfähigkeit.

Das Kind muß nach Auftrag Gegenstände verschiedener Oberflächenbeschaffenheit taktil differenzieren.

— Prüfung der visuell-taktilen Assoziationsfähigkeit.

Nach optischem Eindruck der unterschiedlichen Form und Oberfläche muß das entsprechende Gegenstück gefunden werden.

c) Prüfung der taktil-kinästhetischen Wahrnehmungsleistungen durch Untertests aus dem Southern California Sensory-Integration-Test von *Ayres*.

d) Untersuchung der taktilen und kinästhetischen Aufnahmefunktion

Die taktilen und kinästhetischen Empfindungen des Ansatzrohres lassen sich bisher nur mit informellen Proben durchführen, indem man die Berührungsempfindungen beim Bilden z. B. von l, g, r, oder f schildern läßt.

● **Untersuchung des emotionalen Bereiches**

— **Sceno-Test:** Anwendungsalter ab 3 Jahren. Spielverhalten und Gestaltung von Spielszenen werden gedeutet. Aufbau einer kleinen Welt, Projektion unbewußter Gefühle (Wünsche, Aggressionen) auf die Spielgegenstände. Test ist zur Differentialdiagnose kindlicher Sprachentwicklungsstörungen und des elektiven Mutismus geeignet.

— **Rorschach-Test** (Formdeutetest): Anwendungsalter ab 8 bis 10 Jahren. Test setzt gute sprachliche Äußerungs- und Verständigungsmöglichkeiten voraus. Nur bei leichten Sprachstörungen anwendbar. Deutung von Tintenklecksbildern aufgrund des Inhaltes des eigenen intellektuellen und emotionellen Lebens. Unterschieden werden Farb-, Form- und Bewegungsantworten.

— **Wartegg-Zeichentest:** Anwendungsalter ab 4 bis 5 Jahren. Geeignet zur sprachfreien Untersuchung des emotionalen Bereiches durch projektive Ausdeutung graphischer Gestaltungen.

Untersuchungsgang: Zeichenfelder, auf denen je ein Anfangselement vorhanden ist und zu einer zeichnerischen Weiterführung anregen soll.

Auswertung: Charakterologische Interpretation anhand des Bildgefüges und der Sinngebung des Bildes.

- **Untersuchung der Musikalität**

Prüfung der rhythmischen Aufnahme und der Wiedergabefähigkeit durch Mitsingenlassen von Tönen, Nachsingenlassen vorgegebener Tonfolgen.

10.7.2 Untersuchung der Motorik

Motodiagnostik: Quantitative und qualitative Erfassungsmethoden zur Beurteilung von Bewegungsleistung und -verhalten.

Motoskopie = Prüfung der Bewegungskoordination: Zeigen der Nase mit dem Finger, Prüfung der Mundmotorik wie Spitzen der Lippen, Herausstrecken der Zunge.

Das Ergebnis der motoskopischen Untersuchung ist die Feststellung des motorischen Entwicklungsalters. Mit Hilfe der Motoskopie kann man eine Hirnleistungsschwäche (z. B. minimale zerebrale Dysfunktion) diagnostizieren. Die Motoskopie stellt ein differenziertes Testverfahren für die grobe und feine Beweglichkeit beim Kind dar.

Die **sensomotorischen** Funktionen bezeichnen die Methoden, mit denen das Kind sich selbst und seine Welt erkundet und dabei zugleich alle Sinne und die Motorik benutzt. Die sensomotorischen Funktionen entwickeln sich während der ersten 12—18 Monate.

Sprechen ist u. a. ein motorischer Vorgang. Dieser ist abhängig vom Stütz- und Bewegungsapparat, der Funktion des zentralen Nervensystems und von Umwelteinflüssen.

Ein Zusammenhang motorischer und sprachlicher Prozesse ist nachweisbar; dieser ist aber nicht so stark, daß eine Voraussage des gleichzeitigen Vorliegens von Sprachbehinderungen aus der Kenntnis motorischer Retardierungen möglich ist. Testverfahren zur Überprüfung der Motorik erlauben daher keine prognostischen Voraussagen über die sprachliche Entwicklung; sie ergeben jedoch Hinweise zur Komplexität des Behinderungssyndroms.

10.7.2.1 Prüfung der Grobmotorik

Beurteilung des Ganges und der Haltung. Sie kann gerade, beschwingt, federnd, locker, unbeholfen oder steif sein. Beobachtung der Bewegungen der Arme und Beine.

Sitzen um den 6. Monat; erste freie Schritte um den 10.—14. Monat.

Untersuchung der *statischen Koordination* des ganzen Körpers:

— *4 Jahre:* 15 sec mit geschlossenen Augen stehen, Hand an der Hosennaht, Füße stehen hintereinander.

— *5 Jahre:* 10 sec auf den Fußspitzen stehen, Augen offen, Hände an der Hosennaht, Füße gegeneinandergestellt.

— *6 Jahre:* Mit offenen Augen 10 sec mit hängenden Armen auf dem rechten, dann auf dem linken Bein stehen.

— *7 Jahre:* 10 sec lang auf den Zehenspitzen stehen mit nach vorn gebeugtem Rumpf, Augen geöffnet, Füße dicht zusammen, Hände auf dem Rücken, Beine gestreckt.

— *8 Jahre:* Arme in Seithalte in die Knie gehen, mit geschlossenen Augen 10 sec verharren.

Lincoln-Oseretzky-Test: Anwendungsalter ab 6 Jahren. Getestet werden grobmotorische, feinmotorische und visuell-perzeptive Fähigkeiten.

LOS KF 18 *(Lincoln-Oseretzky-*Skala, Kurzform). Anwendungsbereich 5—13 Jahre. Die Kurzform des Tests dient zur Erfassung des motorischen Entwicklungszustandes. Kraft, Geschwindigkeit, Gleichgewichtshaltung, Auge-Hand-, bzw. Auge-Fuß-Koordination und Doppelkoordination werden erfaßt. Korrelationen mit dem Lebensalter und der Intelligenz in verschiedenen Sprachtests können vorgenommen werden.

Einen Überblick über das **motorische** Leistungsvermögen erhält man mit dem **Körperkoordinationstest für Kinder** (KTK) von *Schilling* und *Kiphard.* Anwendungsbereich zwischen 5 und 14; 11 Jahren.

4 Aufgaben: Balancieren rückwärts; monopedales Überhüpfen; seitliches Hin- und Herspringen; seitliches Umsetzen.

Ermittlung des Gesamtmotoquotienten. Damit Messung der quantitativen Bewegungsleistung. Zusätzlich wird motoskopisch die qualitative Bewegungssteuerung in Bezug auf Metrik, Kraftdosierung und Selektivität ermittelt. Trotz quantitativ normaler Leistungen können qualitative Auffälligkeiten beobachtet werden.

Der Test mißt den Entwicklungsstand der Gesamtkörperbeherrschung. Eine Trennung frühkindlich Hirngeschädigter von Normalkindern ist in 91% der Fälle möglich. Die Ergebnisse des Tests weisen auf einen engen korrelativen Zusammenhang von Motorik und Intelligenz hin.

Der KTK eignet sich somit als allgemeiner Entwicklungsindikator, indem er die Fähigkeit zur Gesamtkörperkoordination als eines der wesentlichen psychoneurologischen Entwicklungsmerkmale herausstellt.

Weitere Prüfungsmöglichkeiten nach den Entwicklungsreihen von *Gesell, Schmidt-Kolmer* und *Bühler-Hetzer,* dem sensomotorischen Entwicklungsgitter nach *Kiphard* sowie dem Denver-Test.

Denver-Test: Prüfungsbereiche: Grobmotorik, Sprache, Feinmotorik, Adaptation, sozialer Kontakt. Der Test erlaubt eine Rohdiagnose von Entwicklungsstörungen. Bei pathologischem Ausfall des Tests ist eine genauere Diagnostik erforderlich (siehe auch Seite 160).

Checkliste motorischer Schulfähigkeit: Kraft, Schnelligkeit, Gewandtheit, Gleichgewicht, Werfen und Fangen, Hand- und Fingergeschick; kognitive oder intellektuelle Schulreife, emotional-soziale Schulreife, körperliche Schulreife.

Der Begriff „**Schulreife**" basiert auf den biologischen Reifungsvorgängen im zentralen Nervensystem; der objektivere Begriff der „**Schulfähigkeit**" schließt die Abhängigkeit zentral-nervöser Reifungsprozesse von der Vielfalt der Umweltreize mit ein.

10.7.2.2 Prüfung der Feinmotorik

Testbatterie nach *Luchsinger:* Anwendungsalter 4—7 Jahre. Hüpftest, Daumendrehen, Finger-Nasen-Test, Händedrücken, Münzenlegen, Faden auf Spule wickeln, zwischen zwei Parallellinien vertikale Striche zeichnen.

Oseretzky-Göllnitz-Test: Anwendungsalter 4—16 Jahre. Geprüft werden u. a. die Bewegungsgeschwindigkeit der Hände und die Geschwindigkeit und Präzision bei zwei gleichzeitigen Bewegungen. Quantitative und qualitative Beurteilung des motorischen Entwicklungszustandes möglich. Test gleichzeitig feiner Indikator für das Vorliegen einer frühkindlichen Hirnschädigung.

Test nach Kiehn: Nachzeichnen von Figuren zwischen parallel angeordneten Begrenzungslinien ohne Berührung derselben. Tragen von gefüllten Wassergläsern.

Prüfung der mimischen Muskulatur nach Kwint: Erkennung von Seitendifferenzen und Differenzen zwischen der orbitalen und oralen Mimik. Motorischer Leistungsstand bzw. Rückstand wird mit diesem Test nicht erfaßt.

Aufgaben: Erheben der Augenbrauen, leichtes Schließen der Augenlider, Zusammenkneifen der Augenlider, Zusammenpressen der Lippen, Vorziehen der Lippen, Aufblasen der Wangen, Verziehen der Mundwinkel, Aufblasen nur einer Wange, Bloßlegen der Zähne auf einer Seite.

Silbenschnelligkeitstest nach Seeman: Prüfung der Feinmotorik der Zunge. Ununterbrochenes Aussprechen von Silben, z. B. tata oder dada; kann bei Störungen auf 50 bis 60 Silben in der Minute herabgesetzt sein.

Andere Tests: Schreibprobe, Nachverfahren von Linien, Ausschneiden von Papiermustern, Punktieren mit dem Bleistift.

Eine unmittelbare Prüfung der Beweglichkeit der Sprechorgane erfolgt durch die genannten Tests nicht. Daher sind folgende zusätzliche Untersuchungen notwendig:

Zunge: Langsame Bewegungen der Zunge nach vorn, oben, unten, rechts, links (ab 2½ Jahren).

Schnelle Bewegungen der Zunge bei geöffnetem Mund von rechts nach links, von vorn nach hinten (ab 3 Jahren).

Ab 4 Jahren Zunge nach oben herausstrecken, Zunge nach unten herausstrecken, Zunge jeweils in eine Wangentasche stecken, bei geschlossenem Mund mit der Zunge an den Zahnreihen entlangfahren, zungenschnalzen, zungenschmatzen, mit der Zunge entlang der Wangentaschen reiben, Wangen einziehen und festhalten.

Tests nach *Draf* oder *Gabriel* und *Chilla*.

Einteilung des Zungen-Motalitätstests in verschiedene Schwierigkeitsgrade

I Zunge gerade herausstrecken
II Zunge nach oben herausstrecken

III Zunge nach unten herausstrecken
IV Zunge in den linken Mundwinkel führen
V Zunge in den rechten Mundwinkel führen
VI Zunge in die linke Wangentasche stecken
VII Zunge in die rechte Wangentasche stecken
VIII Zunge schnell horizontal hin- und herbewegen
IX Mit der Zunge den oberen und unteren Mundvorhof auslecken

    1 = leichter Schwierigkeitsgrad: Typen I, III, IV, V
    2 = mittlerer Schwierigkeitsgrad: Typen II, VI, VII, VIII
    3 = hoher Schwierigkeitsgrad: Typ IX

10.7.2.3 Prüfung der serialen Motorik

Geprüft werden Dauerleistungen mit unterschiedlichen zeitlichen Einteilungen:

Wiederholung eines Bewegungsmusters, alternierender Wechsel von zwei Bewegungsmustern, Zusammenschluß von drei Bewegungsmustern zu einer Sequenz, die als Einheit in gleichbleibender Reihenfolge wiederholt werden, Wiederholung von mehreren, bereits bekannten Sequenzen, z. B.

eine Hand bei aufgestelltem Unterarm fortlaufend drehen,
rechte Hand und rechter Fuß klopfen gleichzeitig,
bei aufgelegter Hand mit einem Zeigefinger gleichmäßig tippen,
Ball fortlaufend auf den Boden prellen,
mit einer Hand 4 Punkte auf einer Tischplatte in bestimmter Reihenfolge fortlaufend antippen,
Rhythmen klopfen,
mit allen Fingerkuppen den Daumen fortlaufend antippen,
Ball einmal rechts, einmal links, einmal mit beiden Händen prellen.

Prüfung der serialen Motorik der *Beine:*

4 Jahre: Mit beiden Beinen zugleich auf der Stelle hüpfen (in 5 sec 7—8 Hüpfbewegungen).

5 Jahre: Beim Hüpfen die Beine fortlaufend grätschen und zusammenstellen oder 5 m auf einem Bein in gerader Linie hüpfen, Arme gebeugt.

6 Jahre: Im Hüpfen die Beine grätschen und zusammenstellen, dazu die Arme waagrecht seitlich ausstrecken und wieder an den Körper führen.

7 Jahre: Beine grätschen und zusammenstellen, dann in Schrittstellung grätschen und zusammenstellen.

Prüfung der serialen Motorik der *Hände*:

5 Jahre: Mit der flachen Hand regelmäßig auf den Tisch klopfen.

6 Jahre: Mit einem Stift regelmäßig auf den Tisch klopfen.

7 Jahre: Einen Gymnastikball fortlaufend auf den Boden prellen.

Prüfung der Bewegungsfolgen der *Finger*:

6 Jahre: Bei aufgelegter Hand mit dem Zeigefinger gleichmäßig tippen.

7 Jahre: Mit ausgestrecktem Arm und ruhig gehaltener Hand den Zeigefinger kreisen lassen oder mit allen Fingerkuppen in der Reihenfolge 2-5-3 den Daumen antippen.

8 Jahre: In 3 verschiedenen Reihenfolgen mit allen Fingerkuppen den Daumen antippen 2-3-4-5, 2-4-5-3, 2-3-5-4.

Prüfung von Bewegungssequenzen im *Gesichtsbereich*:

Zunge rausstrecken — zurückziehen; Zungenspitze in den rechten oder linken Mundwinkel strecken; Lippen spitzen — breit ziehen; Luft von einer Backe in die andere schieben; Oberlippe über die Unterlippe schieben und umgekehrt.

10.7.3 Diagnostik auditiver Teilleistungsstörungen

Unter auditiver Wahrnehmung versteht man die Fähigkeit, auditive Reize zu deuten, sie mit früher wahrgenommenen Reizen zu assoziieren und sie voneinander zu unterscheiden.

Die Fähigkeit, Töne und Geräusche zu bemerken, ist angeboren oder entwickelt sich bald nach der Geburt. Neugeborene können zwischen verschiedenen Tönen unterscheiden.

Spezifische standardisierte Testverfahren zur Erkennung auditiver Intermodalitätsstörungen und zur Prüfung der Serialleistungen liegen noch nicht vor.

Der **Verdacht** auf eine auditive Teilleistungsschwäche ergibt sich:
— Bei therapeutisch schwer zu beeinflussendem isoliertem Stammeln oder zusätzlichem Dygrammatismus;
— bei Konzentrationsschwäche oder stark wechselnder Konzentrationsfähigkeit;
— motorischer Unruhe;
— langsamem Auffassungsvermögen;
— raschem Ermüden;

— fehlender Flexibilität;
— bei unsicheren, ängstlichen, schwer zugänglichen Kindern;
— nicht bemerkten oder nicht korrigierten Fehlhandlungen;
— bei Schwierigkeiten beim Erkennen von Bildern.

10.7.3.1 Untersuchung der zentralen auditiven Wahrnehmung
(siehe auch akustische Agnosie Seite 274)

a) Prüfung der **akustischen Aufmerksamkeit**

Als Einzelleistung nicht prüfbar, sondern integriert in die Leistungen der auditiven Verarbeitung.

Beurteilung möglich bei Beachtung der Konzentrationsfähigkeit auf auditive Reize über eine normale Zeitspanne hin und im Hinblick auf die Ablenkbarkeit auf auditive oder visuelle Reize.

b) Prüfung der **Geräuschlokalisation**

Achten auf Kopfdrehung des Kindes in die richtige Richtung beim Rufen oder bei Einwirkung von Umweltgeräuschen.

c) Prüfung der **Assoziationsfähigkeit**

Geprüft wird die Analyse akustischer Einheiten.

Aus dem Klang verschiedener Orff-Instrumente muß auf die Art der Geräuschquelle geschlossen werden.

d) Prüfung der **auditiven Differenzierungsfähigkeit**

● Prüfung des Erkennens unterschiedlicher Geräuschqualitäten:

Das Kind muß angeben, ob zwei nacheinander erfolgte Geräusche gleich oder verschieden waren.

● Prüfung der **Unterscheidungsfähigkeit** bei **Sprachlauten**

Bremer Lautdiskriminationstest: Der Test besteht aus 66, davon 14 gleichen Wortpaaren, die dem Kind langsam vorgelesen werden. Das Kind muß entscheiden, ob die Wörter gleich oder ungleich waren.

Lautagnosietest nach *Schilling* und *Schäfer:* Der Test besteht aus Bildscheiben, auf denen Abbildungen von Minimal-Paaren zu sehen sind. Das Kind stellt einen Pfeil in der Mitte der Scheibe in die Richtung des genannten Wortes ein (s. Abb. 34 Seite 240).

- Prüfung des Erkennens von **Intensitätsunterschieden**

Das Kind muß angeben, ob zwei produzierte Geräusche gleich oder unterschiedlich laut waren.

- Prüfung des Erkennens von **Unterschieden** in der **Tonlänge**

Das Kind muß entscheiden, ob zwei Töne gleich oder ungleich lang waren.

Auf sprachlicher Ebene werden Wortpaare angeboten wie Laden — Latte, Wiese — Wissen, Beet — Bett.

- Prüfung der Fähigkeit zur **Tonhöhenunterscheidung**
- Prüfung der Fähigkeit zur **Selektivität**

Geprüft wird die auditive Analyse und Differenzierungsfähigkeit.

Während eine Schallplatte gespielt wird, läßt der Untersucher ein vorher vereinbartes Signal ertönen; das Kind muß sofort den Arm heben, wenn es das Signal hört.

- Prüfung der **Simultaneität** (Entschlüsselung komplexer Muster)

Zwei Orff-Instrumente erklingen gleichzeitig. Das Kind muß angeben, um welche zwei Instrumente es sich handelt.

- Prüfung des **auditiven Gedächtnisses**

Der Untersucher spielt eine Reihe unterschiedlicher Instrumente, in der ein bestimmtes Instrument in unterschiedlichen Abständen zu hören ist. Jedesmal, wenn das bestimmte Instrument erklingt, muß das Kind den Arm heben.

Oder: Der Untersucher läßt verschiedene Instrumente ein- bis dreimal erklingen; das Kind muß ein Zeichen geben, wenn es zwei gleiche Einheiten erkennt.

Oder: Ein vereinbartes Wort soll aus einer Reihe von Wörtern wiedererkannt und gekennzeichnet werden.

Oder: Prüfung komplexer Einheiten auf Sprachebene: Der Untersucher erzählt .eine Geschichte; das Kind muß dann ein Zeichen geben, wenn der Untersucher zweimal das Gleiche sagt.

- Prüfung der **Figur-Hintergrundunterscheidung**

Kann das Kind einen Geräuschinhalt von einem Hintergrund gleichzeitig auftretender Umweltlaute abheben? Kann es einen sprachlichen Sinngehalt auch dann noch verstehen, wenn bestimmte Laute, Wörter oder Ausdrücke in Nebengeräuschen verlorengehen?

- Prüfung des Erkennens **auditiver Sequenzen** und **Symbolfolgen**

Kann sich das Kind an eine Reihe von Anweisungen in der gegebenen Reihenfolge erinnern? Kann es eine Lautreihe, Zahlen, zusammenhängende oder unzusammenhängende Wörter, Ausdrücke und Sätze in der richtigen Reihenfolge wiedergeben, ohne etwas zu verwechseln, auszulassen oder abzuändern?

Tests:
ZFG: Zahlenfolge-Gedächtnis.
SFG: Symbolfolgen-Gedächtnis.

- Prüfung der Fähigkeit, akustische und optische Signale zu verstehen **(Decoding** = Entschlüsselung)

Tests:
WV: Wortverständnis (Gehörtes verstehen).
BD: Bilder deuten (Gesehenes verstehen).

- Prüfung der **Synthese** und **Analyse**

Kann das Kind aus getrennten Phonemelementen Wörter bilden? Kann es die Zahl der gehörten Silben in einem Wort erkennen? Kann es die Silbenbetonung in Wörtern erkennen? Kann es die Beziehung zwischen Wortteilen und dem ganzen Wort herstellen?

- Prüfung der **Ergänzungsfähigkeit**

Kann das Kind mit Hilfe inhaltlicher Hinweise fehlende Wortteile oder durch Nebengeräusche blockierte Wörter ergänzen und somit Verzerrungen vermeiden?

e) Prüfung von **Syntax** und Morphologie

Kann das Kind unterschiedliche Syntaxstrukturen (Aussage, Frage, Aktiv und Passiv, Negativ) erkennen und selbst wiedergeben? Kann es längere und kompliziertere Syntaxstrukturen interpretieren?

f) Prüfung des **expressiven** Prozesses **(Encoding** = Verschlüsselung)

Prüfung der Fähigkeit, Gedanken verbal oder mimisch-pantomimisch auszudrücken.

Tests:
GB: Gegenstände beschreiben (Gedanken in Worten ausdrücken).
GH: Gegenstände handhaben (Gedanken in Gesten ausdrücken).

g) Prüfung der **Segmentation**

Kann das Kind die phonemischen Wortelemente mit der visuellen Entsprechung dieses Wortes in Verbindung bringen?

h) Prüfung zum Ausschluß einer **vokabularspezifischen Störung**

Versteht das Kind bestimmt Eigenheiten des Vokabulars (Doppeldeutigkeit, Synonyme, Antonyme, Homonyme)? Kann es minimale Bedeutungsunterschiede zwischen Wörtern erkennen? Fällt ihm das zur Situation passende Wort ein? Wendet es Fürwörter richtig an? Kann es Sätze mit vielen aneinandergereihten Adjektiven verstehen?

i) Prüfung der **Klassifikationsfähigkeit**

Kann das Kind bestimmt Wörter in die richtigen semantischen Kategorien einordnen?

j) Prüfung des **Organisations-** und **Vermittlungsprozesses** (Assoziation)

Geprüft wird die Fähigkeit, Beziehungen herzustellen, und des Umgangs mit bedeutungshaltigen optischen und akustischen Symbolen.

Tests:
SE: Sätze ergänzen (aus Gehörtem Beziehungen ableiten).
BZ: Bilder zuordnen (aus Gesehenem Beziehungen ableiten).

10.7.3.2 Prüfung der akustischen Merkfähigkeit

● Prüfungen des **Gedächtnisses**

Kann sich das Kind an Gehörtes erinnern? Erinnert es sich gleich oder erst später?

- Prüfung der **Wiedergabefähigkeit**

Kann das Kind nach Belieben Wörter aus dem Gedächtnis abrufen? Umschreibt es oft, und sucht es nach dem passenden Wort?

- Prüfung der **Hörgedächtnisspanne**

4 Jahre: ma-se-li-ko. 5-2-9-4.
5 Jahre: ma-se-li-ko-ru. 5-2-9-4-1.
10 Jahre: ma-se-li-ko-ru-pen, 5-2-9-4-1-6.

Prüfung der Gedächtnisspanne für sinnlose und sinnvolle Silbenfolgen.

- Prüfung der Fähigkeit der **Imitation** vorgegebener Strukturen

Z. B. Klatschen in unterschiedlicher Lautstärke oder Nachsingen nach Vorgabe unterschiedlicher Tonlängen. Nachsprechenlassen von Silben, Zahlen, Wörtern und Sätzen; dabei Beurteilung, wieviele Einheiten gemerkt werden können.

- Prüfung der **Koordination** komplexer Muster

Geprüft wird die Fähigkeit der Kombination von Sprechen und Bewegung, z. B. Sprechen beim Malen eines Kreises, Aufsagen eines Verses beim Zeichnen eines Halbkreises, Sprechen beim Prellen eines Balles.

- Prüfung des **Kurzzeitgedächtnisses** mit dem Mottiertest nach *Lindner* und *Grissemann*. Auswertung nach der Skalierung von *Bohny*.

Unklar ist, ob die Minderleistungen im Kurzzeitgedächtnis in Schwächen des auditiven Aufmerkens, in Schwächen des auditiven Speicherns oder in Schwächen des unmittelbaren Wiedergebens auditiv aufgefaßter Symbole begründet sind.

10.7.4 Prüfung der visuellen Wahrnehmung

Sehprüfung

Ziel der Sehprüfung ist die Feststellung der Leistungsfähigkeit des Auges hinsichtlich des optischen Auflösungsvermögens, d. h. der Sehschärfe. Andere Leistungen (Farbensehen, Adaptationsfähigkeit, Gesichtsfeld, Tiefensehen, Pupillomotorik u. a.) sind im

Zusammenhang mit der logopädischen Diagnostik weniger bedeutsam, obwohl sie zu einer vollständigen Beschreibung der Sehleistungen notwendig sind.

Die Überprüfung der Sehschärfe wird mit Sehtafeln in der Regel mit Abstand von 5 m zuerst monokular und dann binokular durchgeführt. Die Sehtafeln enthalten als Prüfzeichen Buchstaben, Zahlen, den Druckbuchstaben E oder Ringe mit 45° Ausschnitten (Landoltsche Ringe) in verschiedenen Lagen und Größen, die nach Aufforderung näher bestimmt werden müssen. Für kleinere Kinder gibt es Sehtafeln mit bildlichen Darstellungen. Bei Kleinkindern ist eine informelle Prüfung mit Gegenständen (Bonbons u. a.) möglich.

Die Sehschärfe wird mit Visuszahlen angegeben, die durch das Verhältnis von individuell benötigtem zu durchschnittlichem Sehabstand ermittelt wird. Ein Visus von $V = 1$ bedeutet normale Sehschärfe, ein Visus von $V = 5/20$ bis $1/25$ bedeutet Indikation der Sehbehinderten-, ein $V < 1/50$ der Blindenschule.

Schriftzeichenwahrnehmung

Die visuelle Wahrnehmung von Schriftzeichen wird informell durch geeignete Aufgabenstellung überprüft. Die Buchstabenkenntnis wird durch Buchstabierenlassen, die Ziffernkenntnis durch Vorlesenlassen festgestellt. Die Schriftzeichenunterscheidungsfähigkeit (graphematische Differenzierungsfähigkeit) wird ebenfalls durch Benennenlassen oder durch Herausfinden von Buchstaben aus einem Text überprüft, wobei besonders ähnliche Buchstaben wie d-b, p-q, n-u sowie V-N-M-W, R-P-B-D und ei-ie, m-n beachtet werden müssen, da sie besondere Differenzierungsleistungen erfordern.

Visuelle Wort- und Satzwahrnehmung

Geprüft wird, inwieweit gegliedertere Gestalten wie Wörter und Sätze gelesen werden können. Dies geschieht informell mit altersgemäßen Lesetexten oder unter Verwendung der Wortlesekarten 1—3 und der Leseabschnitte 1—5 des „Zürcher-Lesetests". Der „Lesetest für 2. Klassen" (LT 2) nennt Normenwerte für Wort- und Satzleseaufgaben, aufgegliedert nach Alter und Schulortgrößen. Einen weiteren testmäßigen Ansatz zur Untersuchung primär der nichtsemantischen Anteile des Leseprozesses auf verschiedenen Ebenen, von der Buchstabenidentifikation zum verständigen Lesen bildet der Untertest „Wörter trennen" der „Testbatterie Grammatische Kompetenz" (TGK). Der Untertest „Wörter mit 4 Buchstaben finden" desselben Verfahrens prüft das Erkennen von Wortgestalten, die aus einem Buchstabenkontinuum herausgelöst werden müssen.

10.7.5 Visuo-motorische und visuell-perzeptive Untersuchungen

Die **visuo-motorische** Koordination ist die Fähigkeit, das **Sehen** mit den **Bewegungen des Körpers** oder mit Teilen des Körpers zu **koordinieren**.

Screening-Verfahren für die Untersuchung:

Analyse freier kindlicher Zeichnungen und des Abzeichnens von einfachen geometrischen Formen nach Vorlage (Kreis, Kreuz, Quadrat, Rechteck, Dreieck, Rhombus) und die Beobachtung im Umgang mit didaktischem Spielmaterial, beim Kneten und Bauen, beim Umgang mit Mengen und Zahlen.

Visuo-motorische und visuell-perzeptive Untersuchungen beinhalten gleichzeitig die Untersuchung **zentraler Sprachstörungen** und **zerebraler Störungen**. Bei einer Störung der visuo-motorischen Gestaltfunktion handelt es sich um eine zentrale Wahrnehmungsstörung mit Integrationsschwäche und Mangel an analytischen und synthetischen Fähigkeiten. Es besteht somit eine enge **Verbindung** von **Sprache** und **Wahrnehmungsfähigkeit** sowie von **zentral** bedingten **Sprachstörungen** und **Störungen** der **visuomotorischen Gestaltfunktion**. Eine Störung der visuo-motorischen Gestaltfunktion ist daher ein wichtiges psycho-organisches Zeichen für eine zentralnervöse Schädigung und eine zentralbedingte Sprachstörung.

Tests zur Untersuchung der visuo-motorischen Gestaltfunktion

- **Frostig-Test der visuellen Perzeption**

Der Frostig-Test kann bei normalen und behinderten Kindern angewendet werden zur Abklärung von Fragestellungen wie: Schulreife, Lernstörungen und Teilleistungsstörungen bei manifester Hirnschädigung oder minimaler zerebraler Dysfunktion. Zur Anwendung bei hörgestörten Kindern gibt es eine Spezialanweisung nach *Maurer*. Es besteht ein enger Zusammenhang von Intelligenzentwicklung und Entwicklung perzeptiver Fähigkeiten. Bei Lernbehinderten und Geistigbehinderten finden sich daher ver-

mehrt visuelle Perzeptionsstörungen. Visuelle Perzeptionsstörungen kommen bei sprachgestörten Kindern gehäuft vor und sind dann meist mit Hirnreifungsverzögerungen, seltener mit Hirnschädigungen verbunden. Trotz normaler Intelligenz findet man bei sprachgestörten Kindern perzeptive und kognitive Schwächen mit Auswirkungen für die Lernfähigkeit.
Anwendungsalter: Ab 4 Jahren.

Der Test erfaßt 5 Funktionen der visuellen Wahrnehmung:

— **Die visuo-motorische Koordination** (Auge-Hand-Koordination). Geprüft wird die Fähigkeit, kontinuierliche gerade, kurvige oder winklige Linien zwischen Begrenzungen von unterschiedlicher Weite zu führen oder Linien von Punkt zu Punkt ohne Leitlinien zu zeichnen. Das heißt, geprüft wird die Fähigkeit, das Sehen mit den Bewegungen des Körpers oder Teilen des Körpers zu koordinieren. Die richtige Durchführung fast jeder Handlungsfolge hängt von einer Koordination von Auge und Motorik ab; visuo-motorische Störungen haben daher eine allgemeine *Ungeschicklichkeit* zur Folge.

— **Die Figur-Grund-Unterscheidung.** Geprüft wird die Fähigkeit, Figuren von einem zunehmend komplex gestalteten Hintergrund optisch isolieren zu können. Verwendet werden sich überschneidende und versteckte geometrische Formen, die der Patient umreißen muß. Wenn der Patient seine Aufmerksamkeit verändert und irgendeinem anderen Objekt zuwendet, wird der neue Aufmerksamkeitsbrennpunkt die „Figur", und die frühere „Figur" tritt in den Hintergrund. Störungen in diesem Wahrnehmungsbereich wirken sich als sog. *Flüchtigkeitsfehler* aus.

— **Die Wahrnehmungskonstanzbeachtung** (Formkonstanz). Geprüft wird die Fähigkeit, geometrische Figuren, die in verschiedenen Größen, Schattierungen, Anordnungen und räumlichen Stellungen dargeboten sind, wiederzuerkennen und sie von ähnlichen geometrischen Figuren zu unterscheiden. Es werden Kreise, Quadrate, Rechtecke, Ellipsen verwendet. Störungen der Formkonstanz-Beachtung äußern sich in *Leseschwierigkeiten.*

— **Das Erkennen der räumlichen Lage** (Identifikation von Gestalten). Geprüft wird die Wahrnehmung der Stellung im Raum (Monroe-Test). Dabei wird das Unterscheidungsvermögen von Umkehrungen und Drehungen von Figuren untersucht, die in Reihungen dargestellt sind. Erkannt werden muß also die Wahrnehmung der

Lage eines Gegenstandes im Bezug zum Wahrnehmenden. Aus der Wahrnehmung des eigenen Körpers entwickeln sich die räumlichen Begriffe. Mit Hilfe dieser Begriffe wird die Beziehung eines wahrgenommenen Gegenstandes zum Wahrnehmenden definiert. Störungen äußern sich in **Rechts-links-Verwechslungen** und in Verwechslungen gedrehter Buchstaben (b, d; p, q).

— **Das Erfassen räumlicher Beziehungen** (Reproduktion von Gestalten). Geprüft wird die Fähigkeit zur Analyse von einfachen Formen und Mustern. Diese bestehen aus Linien in unterschiedlicher Länge und Winkelbildung, die kopiert werden sollen. Punkte dienen dabei als Leitpunkte. Geprüft wird somit die Fähigkeit, die Lage von zwei Gegenständen in Bezug zum Wahrnehmenden selbst und in Bezug zueinander wahrzunehmen. Diese Fähigkeit entwickelt sich in einer späteren Phase aus der strukturierten Wahrnehmung der Raumlage. Bei der Wahrnehmung räumlicher Beziehungen kann jede beliebige Anzahl von Teilen in Bezug zueinander gesehen werden, und alle Teile verlangen ungefähr gleichviel Aufmerksamkeit (im Gegensatz zur Figur-Grund-Unterscheidung). Vorgegebene Formen müssen analysiert und abgezeichnet werden. Diese Formen befinden sich als Strichmuster mit unterschiedlich langen Linien und Winkeln in Punktmatrizen und müssen in andere leere Punktmatrizen eingezeichnet werden. Störungen äußern sich in Schwierigkeiten bei der Anwendung von Wörtern, die sich auf die **räumliche Lage** beziehen, z. B. die Präpositionen oben und unten.

Mit Hilfe der 5 Subtests ist eine Bestimmung des *Wahrnehmungsalters* möglich. Die Einzelergebnisse werden im *Wahrnehmungsquotienten* zusammengefaßt. Die Testergebnisse bilden die Ausgangsbasis für die **Frostig-Therapie** (siehe Seite 197).

● **Bender-Gestalt-Test:** Anwendungsalter ab 3 Jahren. Abzeichnen geometrischer Figuren. Gestaltzerfall z. B. bei Aphasie; Unterscheidung von Figur und Hintergrund dann eingeschränkt.

— Göttinger Formreproduktions-Test (GFT) = an deutschen Kindern standardisierter Bender-Gestalt-Test. Der Test ermöglicht die Erkennung einer Hirnschädigung. Aussage über Grad und Lokalisation der Schädigung nicht möglich.

● **Motor-free Visual Perception Test (MVPT):** Anwendungsalter 4—8 Jahre. Der Test prüft die visuelle Wahrnehmung, ohne eine motorische Fertigkeit zu verlangen; er ist für körperlich behinderte Kinder geeignet. Wahrnehmungsbereiche:

Räumliche Beziehung von Dingen, visuelle Unterscheidungsfähigkeit, Figur-Grund-Wahrnehmung, visueller Gestaltschluß, visuelles Gedächtnis.

- **Lincoln-Oseretzky-Test:** Anwendungsalter ab 6 Jahren. Getestet werden gobmotorische, feinmotorische und visuell-perzeptive Fähigkeiten.

- **Benton-Test:** Anwendungsalter ab 8 Jahren. Getestet werden visuell-perzeptive Fähigkeiten und visuelles Gedächtnis für optische Figuren.

- **Subtests des WPPSI, HAWIK und HAWIE** (s. S. 576): Zahlensymboltest, Mosaiktest, Figurenlegen und Subtest „Geometric Design". Reduzierte Leistungen werden in den genannten Subtests erfaßt.

10.7.6 Tests zur Untersuchung der sprachlichen Fähigkeiten

Standardisierte Testverfahren müssen 3 Hauptgütekriterien erfüllen:

— Sie müssen Objektivität aufweisen (d.h. Unabhängigkeit der Ergebnisse vom Untersucher),

— Reliabilität (d.h. Zuverlässigkeit, Genauigkeit) und

— Gültigkeit (d.h. der Test muß tatsächlich das messen, was er zu messen vorgibt).

Die heute vorliegenden Prüfmittel zur Untersuchung der sprachlichen Fähigkeiten beruhen in der Regel nur auf einem geringen testmethodischen Differenzierungsgrad. Sie gehen in der Regel von der **Defizithypothese** aus, d.h., die individuellen sprachlichen Symptome werden in ihrer Abhängigkeit von der Norm beschrieben. Die sprachwissenschaftlichen Theorien *Jakobsons* und *Chomskys* legen dagegen nahe, die Erscheinungen der Sprachentwicklung als eigenständige und vollwertige, von der Erwachsenensprache verschiedene Strukturen aufzufassen.

- **Landauer Sprachentwicklungstest für Vorschulkinder**

Anwendungsalter: 4—6 ½ Jahre.

Der Test prüft Aspekte der Artikulation, des Wortschatzes, der Formen- und Satzbildung sowie die Informationsmenge, die ein Kind einem Gesprächspartner mit seinen Sätzen mitzuteilen in der Lage ist. Es handelt sich um eine Screening-Methode.

● **Heidelberger Sprachentwicklungstest (HSET)**

Anwendungsalter: 3—9 Jahre.

Der Test prüft die sprachlich-linguistische und die sprachlich-pragmatische Kompetenz, d. h. die verschiedenen **strukturellen** und **inhaltlichen** Ebenen der Sprache. Neben dem Entwicklungsstand des sprachlichen Regelwissens werden in den verschiedenen Subtests sowohl das Sprachverständnis komplexer grammatischer Strukturformen als auch das Verständnis gefühlsmäßiger Intentionen und der **Wortschatz** geprüft.

Der Test ist kein Verfahren für eine erste Grobauslese, sondern er zielt auf ein differenziertes Bild der sprachlichen Leistungsfähigkeit ab. Der Test ermöglicht eine genauere und umfassendere Analyse als der Psycholinguistische Entwicklungstest und der Landauer Sprachentwicklungstest für Vorschulkinder.

Mit dem HSET wird eine andere Sprache in anderer Weise — als z. B. mit dem PET von *Angermaier* oder dem Verbalteil des HAWIK — untersucht.

Legastheniker lassen sich von altersgleichen Schülern ohne Lese-Rechtschreib-Schwäche trennen; ebenso lernbehinderte von nicht-lernbehinderten Schülern; Stammler und Dysgrammatiker weisen ebenfalls unterschiedliche Testprofile auf.

Der Test umfaßt 13 Untertests mit den Operationseinheiten Morphem, Wort, Satz, Sprechhandlung und Text. Diesen Untertests sind folgende 6 Schwerpunktbereiche zugeordnet:

— *Satzstruktur:* Verstehen grammatischer Strukturformen, Imitation grammatischer Strukturformen.

— *Morphologische* Struktur: Plural-Singular-Bildung, Bildung von Ableitungsmorphemen, Adjektivableitungen.

— *Satzbedeutung:* Korrektur semantisch-inkonsistenter Sätze, Satzbildung.

— *Wortbedeutung:* Wortfindung, Begriffsklassifikation.

— *Interaktive* Bedeutung: Benennungsflexibilität, In-Beziehung-Setzung von verbaler und nonverbaler Information, Entkodierung und Rekodierung gesetzter Intentionen.

— *Integrationsstufe:* Textgedächtnis.

● **Psycholinguistischer Entwicklungstest nach *Angermaier***

Anwendungsalter: 3—10 Jahre.

Der psycholinguistische Entwicklungstest ist die deutsche Bearbeitung des *Illinois-Test der psycholinguistischen Fähigkeiten* (ITPA). Er erfaßt die Fähigkeiten des Kindes, zu verstehen und sich durch menschliche Sprache auszudrücken; er mißt die Fähigkeiten, mit sprachlichen Begriffen umzugehen, wie z. B. Analogien zu bilden, bildliche Darstellung von Begriffen untereinander in Beziehung zu setzen. Der Test erfaßt die Ausdrucksfähigkeit durch Gesten, die korrektive Verwendung grammatischer Fälle, das Behalten auditiver und visueller Sequenzen und das Erkennen bestimmter Tonfolgen sowie die Identifizierung vollständig gemalter Bilder und unvollständiger Worte. Der Test erfaßt daher sowohl **visuelle** als auch **auditive** Wahrnehmungsfunktionen und die **kommunikativen** Fähigkeiten.

Untertest: Wortverständnis, Bilder deuten, Satz ergänzen, Bilder zuordnen, Gedanken beschreiben, Gegenstände handhaben; Wörter ergänzen, Grammatik-Test, Laute verbinden, Objekte finden, Zahlenfolgen-Gedächtnis, Symbolfolgen-Gedächtnis.

Auf der Grundlage des Osgoodschen Kommunikationsmodells konstruierter Individualtest zur Bestimmung des Sprachentwicklungsstandes. Ausgangspunkt für ein gezieltes Trainings- und Unterrichtsprogramm.

● **Weitere Sprachtests**

— Sprachverständnistest von *Borel-Maisonny*.

— Sprachverständnisfragen aus den Verbalteilen verschiedener Intelligenztests: WPPSI, HAWIK, HAWIE.

— Untersuchung der verbalen Intelligenz (Wortschatz und Sprachverständnis): Mit dem Peabody Picture Vocabulary-Test.

10.7.7 Untersuchung des Gehörs

Grundsätzlich bei jedem Kind mit verzögerter Sprachentwicklung Hörprüfung durchführen!

10.7.7.1 Pädaudiologische Verfahren

- Reflexaudiometrie.

Neugeborenenaudiometrie (unbedingte Reflexe bis zum 4. Lebensmonat):

— Schallzufuhr über Knochenleitung.
— Auslösung des Lidreflexes (kochleo-palpebraler Reflex).
— Schreck-Reflex (Moro-Reflex: Beugen der Extremitäten oder Umklammern).
— Atmungsreflex (bei Schlafbeschallung vertiefter Atemzug, evtl. mit Anhalten des Atems).
— Weck-Versuch.
— Gesichts- und Kopfreaktionen (Lächeln, Saugbewegungen, Stirnfalten, Schreien, mimische Bewegungen).

Säuglingsaudiometrie (unbewußte Reaktionen ab 3. Lebensmonat bis Ende des 2. Lebensjahres:

— Prüfung des Lauschverhaltens.
— Prüfung der Ablenkreaktionen (Kopfwenden bei Geräuscheinwirkung ab 4. Monat).

Negatives Ergebnis ist nicht beweisend für Schwerhörigkeit oder Taubheit. *Nur **positive Reaktionen** haben **Aussagekraft.***

- Subjektive Verfahren (bedingte Reflexe, bewußte Reaktionen Ende des 2. bis ins 4. Lebensjahr; dann Phase des Lauschens):

— Spielaudiometrie ab 3. bis 4. Lebensjahr (zuerst ohne Kopfhörer im freien Schallfeld).
— Tonschwellenaudiometrie.
— Sprachaudiometrie.
— Prüfung des Richtungsgehörs.

- Objektive Verfahren:

— Impedanzmessung (Tympanometrie, Messung der Stapediusreflexschwelle ab 2. bis 3. Lebensjahr).

— Elektrische Reaktionsaudiometrie (CERA, BERA); vom Säuglingsalter ab möglich.

Bei Innenohrschäden Vestibularisprüfung.

Hörprüfung bei Neugeborenen über Knochenleitung

Prüfung vor dem Füttern. Fixierung des Knochenleitungshörers auf dem Mastoid oder der Stirn. Hand des Untersuchers liegt flach auf der Brust des Neugeborenen, um Änderungen der Atemfrequenz und der Atemtiefe zu registrieren. Ein zweiter Kontrolluntersucher beobachtet das Neugeborene aus einem anderen Raum durch eine Fensterscheibe. Vergleich der Ergebnisse beider Beobachter.

Reaktionen auf Sinustöne bei Normalhörigkeit bereits bei 40 dB (A).

Reaktionsformen des Neugeborenen: Kopfbewegungen, Augenbewegungen, Extremitätenbewegungen, Innehalten bei Bewegung, Veränderung der Atemfrequenz und Atemtiefe.

Vorteile der Methode: Die physiologische Schalleitungskomponente bei Neugeborenen wird bei der Prüfung über Knochenleitung umgangen.

Die Methode ist geeignet für die orientierende Überprüfung von Risikokindern.

Prüfung des Lauschverhaltens: Der Säugling hält auf einen akustischen Reiz hin in seiner Tätigkeit inne und verweilt eine Zeitlang bei dem Reiz.

Bei einer Entwicklungsstörung der modalitätsspezifischen Stufe der auditiven Wahrnehmung (Störung der Entwicklung innerhalb eines Sinnesgebietes, unabhängig von anderen Sinnesgebieten) keine Reaktion trotz normalen peripheren Gehörs.

Prüfung der Ablenkreaktionen auf Geräusche bzw. Prüfung der Geräuschzuwendungsreaktionen (Wendung des Kopfes oder zumindest der Augen): Ab dem 4. Lebensmonat möglich.

Bei einer Entwicklungsstörung der Intermodalitätsleistungen, d. h. der Intermodalitätsstufe (Störung der Koordination verschiedener Sinnesgebiete, hier der Koordination von Hören und Sehen) drehen sich die Kinder nicht nach einer Schallquelle um.

Prüfung des kochleo-palpebralen Reflexes (kurze Schließ- und Öffnungsbewegung beider Augenlider): Unmittelbar nach der Geburt bei 96% der hörgesunden Kinder positiv. Die Reflexschwelle liegt bei über 80 dB.

Impedanzmessung: Mittels Tympanometrie erfolgt die Diagnose eines Tubenkatarrhs oder eines Paukenergusses. Mittels der Messung der Stapediusreflexschwelle ist eine begrenzte Aussage über die Hörschwelle möglich. Bei Hörgesunden liegt sie zwischen 80 und 90 dB. Eine Reflexschwelle von 80—90 dB besagt jedoch nur, daß die Hörschwelle — je nach Vorliegen eines Lautheitsausgleichs — zwischen 0 und 50 dB liegen kann.

Electric Response Audiometry (ERA), auch EEG-Audiometrie genannt: Durch Mittelungstechnik Aufzeichnung des zeitlichen elektrischen Spannungsverlaufes (Potential genannt) bei akustischer Reizeinwirkung.

a) **Brainstem Evoked Response Audiometry (BERA):** Nach Sedierung werden im Schlaf nach Anlegung von Elektroden schnelle (frühe) Hirnstammpotentiale (Reizantworten) auf Schallreize abgeleitet. Es kann dabei nur der Gesamtfrequenzbereich von 500—4000 Hz erfaßt werden. Die Aussagen aus den elektronisch abgeleiteten und errechneten Befunden sind im Einzelfall mit Vorsicht zu interpretieren. Die Methode arbeitet nach einer **objektiven** Technik, die Wertung der Ergebnisse bleibt jedoch **subjektiv.**

b) **Cortical Evoked Response Audiometry (CERA):** Bei älteren Kindern können langsame kortikale Potentiale (Reizantworten) auf Sinustöne frequenzspezifisch im Wachzustand abgeleitet werden.

Spielaudiometrie: Nach dem Hören eines Sinustones führt das Kind eine Spielhandlung aus (siehe Abb. 33). Bei Beeinträchtigung der serialen Integration kann eine Reihe von sukzessiv dargebotenen Reizen nicht integriert werden, d.h. nicht wahrgenommen werden. Es bestehen somit Schwierigkeiten der **sequentiellen Integration.** Die Spielaudiometrie verlangt die Integration einer sukzessiven Folge von Tätigkeiten. Kinder mit Störungen der sequentiellen Integration verhalten sich, wie wenn sie bei der Ausübung einer Tätigkeit die nächste Tätigkeit nicht antizipieren könnten. Man spricht bei der Spielaudiometrie von einem „Nichtwarten-Können" bezüglich der Ausführung einer Spielhandlung nach dem Hören eines Tones.

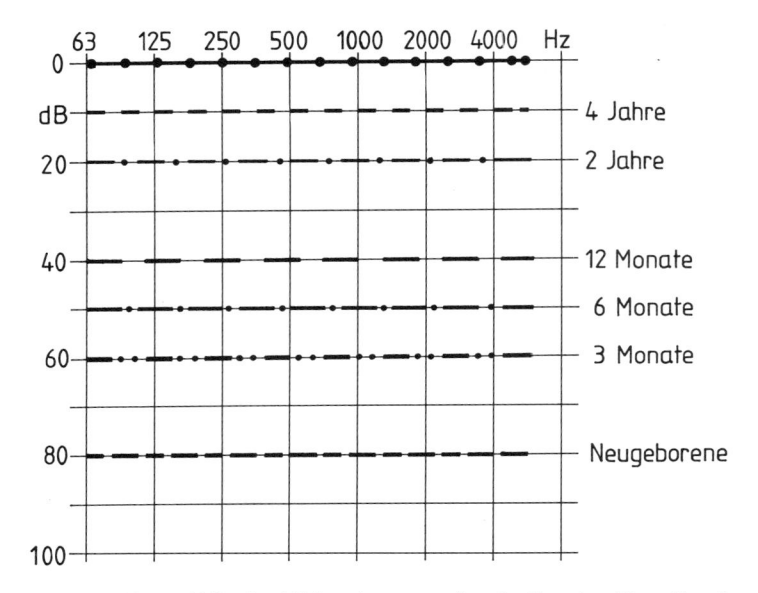

```
      63  125  250  500 1000 2000 4000  Hz
   0 ─●───●────●────●────●────●────●●──────
  dB ──┼───┼────┼────┼────┼────┼────┼──── 4 Jahre
  20 ──●───●────●────┼────●────●────●──── 2 Jahre
     ──┼───┼────┼────┼────┼────┼────┼────
  40 ──┼───┼────┼────┼────┼────┼────┼──── 12 Monate
     ──●───●────●────●────●────●────●──── 6 Monate
  60 ─●●──●●───●●───●●───●●───●●───●●──── 3 Monate
     ──┼───┼────┼────┼────┼────┼────┼────
  80 ──┼───┼────┼────┼────┼────┼────┼──── Neugeborene
     ──┼───┼────┼────┼────┼────┼────┼────
 100 ──┴───┴────┴────┴────┴────┴────┴────
```

Abb. 33: Altersabhängige Wahrnehmungsschwelle für reine Sinustöne im freien Schallfeld bei normalhörigen Kindern vom Neugeborenenalter bis zum 4. Lebensjahr zur Darstellung der Reifung des akustischen Systems.

Prüfung des Richtungsgehörs. Die Prüfung erfolgt mit Hilfe von sieben im Halbkreis angeordneten Lautsprechern mit Rauschsignalen von 50 dB in 5-dB-Schritten. Die Einübung wird mittels Lämpchen vorgenommen, die unter den Lautsprechern angebracht sind. 80—100% richtige Angaben bei 50 dB sprechen für normales Gehör.

Fehlerquellen bei der Beurteilung des Hörvermögens

— Geräusche von Türschließen, Treppenlaufen oder Flugzeugen werden oft nur gespürt.
— Ein schwerhöriges Kind beobachtet besonders schnell und intensiv und achtet auf Gestik und Mimik.
— Ein geistig zurückgebliebenes oder verhaltensgestörtes Kind kann den Eindruck eines schwerhörigen Kindes machen. Ande-

rerseits wird eine Minderbegabung durch eine zusätzliche Hörstörung verstärkt. Bei jedem lernbehinderten Kind muß daher eine Hörstörung ausgeschlossen werden.

Reaktionen auf Schallreize entsprechen dem jeweiligen geistigen Entwicklungsalter, nicht dem Lebensalter. Auch in höherem Alter kann daher eine mittelgradige Schwerhörigkeit vorgetäuscht werden.

— Bei psychogener Hörstörung wird konstant die gleiche Hörschwelle bei Kontrollen angegeben.
— Kinder mit mittelgradiger Schwerhörigkeit können bei der Tonschwellenaudiometrie versuchen zu dissimulieren. Im Gespräch wird Normalhörigkeit durch Ablesen von den Lippen, Kombination und Assoziation vorgetäuscht.
— Bei mittelgradiger Schwerhörigkeit Knochenleitung schwer zu prüfen.
— Hochtonverluste werden im freien Schallfeld oft schlechter ermittelt als mit Kopfhörer.
— Durch Hörbehinderungen können auch Verhaltensstörungen verursacht oder vorgetäuscht werden.

Altersabhängigkeit der Schwellenreaktion bei Normalhörigkeit:

Neugeborenes bei etwa 40 dB (mit Knochenleitung),
Neugeborenes bei etwa 80 dB (im Schallfeld),
3 Monate altes Kind bei etwa 60 dB (im Schallfeld),
6 Monate altes Kind bei etwa 40—50 dB (im Schallfeld),
12 Monate altes Kind bei etwa 30—40 dB (im Schallfeld),
2 Jahre altes Kind bei etwa 20 dB (mit Kopfhörer),
4 Jahre altes Kind bei etwa 10 dB (mit Kopfhörer).

Je **hochgradiger** die Hörstörung, desto **bedeutungsloser** die Altersabhängigkeit der Schwellenkurve. Bei mittel- und hochgradiger Schwerhörigkeit ist daher die Bedeutung eines zusätzlichen Altersfaktors gering. Beim hochgradig schwerhörigen Kleinkind lassen sich somit fast genaue Schwellenwerte ermitteln. Erklärung evtl. durch Lautheitsausgleich bei Innenohrschwerhörigkeit.

Einteilung der Schwerhörigkeit aufgrund des Tonschwellenaudiogrammes

Nach Bestimmung der Hörschwelle wird die Schwerhörigkeit in Abhängigkeit vom Hörverlust im Hauptsprachbereich von 500 bis

2000 Hz in folgende Gruppen eingeteilt, die prognostische Aussagen über die sprachliche Entwicklung zulassen:

a) **Normalhörende,** Hörschwelle bis 25 dB.

b) **Geringgradig** Schwerhörige, Hörschwelle 26 bis 40 dB. Hier liegt noch eine normale Sprachentwicklung vor, eine Hörgeräteversorgung muß jedoch individuell erfolgen.

c) **Gering- bis mittelgradig** Schwerhörige, Hörschwelle im Bereich von 41 bis 55 dB.

Diese Kinder sind sprachgestört, benötigen Hörgeräte, eine normale Verständigung ist erreichbar.

d) **Mittelgradige** Schwerhörigkeit im Bereich von 40—70 dB wird oft erst spät mit Verständigungsschwierigkeiten in Zusammenhang gebracht und diagnostiziert.

Symptome: Verzögerte Sprachentwicklung, Pseudodebilität, Verhaltensstörungen mit mutistischen, aggressiven Symptomen und Außenseitertendenzen.

Vorsicht vor folgenden *Fehldiagnosen:* Akustische Agnosie (zentrale Hörstörung), Debilität, Hirnschaden, Trotzphase.

Therapie: Normale Beschulung mit Hörgerät in günstig gelagerten Fällen möglich.

e) **Mittel- bis hochgradig** Schwerhörige, Hörschwelle von 56 bis 70 dB.

In dieser Gruppe bestehen auch mit Hörgeräten schon Schwierigkeiten in der Kommunikation, die durch ein notwendiges Sprach- und Hörtraining kompensiert werden können.

f) **Hochgradig** schwerhörige Kinder, Hörschwelle im Bereich 71 bis 90 dB.

Die Artikulation, Kommunikation, Stimme und Sprache der Kinder bleiben auch mit Hörgeräten eingeschränkt. Sonderbeschulung stets notwendig mit zusätzlichem Erlernen des Lippenlesens.

g) **Hochgradige, an Taubheit grenzende Schwerhörigkeit,** Hörschwelle ab 91 dB.

Hörgeräte vermitteln das Gefühl des Sprachrhythmus, jedoch bleibt die akustische Kommunikation stark behindert; die Kinder benötigen eine langwierige spezielle Schulung und orientieren sich in der menschlichen Gesellschaft primär visuell. Bei Hochtonschwerhörigkeit ab 1000 Hz fast altersgemäße Sprachentwicklung.

Anmerkung: Für die Untersuchung hörgestörter Kinder eignet sich der Intelligenztest nach *Snijders-Oomen* (Anwendungsalter ab 3 Jahre).

10.7.7.2 Ursachen kindlicher Schwerhörigkeit und Taubheit

a) Hereditäre Hörstörungen

Autosomal dominant erbliche Innenohrschwerhörigkeit
Autosomal rezessiv erbliche Innenohrschwerhörigkeit
X-chromosomal erbliche Innenohrschwerhörigkeit

Schwerhörigkeit bei:
Mißbildungen des äußeren Ohres
Mißbildungen des Mittelohres
Hauterkrankungen
Augenerkrankungen
Nierenerkrankungen
Erkrankungen des Nervensystems
Stoffwechselstörungen
EKG-Veränderungen
Skelettanomalien.

Chromosomenaberrationen:

Trisomie 13—15 (Patau-Syndrom)
Trisomie 21 (Down-Syndrom)
Trisomie 17—18 (Edwards-Syndrom)
X-Chromosomenaberrationen (Turner-Syndrom)

b) Erworbene Hörstörungen

Pränatale Ursachen:

Rötelnembryopathie (1.—3. Monat) = Gregg-Syndrom.
Masern, Grippe, Herpes-zoster-Viren, Toxoplasmose, Lues.

Nicht-infektiöse Noxen (Röntgenstrahlen, Medikamente, O_2-Mangel, Diabetes, elterliche Thyreopathie).

Perinatale Ursachen:

Frühgeburt, schwere Asphyxie, Morbus haemolyticus neonatorum Frühgeborenen-Hyperbilirubinämie, mechanische Geburtsschäden.

Postnatale Ursachen:

Masern, Meningitis, Scharlach, Mumps, Typhus, Streptomycin, Chinin, Impfschaden, Labyrinthitis, Diabetes mellitus, chronische Leber- und Nierenerkrankungen, rheumatische Erkrankungen, Schilddrüsenerkrankungen (Myxödem, endemischer Kretinismus, sporadischer Kretinismus), Rachitis.

Hereditär bedingte **Progredienz.** Dominant vererbte monosymptomatische Hörstörungen neigen häufiger zur Progredienz. Rezessiv und chromosomal vererbte Hörstörungen führen seltener zum Fortschreiten. Genetische Syndrome mit progredientem Verlauf sind die Osteogenesis imperfecta, Ostitis deformans (Paget), Osteopetrosis, einige Syndrome mit Augenerkrankungen und mit neurologischen Symptomen (Friedreichsche Ataxie, Pfaundler-Hurler-Syndrom) sowie das Pendred- und das Alport-Syndrom.

Neugeborenen- oder Säuglingsaudiometrie bei folgenden **Risikofaktoren** erforderlich:

Pränatal

— Hereditäre Schwerhörigkeit
— Röteln während der ersten Schwangerschaftshälfte
— Schwerer Diabetes während der Schwangerschaft
— Schwere Blutungen während der Schwangerschaft
— Alkoholfetopathie
— Chromosomenaberration.

Perinatal

— Geburtsgewicht unter 1500 g
— Schwere Asphyxie mit längeren Wiederbelebungsmaßnahmen (Apgar 1—3)
— Neonatale Sepsis/Meningitis
— Ikterus gravis.

Postnatal

— Meningitis/Enzephalitis
— Schwere Mumps- und Maserninfektion im Säuglingsalter.

Risikokinder im Sinne eines Verdachtes auf eine Hörstörung zeigen folgende Hinweise:

— Gesichts- und Schädeldysmorphien
— Ohrmuschelmißbildungen (auch einseitige)

— Ohr- und Halsfisteln
— Kiefer-Gaumen-Spalten
— Langdauernde Säuglingsotitis
— Nephropathien
— Struma
— Retinopathien
— Zerebrale Bewegungsstörungen (besonders Athetosen)
— Schwere toxische und virale Infektionen im Säuglingsalter
— Schwere angeborene Stoffwechselstörungen
— Mißbildungen innerer Organe
— Medikation ototoxischer Präparate.

Der früheste Zeitpunkt einer sicheren Hördiagnose ist der 5.—6. Lebensmonat. Zu diesem Zeitpunkt Untersuchung aller Kinder erforderlich, bei denen Verdacht auf eine Hörstörung besteht und die bei der Neugeborenenaudiometrie auffällig wurden.

Wegen der mit Schwerhörigkeit einhergehenden Syndrome ist bei Kindern eine augenärztliche, hautärztliche und kinderärztliche Untersuchung sowie gegebenenfalls eine genetische Beratung notwendig.

● Hinweise für die **kinderärztliche Untersuchung** bei Vorliegen einer Schwerhörigkeit oder Taubheit zwecks Syndrom-Erkennung

1. Schädel-Gesichtsanomalien: Kraniosynostose, generalisierte endostale Hyperostose, Platybasie, systematisierte sklerotische Hyperostose des Kindesalters mit regredienter Myopathie, Dysostosis craniofacialis, mandibulofaziale Mißbildungskombination, Dysplasia oculoauricularis.

2. Skelettanomalien: Osteo-Myodysplasien, Spina bifida, Sympodie, Kyphoskoliose, Syndaktylie, Wachstumsstörung, Osteoporose, Thoraxasymmetrie, Pectus carinatum, Extremitätenanomalien.

3. Störungen im Bereich des Zentralnervensystems und peripheren Nervensystems: Intelligenzdefekt, Hydrocephalus internus, Hirnnervenausfälle, epileptiforme Anfälle, starke Kopfschmerzen, Ataxie, Absenzen, geistige Entwicklungsverzögerung, Verhaltensstörungen, diffuse Hirnsklerose mit Ataxie, spastische Paresen, Oligophrenie, reversible Aphasie, Meningoenzephalozele, spinozerebellare Heredoataxie, angeborene Lähmung motorischer Hirnnerven.

4. Stoffwechselstörungen: Hämorrhagische Diathese, Adipositas mit Diabetes mellitus, juveniler Diabetes mellitus, Mangel an Hydroxyprolinoxydase und Phytansäure-d-Hydroxylase, Elektrolytverschiebung, Mukopolysaccharidose, eu- oder hypothyreote Struma, erhöhte PBJ-Serumspiegel, erhöhte alkalische Phosphatase.

5. Sonstiges: Gonadendysgenesie infolge Monosomie der Geschlechtschromosomen, Dysplasien und Erkrankungen im Urogenitalbereich, funktionelles systolisches Herzgeräusch über der Pulmonalklappe, kongenitale Herzmißbildung, Takayasu-Syndrom, konstitutionelle hämolytische Kugelzellanämie mit Ikterus, Embryopathia rubeolosa, Lues connata.

● Hinweise für die **augenärztliche Untersuchung** bei Vorliegen einer Schwerhörigkeit oder Taubheit

Albinismus, Nystagmus, Photophobie, Strabismus, Makuladystrophie bzw. -aplasie, Amblyopie, Astigmatismus, kongenitale Myopie, Hyperopie, Ankyloblepharon, Cataracta congenita, Cataracta complicata, Cataracta zonularis, atypische Pigmentdegeneration der Netzhaut mit Erblindung, Sekundärglaukom, Uveitis chronica, Keratopathie, Phthisis bulbi, primäre retrobulbäre Optikusatrophie, Farbenblindheit bei männlichen Merkmalsträgern, kongenitaler Kryptophthalmus mit fehlender Lidspalte, Dysplasia oculoauricularis, Hypertelorismus mit antimongoloider Lidachse, Hemeralopie, Synophrys, Pseudogliom der Retina bds., Epikanthus, Netzhaut- und Iriskolobome, Irisheterochromie, Ptosis, Mikrophthalmus, Abduzensparese.

● Hinweise für die **hautärztliche Untersuchung** bei Vorliegen einer Schwerhörigkeit oder Taubheit

Fleckige Dyspigmentation der Haut, weiße Haarsträhnen, Pigmentarmut der Haut und Haare, extreme Hellhäutigkeit mit Lichtüberempfindlichkeit, Hautverdickungen über den Finger- und Zehengelenken mit Hyperkeratosen, Palmoplantarkeratose, Leukonychie, schwere kongenitale Onychohypoplasie, kongenitale Pili torti der Kopfhaare, Dermatitis atrophicans maculosa, Lentiginosis cervicofacialis, progrediente Haut- und Unterhautatrophie, Hirsutismus, Hypohidrosis, plantare Hyperhidrosis, Hypertrichose, Verdickung der Haut von Handtellern und Fußsohlen, ekzematöse Hautveränderungen, kombiniert mit multiplen Gesichts- und Extremitätenanomalien, symmetrische Vitiligo, Poliosis, Alopezie.

Häufige, mit Innenohrschwerhörigkeit einhergehende Syndrome

⅓ aller Fälle von Innenohrschwerhörigkeit im Kindesalter sind erblich bedingt (35—50%).

Waardenburg-Syndrom: Dominant vererbt, ein- oder doppelseitige Hörstörung, die in 20% der Erkrankungen gefunden wird. Audiometrisch Hörkurvenanstieg im Hochtonbereich, vestibulär eine Unter- oder Unerregbarkeit. Labyrinthveränderungen im Sinne eines Mondini-Defektes, Deformitäten der Augenlider und Pigmentstörungen im Sinne eines partiellen Albinismus.

Pendred-Syndrom: Endokrine Störung mit Struma. Innenohrschwerhörigkeit besonders im hohen Frequenzbereich; Haarzellschädigung; evtl. schwankendes Gehör. Hörstörung durch Schilddrüsenbehandlung nicht reversibel. Jodfehlverwertung. Autosomal rezessive Vererbung. Diagnose: Mit dem Depletions-Test mit ^{123}Jod, da Struma und Hypothyreose fehlen können. Der Depletions-Test beruht auf dem angeborenen Fehlen der Peroxydase beim Pendred-Syndrom.

Alport-Syndrom: Nephropathie, hämorrhagische Glomerulonephritis, Innenohrschwerhörigkeit besonders im hohen Frequenzbereich, Haarzellschädigung, Untererregbarkeit des Gleichgewichtsorganes.

Knochenkrankheiten: Osteogenesis imperfecta, M. Paget, Gargoylismus.

Alström-Syndrom: Rezessiv erblich, Nystagmus, Retinadegeneration, progrediente Schwerhörigkeit, Diabetes mellitus.

Refsum-Syndrom: Retinitis pigmentosa, Ataxie.

Klippel-Feil-Syndrom: Angeborene Wirbelsäulendeformität, Innenohrmißbildungen.

Jervell-Lange = Nielsen-Syndrom: Herzerkrankung, EKG-Veränderungen.

Usher-Syndrom: Retinitis pigmentosa, hochgradige, nicht-progrediente Schwerhörigkeit, vor allem im Hochtonbereich, Untererregbarkeit der Gleichgewichtsorgane. Autosomal rezessiv erblich. Falls 1 Kind erkrankt, Wiederholungsrisiko für weitere Kinder 25%.

Innenohrotosklerose: Autosomal dominant vererbbar.

v. Graefe-Sjögren-Syndrom: Rezessiv, Retinitis pigmentosa, Katarakt, Nystagmus, Ataxie, Oligophrenie.

Gardner-Turner-Syndrom: Dominant, Akustikusneurinom, Neurofibromatose.

Herrmann-Aguilar-Sacks-Syndrom: Familiäre Epilepsie, Nephropathie, Diabetes.

Unverricht-Syndrom: Epilepsie.

Crouzon-Syndrom: Dominant, Dysostosis craniofacialis, Turmschädel, Exophthalmus, Hypertelorismus, Schwachsinn.

Franceschetti-Syndrom: Dominant, Dysostosis mandibulofacialis, antimongoloide Augenstellung, Vogelgesicht, Ohrmuschelmißbildung, hoher Gaumen, Mittelohrmißbildung.

Pfaundler-Hurler-Syndrom: Rezessiv bzw. X-chromosomal, Mukopolysaccharidose, Hypertelorismus, wulstige Lippen, Kyphose, Hornhauttrübungen, Debilität.

Patau-Syndrom: Trisomie des Chromosoms D 13, 14 oder 15. Angeborene Taubheit, LKG-Spalte, Ohrmuschelmißbildungen und innere Organe.

10.7.7.3 Vererbungsregeln und Erkrankungsrisiko bei Innenohrschwerhörigkeit

Bei der erblichen Taubheit in ¾ aller Fälle Taubheit ohne andere Symptome. Daher innerhalb dieser Gruppe nur Unterscheidung zwischen dominant-autosomal und rezessiv-autosomal vererbend.

Bei fehlendem Hinweis für Schädigungsmöglichkeiten oder für die Zuordnung zu einem der bekannten Syndrome bei einem hörgestörten Kind Wiederholungsrisiko von 9 % (empirische Belastungsziffer, errechnet aus großen Familienstudien).

Autosomal und **heterosomal.** Die Gene der dominant und rezessiv vererbbaren Schwerhörigkeit liegen auf den Autosomen = **dominant autosomale** und **rezessiv autosomale** Vererbung. Autosomale Vererbung verläuft bei Männern und Frauen völlig gleich. Gene, die auf dem Y-Chromosom liegen, sind nicht bekannt. Es gibt jedoch Gene, die auf dem X-Chromosom liegen = **heterosomal**; daher geschlechtsgebundene Vererbung.

● **Dominant autosomale Vererbung**

Falls ein Elternteil taub, erbt die Hälfte der Kinder die Veranlagung für Taubheit. Risiko für die Nachkommen der tauben Kinder 50 %. Nachkommen der nicht erkrankten Geschwister haben kein erhöhtes Erkrankungsrisiko.

● **Rezessiv autosomale Vererbung**

Falls beide Eltern verborgene Träger, Erkrankungsrisiko für jedes Kind 25 %. ⅔ der Geschwister sind verborgene Träger. Erkrankungsrisiko der Kinder der nächsten Generation geringfügig erhöht; bei Heirat mit einem Blutsverwandten stark erhöht.

Wenn zwei verborgene Träger ein taubes Kind geboren haben, so ist die Wiederholungsmöglichkeit 25 %.

● **Heterosomale Vererbung**

X-chromosomal rezessiv vererbte Innenohrschwerhörigkeit. Mutter Konduktorin. Erkrankungsrisiko ihrer Söhne 50 %, Übertragungsrisiko ihrer Töchter 50 %. Töchter der tauben Söhne der Mutter zu 100 % Konduktorinnen.

● **Ehen von tauben Menschen**

In 20 % der Ehen werden nur taube Kinder geboren. In 10—15 %

der Ehen werden sowohl hörende als auch taube Kinder geboren. Es gibt auch Ehen mit nur hörenden Kindern.

— Ehen von tauben Menschen mit Hörenden

10% aller tauben Menschen haben eine dominant autosomal erbliche Taubheit. Die Hälfte der Kinder wird taub sein.

Bei rezessiv autosomaler Taubheit erben alle Kinder die Veranlagung. Erkrankungsrisiko der Kinder nicht erhöht, obwohl alle Kinder verborgene Träger sind.

— Ehen von zwei tauben Menschen

a) *Nicht erbliche* Taubheit *beider* Ehepartner: Kein erhöhtes Erkrankungsrisiko.

b) Ein Ehepartner *erbliche* Taubheit, der andere Ehepartner *nicht erblich* bestimmte Taubheit. Siehe bei „Ehen von tauben mit hörenden Partnern".

c) *Beide* Partner *erblich* bestimmte Taubheit: Liegt bei einem Elternteil eine dominante Form vor, dann Erkrankungsrisiko der Kinder 50%, liegt bei beiden Eltern eine dominante Form vor, Erkrankungsrisiko der Kinder 75%.

Haben beide Eltern eine autosomal rezessiv erbliche Form der Taubheit mit identischer Veranlagung, z. B. das Syndrom von *Pendred,* werden alle Kinder taub sein. Falls keine identische Veranlagung, alle Kinder hörend. Das erste Kind einer solchen Ehe liefert die Antwort auf die Frage, ob eine identische Veranlagung vorliegt. Bei beidseitiger autosomal rezessiv erblicher Veranlagung ist das Erkrankungsrisiko immer beträchtlich erhöht.

Für eine **genetische Beratung** sind folgende Angaben wichtig: Ist die Hörstörung einseitig oder doppelseitig, ist sie seit Geburt vorhanden oder erst im frühkindlichen Alter aufgetreten, bleibt die Hörstörung stationär oder ist sie progredient, sind hohe oder niedere Frequenzen betroffen, Funktion der Gleichgewichtsorgane, sind zusätzliche Krankheitssymptome anderer Organgebiete vorhanden (Syndrome)?

10.7.8 Untersuchung der Intelligenz

Siehe S. 553 „Störungen der Sprache bei geistiger Behinderung".

10.7.9 Ergänzende Untersuchungen

EEG, Ausschluß einer Stoffwechselstörung, kinderneurologische und kinderpsychiatrische Untersuchung, evtl. Vestibularisprüfung, da bei 25% der Kinder mit verzögerter Sprachentwicklung eine vestibulozerebellare Dysfunktion vorhanden sein soll.

10.7.10 Hals-Nasen-Ohren-ärztliche Untersuchung

Sie sollte bei Kindern erst *nach* der Sprachprüfung erfolgen, da ängstliche Kinder sonst nicht mehr zum Sprechen zu bewegen sind.

10.8 Therapie der verzögerten Sprachentwicklung

10.8.1 Allgemeine Gesichtspunkte

Die Therapie muß *phasenspezifisch* erfolgen. Die Sprachentwicklung des Kindes durchläuft in zeitlicher Folge die vorsprachlichen Stufen:

— Produktion von Lauten ohne akustische Aufmerksamkeit,
— Produktion von Silbenketten ohne akustische Aufmerksamkeit,
— Selbstnachahmung,
— Fremdnachahmung.

Jede Phase ist Voraussetzung für die folgende und kann nicht übersprungen werden.

Ein Kind, das sich noch nicht auf der Stufe der Selbstnachahmung befindet, soll daher nicht zum Nachsprechen, d. h. zur Fremdnachahmung aufgefordert werden. Die spontanen Lautproduktionen des Kindes müssen vielmehr sofort mit gleichem Tonfall und Rhythmus am Ohr des Kindes wiederholt werden. Zur Behandlung in der frühen Phase der Sprachentwicklung gehören Übungen zur Steigerung der akustischen Aufmerksamkeit. Später betont die Behandlung die sensorischen Leistungen (Sprachverständnis), die Erweiterung des Wortschatzes, die Sprechmotorik, den Begriffsumfang unter Zuhilfenahme von Bildern, Gegenständen und Vorgängen, die der Erlebniswelt des Kindes entsprechen. Gleichzeitiges Erfassenlassen des akustischen, optischen und taktilen Eindruckes. Als apparative Hilfe gilt der Language-Master.

Förderung der *Sprechmotorik* neben allgemeiner gynmastischer Betätigung durch isolierte Übungen der Sprechorgane.

Lippen:	Mundspitzen, Mundbreitziehen, Schnauzemachen, Pfeifen.
Zunge:	Gerade herausstrecken, nach rechts, nach links, nach oben, nach unten.
Backen:	Aufblasen, getrennt rechts und links.
Gaumensegel:	Blasübungen zur Kräftigung.

Bewegungen des Unterkiefers.

Die Behandlung der verzögerten Sprachentwicklung erfolgt durch **Logopäden,** im schulischen Bereich durch **Sprachheilpädagogen.** Die Therapie kann ambulant in phoniatrischen Abteilungen an HNO-Kliniken, bei niedergelassenen Logopäden, im Rahmen eines Sprachheilkindergartens, in Sprachheilschulen oder bei zusätzlicher geistiger Behinderung in einer Tagesstätte für Behinderte vorgenommen werden.

Therapie auf vorsprachlicher Stufe

Mund- und **Eßtherapie** bei motorischen Störungen. Bereits beim Füttern des Babys sprachliche **Zuwendung.** Später **Benennen** gemeinsamer Tätigkeiten, z. B. Schuhe anziehen. Sprache anbieten, aber keine Sprache fordern. Benennen aller Gegenstände und Situationen, mit denen das Kind in Berührung kommt. **Nachahmen** von Lautäußerungen des Kindes, von Tierlauten und Geräuschen; dadurch wird das Kind zur Wiederholung angeregt. Nicht mit dem Kind in der Baby-Sprache sprechen.

Manchmal muß erst *Blickkontakt, Hinhören* und *Imitieren* als **Voraussetzung** für die Perzipierung der Sprache geschaffen werden.

Aufbau **imitativen** Sprechverhaltens bei Kindern: Auf dem Stuhl sitzenbleiben können, aufmerken können, Augenkontakt halten können, bestimmte grobmotorische Bewegungen imitieren können, bestimmte Stellungen und Bewegungen der Artikulationsorgane imitieren können, bestimmte Laute, bestimmte Silben, bestimmte Wörter nachsprechen können. Bei diesen imitativen Leistungen handelt es sich so lange nicht um Sprechen im eigentlichen Sinne, wie die Symbolfunktion der Sprache vom Kind nicht erfaßt ist. Das Kind befindet sich noch auf der vorsprachlichen Stufe der Fremdnachahmung. Bei der Auswahl der sprachlichen Stimuli müssen die Entwicklungsgesetze der Sprachwahrnehmung von *Jakobson* beachtet werden. Mit leichten Lauten wie m, b, p soll begonnen werden. Ein Wort wie „Hut" kann wegen des Kontrastes Konsonant-Vokal-Konsonant eher vom Kind wahrgenommen werden als Wörter mit schwach kontrastierenden Konsonantenhäufungen wie „Hund".

Ingangbringen der **Selbstnachahmung:** Die Eltern müssen die Lautgebilde, die das Kind hervorbringt, sofort in demselben Tonfall und Rhythmus am Ohr des Kindes wiederholen, bis sich das Kind selbst gern und ausdauernd wiederholt; erst dann kann man die **Fremdnachahmung** stimulieren. Bringt ein *auditives* Perzeptionstraining keinen Erfolg, dann Versuch der Perzipierung von Sprache auf dem Weg über die *visuelle* und *taktil-kinästhetische* Wahrnehmung. Evtl. müssen mit Hilfe operanter Techniken störende Verhaltensweisen (Wutausbrüche, Autoaggressionen) angegangen werden.

Elternberatung: Die Eltern dürfen *nicht* ein falsches Wort *korrigieren,* sondern nach Herstellung eines Blickkontaktes sagt die Mutter bestätigend das richtige Wort (*artikulatorisches* Feedback). Erklärung der Bedeutung eines Wortes (*semantisches* Feedback). Ergänzung des falschen Satzbaues in kurzen grammatikalisch richtigen Wendungen (*grammatikalisches* Feedback); nicht jedoch das Kind auffordern, den Satz richtig nachzusprechen.

Die Eltern müssen *gute Zuhörer* sein, um das Kind durch ihr Interesse zum Sprechen anzuregen. Die Eltern sollten stets in **zusammenhängenden** Sätzen sprechen und nicht im Telegrammstil. Zusätzliche *Gebärden* können das Gesprochene verdeutlichen. Lieder und Kinderreime sind für die Sprachanregung nützlich, vor allem in Verbindung mit kindgemäßen Bewegungen, Hüpfen, Springen usw.

Vokalübungen zur Charakterisierung bestimmter Situationen. Nachahmen von Tierlauten und Geräuschimitationen dienen der Entwicklung von Konsonanten.

Übung des **phonematischen Gehörs,** ehe man mit dem Einüben neuer Laute oder der Beseitigung fehlerhafter Laute beginnt. Das Kind muß erst lernen, den neu zu bildenden Laut richtig zu hören.

Sprachverständnisübungen (Symbolverständnis ist die grundlegende Voraussetzung für das Sprachverständnis. Die letzte der Sprachproduktion vorausgehende Entwicklungsstufe ist das Bildverständnis). Übungen zur Satzbildung anhand der **Signalmethode.**

Operantes Konditionieren. Die logopädische Übungsbehandlung verwendet im wesentlichen die lernpsychologischen Prinzipien des **operanten Konditionierens** (Lernen am Erfolg) und des **Imitationslernens.** Der Patient wird während der Behandlung zur Nachahmung bestimmter verbaler Verhaltensformen angeleitet, die bei Gelingen sofort durch verbales Lob, mimische Anerkennung, Spielmaterial usw. positiv verstärkt werden. Fehlerhafte Reaktionen werden dagegen durch Nichtbeachten gelöscht.

Behandlungsbeginn bei verzögerter Sprachentwicklung ab dem 4. Lebensjahr; bei Sprachentwicklungsbehinderung sofort nach Diagnosestellung.

Bei zusätzlicher **Verhaltensstörung** Mitbehandlung durch Psychologen oder Erziehungsberatungsstelle. Bei mangelhafter Mitarbeit sonst Scheitern der Sprachtherapie. Einerseits ist ein verhaltensgestörtes Kind nur sprachtherapeutisch zu beeinflussen, wenn es zur Mitarbeit bereit ist, andererseits ist sprachliche Hilfe der Boden, auf dem sich Anpassungsschwierigkeiten abbauen lassen.

10.8.2 Spezielle Behandlungsmethoden

Assoziationsmethode nach *McGinnes* für Kinder mit sprachorganischen Entwicklungsstörungen.

Die Therapie beginnt auf der Lautebene, d. h. mit korrekter Artikulation. Zusätzlich Förderung der Entwicklung der Wahrnehmung der Sprachlaute und des Sprachgehörs. Einzelne Phoneme werden angebildet, und das Kind soll lernen, die Artikulation eines Lautes mit dem geschriebenen Lautsymbol zu assoziieren.

Als nächsten Schritt soll das Kind erkennen lernen, daß in der Kombination von zwei und mehr Phonemen einzelne Sprachlaute zusammengefügt werden können.

Dann soll die Gedächtnisspanne durch den Gebrauch von kurzen Sätzen allmählich verlängert werden. Dabei erfolgt gleichzeitig eine Erweiterung des vorhandenen Vokabulars. Anschließend werden grammatikalische Strukturen geübt.

Therapieprogramm nach *Frostig*. Hauptanwendungsbereich bei Kindern mit zusätzlichen visuellen Perzeptionsstörungen. Durch Training der **visuellen** Wahrnehmungsfähigkeit kann man zugleich auch die allgemeine **geistige** Entwicklung fördern. In Kombination mit anderen logopädischen Maßnahmen findet daher eine besonders günstige Einwirkung auf die **Sprachentwicklung** statt. Eine Verbesserung der visuellen Wahrnehmungsfähigkeit schafft nämlich die notwendigen Voraussetzungen für andere Lernbereiche. Man findet Verbesserungen des syntaktischen und sprachlich-begrifflichen Bereiches sowie eine Besserung von Sprechscheu und Sprechhemmungen. Eine Schulung der **visuellen** Perzeptionsfähigkeit wird in 5 gesonderten Bereichen vorgenommen:

— Visuo-motorische Koordination,
— Unterscheidung von Figur-Grund,
— Beachtung der Wahrnehmungskonstanz,
— Erkennen der räumlichen Lage,
— Erfassen räumlicher Beziehungen.

Durch einleitende Übungen werden die Grundfertigkeiten der Feinmotorik und der visuellen und taktilen Perzeptionsfähigkeit kindgemäß und spielerisch geschult. Grobmotorische und haptische Übungen sind als wichtige Ergänzung zur Schulung der visuellen Perzeptionsfähigkeit in das Programm eingebaut. Der therapeutische Hauptteil setzt sich aus 359 verschiedenen Arbeitsbogen zusammen. Diese sind nach den obengenannten 5 Kategorien differenziert und außerdem nach Schweregraden unterteilt. Die Arbeitsbogen werden entsprechend der visuellen perzeptiven Rückstände verwendet. Anwendung des Therapieprogramms bei Kindern zwischen 3 und 8 Jahren. (Siehe auch Seite 177).

10.8.3 Geräte für die Sprachtherapie

Artikulationsspiegel: Er dient der visuellen Kontrolle während der Behandlung.

Language Master: Es handelt sich um ein audio-visuelles Training. Das zweispurige Tonaufnahme- und Wiedergabegerät arbeitet mit Tonkarten. Diese können bebildert, beschriftet und besprochen werden. Der Therapeut bespricht die Karte mit Text, der speziell trainiert werden soll. Das Kind kann beim Durchgang der Karten gleichzeitig die Stimme des Therapeuten hören, den Text lesen und ein dazugehörendes Bild betrachten.

Phonic ear: Binauraler Sprachtrainer. Durch zwei Mikrophone, zwei eingebaute Verstärker und eine Stereo-Kopfhörergarnitur hört das Kind die korrekte Aussprache des Lehrers und seine eigene gleichzeitig. Voraussetzung ist, daß Kind und Therapeut gleichzeitig sprechen.

Phonic mirror: Endlosband-Kassettengerät. Ein Laut, eine Silbe, ein Wort oder Satz können beliebig oft wiederholt werden.

Akusto-vibratorische Kommunikationshilfen für gehörlose oder resthörige Kinder. Sie werden als Phonator bezeichnet. Die Vibrationsübertragung erfolgt am Brustbein, Schlüsselbein, an den oberen Halswirbelknochen oder an der Handwurzel. Die indirekte Vibrationsübermittlung kann durch schwingende Holzflächen, zum Beispiel Stuhlsitz, Tischfläche erfolgen. Eine Kombination mit Ablesen der Mundstellung und Ausnützung vorhandener Hörreste ist erforderlich.

10.8.4 Kindergarten für Sprachbehinderte

Aufnahme im Alter von 3—6 Jahren. Zu empfehlen bei Sprachentwicklungsbehinderungen, stark ausgeprägter verzögerter Sprachentwicklung, früh erworbener Aphasie.

Die Sprachentwicklung kann gestört werden, wenn Kinder vor Abschluß der Phase des Fragealters in den *normalen Kindergarten* kommen. Der Kindergarten ist jedoch für die Sprachförderung bedeutsam. Von den sprechenden Altersgenossen geht die stärkste Motivation aus, Sprache anzuwenden. Es gibt aber sensible und sprachschwache Kinder, die man nur mit Vorsicht dem Sprachreiz eines Kindergartens aussetzen sollte.

10.8.5 Schulen für Sprachbehinderte

Voraussetzung für die Aufnahme ist normale Intelligenz und intaktes Gehör. Die sprachliche Beeinträchtigung muß gravierend sein. Ziel der Schule für Sprachbehinderte ist: Beseitigung der Sprachentwicklungsrückstände bzw. der Sprachstörungen, Korrektur von Fehlentwicklungen der Persönlichkeit, des Sozialverhaltens und des Lernverhaltens im Sinne einer Umerziehung. Möglichst frühzeitige Um- bzw. Rückschulung in die Regelschule. Vermittlung des Lehrstoffes der Regelschule durch behinderungsspezifische Aufarbeitung, damit das sprachbehinderte Kind den Wissensstand alters- und intelligenzgleicher Schüler der Regelschule erreicht. Bei Verbleiben in der Schule für Sprachbehinderte wird ein ordnungsgemäßer Schulabschluß erreicht.

Bis auf einen geringen Rest therapieresistenter Kinder sollen alle Kinder nach Ende des 4. Schuljahres die Schule für Sprachbehinderte verlassen können.

Die Schule für *Sprachbehinderte* **nimmt** Kinder mit einer Behinderung der sprachlichen Ausdrucks- und Mitteilungsfähigkeit **auf,**

— die dem Bildungsgrad der allgemeinen Schule aufgrund ihrer Störung nicht oder nicht ausreichend zu folgen vermögen;

— deren Sprachbehinderung weder durch zusätzliche Hilfen in der allgemeinen Schule noch durch ambulante Behandlung außerhalb des Schulbesuches behoben werden kann;

— die bei Mehrfachbehinderung primär sprachbehindert sind;

— bei denen als Folge der Sprachbehinderung erhebliche Abweichungen im Lern- und Sozialverhalten auftreten oder befürchtet werden müssen.

Hierzu gehören nach Ansicht der Pädagogen Schüler mit folgenden **Sprachbehinderungen:**

— Hochgradige Entwicklungsverzögerung der Sprache;

— zentrale Entwicklungsbehinderungen der Sprache;

— neurotische oder psychogene Behinderungen der Sprache;

— zerebral bedingte Behinderungen der Sprache;

— schwere Sprachstörungen als Folge pathologischer Veränderungen der Sprechorgane;

— Störungen des Sprechablaufes;

— organisch und funktionell bedingte Stimmstörungen schweren Grades;

— Lese-Rechtschreib-Schwäche (Legasthenie), wenn sie mit einer Sprachstörung im Sinne der Sprachschwäche verbunden ist.

Die Sonderstellung der Sprachbehindertenschule beruht darauf, daß sie grundsätzlich als **Durchgangseinrichtung** mit dem erklärten Ziel der Rückführung in die Regelschule und der damit verbundenen Ausrichtung auf den Regelschullehrplan konzipiert ist.

Die Sprachbehindertenschule versteht sich **nicht** als Stätte der **Heilung** von Sprachgebrechen, sondern im Rahmen eines differenzierten Systems sonderpädagogischer Rehabilitationseinrichtungen primär als Ort der **Schulpflichterfüllung.** Dies findet in den Einschulungskriterien seinen Ausdruck, in denen deutliche Abgrenzungen beispielsweise zu primären Lernbehinderungen zu finden sind.

In der Schulphase hat der Sprachbehindertenpädagoge in Abwägung des Verhältnisses der individuellen Lernvoraussetzungen des sprachlich beeinträchtigten Kindes und der institutionell gegebenen Förderungsmöglichkeiten zu entscheiden, ob ambulante sprachtherapeutische Maßnahmen im Rahmen der Regelschule ausreichen, oder ob die Ein- bzw. Umschulung in eine Schule für Sprachbehinderte notwendig ist.

10.8.6 Therapie bei Mangel an sprachlicher Anregung

Keine Korrektur einzelner Sprachlaute am Anfang der Behandlung, da sich nach Besserung des Sprachverständnisses die Sprechmotorik und Sprechgeschicklichkeit spontan bessern kann. Beginn daher mit Sprachverständnisübungen, Beschreibung von Bilderbuchszenen und Imitation von unbekannten Begriffen.

10.8.7 Therapie bei minimaler zerebraler Dysfunktion

Übende Verfahren: Physiotherapeutische, ergotherapeutische, moto-therapeutische, logopädische Maßnahmen einschließlich Perzeptionstraining. Verbesserung der Grob- und Feinmotorik kann eine Normalisierung leichter Sprachstörungen herbeiführen.

Psychomotorische Therapie: Sie bewirkt eine Beeinflussung zwischen inneren psychischen Vorgängen und motorischen Äußerungsformen.

Die **sensomotorische** Therapie verfolgt eine Beeinflussung der Sinnesorgane und führt gleichzeitig mit Hilfe gezielter Hilfen ein Bewegungstraining durch. Nicht nur Input- oder Output-Funktionstraining, sondern auch Feedback-Training.

Psychagogische und **heilpädagogische** Behandlung: Spiel- und Musiktherapie, Zeichnen, Basteln, Schreiben.

Oft bedarf die veränderte Sprach- und Sprechfunktion überhaupt keiner Behandlung.

Die **Prognose** ist gut, spätestens bis zur Pubertät Ausgleich der Symptomatik.

10.8.8 Therapie bei Sehschädigung

Die Sprachtherapie unterscheidet sich nicht von der der logopädischen Therapie bei sehenden Kindern. Besonders gefördert werden muß jedoch das Hören und Tasten, evtl. Training der Lippen-, Zungen- und Gaumensegelbeweglichkeit, zusätzliches Abtasten der Sprechorgane. Als Erinnerungshilfe beim Lesen Lackieren, Ausstanzen oder Aufkleben des zu übenden Lautes im Punktschriftsystem.

10.8.9 Therapie bei Teilleistungsschwächen

Möglichst gleichzeitiges Üben der taktilen, kinästhetischen, visuellen und auditiven Sinnesmodalitäten. Auch wenn nur eine Störung in einem oder einzelnen Bereichen der Perzeption vorliegt.

Intramodale Therapie bedeutet: Therapie der einzelnen gestörten Sinnesfunktion.

Intermodale Therapie bedeutet: Therapie möglichst vieler Sinne auf einmal.

10.8.9.1 Allgemeines Training der Wahrnehmung

Zunächst auf der Modalstufe (innerhalb eines Sinnesbereiches), dann zwischen den einzelnen Sinnesbereichen. Allgemeines Training der Wahrnehmung durch die Entwicklungstherapie nach *Hellbrügge* oder die senomotorische Frühtherapie nach *Kiphard*. Dabei werden die Bereiche Tasten, Sehen und Hören in Verbindung mit der Fein- und Grobmotorik trainiert. Mit dem Montessori-Sinnesmaterial kann man trainieren: Geruch, Geschmack, Tasten, Unterscheiden von Farben, Formen und Geräuschen.

10.8.9.2 Training der auditiven Wahrnehmung

Hören von unperiodischem Schall aus der Umgebung (Lärm, Geräusch), Hören von periodischem Schall (Töne, Klänge), Hören von einfachen Lauten, die zur Nachahmung reizen, Hören von Bedeutungslauten (Tierstimmen, Ausrufe des Erstaunens), Hören von Klangsequenzen (Melodien).

Differenzierung von Einzellauten, Differenzierung von Sprachlauten, die bedeutungsunterscheidende Funktionen in Wörtern haben.

Übungen zur **Diskriminierung** von Sprachlauten: Nennen von ähnlich klingenden Wörtern, die sich durch den Laut unterscheiden, dessen Identifizierung diskriminatorische Schwierigkeiten bereitet, z. B. **Hase — Haare,** wobei das Kind auf das analoge Bild zeigt; Üben mit weichen und harten Formen des gleichen Lautes, z.b.: **Garten — Karten**; oder anhand von Bildern werden Wörter richtig und falsch ausgesprochen und vom Kind korrigiert; oder Sortierenlassen von Bildkarten nach gleichen Lauten.

Heraushören eines bestimmten Sprachlautes aus ein- und mehrsilbigen Wörtern, Analyse aller Sprachlaute eines Wortes, Heraushören gleicher Wortlängen, Heraushören gleicher Wörter in Sätzen.

Unterscheidung zwischen Telefon und Haustürglocke, Abspielenlassen von auf Tonband aufgenommenen Geräuschen von Tieren oder Haushaltsgeräten, wobei das Kind auf die Gegenstände zeigt, die das Geräusch erzeugt haben.

Lautgedächtnisübungen: Nachklatschenlassen (Anwendung unregelmäßiger Folgen von leisem und lautem Klatschen), das gleiche mit 2 Geräuschen, z. B. Blasen und Klatschen. Nachspielenlassen einer Geräuschfolge auf Orff-Instrumenten, Reaktion auf verschiedene Signale (einmal klopfen bedeutet: Hinsetzen, zweimal klopfen: Aufstehen, dreimal klopfen: Rückwärts laufen usw.).

Sprachgedächtnisübungen: Oftmaliges Wiederholen des gleichen Wortes bei mehreren Gelegenheiten in verschiedenen Situationen und Herstellung assoziativer Verknüpfungen mit vorher Bekanntem.

Übungen zur Hebung des Sprachverständnisses: Anbieten einzelner Substantive, wobei der Gegenstand jeweils gezeigt wird. Anschließend soll das Kind die Gegenstände benennen.

Die auditive Wahrnehmung muß auf den verschiedenen **Modalitätsstufen** trainiert werden:

Modalitätsspezifische Stufe: Töne und Klänge werden zur Wekkung der auditiven Merkfähigkeit eingesetzt.

Intermodale Stufe: Übungen zum Richtungshören und Zuordnungsaufgaben.

Übungen zur *serialen* Integration: Das Kind muß gehörte Klangfolgen in Musik' und Sprache reproduzieren und komplexe Aufträge befolgen.

10.8.9.3 Training nicht-sprachlicher kognitiver Leistungen

Zuordnungsübungen, Sequenzbildung (Weiterführen vorgegebener Reihen), Erweiterung der Aufmerksamkeitsspanne, nichtsprachliche Begriffsbildung (Begriffe Erleben, Verstehen von Zeichen, Mimik, Gestik und Pantomime), Konzentrationsspiele, Training des Langzeitgedächtnisses.

10.8.9.4 Training der taktilen Wahrnehmung

Tastübungen zuerst auf der **modalen** Stufe. Das Übungsmaterial kann nach folgenden Gesichtspunkten differenziert werden: Form, Größe, Oberflächenbeschaffenheit, Konsistenz, Gewicht, Temperatur. Man arbeitet mit dem Montessori-Material.

Auf der **intermodalen** Stufe verbindet man zwei Sinnesbereiche miteinander, z.B. Tasten und Sehen: Das Kind ertastet mit geschlossenen Augen eine Form und ordnet sie einer der vor ihm liegenden Formen visuell zu.

Die **seriale** Integration (Sequenzbildung) wird geübt, indem man das Kind Material bei geschlossenen Augen nach Größe, Höhe oder Breite zuordnen läßt.

10.8.9.5 Training der kinästhetischen Wahrnehmung

Übung der Perzeption der eigenen Bewegungen. Bei Sprachgestörten ist vor allem die kinästhetische Wahrnehmung der Artikulationsbewegungen wenig entwickelt.

- Taktil-motorische, motorisch-kinästhetische Übungen:

Entwicklung des **Gesamtkörpergefühles** durch Hin- und Herrollen auf einem großen Ball, oder Körper in eine Decke einrollen, Kriechen wie eine Schlange, Hüpfen wie ein Frosch, Balancieren.

- Taktil-kinästhetische Wahrnehmungsschulung der **einzelnen Körperteile:**

Klatschen, Händeabdruck mit Fingerfarben, mit nassen Füßen über ein saugfähiges Papier laufen; dabei gehen wie ein Elefant, hüpfen wie ein Frosch, auf Zehenspitzen gehen, auf den Fersen gehen. Einen Gegenstand auf dem Kopf balancieren. Eine Nuß mit der Zunge an den Zähnen entlangschieben, mit den Lippen Rosinen aufnehmen, Kirschkerne spukken, Lippen mit der Zunge ablecken.

10.8.9.6 Training der visuellen Wahrnehmung

Eine vorgegebene Form nachmalen oder mit einem Seil, mit Steinen oder Bauklötzen nachlegen lassen, Ball fangen.

Zuordnungsübungen: Farbe zu Farbe, Form zu Form. Ordnen nach der Größe, Übungen zur schnellen Reaktion auf visuelle Reize. Training des visuellen Gedächtnisses, Übungen zur visuomotorischen Koordination (Geduldsspiele, Kneten, Mikado-Spiel). Figur-Grund-Differenzierung (Suchbilder bearbeiten). Übungen im Erfassen und Kopieren von Schrift und Zahl. Übungen zur Erkenntnis der Lage im Raum und der Stellung innerhalb der Reihe, Übungen zur Erkennung von Strukturen von Formverläufen.

Die zentrale Verarbeitung der Reize erfolgt durch Ordnen, Sortieren, Klassifizieren, Assoziieren, Kombinieren und Bildung von Analogien.

Verwendet wird zum Training der visuellen Wahrnehmung das Frostig-Programm und der psycholinguistische Entwicklungstest.

Visuell-auditive Übungen:

Kinder laufen im Raum herum, Stehenbleiben bei Pfiff mit gleichzeitigem roten Signal, Weitergehen bei Pfiff mit grünem Signal.

10.8.9.7 Training der visuomotorischen Koordination

Erreichen einer koordinierten Strichführung und damit der Voraussetzung des Schreibens und Zeichnens. Gleichzeitig Verwendung des psychomotorischen Übungsprogrammes, Training der Feinmotorik, der Koordination des ganzen Körpers, des Körperschemas.

Kombination der Behandlung visueller Perzeptionsstörungen immer mit Bewegungsübungen.

10.8.9.8 Training der Motorik

Mototherapie: Bewegungsbehandlungsmethoden bei Entwicklungsstörungen, pathologischen Bewegungsmustern sowie Auffälligkeiten und Störungen im psychomotorischen Leistungs- und Verhaltensbereich.

Motopädagogik: Konzept einer ganzheitlichen Erziehung und Persönlichkeitsbildung über motorische Lernprozesse und Verhaltensänderung.

Übung der **serialen** Motorik: Übung von Dauerleistungen mit unterschiedlichem Anspruch an die Körpermotorik und unterschiedlichen zeitlichen Einteilungen wie Ballspiele (Ball fortlaufend auf den Boden prellen, beide Hände im Wechsel), in verschiedenen Reihenfolgen mit allen Fingerkuppen den Daumen antippen usw.

Training der Zungen-Mund-Motorik siehe 10.7.2.2 Seite 166.

10.8.9.9 Weitere Teilleistungsübungen

Übungen zur Raumorientierung

Mehrere Kinder laufen nach dem Rhythmus der Musik, ohne aneinanderzustoßen; Hindernislauf, Zeichnen nach Diktat mit verbundenen Augen.

Konzentrationsübungen

Glaskugel auf einem flachen Teller gleichmäßig am Rand entlangrollen lassen, eine Murmel auf einem Löffel tragen, ein mit Wasser gefülltes Glas auf einem Tablett tragen.

10.8.9.10 Sprachliche Übungen

Ziel ist die Verbindung der realen Wahrnehmung der verschiedenen Modalitäten mit der Sprache.

- Übungen zur **Diskrimination** und **Klassifikation**

Betrachtung eines Balles, der bezüglich seiner Eigenschaften besprochen wird. Anschließend Betrachtung und Besprechung der Eigenschaften eines Holzwürfels. Danach muß das Kind mehrere Bälle und Würfel zuordnen.
Anschließend Sortierenlassen von Gegenständen nach den Kriterien von rund, eckig usw.
Differenzierung und Zuordnung von Gegenständen bezüglich der Größe.
Differenzierung von Gegenständen nach dem Gewicht.
Differenzierung von Temperaturen, Wiedererkennen von Gegenständen durch Tasten, Differenzieren von Materialien, Diskriminieren von Minimalpaaren, Erarbeitung semantischer Diskrimination und Klassifikation: z.B. den Unterschied zwischen Küche und Kinderzimmer, Einkaufstasche und Schultasche erkennen.

- Übungen zur **Stabilisation** und **Training** des **Gedächtnisses**

Nachsprechenlassen von immer schwierigeren Wörtern und Sätzen, Ausführenlassen von einteiligen, zweiteiligen und dreiteiligen Aufträgen.

- Übungen zur **Begriffsfindung**

Lehren von fixen Assoziationsverbindungen zwischen zwei zusammengehörigen Wörtern. Erinnerungshilfe durch visuelle Zeichen (pantomimische Methode). Lehren von Wörtern in ganzen Sätzen, Einrichten eines Puppenhauses mit Gegenständen, das Gegenteil vorgegebener Begriffe sagen lassen.

- Übungen zur **Formulierungsförderung**

Eine Geschichte vollenden lassen, Rollenspiele.

- Übungen zur **Zeitteilung**

Es gibt hierzu keine speziellen Übungen. Bei den genannten Übungen kommt es darauf an, eine Aufgabe über längere Zeit genau gleich zu wiederholen.
Eine Kette auffädeln in einer bestimmten Reihenfolge bezüglich Farbe oder Form, einen Dreiklang spielen und mehrmals wiederholen (auditiv: Die Folge wird mit dem Gehör wahrgenommen; visuell: Die Töne werden auf einem bunten Metallophon gespielt), einen Rhythmus klopfen und beibehalten.
Eine Puppe in richtiger Reihenfolge anziehen lassen, Reihenfolge der Handlungen beim Einkaufen besprechen. Eine Geschichte aus mehreren Bildern zusammenlegen und dann erzählen lassen.

- Sinnübungen zur **simultanen Koordination** von Bewegungsmustern mit Sprache

Mindestens zwei verschiedene Aufgaben müssen auf einmal ausgeführt werden, z.B. seriale Motorik in Verbindung mit Sprache: Gleichzeitiges Klatschen und Sprechen, Ballwerfen, -fangen und gleichzeitiges Sprechen, Sprech-Zeichnen, Singspiele.

10.8.10 Sprachanbildung bei Gehörlosen und hochgradig Schwerhörigen

Im 18. Jahrhundert propagierte *Heinicke* das **Lautsprachprinzip**, während zur gleichen Zeit der Franzose de *L'Eppée* eine Zeichensprache **(Gebärdensprache)** für Gehörlose entwickelte. Im deutschsprachigen Raum stellt das Lautsprachprinzip die **dominierende** Methode in der Hörspracherziehung dar.

Wörter werden nach der optisch-artikulatorischen und taktil-artikulatorischen Bildung unterschieden und auch ausgesprochen. Die **Gebärdensprache** ordnet den Wortbegriffen Gebärden zu, während das **Fingeralphabet** (z.B. Ein-Hand-Alphabet für Taube und Taubblinde) mit der **Schrift** korrespondiert. Jeder Buchstabe kann an der Hand- und Fingerstellung erkannt werden.

Ein **Handzeichensystem** (Manualsystem) kann graphembezogen, absehergänzend oder phonembestimmt sein.

Bei einem **graphembestimmten** Fingeralphabet stimmt die Zahl der Handzeichen mit der Zahl der Buchstaben überein.

Beim **phonembestimmten** Handzeichensystem entspricht dem Phonem der jeweiligen Sprache ein Zeichen (sch = 1 Phonem = 1 Zeichen). Es besteht aus 16 Phonemzeichen für Konsonanten und 10 Phonemzeichen für Vokale. Es findet bei Gehörlosen Anwendung.

Gebärdensprache

Vorteile: Gebärde konkret und anschaulich.

Nachteile: Gebärde nur grob begrenzt, ohne feine Nuancen. Wortschatz der Gebärdensprache beschränkt, keine syntaktische Gliederung. Mit einer Gebärde werden zugleich substantivische, verbale und adjektivische Inhalte bezeichnet. Sie ist nur in der augenblicklichen Situation verständlich, Irrtümer bei der Übermittlung möglich. Die Gebärdensprache verhindert die Gewinnung lautsprachlicher Satzschemata.

Bei **Taubblinden** werden Blockschrift-Großbuchstaben oder Zahlen mit den Fingern in die geöffnete Hand geschrieben. Es handelt sich dabei um eine international empfohlene Standardschrift.

Das Fingeralphabet nach *Lorm* kann von Taubblinden ertastet werden. Bei diesem System werden die Buchstaben durch Berührungspunkte und -striche in der Handfläche ersetzt. Es findet Anwendung bei **Spät-Taubblinden.**

Das **gehörlose Kleinkind** entwickelt von sich aus individuelle symbolhafte Zeichen, sog. Gebärden, mit deren Hilfe es seine wichtigsten existentiellen Wünsche und Bedürfnisse zum Ausdruck zu bringen sucht.

10.8.10.1 Hausspracherziehung

Beginn der Hörerziehung ab dem 6. Lebensmonat. Für die Entwicklung des Hörens geht die sog. **kritische Periode** (Entwicklungsabschnitt, in dem sich gewisse Strukturen oder Fähigkeiten ausbilden) gegen Ende des 8. Lebensmonats zu Ende.

Die **sensitive Periode** (Zeitabschnitt, innerhalb dessen sich gewisse Fähigkeiten und Fertigkeiten nachhaltiger, schneller und mit geringerem Aufwand an Energie erwerben lassen als zu anderen Zeiten) hält bis gegen Ende des 2. Lebensjahres an.

Hausspracherziehung: Gehörlose Kinder werden im Elternhaus von Fachpädagogen besucht. Die Eltern erhalten Anleitung hinsichtlich sprachanbahnender Maßnahmen und sachgemäßen Einsatzes und Umganges mit Hörgeräten.

Kindergarten: Ab dem 3. Lebensjahr besuchen hörgeschädigte Kinder einen speziellen Kindergarten für Schwerhörige und Gehörlose. Dort Fortsetzung der Sprachanbahnung.

Schule: Nach 10jähriger Schulzeit in einer Schwerhörigen- oder Gehörlosenschule kann ein Hauptschulabschluß erreicht werden.

Grundlage der Hörerziehung ist die **Lautsprach-Früherziehung.** Die Hörerziehung bzw. das Hörtraining soll auch bei noch nicht feststehender Diagnose begonnen werden, da bei verspätetem Beginn die Aussichten auf Erfolg immer geringer werden. Die Hörerziehung beinhaltet bei vorhandenen Hörresten ein Vertrautmachen mit Geräuschen, der Unterscheidungsfähigkeit für Klänge, Training des Richtungsgehörs sowie der akustischen Merkfähigkeit.

Absehtraining: Das Lippenlesen soll in Verbindung mit Mimik und begleitender Gebärde benutzt werden. Kinder, die erst nach der Geburt stark schwerhörig werden, sollen nicht sofort ganztägig eine Hörhilfe tragen, damit das Ablesen trainiert werden kann.

Die rechte Hand wird als rhythmisierendes Element in die Behandlung einbezogen zur Verbesserung des Sprachrhythmus und der Sprachmelodie.

Die wichtigsten Prinzipien der von den **Eltern** zu übernehmenden Aufgabe sind, dem Kind die ihm in der frühesten Kindheit in der Regel noch eigene Antlitzgerichtetheit sowie das auch dem hörbehinderten Kind an der Wende vom 1. zum 2. Lebensjahr eigene

Lallen zu **erhalten** und es darüber hinaus — falls möglich — zur Hörgerichtetheit zu führen. **Antlitzgerichtetheit** und **Hörgerichtetheit** sind Voraussetzung für Anbahnung des Sprachverständnisses. Daraus entwickelt sich die Sprachauffassung mittels kombinierten Ablesens und Hörens. Ohne Förderung gehen die Antlitzgerichtetheit und der Gebrauch der Stimme und damit die Grundlage für die Lautspracherlernung wieder verloren. Miteinbeziehen **vibratorischer** Wahrnehmungen.

- Diese Maßnahmen sind alle nur möglich bis Ende des 2. Lebensjahres, da sich das Kind bis dahin in der Phase der natürlichen Antlitzgerichtetheit befindet.

Während der *ersten Entwicklungsphase* besteht das Ziel, den Blick des Kindes so oft wie möglich auf das Gesicht des Sprechers zu lenken. Es ist erforderlich, daß jeweils dann, wenn das Kind aufschaut, zu ihm gesprochen wird. Es genügt eine kurze Aussage über den Gegenstand oder die Tätigkeit, mit der das Kind oder der Sprecher gerade beschäftigt ist. Das Kind wird immer häufiger, immer länger und immer zielbewußter aufschauen.

Die *zweite Entwicklungsphase* setzt ein, wenn das Kind anfängt, visuell etwas Sprache zu verstehen. Die Eltern sollen nicht mit Händen auf Gegenstände deuten, sondern mit den Augen hinschauen.

Die *dritte Entwicklungsphase* beinhaltet das Verständnis erster Wörter oder Sätze ohne zusätzliche situationsgebundene Hinweise. Diese Phase kann herbeigeführt werden durch den Einsatz sprachfördernder Spiele.

Die **Sprache** der **Eltern** muß natürlich und deutlich, ohne Dialekt sein. Übertriebene Mundbewegungen sind zu vermeiden. In wiederkehrenden Situationen sollen möglichst immer die gleichen Sätze und Wörter gebraucht werden. Verwendung von kleinen Sätzen. Sätze sind leichter über das Gehör aufzunehmen als einzelne Wörter. Daher am Anfang der Sprachanbildung keine Artikulationsübungen. Die Eltern müssen, wenn sie zum Kind sprechen, so sitzen, daß ihr Gesicht hell erleuchtet ist. Abstand zwischen Kind und dem Gesicht der Eltern nicht kürzer als 60 cm. Gesicht der Eltern und Gesicht des Kindes auf gleicher Höhe. Freundlicher Gesichtsausdruck des Sprechenden. Mehrmaliges Wiederholen des Gesagten hintereinander. Später Gewöhnung des Kindes auch an das Mundbild anderer Menschen, da jeder Mensch seine Mundbewegungen etwas anders formt.

Voraussetzungen für eine **Entwicklung** des **Hörens** beim hörgeschädigten Kind:

Die Sprachlaute müssen in dem hierfür ansprechbarsten Lebensabschnitt gehört werden, d.h. während der **ersten 3 Lebensjahre;** das 1. Lebensjahr ist das wichtigste (sprachsensible Phase im Alter von 6 – 12 Monaten).

Für die Sprachentwicklung entscheidend ist das Gehör auf dem **besseren Ohr** im Bereich der Hauptsprachfrequenzen. Die Sprachlaute müssen laut genug wahrnehmbar sein, die Laute müssen oft genug gehört werden. Ein nur gelegentliches Sprechen an das Ohr des Kindes ist nicht ausreichend. Nach dem 18. – 20. Lebensjahr läßt sich das Restgehör für die Sprache nicht mehr ausbilden.

Hörgeschädigte Röteln-Kinder haben sich als therapieresistent erwiesen, auch wenn die Hörerziehung vor Ablauf des 8. Lebensmonats eingeleitet werden konnte.

Das gehörlose Kind muß lernen, die für die deutschen Phoneme erforderlichen Sprechbewegungen auszuführen mit Hilfe von Lage-, Bewegungs-, Berührungs-, Spannungs- und Vibrationsempfindungen in den Sprechorganen. Für den Gehörlosen sind die Zeichengestalten der gesprochenen Sprache Bewegungsempfindungen, soweit es sich um das eigene Sprechen handelt, und Ablesebilder, sofern es sich um das Sprechen anderer handelt.

Gehörlose können sich auch nach Erlernen der Gehörlosensprache nicht sprachlich entlasten, da sie neben den Unzulänglichkeiten in der Sprechweise die kommunikativen Situationen schwer einschätzen können und sich somit leicht in den sprachlichen Mitteln vergreifen. Eine völlige **Beseitigung** des sprachlichen Mangelzustandes ist **nicht möglich.**

Mundablesekurse, Hörtraining und Sprachpflegekurse bei Spätertaubten und Schwerhörigen durch Logopäden, Hörbehinderten- und Sprachheilpädagogen.

Voraussetzung für die Kostenübernahme durch die gesetzlichen Krankenversicherungen ist eine ärztliche Bescheinigung, aus der die Notwendigkeit solcher Rehabilitationsmaßnahmen hervorgeht, um die Kommunikationsfähigkeit aufrechtzuerhalten, zu verbessern oder wiederherzustellen.

10.8.10.2 Hörgeräteversorgung im Kindesalter

Das 2. Lebenshalbjahr ist das Mindestalter für eine Hörgeräteversorgung (Taschengerät mit Y-Schnur und 2 Ohrpaßstücken oder besser 2 Taschengeräte).

Für eine HdO-Versorgung (HdO = hinter dem Ohr getragener Hörapparat) ist der früheste Zeitpunkt das 2. Lebensjahr, und zwar möglichst binaural.

Eine doppelseitige Hörgeräteverordnung kann neuerdings ohne Begründung gegenüber der Krankenkasse erfolgen. Früher war eine stereophone Versorgung mit zwei Hörgeräten nur möglich, wenn eine symmetrische Schwerhörigkeit bestand. Durch die **stereophone Hörgeräteverordnung** erfolgt:

— eine Verbesserung der Fähigkeit, Nutzschall und Störschall zu unterscheiden; eine leichtere Lokalisierung der Schallquelle;

— eine verbesserte Unterscheidbarkeit und Verständlichkeit der Laute, das bessere Verständnis im halligen Raum;

— das bessere Verständnis entstellter oder durch Lautsprechen verzerrter Sprache;

— das bessere Ertragen von plötzlichen lauten Geräuschen.

Volle Kompensation einer Innenohrschwerhörigkeit durch ein Hörgerät ist nicht möglich.

Sprache wird zwar lauter, aber weiterhin verstümmelt und fragmentarisch aufgenommen.

Bei einem Hörverlust von 60 — 80 dB (90 dB) kann die Lautsprache in den ersten Lebensjahren überwiegend **auditiv** (mit Hörgerät) erworben werden. Zusätzliche optische und taktile Reize sind erforderlich. Hörreste unter 90 bis 100 dB, durch Hörgeräte verstärkt, helfen bei der Unterscheidung von Vokalen und dunklen Konsonanten. Sie sind für die Erkennung stimmlicher und rhythmischer Elemente sowie für die Erkennung von Umweltgeräuschen von Bedeutung (Abb. 32 Seite 109).

Einteilung der Sprachlaute in die:

Taktemklasse = Sprachlaute, die taktil erkannt werden

Kinemklasse = Sprachlaute, die durch Ablesen vom Mund erkannt werden.

Kochlearimplantate liefern bessere Lautunterscheidungsmöglichkeiten als Vibrationsempfindungen.

40 Phonemen stehen nur 11–12 Kineme gegenüber. Absehgestalten sind außerdem minimale Gestalten. Daher geringer Informationswert. Sinngemäße Ergänzungen, d. h. gute Kombinationsgabe erforderlich.

Computergesteuerte visuelle Artikulationshilfe. Sprachlaute werden in Farbmuster verschlüsselt, die auf einem Bildschirm erscheinen. Die Farbmuster ändern sich je nach den Lauten, die über ein Mikrophon den Computer erreichen. Sprachrhythmus, Sprachmelodieverlauf und Lautgruppen werden durch unterschiedliche Höhe der Farbkästchen und Farbabstufungen sichtbar gemacht. Der Gehörlose kann so seine Aussprache ständig überprüfen und verbessern.

Kutane Sprachvermittlung

— Kutan-kutane Sprachvermittlung. Das gehörlose Kind legt seine Hand auf die zur Aufnahme von Sprachschwingungen geeignete Hautstelle eines Sprechers. Seine andere Hand legte es auf die entsprechende Stelle des eigenen Körpers, um damit einen geeigneten Rückmeldekreis zu schaffen. Die Schwingungen der Brust, des Kehlkopfes oder des Schädels des Sprechers können auf diese Weise kutan unmittelbar abgenommen werden.

— Aero-kutane Sprachvermittlung. Luft wird in so starke Erschütterungen versetzt, daß sie beim Gehörlosen eine Vibrationsrezeption bewirkt. Dies erfolgt durch den Luftstrom des Mundes oder durch einen Tieftonlautsprecher.

— Apparativ-kutane Sprachvermittlung. Durch sog. Fonatoren werden die Sprachschwingungen unmittelbar auf die Haut des Gehörlosen abgegeben.

Die Anwendung von **Vibrationsempfindungen** als Hörersatz befindet sich noch im Experimentierstadium. Eine Möglichkeit besteht in einer Umformung der Phoneme, die zwischen 300 und 3000 Hz liegen, in niederfrequente Reize oder einer Übersetzung in einen räumlichen Kode, der die Fähigkeit der Hautrezeptoren unterhalb 60 Hz zur Reizlokalisation ausnutzt. Die Schwingungsübertragungen beim Phonieren im Kopf-, Hals- und Brustkorbgebiet taktil zu erfassen, wird mit Erfolg bei der Anbildung der Lautsprache ausgenutzt.

Indikation für Hörgeräteanpassung:

— Tonaudiometrischer Hörverlust des besseren Ohres im Frequenzbereich 500–3000 Hz größer als 40 dB, bzw. wenn die Hörschwellenkurve die 40-dB-Linie in diesem Bereich der Hauptsprachfrequenzen schneidet;

— wenn der sprachaudiometrische Hörverlust für zweistellige Zahlwörter größer ist als 35 dB;

— wenn bei der sprachaudiometrischen Diskriminationsprüfung einsilbiger Hauptwörter bei einer Sprachschallstärke von 60 dB diese zu weniger als 50% verstanden werden;

— wenn bei der sprachaudiometrischen Prüfung mit Sätzen im freien Schallfeld diese bei einer Sprachschallstärke von 60 dB zu weniger als 80% verstanden werden.

Hörgeräteanpassung:

— Aufblähkurve als orientierende Testmethode; hierdurch jedoch nur beschränkte Aussage über den Informationsgewinn durch das Hörgerät.

— Zusätzlich Messung der Stapediusreflexschwelle mit Hörgerät.

— Bei hörgestörten Schulkindern Sprachverständnistest unter erschwerten Bedingungen (z. B. mit Störgeräuschen).

— Sicherheitsabstand zur Unbehaglichkeitsschwelle von 10 dB muß eingehalten werden.

— 5-Jahres-Grenze zur Neubeschaffung eines Hörgerätes gilt nur für Erwachsene; bei Kindern wegen rascherer Abnutzung, Änderung der Eigenschaften des Gehörs und des technischen Fortschrittes nicht gültig.

Anpassung von Hörgeräten bei **vollständig Gehörlosen:** Durch Verstärkung auf 110 dB und darüber wird der Rhythmus von Sprache und Musik über die sensiblen Rezeptoren des Trommelfells aufgenommen. Für Gehörlose daher Hörgerät oft wertvolle Ergänzung des Absehens.

Taubheit wird nicht aufgrund der Hörschwellenkurve, sondern nur nach Feststellung der **Reaktionslosigkeit** auf akustische Reize über das Gehörorgan nach längerer Beobachtung festgestellt.

Auch bei schwer **geistig behinderten** Kindern Anpassung eines Hörgerätes und Erprobung.

Jährlich einmal medizinisch-pädaudiologische Kontrolle des hörgestörten Kindes und Jugendlichen bis zum Eintritt in das Berufsleben.

Bei **einseitiger** Hörstörung im Kindesalter Hörgeräteversorgung **nicht** erforderlich.

Bei **Erwachsenen** hängt die Anpassung von **2** Hörgeräten **nicht** von der **Berufs-** oder **Arbeitsfähigkeit** ab. Es genügt, daß die Fähigkeit des Versicherten, am allgemeinen täglichen Leben teilzunehmen, wiederhergestellt werden kann.

Voraussetzungen für die Anpassung von 2 HdO-Geräten:
— Bereitschaft, 2 Hörgeräte zu tragen.
— Gleich stark ausgeprägte Schwerhörigkeit auf beiden Ohren.
— Annähernd gleich großer Diskriminationsverlust auf beiden Ohren.
— Hörgewinn gegenüber einseitiger Versorgung mehr als 15% im freien Schallfeld.
— Sprache muß bei gleichzeitig gegebenem Geräusch von mindestens 50 dB (A) in normaler Umgangslautstärke besser verstanden werden als mit nur einem Hörgerät oder ohne Hörgerät.
— Diskriminationsgewinn von mindestens 20%.

Diese Prüfung soll mit Einsilbern des Freiburger Sprachtests oder mit Sätzen des Marburger Satztests vorgenommen werden.

— Hörverbesserung gegenüber einseitiger Versorgung bei der herkömmlichen Sprachabstandsmessung 50%.
— Besonders auffallender Hörgewinn bei Nebengeräuschen.

Bei alten Menschen über 60 Jahren **Verlust** der Fähigkeit, eine **zentrale Fusion** der von beiden Ohren ankommenden Signale vorzunehmen. Folgen:

— Lokalisation einer Schallquelle auch bei 2 HdO-Geräten nicht möglich.
— Sprache wird bei gleichzeitig vorhandenen Störgeräuschen nicht verstanden.

Kontraindikationen einer frühen **Hörgeräteanpassung:**
— Dauernd wechselnde Bezugsperson.

- Frühzeitige Heimunterbringung.
- Schlechte soziale Verhältnisse.
- Geistige Behinderung, statomotorische Retardierung, Verhaltensanomalien; Hörgerät evtl. erst im 4. oder 5. Lebensjahr.

Erschwerung einer **Hörgeräteanpassung** durch:

- Pathologische Ermüdbarkeit der Hörfunktion.
- Lautheitsausgleich.

Taschen- oder **Kästchengeräte.** Anpassung: Bei stärkster Schwerhörigkeit, bei für ein HdO-Gerät zu weicher Ohrmuschel, bei manueller Ungeschicklichkeit.

Grundsätzlich später auf HdO-Geräte überwechseln.

Knochenleitungsgeräte: Hörbrillen oder Taschengeräte mit Mastoidvibrator statt des Luftleitungshörers für Schalleitungsschwerhörige, bei denen kein Ohrpaßstück für die Luftzuleitung des verstärkten Schalles eingegliedert werden kann, z.B. bei Gehörgangsatresie. Kurzzeitig mehrmals am Tage zwecks Vermeidung von Druckeinflüssen des Hörbügels an der noch weichen Schädelkalotte.

Luft- und **Knochenleitungshörer** (Knochenhörbrille) im Alltagsleben gleichwertig. Nur bei höheren Anforderungen (Musik) Überlegenheit des Luftleitungshörers. Bei kombinierter Schwerhörigkeit infolge geringerer Dynamikbreite des Knochenleitungshörers Luftleitungshörer geeigneter.

Anmerkung: Hörverbessernde Operation bei beidseitiger Gehörgangsatresie im 5. oder 6. Lebensjahr. Bei einseitiger Gehörgangsatresie nur auf besonderen Wunsch im Erwachsenenalter.

Kochlearimplantante. Übertragung der Schallschwingungen unmittelbar auf die Hörnervenendigungen. Schallmuster in Form schwingungssynchroner Stromschwankungen werden an noch verbliebene Hörnervenfasern herangebracht. Dazu Implantation eines Elektrodensystems in die Kochlea erforderlich. Dieses empfängt seine Impulse von einem speziellen äußerlich getragenen Hörgerät.

Vom 4. Lebensjahr an ist der Einsatz von **Einzeltrainern** zu empfehlen. Vorbereitende spielerische Lippen-, Zungen- und Blasübungen trainieren die Sprechmuskulatur.

Besteht ein Hörverlust von über 40 dB im Hauptsprachbereich (Einschränkung des Sprachverständnisses auf 3—4 m Umgangssprache) und gelingt eine gute Kompensation mit einem Hörgerät, so kann eine Aufnahme in einer **Normalschule** erfolgen. Besuch einer **Schwerhörigenschule,** wenn der Hörverlust zwischen 45 und 60 dB beträgt. Nur in Ausnahmefällen Aufnahme in einer Normalschule.

Nach dem Gehenlernen evtl. Verwendung von Hörgeräten mit zusätzlicher **FM-Ausstattung** (Mikrophon-Sender und Empfangsgerät); Sprachwahrnehmung ist damit über eine gewisse Entfernung gewährleistet.

Die Fähigkeit **dichotischen Hörens** ist bei Kindern vom 6. Lebensjahr an vorhanden.

Die Verstärkung des einzelnen Hörgerätes kann um 6 dB verringert werden, wenn beide Ohren mit Hörgerät versorgt sind, da es zu einer **zentralen Summation** kommt. Bei **unterschiedlichem** Hörvermögen beider Ohren können die Unterschiede durch entsprechende Einstellung des Hörgerätes teilweise ausgeglichen werden.

Bei **leisem Sprechen** verlagert sich der Sprachklang ungewollt um etwa eine halbe Oktave in den Bereich der **tiefen Frequenzen,** in dem das hörgeschädigte Kind im allgemeinen noch die größten Hörreste hat. Bei mikrophonnaher Zusprache werden unerwünschte Störgeräusche weitgehend ausgeschaltet.

Zu empfehlen ist daher, **leise** und deutlich aus **kurzer Entfernung** vom Mikrophon eines Hörgerätes zu sprechen. Dadurch beträgt bei normalem Sprechen die Lautstärkedifferenz zwischen dem lautesten Vokal und dem leisesten Konsonanten 30 dB (bei lautem Sprechen 40 dB, bei leisem Sprechen 20 dB). Das Kind kann daher innerhalb der verbliebenen Dynamikbreite zwischen Hörschwelle und seiner Unbehaglichkeitsschwelle bei leiser Zusprache eventuell nicht nur die vokalischen, sondern auch die konsonantischen Bestandteile eines Wortes hören.

Wegen des **Nachhalles** werden an Gehörlosen- und Schwerhörigen-Schulen während des Unterrichts anstelle der individuellen Hörgeräte der Schüler drahtgebundene oder **drahtlose Hör-**

Sprech-Anlagen bevorzugt, die so beschaffen sind, daß jeder Gesprächspartner jederzeit mikrophonnah sprechen kann.

Drahtlose, zweikanalige Infrarot-Hörsprechanlage. Ausleuchtung des Klassenzimmers mit 4 Infrarotstrahlern. Diese sind über Kabel mit dem Lehrerarbeitstisch verbunden. Dort befindet sich die Zentrale für die Steuerung. Zur Aufprägung der Information wird das Infrarotlicht amplitudenmoduliert.

Die am Körper getragenen Empfangsgeräte besitzen an der Oberseite ein Fenster mit einer Empfangslinse, wo das Infrarotlicht eindringt und dann demoduliert wird, d. h. vom optischen in den akustischen Bereich. Je nach Hörschädigung kann der linke und rechte Kanal individuell eingestellt und verstärkt werden.

Vorteil gegenüber elektromagnetischen Wellen: Kein Übergreifen auf andere Räume.

Einseitige Taubheit

Keine Sprach- oder Hörstörung. Wird meist durch Zufall entdeckt. Nur in Ausnahmefällen *Hörgeräteanpassung* erforderlich.

Bei Zusprache auf der Seite des schlechthörenden Ohres ist die Intensität des Sprechens für einen einohrig Hörgeschädigten um 7 dB herabgesetzt. Besonders störend ist Lärm auf der Seite des gut hörenden Ohres. Ursache für den Intensitätsverlust ist der **Kopfschatten.** Diese Schwierigkeiten können durch eine **Cros-Versorgung** behoben werden (Cros = **c**ontralateral **r**outing **o**f **s**ignals).

Schallsignale werden dabei von einer Kopfseite auf die andere übergeleitet. Am besten geschieht dies mit einer **Hörbrille.** In dem Brillenbügel auf der Seite des schlechthörenden Ohres befindet sich das Mikrophon, manchmal auch noch der Verstärker, und in dem Bügel auf der Seite des guthörenden Ohres der Hörer und eventuell der Verstärker. Die notwendige Kabelverbindung läuft durch das Mittelstück der Brille.

Eine Cros-Versorgung ist aber auch mit einem **HdO-Gerät** möglich:

Das Mikrophon nimmt auf dem tauben Ohr den Schall auf, leitet ihn über das Mikrophonkabel um den Kopf herum zum Verstärkerteil des Hörgerätes, und der Hörer strahlt den Schall durch einen dünnen Plastikschlauch in den offenbleibenden Gehörgang des gesunden Ohres ab. Das gesunde Ohr empfängt also eine Mischung von unverändertem Schall von der guten Seite und apparativ übertragenem Schall von der tauben Seite.

Einseitige Schwerhörigkeit

Hörgeräteversorgung nur in *Ausnahmefällen* (große, geräuschvolle Klassen, Schwierigkeiten beim Musik- oder Fremdsprachenunterricht).

Kein stereophones Gehör zu erzielen.

Hochtonschwerhörigkeit

Hörgerät bei *beidseitiger* steilabfallender tonschwellenaudiometrischer Hörverlustkurve *wenig* oder nicht effektiv, da der Verstärkungsbereich des Hörgerätes nicht angeglichen werden kann.

Folge: Lautstärkemäßige Anhebung der nicht betroffenen tiefen Tonbereiche führt zu unangenehmer Lautheit der Sprachgrundtöne und den tiefen Umweltgeräuschen. Die wichtigen hohen Frequenzen werden nicht verstärkt.

10.8.10.3 Einschulung gehörloser und schwerhöriger Kinder

Abweichend von der *medizinischen* Beurteilung geht die *pädagogische* Beurteilung nicht in erster Linie vom Hörverlust, sondern vom **Sprachbesitz** zum **Zeitpunkt der Einschulung** aus.

In den „**Verwaltungsvorschriften** zur Verordnung des niedersächsischen Kultusministers über Aufnahme und Überweisung in die Sonderschule und über Sonderunterricht vom 5. Juli 1977" wird *Gehörlosigkeit* und *Schwerhörigkeit* wie folgt definiert:

▶ **Gehörlosigkeit:**

Als sonderschulbedürftig gehörlos gelten Kinder und Jugendliche, die vollständig taub oder taub mit geringen Hörresten sind und deshalb *weder am Unterricht der sonstigen allgemeinbildenden Schule noch am Unterricht der Schule für Schwerhörige teilnehmen können.* Da Gehörlose Informationen der Umwelt, insbesondere sprachliche Informationen, auch unter Verwendung von technischen Hörhilfen nicht über das Gehör aufnehmen können, zeigen sie Abweichungen im kommunikativen Verhalten, häufig auch im Lern- und Sozialverhalten.

Soweit diese Schüler nicht gehörlos geboren sind, haben sie in der Regel das Gehör vor dem Alter des natürlichen Spracherwerbs in einem solchen Ausmaß verloren, daß sie nur mit Hilfe eines behinderungsspezifischen Verfahrens zum Verständnis der Sprache und zur Beherrschung der Sprachtechnik geführt werden können. Das ist in der Regel dann der Fall, wenn der Hörverlust im Frequenzbereich von 125 Hz bis 500 Hz mehr als 60 dB beträgt und der mittlere Hörverlust innerhalb eines Frequenzbereiches von 500 bis 2000 Hz im besseren Ohr größer ist als 90 dB.

▶ **Schwerhörigkeit:**

Als sonderschulbedürftig schwerhörig gelten Kinder und Jugendliche, die wegen andauernder Herabsetzung ihrer Hörfähigkeit auch mit Hörhilfe im Unterricht der sonstigen allgemeinbildenden Schule nicht hinreichend gefördert werden können, aber *in der Lage sind, Sprache mit Hilfe eines behinderungsspezifischen Verfahrens ggf. mit Hilfsmitteln auf akustisch-optischem Wege zu erlernen.* Weil schwerhörige Kinder in ihrer Sprachentwicklung behindert sind, können sich Abweichungen im kommunikativen, im Lern- und Sozialverhalten ergeben.

Im allgemeinen sind es

— Schüler, die die Umgangssprache normaler Lautstärke im normalen akustischen Umfeld nicht mehr oder nicht mehr vollständig durch das Ohr aufnehmen können;

— hochgradig schwerhörige Schüler und solche, deren verbliebenes Hörvermögen zum Erwerb bzw. Ausbau und zum Gebrauch der Sprache wesentlich genutzt werden kann;

— Kinder und Jugendliche, die während des Spracherwerbs oder nach Erlernen der Sprache ertaubt sind.

Bei der apparativen Hörverlustmessung ist Schwerhörigkeit dann anzunehmen, wenn der mittlere, beidseitige Hörverlust im Frequenzbereich 500 bis 2000 Hz (evtl. bei optimaler elektro-akustischer Schallverstärkung) zwischen 30 bis 90 dB beträgt.

Der **Überschneidungsbereich der Einstufungen** bezüglich des vorhandenen Hörverlustes ist nach den genannten Definitionen groß. **Schwerhörigkeit** kann auch dann noch angenommen werden, wenn nach Anpassung eines Hörgerätes die Aufblähkurve zwischen 500 und 2000 Hz Werte von 90 dB oder besser erreicht.

Ausschlaggebend ist jedoch das Sprachverständnis, d.h. der Spracherwerb muß bis zur Einschulung annähernd altersgemäß sein (nicht die Artikulation).

Während die **Schwerhörigenschulen** noch ähnliche Abschlüsse wie **Regelschulen** anstreben (2 Schulen in Hamburg und Freiburg führen Schwerhörige auch bis zum Abitur), wird an **Gehörlosenschulen** ein Abschluß erreicht, den man einem **Hauptschulabschluß** kaum gleichsetzen kann, weil die Sprache dem Behinderten wesensfremd bleibt.

Die **Schule** für **Gehörlose** führt nach 5 Schuljahren zum staatlich anerkannten Abschluß der Grundschule und nach 10 Schuljahren zum qualifizierten Abschluß der Hauptschule. In der Schule für Schwerhörige beträgt die Pflichtschulzeit 9 Jahre; auch hier kann der qualifizierte Schulabschluß erreicht werden. Bei ausreichender Größe einer Schule werden separate Bildungsgänge für lernbehinderte Gehörlose, geistigbehinderte Gehörlose, lernbehinderte Schwerhörige und geistigbehinderte Schwerhörige gebildet.

Berufliche Ausbildung. Der fachtheoretische Unterricht wird in einer Berufsschule für Gehörlose oder Schwerhörige erteilt. Ein Hochschulstudium ist auch sehr begabten Gehörlosen nicht möglich. Besuch einer Berufsfachschule oder einer Realschule möglich mit mittlerem Bildungsabschluß. Manche Hörgeschädigte können nur ein Berufsbildungswerk besuchen; dieses stellt eine besondere Ausbildungsstätte für Behinderte dar.

Möglichkeit einer **Einschulung** in eine **Normalschule:** Bei Hörverlust von über 40 dB im Hauptsprachbereich (Verständnis von 3—4 m Umgangssprache) Einschulung in eine Normalschule möglich bei guter Kompensation durch ein Hörgerät.

Einschulung in eine **Schwerhörigenschule** bei Hörverlust zwischen 45 und 70 dB. Nur in Ausnahmefällen Aufnahme in eine Normalschule.

Ab dem 3. Lebensjahr Besuch des Schwerhörigen-Kindergartens.

10.9 Prognose der verzögerten Sprachentwicklung

Je nach Ursache unterschiedlich zu beurteilen. Sprachentwicklungsrückstände als Folge eines familiären Sprachschwächetypus oder mangels sprachlicher Fremdanregung werden manchmal rasch ausgeglichen. Zuweilen bis ins Schulalter noch Stammeln, Dysgrammatismus, Poltern und Lese-Rechtschreib-Schwäche vorhanden. Im Erwachsenenalter dann keine große rhetorische Begabung zu erwarten; wichtig für die spätere Berufswahl.

11 Stammeln (Dyslalie)

Definitionen

● **Störung der Artikulation (Sprechstörung).** Einzelne Laute oder Lautverbindungen fehlen entweder völlig, werden durch andere ersetzt oder falsch gebildet.

Beweis: Stammeln bei Lähmungen oder Defekten an den peripheren Sprechorganen (Dysglossien).

● **Störung des sprachlichen Lauterwerbs oder Lautgebrauchs (Sprachstörung).**

Es handelt sich hierbei um zentrale phonologische und phonetische Musterstörungen.

Beweis: Kinder können beim Nachahmen von Tieren und Geräuschen (= außersprachliche Laute) fehlende oder fehlgebildete Laute oft richtig bilden.

Es handelt sich beim Stammeln um Fehlrealisationen von Phonemen innerhalb einer gegebenen Sprache, die von der Sprachgemeinschaft nicht akzeptiert werden.

Stammeln tritt ohne Dysgrammatismus und ohne eingeschränkten Wortschatz auf. Es ist jedoch oft ein **Teilsymptom** der **verzögerten Sprachentwicklung.**

Restdyslalie: Dieser Ausdruck bezeichnet allerdings einen Restzustand nach gebesserter Sprachentwicklungsverzögerung, bei dem Stammeln als hartnäckigstes Symptom zurückgeblieben ist.

Lautbildungsfehler können bis zum **Ende** des **4. Lebensjahres** noch als **physiologisch** anzusehen sein.

Die Deutlichkeit der Rede hängt ab vom Sprechtempo, von der Stimmlage und von der Stimmstärke. Jede Sprache hat ihre eigene Artikulationsbasis bzw. Mundlage.

Stammeln = Fehler der Aussprache.

Stottern = Störung des zusammenhängenden Redeflusses.

Stammeln kann Lese-Rechtschreib-Schwierigkeiten verursachen. (Lese-Rechtschreib-Schwäche muß durch IQ gleich, oder > 95 und Prozentrangplatz gleich, oder > 15 abgegrenzt werden).

11.1 Einteilung des Stammelns

11.1.1 In quantitativer Hinsicht

● **Partielles Stammeln:** Ein einzelner Laut oder nur wenige Laute sind betroffen. Sprache entstellt, aber gut verständlich.

● **Multiples Stammeln:** Eine größere Anzahl Laute werden verstammelt. Sprachverständlichkeit stärker eingeschränkt.

● **Universelles Stammeln:** Der vorhandene Lautbestand erstreckt sich nur auf wenige Laute. Sprache unverständlich. Schwerster Grad des universellen Stammelns wird als **Vokalsprache** bezeichnet. Hierbei findet man universelles Stammeln der Konsonanten bei normaler Artikulation der Vokale. Vokalsprache kommt bei geistig behinderten Kindern vor; sie geht dann mit einer Störung der inneren Sprache einher = Ausdruck einer *Sprachstörung*. Bei der Vokalsprache kann auch das zentrale Diktionskonzept intakt sein = *Sprechstörung*.

● **Inkonstantes Stammeln:** Betroffene Laute werden nicht immer falsch gebildet.

● **Inkonsequentes Stammeln:** Betroffene Laute werden nicht immer auf die gleiche Art gestammelt. Art der Fehlbildung bzw. Ersatzlaut wechselt. Vorkommen bei Schwerhörigkeit und sensorischen Störungen.

11.1.2 In qualitativer Hinsicht

● **Mogilalie:** Ein Laut fehlt, z. B. Asigmatismus.

● **Paralalie:**

Ein Laut wird durch einen anderen Laut ersetzt, z. B. Parakappazismus. Ersatzlautbildung folgt der **Jakobsonschen Regel:**

Entwicklungsphonetisch späte Laute werden durch frühere ersetzt. Es kommt dabei nicht auf den motorischen Schwierigkeitsgrad an.

Frühe Laute: p, b, t, m, n, l, d.
Späte Laute: k, g, f, w, ch, zuletzt s, sch, r.

- **Dyslalie** im engeren Sinne: Ersatzlaut kommt in der Muttersprache nicht vor.

- **Vokal- und Konsonantenstammeln:** z. B. Sigmatismus, Rhotazismus, Kappa-, Gamma-, Lambdazismus.

Vokalstammeln kommt nur bei Schwerhörigen und Schwachsinnigen vor. Vokale können zuweilen isoliert oder in einzelnen Silben richtig gebildet werden; Stammeln dann nur im Wortzusammenhang.

Bei schwerer **Innenohrschädigung** werden die Vokale u und i verwechselt, und ihre Bildung ist gestört, da der Schwerhörige vom Vokal i nur den tieferen Formanten hört, der dem Formanten des Vokals u (um 350 Hz) nahesteht (siehe Seite 150).

Beim Stammeln im **Kindesalter** ist am häufigsten der E-Laut betroffen, der durch den Vokal a oder i ersetzt wird. Weiter werden au und a verwechselt. Verwechslungen kommen nur bei den ähnlich gebildeten Lauten vor. In der Reihe u, o, a, e, i kommt es nur zwischen nebeneinanderliegenden Vokalen zu Vertauschungen. Manchmal gehauchter Einsatz anstelle des weichen Einsatzes, z. B. „hofen" statt „Ofen" oder umgekehrt „Uhn" statt „Huhn".

- **Lautstammeln:** Störung des Einzellautes bei isolierter Bildung.

- **Silbenstammeln:** Sprachlaut wird zum Teil isoliert richtig gebildet, in einigen Lautverbindungen jedoch gestammelt.

- **Wortstammeln:** Laute werden isoliert und in Silben richtig artikuliert, dagegen im Wort gestammelt. Ausfall oder Ersatz, Umstellung oder Angliederung der isoliert richtigen Laute in Einzelwörtern, Wortgruppen oder zusammengesetzten Wörtern.

Kontextdyslalie: Silben-, Wort-, Satzdyslalie.

- **Satzstammeln:** Einzelwörter werden richtig gebildet. Im Satzzusammenhang treten Fehler auf, z. B. Auslassen unbetonter Endsilben.

- **Elision:** Auslassung, z. B. „tul" anstatt „Stuhl".

- **Assimilation:** Angleichung; führt zu Lautvertauschungen.

Vorgreifende (proleptische) Lautangleichung: z. B. „Eibenbahn".

Rückgreifende (metaleptische) Lautangleichung: z. B. „Federmeffer" anstatt „Federmesser".

- **Metathesis** oder Permutation: Umstellung bzw. Vertauschung von Lauten, z. B. „Mokolotive" statt „Lokomotive".

- **Kontamination:** Verschmelzung von ähnlich klingenden oder inhaltlich verwandten Wörtern: z. B. „blänzen" aus „blenden" und „glänzen".

- **Anaptyxis:** Lauteinschiebung, z. B. „Falasche" statt „Flasche".

- **Substitution:** Ersetzung durch eigensprachliche Lautformen, z. B. Tant statt Sand.

— Ersetzung durch nicht-eigensprachliche Lautformen.

— Ersetzung durch nicht-sprachliche Lautformen, z. B. Lautformen bei offenem Näseln.

- **Adjunktionen:** Hinzufügungen.

11.2 Häufigkeit des Stammelns

Im 4.—6. Lebensjahr 20%, im 7.—9. Lebensjahr 1% der Kinder.

Nimmt von der ersten zur dritten Artikulationszone zu. Eine Ausnahme bilden die Zischlaute, die am häufigsten betroffen sind:

s, sch, vorderes ch	33,5—54,5%
Laute der dritten Artikulationszone (g, k, j, hinteres ch, uvuläres r)	17,9—28,0%
Die Laute b, w, p, f, d, t, l, n sind am seltensten betroffen	1,5—11,0%

11.3 Ursachen des Stammelns

- Physiologisches Stammeln
- Funktionelles Stammeln
- Verzögerte Sprachentwicklung.
- Erbliche Faktoren
- Fehlerhafte oder mangelnde sprachliche Anregung
- Partielle Lautagnosie (sensorisches Stammeln)
- Motorisches Stammeln

- Zentrales Stammeln
- Geistige Entwicklungsstörungen
- Mechanisches Stammeln
- Audiogenes Stammeln
- Psychogenes Stammeln

11.3.1 Physiologisches Stammeln (Entwicklungsstammeln)

Während der ersten 3—4 Lebensjahre kann Stammeln noch als normal anzusehen sein. Das physiologische Stammeln verliert sich spätestens im 3. und 4. Lebensjahr. Ab dem 5. Lebensjahr noch bestehendes Stammeln muß diagnostisch abgeklärt werden. Stammeln sollte spätestens bis zur Einschulung behoben sein.

11.3.2 Funktionelles Stammeln

Keine pathologischen Veränderungen an den Zentren sowie den perzeptiven und expressiven Leitungsbahnen und Erfolgsorganen nachweisbar.

11.3.3 Verzögerte Sprachentwicklung

Stammeln kann Symptom einer verzögerten Sprachentwicklung sein und bestehenbleiben, während die grammatisch-syntaktischen Strukturen bereits altersgemäß sind (Restdyslalie).

11.3.4 Erbliche Faktoren

Häufiger vom Vater als von der Mutter vererbt = familiärer Sprachschwächetyp.

11.3.5 Fehlerhafte oder mangelnde sprachliche Anregung

Schlechte sprachliche Vorbilder = Nachahmungsstammeln. Eltern sprechen mit dem Kind in der Babysprache.

11.3.6 Partielle Lautagnosie (sensorisches Stammeln)

Teilerscheinung einer zentralen Hörstörung (siehe auch Seite 143 und Seite 273)

a) Partielle Lautagnosie

Die Verständnisstörung ist nur auf einzelne Sprachlaute, meist wenige Konsonanten beschränkt. Leichteste Form der akustischen Agnosie. Zugrunde liegt eine zentrale Verarbeitungsschwäche des richtigen Höreindruckes, eine Auffassungs- und Unterscheidungsschwäche für phonematische Klanggestalten, eine nicht richtige Analyse des Gehörten.

Es gibt fließende Übergänge zwischen den verschiedenen auditiven Wahrnehmungsstörungen. Man findet alle Übergänge von der akustischen Unaufmerksamkeit, mangelhaften psychischen Verarbeitung der Höreindrücke und Schwäche der auditiven Gedächtnisspanne bis zu Störungen der akustischen Diskriminationsfähigkeit und anderen Erscheinungen aus dem Formenkreis der zentralen Hörstörung.

b) **Phonematische Differenzierungsschwäche** (Lautnuancierungsschwäche)

Nur ganz gering ausgeprägte Störung.

c) **Akustische Unaufmerksamkeit**

Es handelt sich um einen Grenzbefund zum Pathologischen hin.

Symptome des sensorischen Stammelns

Nur wenige Laute betroffen, die klangverwandt sind, nach einem ähnlichen physiologischen Prinzip gebildet werden oder vom Mund schwer oder nicht ablesbar sind, z. B. die Explosivae t und k oder f/s, d/g.

Vertauschung von dr-gr, tr-kr.

Verwechslung der Zischlaute sch-s, s-sch, st wird durch ts ersetzt.

Differenzierung dieser Laute nach dem Klangbild nicht möglich, obwohl nach Übungstherapie richtige Artikulation gelingt.

Unfähigkeit, den eigenen Artikulationsfehler zu erkennen.

Differenzierung zweier Sprachlaute um so schwieriger, je größer die phonetische Ähnlichkeit, d. h. in je mehr Bildungsmerkmalen sie übereinstimmen.

Schlechtes Richtungsgehör, fehlendes Schätzungsvermögen für Entfernungen.

Beeinträchtigung der serialen und sequentiellen Integration, manchmal zusätzlich Ausfälle in Intermodalitätsleistungen.

Kombination mit Unmusikalität, Lese-Rechtschreib-Schwäche, Dysgrammatismus, Wortfindungsstörungen möglich.

Folge: Lernbehinderung.

11.3.7 Motorisches Stammeln

Störung liegt im **motorisch-expressiven** Abschnitt der sprechsprachlichen Leistungen. Im Gegensatz zu den sensorisch-perzeptiven Stammelformen spielt hier der **artikulatorische Schwierigkeitsgrad** der befallenen Laute eine größere Rolle.

Im Gegensatz zur partiellen Lautagnosie Unterscheidung richtiger und falscher Laute aus dem Munde anderer möglich. Oft wird jedoch die eigene Fehlbildung nicht wahrgenommen, da eine feste zentrale Verbindung zwischen dem richtigen Höreindruck und dem eigenen falschen Lautprodukt nach Art eines bedingten Reflexes bestehen kann = **konditioniertes Stammeln.**

In die Gruppe des motorischen Stammelns gehört das Stammeln infolge motorischen Rückstandes und allgemeiner motorischer Ungeschicklichkeit einschließlich der Sprechorgane.

Man findet eine direkte Beziehung zwischen dem Grad des motorischen Rückstandes und dem Ausmaß der Sprechstörung. Liegt eine frühkindliche Hirnschädigung zugrunde, so haben motorischer Rückstand und Sprechstörung ihre Ursache in einer enzephalopathisch bedingten Hirnleistungsschwäche = **zentrales Stammeln.** In der Regel betrifft der motorische Rückstand nicht nur die orale Muskulatur, sondern den Gesamtkörper.

Abzugrenzen von der motorischen Ungeschicklichkeit sind die dyspraktischen Störungen, z. B. die **fazio-bukko-linguale Apraxie** (siehe Seite 531) und Dysarthrie. Bei **Apraxie** gelingen dem Kind die beabsichtigten Sprechbewegungen nicht.

Ursachen des motorischen Stammelns

— Allgemeine motorische Ungeschicklichkeit.

— Motorischer Entwicklungsrückstand (Entwicklungsrückstand der Kleinhirnfunktionen).

— Behinderung der Grobmotorik oder der Feinmotorik.

— Störung der Kinästhetik oder der Sensibilität.

11.3.8 Geistige Entwicklungsstörungen (Intelligenzmangel)

Neben verzögerter Sprachentwicklung Störungen der Lautbildung vorhanden. In schwersten Fällen Vokalsprache, (siehe Seite 224 und 557).

11.3.9 Zentrales (enzephalopathisches) Stammeln

Kein Unterschied des sprachlichen Erscheinungsbildes von dem des **funktionellen Stammelns,** obwohl eine nachweisbare frühkindliche Hirnschädigung vorliegt. Läßt sich ein neurologisch differenziertes Krankheitsbild feststellen oder überschreitet die Sprachstörung das sprachliche Erscheinungsbild des funktionellen Stammelns, dann spricht man von einer **Dysarthrie** (respiratorische, phonatorische, artikulatorische Störungen, Verzerrung der Sprachakzente), z. B. bei zerebralen Bewegungsstörungen.

Ursachen: Prä-, peri- oder postnatale nicht objektivierbare Hirnschädigungen.

Wahrscheinlich mikroskopische zentrale Schädigungen, die mit den derzeitigen Methoden nicht faßbar sind.

Zentrales Stammeln ist von **funktionellem** Stammeln diagnostisch kaum abgrenzbar. **Man sollte daher auf den Begriff „zentrales Stammeln" verzichten.**

Abgrenzung zur fazio-bukko-lingualen **Apraxie:** Ausführung bestimmter Bewegungen der Lippen und der Zunge auf Aufforderung nicht oder schwer möglich, nur ohne Aufmerksamkeitszuwendung im Affekt. Keine Lähmungserscheinungen oder Koordinationsstörungen vorhanden (siehe Seite 529).

11.3.10 Mechanisches Stammeln (Dysglossie)

Artikulatorische Störung der Aussprache infolge organischer Veränderungen an den **peripheren** Organen des äußeren Sprechvorganges.

Dysarthrie: Störung des *zentralen* Sprechvorganges infolge Erkrankung der zentralen Bahnen und Kerne.

11.3.10.1 Veränderungen der Lippenlaute (labiale Dyslalie oder labiale Dysglossie)

Lippenlaute: m, p, b, f, v, w.

Ursachen

- **Fazialislähmung:** Siehe Seite 426.
- **Verletzungen der Lippen:** Gesamte Artikulation klingt verwaschen. W und f (normal labio-dental zwischen Unterlippe und oberen Schneidezähnen gebildet) klingen unscharf bilabial.
- **Verlust der Unterlippe:** b wird zu w, p zu f, m zu indifferentem Nasallaut. F und w können auch fehlen.
- **Verlust der Oberlippe:** Unterlippe legt sich bei b, p, m an oder hinter die oberen Schneidezähne (normal nur bei w und f).

Differentialdiagnose: Leichte Lippenparese mit Schwächezuständen der übrigen Sprechmuskulatur weist auf eine dysarthrische Sprachstörung hin.

11.3.10.2 Veränderungen der Zungen- und Gaumenlaute

Zungenlaute: t, d, l, n, s, sch, Zungenspitzen-R.

Gaumenlaute: k, g, j, ng, ch, Zäpfchen-R.

Ursachen

Biß- und Zahnstellungsanomalien keine Ursachen des Stammelns, sondern nur **begünstigender** Faktor (Disposition).

- **Bißanomalien** (dentale Dyslalie oder dentale Dysglossie): Bei frontal offenem Biß Durchstrecken der Zunge zwischen den Zähnen = **Sigmatismus interdentalis** (oft Fingerlutschen).

Stehen die Schneidezähne des Ober- und Unterkiefers zu stark mundwärts (nicht übereinanderstehend), so stößt die Zunge entweder nur an die oberen oder unteren Schneidezähne = **Sigmatismus addentalis.**

Erreicht die Zunge die Zähne nicht infolge starken Vorwärtsstehens der Zähne = **Sigmatismus palatalis.**

- **Weitere Biß- und Kieferanomalien:** Vorbiß, Rückbiß, Kreuzbiß, Kopfbiß, Distalbiß, Rücklage des Unterkiefers, Progenie, Prognathie.
- **Zahnverlust:** Fehlen die oberen Schneidezähne, dann Seitwärtsdrehung der Zungenspitze mit Anlegen an einen der oberen Eckzähne = **Sigmatismus lateroflexus.**

Bei Verlust der Schneidezähne verlieren die Lippen ihre Stütze; dadurch Entstellung der Lippenlaute. F und pf klingen unrein, schmatzend. S, z, sch verlieren ihre Schärfe und können gleichartig klingen. Linguo-palatale, linguo-alveolare, linguo-labiale und interlabiale S-Bildungen. Siehe Seite 255.

Zahnentwicklung (siehe auch Seite 23)

Bei der Geburt physiologische Rücklage des Unterkiefers. Ausgleich bis zum Durchbruch der Milchzähne durch Vorentwicklung des Unterkiefers. Voraussetzung hierfür ist Stillen an der Mutterbrust. Durch den ständig wechselnden Vorgang des Saugens und Auspressens der Brustwarze wird der physiologische Vorschub des Unterkiefers angeregt. Durch Lutschgewohnheiten Hemmung der Progression des Unterkiefers möglich.

Beim lutschoffenen Biß im Gebiet der Frontzähne legt sich die Zunge ständig zwischen die Zahnreihen. Folge ist eine Behinderung der Lautung und Erweiterung des offenen Bisses (multiple Interdentalität).

Stammeln der Lutscher wird erklärt durch Erschwerung der kinästhetischen Reafferenz, die dadurch zustande kommt, daß unter dem Druck der primären Saugmuster differenziertere Bewegungsgestalten den Zentren nicht übermittelt werden können.

Lutschen bis zum 4. Lebensjahr nicht schädlich.

Im Alter von 6 Jahren brechen die bleibenden größeren Frontzähne durch. Mit dem Zahnwechsel Verstärkung der Fehlbildungen des Milchgebisses.

Abweichungen der Zahnstellung

— Frontaler Engstand: Extreme Ausprägung = Kulissenstellung. Ursache ist eine zu geringe Breite des Zahnbogens, d.h. eine Kieferkompression.

— Frontale Protrusion: Vorstehende Schneidezähne bei spitzbogenartiger Gestalt des Frontzahnbogens; bei Verlagerung des gesamten Oberkieferkörpers nach vorn = Prognathie (Folge des Lutschens).

  Ursache: Wie bei frontalem Engstand.

— Diastema mediale: Lückenbildung zwischen den oberen mittleren Schneidezähnen. Störungsfaktor bei der S-Lautung.

— Störungen der Okklusionsbeziehungen, d.h. des Aufeinanderbeißens der oberen und unteren Zähne.

Folgen

— Rückwärtsverlagerung des unteren Zahnbogens = Rückbiß (frontale Stufe).

- Seitwärtsverschiebung = Distalbiß.
- Vorstehen des Unterkiefers = Mesialbiß = Progenie. Die unteren Schneidezähne stehen vor den oberen.
- Aufeinandertreffen der Schneidekanten der oberen und unteren Frontzähne = Kopfbiß.
- Obere Frontzähne beißen zu weit über die unteren = Tiefenbiß.
- Hemmung der vertikalen Okklusionsbeziehung = offener Biß.
- Transversale Okklusionsanomalie (Seitwärtsverschiebung der Zähne) = Kreuzbiß.

Anmerkung: Überbiß entsteht durch verlängertes Wachstum der Oberkieferfrontzähne.

● **Zungenveränderungen (linguale Dyslalie oder linguale Dysglossie)**

— **Hypoglossuslähmung:** Siehe Seite 480

T-, S-, R-Bildung beeinträchtigt.

— **Angeborene Makroglossie** bei Kretinen und Down-Syndrom.
— **Erworbene Makroglossie** bei Akromegalie, Lymphangiomen, Hämangiomen, Fibromen und Zungenstruma.
— **Angeborene Mikroglossie** selten.

Angeborene Veränderungen der Zunge sind selten Ursache von Sprachstörungen. Ebenso chirurgische Entfernung größerer Zungenanteile. Verlust der gesamten Zunge (Aglossie) bedingt keine Stummheit.

— **Symptome bei partiellem Verlust der Zunge:** Der Vokal I ist am stärksten betroffen. A wird zu ä, o zu ö, u zu ü. E liegt zwischen e und ö. Die Zungenspitze wird funktionell durch die Unterlippe ersetzt: Die Unterlippe wird eingezogen und gegen den Alveolarrand des Oberkiefers gedrückt. Auf diese Weise Bildung von d, t und n (linguo-dentale Zone). L-Bildung durch Hebung des Mundbodens mittels Resten des M. genioglossus. Blasen durch die Zähne erzeugt ein unscharfes s, ebenso sch unter gleichzeitiger Lippenvorwölbung. G, k, ng und beide ch werden als Rachenlaute (palatale Zone) zwischen Zungenrest oder Kehldeckel und Rachenhinterwand oder im Kehlkopf, d.h. weiter hinten, gebildet.

R ertönt als laryngeales Knarren durch langsame Schwingungen der Stimmlippen oder Taschenfalten.

Fehlen der muskulären Mittelzunge verursacht keinen Sprachfehler.

— Bei **totalem Zungenverlust** (Glossektomie) werden neue Artikulationsmechanismen gebildet. Laute der ersten (labialen) Artikulationszone sind nicht betroffen.

Fehlen der Zunge wird durch *vikariierende Bewegungen* des Mundbodens ersetzt.

Resektion des **Zungenbeinkörpers** bei medialen Halsfisteln hat keine Sprechstörungen zur Folge.

Zu kurzes Zungenbändchen **(Ankyloglossie)** bedingt keine Sprechstörung: In seltenen Fällen Behinderung der Laute, die mit Hilfe der Zungenspitze gebildet werden: Zungenspitzen-R, s, englisches th. Extrem selten d, t, l. Zungenspitzen-R wird nur noch von Sängern verwendet, sonst Zäpfchen-R.

Keine Saug- oder Trinkschwierigkeiten.

Zunge kann nicht herausgestreckt werden. Unbedingte Notwendigkeit der operativen Durchtrennung eines zu kurzen Zungenbändchens besteht nicht.

Zungenbändchen (Frenulum)

Anatomisch mediane Schleimhautfalte, die sich von der Unterseite der Zunge zur Schleimhautfläche des Mundbodens erstreckt. Reicht das Zungenbändchen bis nahe an die Zungenspitze oder ist die Zungenspitze über ein kurzes Bändchen zu nahe an der Zungenwurzel angeheftet („angewachsen"), so erscheint die Zunge zweiteilig mit einer medianen Furchung.

Indikationen für die **Durchtrennung** eines **verkürzten Zungenbändchens:**

— Behinderung beim Herausstrecken der Zunge (Aufwölbung der Zunge).

— Kieferorthopädische Gesichtspunkte: Durch linguale Dyskinesie (Bewegungsbehinderung) Verstärkung von Begleitmißbildungen der Kauorgane. Diese zeigen Korrelationen zwischen Ort und Art der Frenuluminsertion (hochalveolär, tiefalveolär, basal) und den beobachteten Deformationen (Verlängerung des oberen und unteren Zahnbogens, die Entwicklung nach außen stehender Schneidezähne, Bildung vorderer oder seitlicher Diastemata [Lückenbildungen]).

— Schwierigkeiten beim Eingliedern von Unterkieferprothesen oder beim Einsetzen herausnehmbarer kieferorthopädischer Apparate in den Unterkiefer bei am Gingivalsaum hoch ansetzendem oder verkürztem Zungenbändchen.
— Behinderung der S-Lautbildung in extrem seltenen Fällen.
— Erschwerung der Selbstreinigung des Mundbodens nach Nahrungsaufnahme.
— Erschwerung des Küssens.

Gefahr bei der Durchtrennung: Blutung aus der A. profunda linguae (Ast der A. lingualis), falls Durchtrennung an der Insertion — also nahe am Zungengewebe erfolgt.

Technik: Ab dem 5. Lebensjahr Querdurchtrennung und Längsvernähung.

11.3.11 Audiogenes Stammeln

Bei Hörverlust auf dem weniger geschädigten Ohr von mehr als 30 dB im Bereich der Hauptsprachfrequenzen sind bei Innenohrschwerhörigkeit Aussprachestörungen zu erwarten.

Schwerhörigkeit: Siehe auch Seite 151.

Bei *Innenohrschwerhörigkeit* meist hohe Frequenzen am stärksten betroffen. Bei Hörverlust beginnend ab 2000 Hz besitzen die Laute s, f, sch, vorderes ch einen stumpfen Klang; sie können durch t ersetzt werden, s durch sch, z oder t.

Vokale mit höheren Formanten verdunkeln (i zu ü, e zu ö, ö zu ä, a zu o).

Offenes Näseln. Schwerhörige versuchen die Resonanz ihrer Stimme durch vermehrte Höhe, Stärke und Schärfe zu erhöhen.

Spätertaubung: Siehe Seite 155.

Eintritt der Taubheit nach dem 6. bis 10. Lebensjahr führt nicht zu Sprachverlust, sondern zu Aussprachefehlern. Stimme monoton, zu hoch und zu laut, Atmung zu frequent. Lautbildung verwaschen. S wird addental gebildet, durch t ersetzt oder ausgelassen. Unterscheidung von stimmhaften und stimmlosen Lauten geht verloren. Sprachakzente verzerrt. Dynamischer Akzent zu gering oder zu stark bzw. an der falschen Stelle. Der rhythmische Akzent klingt verschliffen.

11.3.12 Psychogenes Stammeln

Ursachen:

- Bewußte oder unbewußte Nachahmung von Sprechfehlern, besonders eines Sigmatismus interdentalis.

- Neurotische Verhaltensweise. Konfliktsituationen; infantiles Fehlverhalten nach familiärer Auseinandersetzung (plötzliches Auftreten des Stammelns); Zum-Ausdruck-Bringen des Protests durch die Sprachanomalie = regredierende Artikulationsmängel.

- Rückfall in die kindliche Sprechweise.

- Infantile Fixierung = Beibehalten der kleinkindhaften Sprechweise.

- Emotionale Hemmungen.

Kombination mit Daumenlutschen, Enuresis, Affektlabilität möglich.

Zusammenhang zwischen Stammeln und Linkshändigkeit fraglich.

11.4 Diagnostik bei Stammeln

Ziel ist der Vergleich der beherrschten Phoneme mit dem Phonembestand einer Sprachgemeinschaft. Abweichungen von der Norm der jeweiligen Hochsprache oder eines Dialektes werden notiert. Ein genormtes Verfahren der Lautbestandsprüfung liegt nicht vor. Vorliegen einer Normabweichung muß nach Erfahrungsrichtwerten getroffen werden.

Prüfung auf vorhandene und fehlende Laute sowie Stellung der Laute im Wort (Anlaut, Inlaut, Auslaut) und in Lautverbindungen: Entweder durch Vor- und Nachsprechen oder anhand von Bilderserien. Registrierung, wie fehlerhafte Laute in der Spontansprache und im Text ausgesprochen werden. Untersuchung der Sprache. Bei Schulkindern Prüfung des Lesens und Schreibens nach Diktat. Audiometrische Untersuchung.

Untersuchung der Grobmotorik, Feinmotorik, Zungenmundmotorik. Zahnstatus; Hals-Nasen-Ohrenärztliche Untersuchung.

Eventuell kinderneurologische, psychologische und kinderpsychiatrische Untersuchung.

Bei der Erhebung der Vorgeschichte achten auf: Geburtsverlauf, Saugschwierigkeiten, Beginn des Gehen- und Sprechenlernens, Sprachstörungen in der Familie.

Die Lauttreppe nach *Möhring*. Sie dient zur Registrierung des Spontansprechens und stellt eine Sammlung von Prüfwörtern dar. Sie ist nach dem Schwierigkeitsgrad der Lautbildung aufgebaut. Der Lauttreppe kann nicht entnommen werden, wie die Lautproduktion des Kindes im Vergleich zu seiner Altersklasse zu beurteilen ist.

M, b, h, n, d, p, l, t, f, w, ch_2, j, r, ng, k, bl, nk, g, br, fr, pl, fl, ch_1, dr, pr, tr, kl, gl, sch, gr, kr, st, sp, pf, x, schl, s, gn, r, schm, schn, z, kn, schr, schw, qu, spr, pfl, str, zw.

Lautprüfkasten mit Bildkarten nach *Kluge*. Jede Karte zeigt einen farbigen Gegenstand. Auf der Rückseite trägt die Karte die Bezeichnung des Gegenstandes, wobei die Laute oder Lautverbindungen, die geprüft werden sollen, rot hervorgehoben sind.

Lautstreifen nach *Lücking*. Die Anordnung der Laute und Lautverbindungen wurde nach dem Gesichtspunkt der Artikulationsgebiete vorgenommen. Zunächst die Vokale, Umlaute und Diphthonge, dann die Konsonanten nach Ort und Art ihrer Bildung. In der Mitte des Lautstreifens stehen die stimmlosen Konsonanten, daneben die stimmhaften und am Rande die häufigsten Mitlautverbindungen.

Wort- und Bildmaterial nach *Becker, Wuttke* und *Brockel*. Das Bildmaterial bietet die Möglichkeit, die Spontansprache in Wort und Satz zu prüfen. Neben der Spontansprache werden gleichzeitig der Begriffsschatz, der Wortschatz, die Satzbildung und der Redefluß geprüft. Das Prüfmittel umfaßt Einzelbilder, Situationsbilder zur Prüfung der Satzbildung und des Satzsprechens, ein Prüfwortbogen mit Wörtern zur Testung der Laute und Lautverbindungen. Weiterhin enthält das Material eine Zusammenstellung von Möglichkeiten für Ergänzungsüberprüfungen bzgl. der Farb-, Zahl- und Formkenntnisse.

Erweitertes Lautprüfverfahren nach *Dauer*. Darin wird die Beurteilung des Gehörs, der Atmung, der Motorik, insbesondere der Feinmotorik, der Rhythmik, der Artikulation, der Sprechfähigkeit, des Redevermögens und der Schulleistungen in einem Untersuchungsgang vereinigt.

Lautprüfbogen für Stammler (Einlageblatt I zum Untersuchungs- und Behandlungsbogen der Deutschen Gesellschaft für Sprachheilpädagogik).

Der Lautprüfbogen ist Bestandteil eines umfassenden Untersuchungs- und Behandlungsbogens mit einlegbaren Protokollbögen für Stammler, Dysgrammatiker, Stotterer, Polterer, Stimmgestörte und Näselnde. Die Anordnung der Prüfwörter erfolgte nicht nach einer phonetischen Systematik oder nach der Lautbildungsschwierigkeit. Es handelt sich vielmehr um eine alphabetische Ordnung, wobei die Konsonantenverbindungen hinter dem betreffenden Erstkonsonanten angeführt werden.

Phonetisches Bilder- und Wörterbuch nach *Cerwenka* und *Demmer*. Die Untersuchung mit dem phonetischen Bilder- und Wörterbuch nach *Cerwenka* und *Demmer* ermöglicht es, die sprachlichen Leistungen bestimmten Altersstufen zuzuordnen. Der Stand der Sprach- und Sprechentwicklung kann durch Überprüfung der Aussprache, des Wortschatzes und des Satzbaues ermittelt werden. Die Bilder zeigen verschiedene bekannte Tätigkeiten, haben geläufige Oberbegriffe zum Gegenstand, überprüfen den Zahlenbegriff und Farbkenntnisse, zeigen eine Bildgeschichte, haben die Familiensituation zum Inhalt.

Lautprüftabelle nach *Führing, Lettmayer, Elstner* und *Lang*. Es handelt sich um eine Lautprüftabelle, die nach Artikulationsgebieten geordnet ist.

Lautprüfscheibe nach *Aschenbrenner*. Sie dient der Feststellung des Lautbestandes, der Überprüfung der Lautbildung und des Phonemgehörs (phonematische Differenzierungsfähigkeit).

Werscherberger-Lautprüfmappe nach *Gey*. Bildtafeln und Einzelbilder stellen die Begriffe aus dem Wortschatz 3—6jähriger Kinder dar.

Bremer Artikulationstest (BAT) enthält Normen für das zweite Schuljahr.

Stammlerprüfbogen nach *Metzker*.
Bilder-Sprachtest von *Sulser*.

Psychologische Gesichtspunkte: Bei der Intelligenzuntersuchung oft reduzierte verbale und nicht verbale Leistungen. Unterscheidung eines zentral bedingten Stammelns von einem konstitutionellen Entwicklungsstammeln aufgrund einer allgemeinen Retardation schwierig; ebenso die Abgrenzung von Schwachsinn.

Zur Intelligenzprüfung bei leichten Stammelformen mit ausreichender sprachlicher Äußerungs- und Verständigungsmöglichkeit werden die drei D. Wechsler-Tests angewendet. Vergleich von Verbal-IQ und Handlungs-IQ.

Bei schwerem Stammeln **nicht-verbale** Tests:

Baars sprachfreie Entwicklungstests: Anwendungsalter 1 bis 7 Jahre.

Leiter International Performance Scale: Anwendungsalter ab 2 Jahren.

Beide Tests können auch bei zusätzlicher Schwerhörigkeit angewandt werden.

Verhaltensstörungen und neurotische Fehlhaltungen können Ursache für Schulversagen und mangelhaften Sprachtherapieerfolg sein. Untersuchung durch **projektive Testmethoden:**

Sceno-Test: Anwendungsalter ab 3 Jahren. Test enthält nach tiefenpsychologischen Gesichtspunkten zusammengestelltes, standardisiertes Spielmaterial. Spielverhalten und Gestaltung von Spielszenen ergeben auch ohne Gebrauch der Sprache gute projektive Deutungsmöglichkeiten. Test eignet sich besonders zur Differentialdiagnose kindlicher Sprachentwicklungsstörungen und des elektiven Mutismus.

Rohrschach-Test: Anwendungsalter ab 8 bis 10 Jahren. Projektive Deutung von Klecksbildern. Anwendung des Tests setzt gute sprachliche Äußerungs- und Verständigungsmöglichkeit voraus. Projektive Auswertung des Tests nur bei leichten Formen von Sprach- und Hörstörungen möglich.

▶ **Untersuchung bei Verdacht auf partielle Lautagnosie** (sensorisches Stammeln)

Überprüfung der *Sprachlautunterscheidungsfähigkeit* (phonematischen Differenzierungsfähigkeit):

— Prüfung der Unterscheidungsmöglichkeit von Reihen von Silben, Lautpaaren oder Wörtern bzgl. identischen oder unterschiedlichen Klingens oder Entscheidung, ob die vom Untersucher demonstrierte Artikulation korrekt oder fehlerhaft ist.

— Bildwahlmethode. Entsprechend den Prüfwortpaaren werden Bildwortpaare verwendet, z. B. Bildwortserie zur Lautagnosieprüfung von **Schilling** und **Schäfer** oder Prüfmittel für Lautbildung und Phonemgehör (PLP) von **Stoyke** und **Orthmann.**

— Hörvergleichsmethode. Voraussetzung ist das Vorliegen von Lesefähigkeit. Verwendet werden Prüfwortpaare im Wechsel mit Wortwiederholungen ohne phonematischen Unterschied, z. B. Bremer-Laut-Diskriminations-Test (BLDT) nach **Niemeyer.**

— Diktatmethode. Prüfwörter werden diktiert.

— Einteilung der Sprachlaute nach auditiven Ähnlichkeitsverhältnissen durch die Lautdifferenzierungstabelle nach **Wüthrich.**

— Nachsprechenlassen sinnloser Wörter, die aus den gestörten Lautgruppen zusammengestellt sind, z. B. sascha, schasa, schiso, schusi oder kata, taka, tyko, teke, teka.

— **Bildertests von Schilling** und **Schäfer** (Abb. 34). Es handelt sich um Bildscheiben mit Wechsellautwortpaaren. Der bewegliche Zeigefinger wird vom Kind entsprechend den Aufforderungen eingestellt. Es liegen dann Bilder von Wörtern einander gegenüber, die sich nur durch einen Laut unterscheiden.

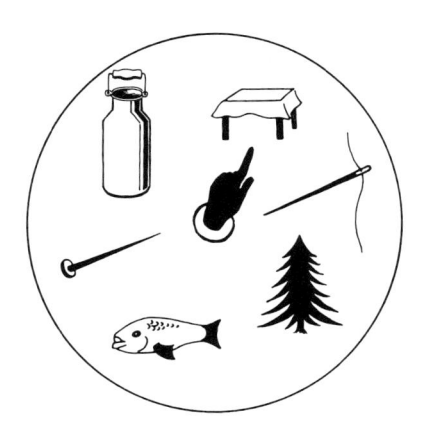

Abb. 34: Lautagnosie-Test nach *Schilling* und *Schäfer* (modifiziert).

- **Test nach *Rosse*.** Im Gegensatz zum Lautagnosietest nach *Schilling* und *Schäfer* verwendet **Rosse** Gegenstände in Spielzeuggröße oder natürlicher Größe anstelle von Bildern. Verwendet werden Gegenstandspaare, deren sprachliche Bezeichnungen sich nur durch einen Laut unterscheiden. Gegenstände wie z.B. Tasse oder Tasche müssen nach Aufforderung in die Hand genommen werden.

— **Prüfmittel nach *Deuster*.** 45 Bildpaare, die sich durch die phonologische Opposition häufig betroffener Laute oder durch Auslassungen bei Konsonantenverbindungen unterscheiden.

Schwäche der Lautdiskrimination liegt nur dann vor, wenn die Fehler reproduzierbar sind. Zweimaliges Anbieten jedes Prüfwortes; im Falle nur einer Falschdifferenzierung insgesamt viermaliges Abfragen dieses Begriffes.

— **Auditive Aufgaben im Kramer-Test:** 6silbige Sätze nachsprechen, 2 Zahlen nachsprechen, 8silbige Sätze nachsprechen, 3 Zahlen nachsprechen, 10silbige Sätze nachsprechen, 3 Aufträge ausführen, Geschichten nacherzählen, 16silbige Sätze nachsprechen, 4 Zahlen nachsprechen, Sinnwidrigkeiten erkennen, 5 Zahlen nachsprechen. Begriffe unterscheiden, Oberbegriffe finden.

— **Weitere Tests.** Auditiver Wort-Unterscheidungstest nach *Monroe*, Lautverschmelzungstest nach *Monroe*, Deutscher Rechtschreibtest für die 2. und 3. Klasse (Kinder mit auditiven Ausfällen haben vor allem Schwierigkeiten bei der Wahrnehmungstrennschärfe). Werscherberger Übungsbilder zur Lautdifferenzierung von *Gey*.

Die Lautprüfungstests gehen davon aus, daß nur wenige Laute und bevorzugt solche, die klangverwandt sind, betroffen werden. Kinder lernen nach langem Üben die einzelnen Laute auszusprechen, können sie aber mit dem Gehör nicht differenzieren und verwechseln sie beim Sprechen.

Die Differenzierung zweier Sprachlaute wird um so schwieriger, je größer die phonetische Ähnlichkeit ist, d.h. in je mehr Bildungsmerkmalen die Sprachlaute übereinstimmen.

Gemeinsam ist allen Tests, daß Bildwortpaare angeboten werden, die sich nur durch die phonologische Opposition zweier Phoneme unterscheiden.

Wegen der oft kurzen auditiven Gedächtnisspanne besteht bei der Anwendung der genannten Tests die Gefahr, daß ungerechtfertigt Differenzierungsfehler festgestellt werden. Ausschluß dieses Fehlers ist nur möglich, wenn unmittelbar nach einer Falschdifferenzierung der betreffende Begriff abgefragt wird.

Störung der Visuomotorik: Je mehr die **auditive Wahrnehmung** beeinträchtigt ist, desto stärkere Störungen im Bereich der *Visuomotorik* vorhanden (Prüfung z. B. mit dem Göttinger Formenreproduktions-Test, GFT).

Bei **sensorischem Stammeln Hörprüfung** *schwierig,* da Kinder mit auditiven Wahrnehmungsstörungen schwer bei der Spielaudiometrie konditionierbar sind. Ursache sind Schwierigkeiten in der **sukzessiven Integration** von Reizen.

Reaktion einmal auf ganz leise Geräusche, ein anderes Mal nur auf höhere Intensitäten.

Bei auditiven Wahrnehmungsstörungen **Habituation** (= Gewöhnung, d. h. Interesselosigkeit und daher fehlende Reaktion) bereits nach dem ersten Reiz.

Verlängerung der Habituation auf Hörreize bei Sprachentwicklungsrückstand und psychomotorischem Rückstand.

Ausbleiben der Habituation bei diffuser zentraler Wahrnehmungsstörung.

Dichotischer Diskriminationstest für Kinder nach *Uttenweiler.* Fähigkeit der dichotischen Diskrimination schon im Alter von 5 Jahren vorhanden.

11.5 Therapie des Stammelns

Je nach Ursache verschieden. Bei sensorischem und audiogenem Stammeln Therapiebeginn mit Hörübungen, bei motorischem Stammeln mit Training der Motorik.

11.5.1 Allgemeine Gesichtspunkte

Mit zunehmendem Alter bei einem Teil der Kinder **Selbstheilungstendenz.**

Bei leichtem Stammeln Kindergartenbesuch günstig. Therapiebeginn je nach Schweregrad vom 4. Lebensjahr an.

Mit 5 Jahren spontane Entwicklung der Artikulation abgeschlossen. Daher spätestens im 6. Lebensjahr Beginn mit der logopädischen Behandlung. Die spontane Rückbildungstendenz der Selbstkorrektur erlischt ab diesem Alter fast vollständig.

Behandlung des Stammelns muß bis zur Einschulung abgeschlossen sein. Ausgenommen ist: Stammeln bei Hörschädigung, geistigen Entwicklungsstörungen und organischen zentralen oder peripheren Schädigungen.

Bei Kombination von **Stammeln** und **Stottern** zuerst Therapie des Stotterns.

Bei Kombination **Stammeln** und **Poltern** wirkt sich die Stammeltherapie günstig auf das Poltern aus.

Elternberatung

Familientherapie oder Partnertherapie, falls Hauptproblematik in der Beziehung der Eltern besteht.

Eltern dürfen keine fordernde oder kritisierende Haltung gegenüber dem stammelnden Kind einnehmen. Kein überforderndes Sprachverhalten hinsichtlich Wortwahl und Satzkonstruktion. Richtig ist *ruhiges, lobendes, angemessenes Gesprächsverhalten, beiläufiges Wiederholen eines vom Kind falsch gesprochenen Wortes = korrektives Feedback.*

Aufschlüsse über die Interaktionen zwischen Eltern und Kind geben Video-Aufnahmen während des Spielens oder die Methode des Rollenspiels (Eltern spielen die Rolle des Kindes).

Ziel der logopädischen Therapie: Keine Anerziehung einer reinen Hochlautung, sondern Angleichung der Lautbildung an die Norm.

Schwierigkeiten bei der logopädischen Therapie bei emotionalen Hemmungen oder Konfliktsituationen, infantilem Fehlverhalten, d.h. bei Nichtvorliegen eines Lernversagens bezüglich der Sprachlaute.

Gefahr von Artikulationsübungen: Entstehung oder Förderung einer hyperfunktionellen Dysphonie durch Überartikulation mit Fehl- und Überspannungen.

Ziel der **Spieltherapie** ist der Zugang des Therapeuten in die kindliche Betätigungswelt. Solospiel = tangentiales Spiel (der Therapeut nimmt vom Rand her allmählich Kontakt mit dem Kind auf) = kooperative Spielphase.

Der neu erworbene Laut kann zunächst nur **isoliert** gebildet werden. Daher Einbau in Silbenreihen. Dabei Verwendung von **Schlüsselwörtern** (leichte Wörter); diese erleichtern die Bildung eines bestimmten Lautes aus physiologischen Gründen (geringe Übergangsbewegung von einem Laut zum anderen = geringe phonemische Entfernung; die Stellung der Artikulationsorgane kommt der Lautbildung entgegen oder unterstützt sie, z. B. das uvulare r in Verbindung mit k (Krähe). Üben der Silbenreihen immer in der gleichen Reihenfolge.

Ziel der Anwendungsübungen ist daher die *Übertragung* der artikulatorischen Abläufe in die *Spontansprache.*

Einschulung

Eine **Zurückstellung** von der Einschulung ist nur dann gerechtfertigt, wenn aller Voraussicht nach die erfolgreiche Behandlung einer Sprachstörung **längere Zeit** (d. h. mehrere Monate) über den Einschulungstermin hinaus in Anspruch nimmt und wenn die Wahrscheinlichkeit besteht, daß mit intensiver ambulanter und häuslicher Förderung das Kind zum nächsten Termin **ohne Schwierigkeiten** eingeschult werden kann.

Ist der **Sprachfehler** nur gering (partielles Stammeln), so gibt es die Möglichkeit der **termingerechten Einschulung** mit **ambulanter Sprachbehandlung.** In solchen Fällen sind anfängliche Schwierigkeiten schnell überwunden und das Kind in seiner Klasse integriert. Voraussetzungen für den Erfolg einer solchen Lösung sind ein angepaßtes Kind, ein verständnisvoller Lehrer und die Entschlossenheit des Therapeuten und der Eltern, die Behandlung rasch und erfolgreich durchzuziehen.

Bei pädagogisch und psychologisch fundierter Begründung einer Sonderschulbedürftigkeit ist die **Sprachbehindertenschule** das richtige Angebot. Die Auswahl der Kinder für eine Sprachbehindertenschule soll streng und nach fachlich qualifizierten Prüfungen erfolgen, in die neben dem Psychologen auch der Facharzt eingeschaltet werden sollte. Es ist daher zu fordern, daß **keine Sonderbeschulung ohne spezial-ärztliches Gutachten über Gehör und Sprache** erfolgt. Sprachheilschulen dürfen nicht Sammelbecken derjenigen Kinder sein, bei denen mangels ambulanter Therapiemöglichkeiten keine andere Wahl bleibt.

Ist die Sprachheilschule erforderlich, aber zu weit entfernt, so kann man diskutieren, ob man eine längere *stationäre Behandlung* der Einschulung in die Normalschule vorschaltet. Die letzte und zugleich schlechteste aller Möglichkeiten ist die, das sprachgestörte Kind bei ambulanter Sprachtherapie in eine Sonderschule für *Lernbehinderte* zu schicken, falls eine solche zufällig am Ort vorhanden ist.

Bei **mehrfach behinderten Kindern** mit Sprachstörungen hat diejenige Sonderschule den Vorrang, die dem Störungskomplex voraussichtlich pädagogisch und hinsichtlich einer behinderungsgerechten Förderung am besten gewachsen ist. Manchmal können zusätzliche ambulante Sprachbehandlungen die therapeutischen Lücken einer Sonderschule schließen.

Es gibt **verschiedene Behandlungswege:**

- **Erlernen eines neuen Lautes**

— Bei der **aktiven Methode** (artikulo-motorische Methode) wird der neu zu bildende Laut aus einem bereits vorhandenen richtigen benachbarten Laut mit ähnlichen phonetischen Bestimmungsdimensionen entwickelt = **Ableitungsmethode.** Lernpsychologisch handelt es sich um eine Extinktion des alten Lautes. Der neue Laut entsteht unter aktiver Mitarbeit des Kindes. Der benachbarte Laut ist ein sog. **Hilfslaut.** Hilfslaut und neuer Laut müssen wenigstens in einer der drei phonetischen Kategorien übereinstimmen: **Artikulationsstelle, artikulierendes Organ, Bildungsweise.** Von den phonetischen Bestimmungsdimensionen des neuen Lautes werden die zu übenden Funktionen abgeleitet: Führung des Luftstromes, Zungenlage, Lippenstellung, Mundöffnung, Gaumensegelfunktion, Stimmgebung.

Also **keine Korrektur des alten, fehlgebildeten Lautes.** Erst wenn der neue richtige Laut zentral als Engramm fest verankert ist, wird der Sprechfehler dem Kind bewußt gemacht.

— Bei der **passiven Methode** wird die richtige Lage der Artikulationsorgane mit Hilfe von **Instrumenten** erzielt: Sonden, Spatel, Stentsplatten, motokinetisch (manuelle Manipulationen).

- **Korrektur des falschen Lautes**

Kann bei älteren Kindern und Erwachsenen angewendet werden. Aufmerksamkeit des Patienten wird bewußt auf den fehlerhaften Artikulationsvorgang gelenkt. Unterstützung der Therapie durch optische und taktile Kontrolle unter Verwendung eines Spiegels.

- **Abseh-Methode**

Aus der Hörgeschädigtenpädagogik übernommen. Vermittlung der für den zu erlernenden Sprachlaut charakteristischen Stellungen und Bewegungen der Artikulationsorgane über den Gesichtssinn. Mit Hilfe des Artikulationsspiegels Vergleich der eigenen Sprechbewegungen mit denen des Lehrers. Exakte Nachahmung von Mundstellungen und Mundbewegungen wegen der interindividuellen Verschiedenheit der Mundorgane unmöglich. Methode nur für die Vermittlung sog. Grundstellungen geeignet.

- **Ganzheitliche Methode**

Nachahmung natürlicher oder vital-vegetativer Geräusche durch das Kind führt unmittelbar zur ganzheitlichen, korrekten Lautproduktion; z.B. Gewinnung des S-Lautes aus der Nachahmung des Hundehechelns.

11.5.2 Therapie des Vokalstammelns

Die normale Vokalbildung erfolgt durch eine bestimmte Lage der Zunge und eine bestimmte Öffnungsform des Mundes, bei der den Lippen eine besondere Bedeutung zukommt (Abb. 35). Meist genügt therapeutisch klares Vorsprechen und Kontrolle im Spiegel.

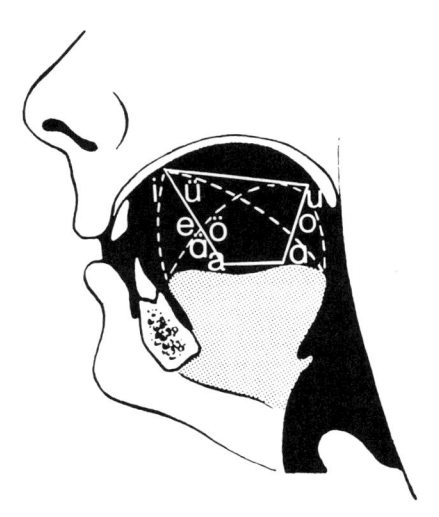

Abb. 35:
Projektion des Vokalvierecks in die Mundhöhle. Bei flacher Lage der Zunge im Mundboden entsteht ein a bzw. α. Durch graduelles Heben der Zungenspitze entstehen bei gleichzeitiger Lippenspreizung die hellen Vorderzungenvokale ä, e, i, bei Lippenrundung ö, ü. Durch Heben des Zungenrückens werden die dunklen Hinterzungenvokale o, u mit gleichzeitiger Lippenrundung gebildet (nach *Bauer*).

Anbildung von:

A: Senken des Unterkiefers, Zunge flach auf den Mundboden legen.

O und **u:** Heben des Zungenrückens durch Druck auf den Kiefer-Hals-Winkel, vorderer Anteil der Zunge wird mit dem Spatel nach unten gedrückt. Mit den Fingern Vorstülpung und Rundung der Lippen.

E und **I:** Heben der Zungenspitze durch Druck hinter dem Kinn. Breitziehen der Lippen mittels Daumen und Zeigefinger.

Ö und **ü:** Entwicklung über e und i, Zungenlage bleibt unverändert, Lippen werden vorgestülpt und gerundet.

11.5.3 Therapie des Konsonantenstammelns

Entsprechend dem zunehmenden Schwierigkeitsgrad werden die Übungen mit Lauten der ersten Artikulationszone begonnen. Die Zischlaute werden als letzte erarbeitet.

Erste (labiale) Artikulationszone

Anbildung von:

B und **p:** Lippenschluß, Aufblasen der Backen, Mundöffnung; oder über m bei Zuhalten der Nase.

W: Über u bei Druck der Unterlippe nach hinten bis zur Berührung der Unterkante der oberen Schneidezähne.

F: Über w unter Weglassen der Stimme (Abtasten am Kehlkopf); oder Blasen gegen den an die Unterlippe gelegten Zeigefinger.

Zweite (linguodentale) Artikulationszone

Anbildung von:

T und **d:** Anlegen der Zungenspitze an die Hinterfläche der oberen Schneidezähne; oder Zuhalten der Nase während der Aussprache des n. Man erhält so ein d, stimmlos ein t.

L: Aus a durch Anlegen der Zungenspitze an den hinteren Alveolarkamm unter optischer Kontrolle; oder Schnur quer über den Zungenrücken spannen und u sprechen. Verschluß der Nase und

Zug der freien Enden der Schnur nach unten. Seitliche Öffnungen werden dadurch ermöglicht.

Dritte (palatale) Artikulationszone

Anbildung von:

G und **k:** Artikulation von d oder t, Herunterdrücken der Zunge mit Finger oder Spatel.

Ng: Herunterdrücken der Zunge. Artikulation von n.

Hinteres **ch** (nach a, o, u): Aus dem Schnarchlaut oder durch zeitliche Verlängerung von k.

Vorderes **ch** (nach e, i, ä, ö, ü, l, n, r und im Anlaut): Aus s durch Zurückschieben der Zunge mit dem Zeigefinger. Artikulationsenge wird dadurch von der Zahnreihe entlang dem Gaumen nach hinten verlegt.

J: Über vorderes ch mit Stimme oder durch Vokalverbindungen (ia, ie, io, iu), wobei das i kurz, der folgende Vokal lang gesprochen wird.

11.5.4 Therapie des sensorischen Stammelns

Wegen der Schwierigkeiten in der *sukzessiven Integration* von Reizen, die sich in mangelnder Konditionierung auswirken, langwierig und schwierig.

Bei **sensorischem** Stammeln hat das Kind seine Fehler noch nicht hören gelernt.

— **Phonematische Hörübungen.** Trotz Normalhörigkeit müssen Laute, Silben, Wörter und Sätze **laut** ins Ohr gesprochen werden.

— **Audiopädische** Therapie bei fehlendem angepaßten Standardmuster: Einprägung des auditiven Normmusters. Beginn mit dem isolierten Laut. Verwendung einer **Lautgebärde** als motorische Hilfestellung zur Darstellung des Phonems. Wahrnehmung eines Anfangslautes leichter als die Identifizierung eines In- oder Auslautes.

— **Differenzierungsübungen** von **Geräuschen** und **Klängen:** Üben verschiedener Tonhöhen, verschiedener Lautstärkegrade, verschiedener Dauern, verschiedener Klangfarbe, Richtungshören.

— Differenzierungsübungen im **sprachlichen** Bereich nach dem Übungsschema zur Lautdifferenzierung nach *Petersen* oder *Ochsner:* Abhorchübungen, Buchstabenzählen, klangähnliche Laute unterscheiden, Suchübungen, Differenzieren von Silben, Wörtern und Sätzen.

— **Akusto** (audio)-**motorische Methode** nach *van Riper* und *Irwin:* Artikulationsbehandlung auf lerntheoretischer Grundlage.

I. Grundlagen der Artikulationsbehandlung nach van Riper und Irwin

Die Methode basiert auf der Annahme, daß sich der Sprachlauterwerb nur über das Gehör vollzieht. Das Kind baut angeblich beim erstmaligen Lernen über 2 Regelkreise ein Kontrollsystem auf: Den intrapersonalen Hörkreis (das *Eigenhören*) und den interpersonalen Hörkreis (das *Fremdhören*). Erst später wird ein kinästhetisch-taktiles Kontrollsystem wirksam; die auditive Kontrolle verliert dann an Bedeutung.

Die Autoren gehen von der Vorstellung aus, daß, sobald Laute und deren Kombinationsregeln erworben sind, das Sprechen von einem „automatischen **Kontrollsystem**" reguliert wird.

Der Regulator dieses Kontrollsystems hat drei Grundfunktionen: Er tastet ab, er vergleicht, und er korrigiert.

a) **Abtastfunktion**

Mit Hilfe dieser Funktionen können die Lautproduktionen durch Rückmeldung auf auditivem bzw. taktil-kinästhetischem Weg kontrolliert werden. Während des Erwerbs eines Lautes steht zunächst das auditive Feedback im Vordergrund und wird allmählich zugunsten des taktil-kinästhetischen Feedbacks abgeschwächt.

b) **Vergleichsfunktion**

Die eingehenden Signale werden mit Standardmustern der einzelnen Wörter bzw. Laute verglichen. Dabei können eventuelle Abweichungen festgestellt werden.

c) **Korrekturfunktion**

Die Unterschiede zwischen dem Standardmuster und der aktuellen Ausführung bestimmen den korrigierenden Vorgang.

Normalerweise ist dem Sprecher bewußt, wenn er ein Wort nicht korrekt artikuliert hat, und er verändert daraufhin die Stellung seiner Artikulationsorgane, bis der Fehler korrigiert ist. Sind die unkorrekten Bewegungsabläufe jedoch eingeschliffene Gewohnheit, kann der produzierte Laut entweder nicht mit seinem Standardmuster verglichen werden, oder die Stellung der Artikulationsorgane kann nicht entsprechend verändert werden = konditioniertes Stammeln.

II. Therapieprinzipien der Artikulationsbehandlung

Die Therapie beruht zunächst auf der **Aktivierung der genannten drei Kontrollmechanismen,** d.h.

a) **Schulung der auditiven Wahrnehmung**

Fremdwahrnehmung: Zuerst muß das entsprechende Standardmuster des Lautes vom Patienten erkannt und im Gedächtnis behalten werden. Um den Laut im sprachlichen Kontext wahrnehmen zu können, ist es nötig, daß dieser Signalfunktion erhält.

Dazu muß der Patient den Laut aus einer Reihe dargebotener Einzellaute, dann aus verschiedenen sinnlosen Silben, später aus einer Anzahl dargebotener Wörter herausfinden bzw. lokalisieren.

Eigenwahrnehmung: Nach der Schulung der Fremdwahrnehmung kann damit begonnen werden, das Eigenhören zu verbessern. Weil Artikulationsfehler meist eingeschliffene Bewegungsmuster sind, ist es notwendig, daß der falsch gebildete Laut ebenfalls zum Signal wird (konditioniertes Stammeln).

Um dies zu erreichen, werden verschiedene Arten des auditiven Feedbacks angewendet:

Der Patient kann

— seine Äußerungen nach dem Sprechen überprüfen (*verzögertes* Feedback);

— üben, sich während des Sprechens zu hören (*simultanes* Feedback);

— vorbereitete Texte benutzen (*antizipatorisches* Feedback), die ihm verschiedene Lautmuster vorgeben, mit denen er dann seine Lautproduktion vergleichen kann.

Vergleichsvorgang: Wenn das Eigenhören genügend trainiert ist, soll der Patient lernen, seinen Laut mit dem der Standardsprache zu vergleichen. Die Autoren nennen dazu verschiedene Techniken, bei denen dem Patienten der korrekte und der nicht korrekte Laut gleichzeitig oder nacheinander angeboten werden.

b) **Der Berichtigungsvorgang**

Um die Artikulationsorgane aus ihren festgefügten Bewegungsmustern zu lösen und die korrekte Bewegungsfolge zu **„bahnen"**, wird der Patient zu Übungen veranlaßt, bei denen verschiedene Artikulationsstellungen eingenommen werden. Neue Reaktionen können sich nur auf dem Boden von Variabilität und Instabilität entwickeln.

In den meisten Fällen genügt es, den eigengehörten Laut mit dem des Therapeuten zu vergleichen. Der Patient korrigiert allmählich automatisch seine Äußerungen, so daß die beiden Lautmuster mehr und mehr zusammenfallen.

Nachdem die korrekte Artikulationsstellung gefunden ist, muß diese Stellung beibehalten werden — der Laut wird **„fixiert,** was durch häufige Stimulation durch den Therapeuten unterstützt werden soll.

Sobald der isolierte Laut beherrscht wird, erfolgt das Einüben in Silben, Wörtern, Sätzen und schließlich in freier Rede. Während der gesamten Therapie ist das Feedback durch den Therapeuten für den Patienten eine wichtige Orientierungshilfe.

11.5.5 Therapie des motorischen Stammelns

Beeinflussung der **Feinmotorik** durch Training der **Fingerbewegungen.**

Zungen-, Lippen-, Gaumensegelübungen.

Durch Training der **Gesamtmotorik** Beeinflussung auch der **Feinmotorik im Zungen-Mund-Bereich.**

Zusätzlich Krankengymnastik.

Therapie des Stammelns bei infantilen Zerebralparesen

Hemmung der abnormen Reflextätigkeit mit dem Ziel der Normalisierung des Muskeltonus durch Einnahme reflexhemmender Stellungen = **Inhibition.**

Bahnung normaler Haltungs- und Bewegungsformen auf der Basis des normalisierten Muskeltonus = **Fazilitation**. Nur in Teamarbeit mit Krankengymnastin möglich. Siehe Seite 517.

11.5.6 Therapie des konditionierten Stammelns

Konditioniertes Stammeln: Feste assoziative Verbindung des richtigen Höreindruckes mit dem eigenen falschen Lautmuster.

Bei konditioniertem Stammeln ist richtiges Vorsagen und Nachsprechen nutzlos, da das Kind den Unterschied zwischen dem ihm richtig angebotenen Laut und seiner fehlerhaften Lautproduktion nicht erkennt.

Bei **Therapie** darf der zu erlernende Laut nicht vorgesprochen werden. Wichtig sind **audiopädische** Maßnahmen mit dem Ziel der **Reaktivierung des Eigenhörens**. Auf Tonband aufgenommene Wörter des Kindes werden als verzögertes Feedback dargeboten; anschließend wechselndes Artikulieren des fehlgebildeten Lautes durch Therapeut und Kind (Vergleichstechnik).

11.5.7 Therapie des mechanischen Stammelns

Therapie bei lingualer Dysglossie: Einüben von Ersatzlauten.

Prognose: Hängt von der Beweglichkeit des Zungenstumpfes ab. Auch bei erheblichen Veränderungen des Kiefer- und Zahnsystems ist eine korrekte Sprechfunktion möglich.

11.5.8 Therapie des zentralen Stammelns

In Kombination mit dem Therapieprogramm nach *Frostig*.

11.6 Prognose

Bei genügender Intelligenz und ausreichendem Gehör Heilung des funktionellen Stammelns immer möglich. Stammeln auf organischer Grundlage kann bis ins Erwachsenenalter fortbestehen.

12 Sigmatismus (Lispeln)

Definition: Stammeln des S-Lautes oder der Laute der S-Reihe.

Isolierte Fehlbildung des sch = Schetismus.
Isolierte Fehlbildung des ch = Chitismus.
Fehlendes s = Asigmatismus.
Ersatz des s (oftmals durch d oder f) = Parasigmatismus.

S — sch — ch werden als **Zischlaute** (Sibilanten) bezeichnet und gehören in die Gruppe der Reibelaute (Frikativae), auch Engelaute genannt. S und sch werden an der zweiten (linguodentalen) Artikulationszone gebildet, vorderes ch an der dritten (palatalen), hinteres ch an der vierten (dorsofaukalen) Artikulationszone.

Zur S-Reihe werden gerechnet: s, ss, c, z, x, sch, vorderes ch, hinteres ch.

Zur S-Reihe im engeren Sinn gehören: s (stimmhaft und stimmlos), ss, c, z. x.

Zur Sch-Reihe im engeren Sinne gehören: stimmloses sch und stimmhaftes sch (kommt im Deutschen nicht vor; z. B. Genie).

Zur Ch-Reihe im engeren Sinne gehören: vorderes und hinteres ch.

Z oder c (ts), x (ks), tsch werden als Verschluß-Engelaute empfunden = Affrikaten.

S, c, z, sch werden unter Mitbeteiligung der Zähne gebildet.

Die Zischlaute sind, abgesehen von r, die schwierigsten Laute der deutschen Sprache. Formantlage reicht bis 15600 Hz.

Fehlbildungen der S-, Sch- und Ch-Laute treten isoliert oder kombiniert auf. Sie können ungleich verstammelt werden = *dissoziierter Sigmatismus*, z. B. interdentale S-Bildung, laterale Sch-Bildung.

12.1 Normale S-Bildung

Mediane Rillenbildung der Zunge durch Heben der seitlichen Partien bis zu den Alveolen der oberen Molaren. Dadurch Konzentrierung des Luftstrahles auf die Hinterfläche der oberen Schneidezähne. Zwischen den Zahnreihen bleibt ein schmaler Spalt offen. Das Gaumensegel wird gehoben, die Lippen werden breit gezogen. Die Zungenspitze nähert sich entweder den oberen Schneidezähnen (kein Kontakt) und bildet eine mediane Rinne (apikales oder **Zungenspitzen-s**). Die Hemmstelle für die ausströmende Luft liegt an der Zungenspitze. Oder die Zungenspitze legt sich an die Rückseite der unteren Schneidezähne, wobei die mediane Rinne vom Zungenrücken gebildet wird (**dorsales s**). Die Hemmstelle liegt 1 cm hinter der Zungenspitze. Zungenspitzen-s störanfälliger; deshalb sollte beim Sigmatismus die Anbildung des dorsalen s erfolgen.

In der Umgangssprache überwiegend dorsale S-Bildung.

Stimmloses s ist zu sprechen:
— Im Auslaut (auch vor Abteilungssilben wie in „Häuschen");
— wenn ß oder *ss* geschrieben wird;
— bei *st* und *sp*, außer in deutschen Wörtern im Anlaut;
— in den Lautverbindungen *ts* (= *z, tz*) und *ks* (= *x, chs*);
— im Inlaut nach Konsonanten, außer nach *r, l, m, n.*

Stimmhaftes s ist zu sprechen:
— Im Anlaut vor Selbstlauten (auch nach Vorsilben);
— in Endungen wie *-sal, sam;*
— im Inlaut zwischen Selbstlauten sowie nach *r, l, m, n.*

Im Gegensatz zu anderen Sprachlauten läßt der S-Laut keine große Variationsbreite während des Sprechaktes zu. Schon kleine Abweichungen werden als Fehler eingestuft.

Stimmhaftes s wird in Süddeutschland durch stimmloses s ersetzt.

Nach anderer Auffassung entsteht das S-Geräusch im Zahnbereich (geriebener Zahnhauch), d. h. durch mediodentale Reibung an den unteren Beißzähnen; nicht an der linguo-alveolaren Enge.

12.2 Diagnostik bei Sigmatismus

Beobachtung der Zungenlage, evtl. Palatographie. Abhören der Lage des Luftstrahles mit dem Hörschlauch, der in ein spitz zulaufendes Glasröhrchen oder Olive mündet, entlang der Beißkante der Zähne.

Beobachtung der Hauchbildstrukturen nach *Harth*: Mittels eines Hauchspiegels Festlegung der Stelle, an der der Luftstrom bei der S-Bildung den Mund verläßt. Differentialdiagnose mehrerer Sigmatismusformen möglich (addental, interdental, lateral, bilabial).

Durchführung der Nasalitätsproben bei Verdacht auf nasale Sigmatismen. Anfertigung eines Tonschwellenaudiogramms zum Ausschluß einer Schwerhörigkeit.

12.3 Ursachen des Sigmatismus

- Idiopathisch, hereditär
- Feinmotorische Ungeschicklichkeit (Mundmotorikstörungen)
- Nachahmung
- Hyperfunktionelle Sprechweise infolge Zungenpressens
- Gaumenspalte
- Gaumensegellähmung
- Kongenital verkürztes Gaumensegel
- Geistige Entwicklungsstörung
- Auditive Wahrnehmungsstörung
- Hörstörungen, besonders Innenohrschwerhörigkeit mit Hörverlust im Bereich der hohen Frequenzgebiete (Formantspektrum der Zischlaute)
- Zahn- und Kieferstellungsanomalien keine Ursache, sondern nur **begünstigender** Faktor (Disposition), siehe Seite 231.

12.4 Labiodentale Sigmatismen
(abnorme Lippenfunktion ohne Zungenbeteiligung)

Fehlerhafte S-Bildung im Bereich der Lippen und Zähne.

Ursache: z. B. Kieferanomalien.

Zungenversuch: Negativ (Vorstrecken der Zunge bewirkt keine Klangänderung).

Sigmatismus labialis: Rüsselförmiges Vorschieben der Ober- und Unterlippe. Luftstrom wird nicht auf die Rückfläche der oberen Schneidezähne gelenkt. Er entweicht durch die geöffneten Zahnreihen. Reibegeräusch entsteht an den Lippen.

Sigmatismus labiodentalis

— *Sigmatismus labiodentalis superior*: Während der S-Lautbildung wird die Unterlippe an die oberen Schneidezähne gelegt; f-ähnliches Geräusch.

Sigmatismus labiodentalis inferior: Reibegeräusch entsteht zwischen Oberlippe und unteren Schneidezähnen.

12.5 Linguale Sigmatismen
(abnorme Zungenlage)

Zungenversuch: Positiv.

12.5.1 Sigmatismus interdentalis (eigentliches Lispeln)

Die Zunge tritt zwischen den unteren und oberen Schneidezähnen hervor. Der Unterkiefer ist etwas gesenkt oder frontal offener Biß. Klang unscharf und stumpf, ähnlich dem englischen th.

Sigmatismus interdentalis kann als dentale Dysglossie bezeichnet werden, falls z. B. ein frontal offener Biß vorliegt.

Folgen: Durch sog. Zungenpressen Verstärkung von Kiefer- und Gebißanomalien.

Multiple Interdentalität: Weitere Laute der 2. Artikulationszone (d, t, n, l, Zungenspitzen-R) werden interdental gestammelt; ein Sigmatismus braucht nicht unbedingt vorhanden zu sein.

Universelle Interdentalität: Alle Laute mit Ausnahme von h, o, u betroffen.

Ursachen bzw. prädisponierende Faktoren

- Frontal offener Biß (Lutschen), Zahnstellungsanomalien
- Überfunktion der Zungenstrecker (Mm. genioglossi)
- Insuffizienz der Zungenretraktoren (Mm. styloglossi)
- Rachenmandelhyperplasie (deshalb Mundatmung u. Vorschieben der Zunge)
- Imitation
- Regression in die orale Phase.

12.5.2 Sigmatismus interdentalis lateralis

Hervortreten des seitlichen Zungenrandes zwischen den Mahlzähnen auf einer Seite.

12.5.3 Sigmatismus addentalis

Die Zunge wird an die Hinterfläche der oberen Schneidezähne gepreßt. Die Rinnenbildung in der Mitte der Zunge fehlt. Luft tritt über die ganze Mundbreite aus. Es entsteht kein genügend zentrierter Luftstrom gegen die Zähne.
Klang unscharf.

Ursachen

- Innenohrschwerhörigkeit
- Kieferanomalien (Rückgesicht)
- Anpassungsschwierigkeiten an Zahnprothesen
- Kombination mit hyperfunktioneller Dysphonie = zuzelndes Lispeln.

12.5.4 Sigmatismus lateralis (Hölzeln)

Luftaustritt zwischen den Mahlzähnen. Der Luftstrom gelangt flächig nach der Seite in die Wangentasche, wird dort reflektiert und gelangt an irgendeine Stelle des Lippenspaltes. Mundwinkel kann nach der gleichen Seite verzogen sein.

Zunge legt sich an der gegenüberliegenden Seite fest an. Unangenehm schlürfender Klang des so gebildeten Lautes.

Man unterscheidet:

Sigmatismus lateralis dexter
Sigmatismus lateralis sinister
Sigmatismus bilateralis.

Multiple Lateralität: s, sch, ch, d, t, Zungenspitzen-R werden lateral gebildet.

Ursachen

- Motorische Ungeschicklichkeit (kongenitale Dyspraxie)
- Angeborene Sprachschwäche
- Innenohrschwerhörigkeit.

Diagnose

Mit **Hörschlauch** (Phonendoskop): Eine Olive kommt in den Gehörgang des Untersuchers, mit der anderen Olive wird entlang der Zahnreihe geprüft, auf welcher Seite die stärkste Luftströmung auftritt.

Wangenklopfversuch: Während der S-Bildung Unterbrechung bzw. Abschwächung des S-Lautes durch Klopfen auf die Wange.

Therapie: Zunächst Umwandlung des lateralen Sigmatismus in einen interdentalen Sigmatismus. Dieser wird dann auf den physiologischen S-Laut reduziert. Oder zunächst übertriebene Pfeifstellung des Mundes mit eingezogener Wangenmuskulatur. Hierbei wird der Lispler gezwungen, eine mediane Zungenrille zu bilden.

12.5.5 Sigmatismus stridens

Zungenrille zu tief oder Luftstrom zu kräftig. Scharfes Pfeifen. Vorkommen bei Innenohrschwerhörigkeit oder Lücke zwischen den oberen Schneidezähnen.

12.5.6 Sigmatismus lateroflexus (pseudolateralis)

Zungenspitze und Zungenrinne weichen nach einer Seite ab. Luftstrom wird rechts oder links gegen einen oberen Eckzahn gelenkt. Unterkiefer kann gesenkt und zur betroffenen Seite verschoben sein. Mundwinkel verzogen. Zungenspitze kann zwischen den Eckzähnen hervortreten.

Differentialdiagnose: Sigmatismus lateralis, bei dem der Luftstrom fächerförmig über die Zunge streicht und keine mediane Zungenrille gebildet wird.

12.5.7 Sigmatismus palatalis

Durch Rückverlagerung der Zungenspitze und damit der medianen Rille wird der Luftstrom gegen den harten Gaumen gelenkt. Reibegeräusch entsteht zwischen Zungenspitze und hartem Gaumen. Unscharfer, dem ch ähnlicher Ersatzlaut.

Ursachen: Hörstörung. Rücklage des Unterkiefers.

12.6 Nasale Sigmatismen
(abnorme Gaumensegelfunktion)

Während der Bildung des S-Lautes tritt Luft durch die Nase aus. Velopharyngealer Abschluß bei Zischlauten normalerweise 6 bis 7 mal stärker als beim Vokal a. Nachweis durch Nasalitätsproben.

12.6.1 Sigmatismus nasalis

Sigmatismus nasalis *partialis*: S-Laut wird mit richtiger Zungenstellung gebildet. Mangelnder Gaumenschluß fügt nasalen Beiklang hinzu. Blasendes Geräusch entsteht linguo-dental und nasal oder pharyngeal bzw. laryngeal und nasal.

Diagnose

— **Nasenversuch**: Positiv; bei Zuhalten der Nase verschwindet näselnde Komponente.

— **Zungenversuch**: Positiv; Vorstrecken der Zunge bewirkt Klangveränderung.

Ursachen

- Offenes Näseln infolge Gaumensegellähmung
- Funktionelle Gaumensegelinsuffizienz
- Verkürztes Gaumensegel
- Submuköse Gaumenspalte
- Operierte Gaumenspalte.

Sigmatismus nasalis *totalis*: Zunge schließt in Stellung für t den Mund vorne ab. Die ganze Artikulationsluft entweicht durch die Nase. Blasendes Geräusch entsteht nur intranasal.

Diagnose

— **Nasenversuch**: Normal; bei Zuhalten der Nase entsteht aus dem nasalen Geräusch ein t.

— **Zungenversuch**: Positiv.

Ursachen: Gaumenspalte oder funktionell.

Folge: Angeblich chronische Rhinitis infolge von Reizzuständen durch den atypischen Luftweg.

12.6.2 Sigmatismus velaris

Nasale Bildung der Zischlaute durch Schnarchgeräusche. Entstehung zwischen dem ungenügend abschließenden Gaumensegel und der hinteren Rachenwand. Zunge verschließt den Mund am Gaumen oder an den Zähnen.

Sigmatismus velaris *partialis*: Artikulationsluft tritt aus Mund und Nase aus (vorwiegend velopharyngeale Geräuschentstehung).

— **Nasenversuch**: Positiv.

— **Zungenversuch**: Kann positiv sein.

Ursache: Teilweise Kompensation einer lange bestehenden organisch bedingten Gaumensegelschwäche.

Sigmatismus velaris *totalis*: Gesamte Sprechluft entweicht durch die Nase (velopharyngeale Geräuschentstehung).

— **Nasenversuch**: Normal. Durch Zuhalten der Nase entsteht ein t.

— **Zungenversuch**: Kann positiv sein (= klangverbessernde Wirkung).

Ursachen: Funktionell oder fehlerhafte Lautentwicklung.

12.7 Pharyngeale Sigmatismen
(abnorme Rachenfunktion)

Sigmatismus pharyngealis simplex: Rauhes pharyngeales Reiben entsteht zwischen Zungengrund und hinterer Rachenwand (linguopharyngeal). Ähnlichkeit mit hinterem ch und Zungengrundschnarchen. Kommt bei Gaumenspalten vor.

— **Nasenversuch**: Negativ. Keine Klangveränderung durch Zuhalten der Nase.

— **Zungenversuch**: Positiv; Vorstrecken der Zunge hebt Engenbildung im Rachen auf.

Sigmatismus pharyngealis nasilatus: Zusätzlich fehlender Gaumenabschluß, z. B. bei Gaumenspalte, Geräuschentstehung linguopharyngeal und nasal.

— **Nasenversuch**: Positiv.

— **Zungenversuch**: Positiv.

12.8 Laryngeale Sigmatismen
(abnorme Kehlkopffunktion)

Je nach Stellung des Hypopharynx und der Epiglottis kann man verschiedene Typen unterscheiden.

Sigmatismus laryngealis simplex: Laryngeales Fauchen infolge des sphinkterartig verschlossenen Kehlkopfeinganges (intralaryngeale Geräuschentstehung).

— **Nasenversuch**: Negativ.

— **Zungenversuch**: Negativ, da Zunge nicht an der Lautbildung beteiligt ist.

Ursachen: Bei prothetisch gedeckten Gaumenspalten oder funktionell.

Sigmatismus laryngealis nasilatus: Geräuschentstehung intralaryngeal und nasal.

— **Nasenversuch**: Positiv.

— **Zungenversuch**: Negativ.

Ursache: Gaumenspalten.

12.9 Therapie der Sigmatismen

Bei jahrelangem Bestehen schwer zu beseitigen, da der Fehler zu einem fest verankerten zentralen Sprechmuster geworden ist.

Erlernung eines neuen Lautes

12.9.1 Passive Methode

Mittels Sigmatismussonden (dorsales s, sch) oder eines Spatels (apikales s) wird eine Rillenbildung erzeugt und die Zunge in die richtige Lage gebracht.

Man unterscheidet Quersonden, Längssonden, Ringsonden.

12.9.2 Aktive Methoden (Ableitungsmethoden)

Das s wird unter aktiver Mitarbeit des Patienten aus einem bereits vorhandenen benachbarten Laut gewonnen.

F-S-Methode: Bei Artikulation eines langen f Wegziehen der Unterlippe von den Zähnen. Später wird die Unterlippe vom Patienten selbst gesenkt. Er bläst hierzu auf seinen an den mittleren unteren Schneidezähnen liegenden Zeigefinger.

T-Z-Methode: Artikulation eines t. Zungenspitze soll dabei nicht nur an der Hinterseite der oberen Schneidezähne, sondern bei geschlossenem Mund auch an der Innenfläche der unteren Schneidezähne liegen. Man erhält ein z-artiges t. Das z wird später in t und s zerlegt.

Oder man verbindet die T-Bildung mit einer Schleuderbewegung der Zunge bei Spreizung der Lippen und angenäherten Zahnreihen.

CH-S-Methode: Sprechen eines gepreßten palatalen ch, Zunge nach vorne schieben bei langsamem Kieferschluß.

A-S-A-Methode: Zunge flach auf den Mundboden legen und dort auch bei Unterkieferbewegungen ruhig liegenlassen. A singen und langsam den Mund zumachen mit Zahnreihenschluß. Im Moment des Mundschließens wandelt sich der Klang des a in ein pfeifendes Geräusch um, das den S-Charakter in sich trägt oder bereits ein reines s ist.

Weitere Methoden: W-S-, N-S-, I-S-, H-S-Methode. Aus dem Pfeifen. A-S-A-Methode.

Anmerkungen:

— Bei **Sigmatismus addentalis** Kopfrückbeugmethode oder Therapie in Rückenlage: Zunge fällt zurück. Bildung von Wörtern mit a im Anlaut (Ast); dabei erreicht die Zunge die tiefste Mundstellung. Nicht bei Sigmatismus lateralis anwenden.

— Adenotomie bei Rachenmandelhyperplasie unterstützt bei Sigmatismus interdentalis die Übungsbehandlung.

— Logopädische Therapie bei **frontal offenem Biß** ohne kieferorthopädische Behandlung möglich.

Bei Kiefer- und Gebißanomalien Therapiebeginn vor oder gleichzeitig mit orthodontischer Behandlung.

Beginn der Therapie während des **Zahnwechsels** der Vorderzähne nicht ratsam.

Bei Zahnlücken im Vorderzahnbereich vollständige Behebung des Sigmatismus oft erst nach der 2. Dentition.

Sigmatismus interdentalis kann nach Zahnwechsel von selbst verschwinden.

— **Therapie des Sigmatismus lateralis und lateroflexus**: Zunächst Einüben eines Sigmatismus interdentalis.

— Bei **Gehörlosen** kann man auf das stimmhafte s verzichten.

— Orale **myofunktionale** Therapie: Sigmatismus interdentalis und addentalis, Schetismus und multiple Interdentalität sollen ihrerseits durch Zungendruck nach vorn zu offenem Biß führen.

Andererseits soll Schlucken mit vorgeschobener Zunge Ursache für Zahnstellungsanomalien und Artikulationsfehler (z. B. multiple Interdentalität) sein.

Behandlung solcher Bißanomalien durch Training der Zungenbewegungen, z. B. während des Schluckaktes.

— **Apparative Hilfen**: Der S-Indikator macht den richtig gebildeten S-Laut optisch sichtbar. Bei in seiner Frequenz richtig liegendem S-Laut leuchtet eine Kontrollampe auf.

Bei Innenohrschwerhörigkeit Verwendung eines Hörtrainers, der die hohen Frequenzbereiche besonders verstärkt.

13 Schetismus

Normale Bildung des sch: Bildung einer Enge zwischen den Alveolen der oberen Schneidezähne und dem vorderen Teil der Zunge; dadurch wird ein konzentrierter Luftstrahl auf die Kanten der Schneidezähne gerichtet. Die Zungenspitze liegt weiter hinten als beim s, so daß zwischen Zungenspitze und Zähnen ein Hohlraum entsteht. Lippen beim s breit gezogen, beim sch rüsselartig vorgestülpt; dadurch Bildung eines breiten Hohlraumes.

Fehlerhafte Sch-Bildungen

- Ersatz durch t, d, s, ch = Paraschetismus
- Im nordwestdeutschen Raum Ersatz des sch durch **s** in Konsonantenverbindungen (spitzer Stein)
- Im Westfälischen Ersatz durch **sk**

In Analogie zu den S-Fehlern gibt es einen:
- Schetismus interdentalis
- Schetismus lateralis
- Schetismus nasalis.

Therapie der Sch-Fehlbildungen

Passive Methode: Während der langgezogenen Bildung des s wird die Zungenspitze mittels der Sch-Sonde nach hinten geschoben bei gleichzeitiger Vorstülpung der Lippen.

Aktive Methode (Ableitungsmethode): Entwicklung des sch aus dem z, t, dem Zungenspitzen-R, dem vorderen ch.

14 Rhotazismus (Schnarren)

14.1 Normale Bildung des R-Lautes

R ist der schwierigste Sprachlaut.

Die deutsche Hochlautung kennt zwei Varianten der R-Bildung:

1. Das **Zungenspitzen-R** = alveolar-koronaler (Zahnkrone) stimmhafter Zitterlaut. Bildung an der zweiten Artikulationszone.
2. Das **Zäpfchen-R** = postdorsal-uvularer, stimmhafter Zitterlaut. Bildung an der dritten Artikulationszone.

Die normale R-Bildung erfolgt durch intermittierende Unterbrechung des Artikulationsstromes durch passives Schwingen muskulöser Gebilde (Zungen-R = linguo-alveolares r; Zäpfchen-R = uvulares r).

Zungenspitzen-R: Zungenspitze schwingt mit ihrem Rücken gegen den Alveolarfortsatz des Oberkiefers oder gegen die hintere Fläche der oberen Schneidezähne.

Uvulares r: Hinterer Anteil der Zunge hebt sich zum herabgezogenen Gaumensegel. In der Mitte des Zungenrückens Rinnenbildung; in diese legt sich das Zäpfchen, welches etwa 20mal je Sekunde schwingt. Zäpfchen-R kann mit oder ohne Stimme gesprochen werden.

Das Zäpfchen-R ist leichter zu bilden als das Zungen-R. Zäpfchen-R kam vor etwa 200 Jahren aus Frankreich und hat das Zungen-R fast verdrängt.

Das **Zungenspitzen-R** wird aus stimmhygienischen Gründen bevorzugt, da es dazu beiträgt, den Tonansatz und die Bildung der Vokale nach vorne zu bringen. Zungen-R für Sänger unerläßlich. Sonst überwiegend Verwendung des Zäpfchen-R. R ist der schwierigste Sprachlaut.

Das Zungenspitzen-R fixiert den Tonansatz vorn, während das Zäpfchen-R die Vokalklänge aus der Mundhöhle nach hinten zieht. Dadurch Abnahme der Klangfülle.

Sopranistinnen singen die hohe Lage mit der R-Vokalise ein. Ein richtig gebildetes und kräftiges Zungen-R fordert einen energischen Zwerchfellimpuls. Die R-Vokalise ist somit eine Zwerchfell- und damit Atemübung.

14.2 Fehlerhafte Bildung des R-Lautes

Einteilung der Rhotazismen:

● **In bezug auf die Artikulationsstelle**

Diese kann an allen Stellen des Ansatzrohres zwischen Lippen und Kehlkopf liegen.

— **Linguo-dental**: Zwischen Zungenspitze und oberen Zähnen. Beimengung eines sch-artigen Geräusches zum schwingenden Zungen-R. In der tschechischen Sprache normal.

— **Linguo-palatal**: Zwischen gehobener Zungenspitze und Vordergaumen entsteht das englische r.

— **Linguo-velar** (Rhotazismus velaris): Zwischen Zungenrücken (Hinterzunge) und weichem Gaumen stimmloses oder stimmhaftes Gaumen-R (stimmhafter velar-postdorsaler Engelaut).

— **Rhotazismus nasalis** ist Begleiterscheinung des offenen Näselns.

— **Linguo-pharyngeal** (Rhotazismus pharyngealis): Zwischen Zungengrund und Rachenhinterwand; ch_2-ähnliches Reibegeräusch = Reibe-R. Vorkommen bei Gaumenspalten sowie mundartlich in den österreichischen und schweizerischen Alpen.

Am meisten benutzt werden heute Reibe-R und vokalisiertes r (halboffener Mittelzungenvokal).

● **In bezug auf die Artikulationsmechanik**

— **Zitterlaute**: Bildung durch intermittierende Unterbrechung des Artikulationsstromes durch passive Schwingungen muskulärer Gebilde: Labiale, labio-dentale, interdentale, palatale, bukkale (Wangen), velare, laryngeale (Taschenfalten, Stimmlippen) Zitterlaute.

Rhotazismus buccalis: Mit den Wangen hervorgebrachter Zitterlaut.

Rhotazismus marginalis: Mit den Seitenrändern der Zunge hervorgebrachter Zitterlaut.

Kehlkopf-R: Es wird an den Stimmlippen ohne bestimmte Tonhöhe mit sehr geringem Luftverbrauch gebildet. Es entsteht, wenn man die der Singstimme erreichbare untere Tongrenze zu unterschreiten versucht. Vorkommen bei Gehörlosen und Zungenlosen.

— **Reibelaute**: Rhythmische Unterbrechungen des Artikulationsstromes fehlen. Ein Reibelaut kann stimmhaft oder stimmlos, nasal oder nicht nasal sein. Zungenlage normal oder interdental; Artikulationsstellen verschieden.

— **Rassellaute**: Speichelansammlungen erzeugen an verschiedenen Artikulationsstellen im Luftstrom Geräusche.

— **Stimmhafte und stimmlose Fehlbildungen**

— **Nasalierte und nicht nasalierte Fehlbildungen**

Ersatz des R-Lautes durch einen anderen richtigen Laut = Pararhotazismus

Ersatz durch hinteres ch (häufig in der Umgangssprache).
Ersatz durch l = Chinoanismus (in vielen Gegenden Chinas wird r durch l ersetzt).
Ersatz durch a = Vokalisierung im In- und Auslaut (füa statt für).

14.3 Ursachen der Rhotazismen

- Gaumenspalten
- Taubheit
- Schwachsinn
- Verkürztes Zungenbändchen (Bildung des Zungenspitzen-R nicht möglich)
- Verletzungen und Lähmungen der Zunge.

Viele Menschen ohne Sprechstörung können Zungenspitzen-R zeitlebens nicht erlernen.

14.4 Therapie der Rhotazismen

Anbildung des Zungenspitzen-R

— Sprechen von t und einem leisen, weichen d im raschen Wechsel. Evtl. Einschieben von h zwischen t und d. Einbauen der Lautfolge in Wörter, die mit tr und dr beginnen. Der Thd-Laut erhält allmählich einen r-ähnlichen Klang.

— Der Zungenkranz wird in die Nähe der Zahnalveolen gebracht; durch starkes Blasen setzt die Flatterbewegung der entspannten Zungenspitze ein.

— Ableitung vom stimmhaften s aus.

Anbildung des Zäpfchen-R: Gurgeln mit, später ohne Wasser oder Entwicklung aus dem hinteren ch. Es ist leichter als das Zungenspitzen-R zu erlernen.

Anmerkung

Lambdazismus: Das l kann interdental, linguolabial, unilateral und nasal gestammelt werden.

15 Akustische Agnosie

Einteilung und Begriffe noch problematisch.

Definition: Unfähigkeit, trotz ausreichendem peripheren Hörvermögen Schalleindrücke auf akustischem Wege zu erkennen und zu verstehen.

Der Begriff akustische Agnosie wird sowohl bei Ausbleiben der Sprachentwicklung infolge **angeborener** Hirnläsion verwendet als auch beim Erwachsenen infolge von **erworbenen** Herden im linken oder in beiden Schläfenlappen. Die übrigen Sprachleistungen müssen jedoch beim Erwachsenen intakt bleiben (Differentialdiagnose: Sensorische Aphasie).

Akustische Agnosie ist eine hochzentrale Störung mit mangelhafter akustischer Dekodierung; Töne werden theoretisch ohne audiometrische Schwellenverschlechterung gehört, wenn das Hörsystem bis hinauf zum Corpus geniculatum intakt ist. Oft bei akustischer Agnosie jedoch zu schlechte Angaben infolge mangelnder akustischer Aufmerksamkeit oder infolge von Defekten des akustischen Diskriminations- und Tondifferenzierungsvermögens.

Neueste Vorstellungen über die Agnosien:

Unterscheidung zwischen elementarer Wahrnehmung und höheren Erkenntnisleistungen ist von den anatomischen und physiologischen Voraussetzungen her nicht haltbar. Das Verarbeiten auditiver Informationen ist kein zweistufiger Vorgang, sondern ein kontinuierlicher vielstufiger Prozeß zunehmender Spezifizierung der Sinneseindrücke.

Störungen im Prozeß des auditiven Verstehens sind daher auf allen Stufen und in den verschiedensten Schweregraden möglich.

Der normale **akustisch-gnostische Vorgang** bei der zentralen Verarbeitung von Höreindrücken besteht aus folgenden Teilfunktionen:

— Akustische Aufmerksamkeit.
— Akustische Merkfähigkeit (auditive Gedächtnisspanne).

Die Hörgedächtnisspanne beträgt

für 4 Jahre 4 Silben;
für 7 Jahre 5 Silben;
für 10 Jahre 6 Silben;
für 14 Jahre 7 Silben.

— Analysieren und Differenzieren akustischer Gestalten sowie Integrieren der Phoneme.
— Zuordnen einer Bedeutung, eines Begriffes (Sinnesbezug).
— Psychische Verarbeitung der Höreindrücke.
— Richtungshören sowie Trennung von Nutz- und Störschall (binaurale Leistungen).

15.1 Symptome der akustischen Agnosie

● Gehör (theoretisch) normal, jedoch schwer zu prüfen. Geringgradige Innenohrschwerhörigkeit kommt jedoch öfters vor. Geräusche werden besser wahrgenommen als Töne und Klänge, so daß eine Innenohrschwerhörigkeit vorgetäuscht wird.

● Intelligenz nicht wesentlich vermindert.

● Aufforderung zum Nachsprechen wird befolgt, jedoch ohne Sinnverständnis = Echolalie.

● Aufträge werden nicht verstanden und nicht ausgeführt, es sei denn, die auffordernde Gebärde wird verstanden. Keine Spontansprache. Verständigung durch Zeichen, welche von unartikulierten Lauten begleitet werden.

● Störung des Richtungs- und Entfernungsgehörs = akustische Allästhesie.

● Gut entwickelte visuelle und räumliche Orientierung. Ungewöhnlich gutes visuelles Sprachverständnis für Gebärden und Gesten; Ablesen der Sprache vom Mund.

● Störung des rechnerischen Denkens, der optischen und akustischen Merkfähigkeit und des Situationserkennens = semantische Störungen.

● Amusie (musikalische und sprachliche Begabung gehen parallel).

Erworbene Läsionen der Hörwahrnehmung bei Erwachsenen schädigen nicht die Sprache.

15.2 Formen der akustischen Agnosie

● Totale akustische Agnosie

Fehlen oder Verlust des Verständnisses für **jede Art von Schallereignis**, also nicht nur für Sprachlaute, sondern auch für Geräusche bei sonst erhaltenem peripheren Hörvermögen.

Beispiel: Schlüsselbund wird nicht am Rasseln erkannt.

● Verbale Agnosie

Es handelt sich um eine Agnosie für Sprache (Sprachtaubheit). Sie stellt die Einengung der totalen akustischen Agnosie auf das Sprachverständnis dar.

● Partielle Lautagnosie

Die Verständnisstörung ist nur auf einzelne Sprachlaute, meist wenige Konsonanten beschränkt. Die partielle Lautagnosie kann leicht mit dem Stammeln verwechselt werden.

Betroffen sind Lautpaare mit minimalen akustischen Kontrasten. Anderenfalls handelt es sich um einen primären Rückstand in der Entwicklung des phonologischen Systems.

Sensorisches Stammeln siehe Seite 227.

● Phonematische Differenzierungsschwäche

● Akustische Unaufmerksamkeit

Es handelt sich um einen Grenzbefund zum Pathologischen hin.

Die akustische Unaufmerksamkeit führt im Kindesalter zur verspätet und verzögert einsetzenden Sprachentwicklung.

Die zum Teil normale, nicht-sprachliche Intelligenzleistung läßt eine generelle Hirnleistungsstörung ausschließen.

15.3 Vermutliche Ursachen

— Erblich oder erworben (Geburtsschäden).

— Schädigung der zentralen Hörbahnen.

— Schädigung der Heschlschen Querwindung.

— Schädigung der Wernicke-Region (hinteres Drittel der ersten [oberen] Schläfenwindung).
— Schädigung der Rinde des Temporallappens.
— Schädigung zwischen Nucleus olivaris superior und der Hörrinde.

15.4 Diagnose

Im Kindesalter schwer zu stellen. Ausschluß einer peripheren Schwerhörigkeit. Leichte Innenohrschwerhörigkeit jedoch oft vorhanden. Trotz vorhandenem Hörvermögen können willkürliche Reaktionen auf Schall fehlen. Im Gegensatz zu Tauben fehlen auch Reaktionen auf Erschütterung oder Anblasen von hinten.

Störung des Richtungsgehörs und Lateralitätsstörung der Motorik. Intakte und kompensatorisch verbesserte visuelle und taktile Wahrnehmungsfähigkeit.

Diskrepanz zwischen der subjektiven Tonschwellenaudiometrie und akustisch-evozierten Potentialen (frühe und späte Potentiale) spricht für eine zentrale Hörstörung und schließt eine periphere Läsion aus.

Abgrenzung einer **peripheren Hörschädigung** von einer zusätzlichen **zentralen Schädigung**:

● Beeinträchtigung der **modalitätsspezifischen** Stufe = Beeinträchtigung der Entwicklung innerhalb eines Sinnesgebietes.

Folge: Störung des Lauschverhaltens, d. h. auf einen akustischen Reiz zu merken, indem mit einer eben angehenden Tätigkeit innegehalten wird.

● Störung der **Intermodalitätsleistung.**

Folge: Koordination verschiedener Sinnesgebiete nicht möglich, z. B. Koordination von Hören und Sehen. Die Kinder kehren sich nicht nach einer Schallquelle um. Schlechter Blickkontakt.

Intermodalitätsleistungen werden normalerweise im 2. Lebensjahr erlernt.

● Beeinträchtigung **serialer Integrationsleistungen.**

Folgen: Eine Reihenfolge von Reizen kann nicht integriert, d. h. nicht wahrgenommen werden = Schwierigkeiten der **sequentiellen Integration**. Spielaudiometrie daher nicht möglich. Spielaudiometrie verlangt die Integration einer sukzessiven Folge von Tätigkeiten.

Verzögerte Sprachentwicklung infolge von Schwierigkeiten der Antizipation und damit der Nachahmung wegen der Störung der serialen Integration.

Kinder mit Störungen der serialen Integration werden zwischen dem 2. und 5. Lebensjahr auffällig.

Nicht-verbale Überprüfung des Wortschatzes und der Begriffsbildung mittels des Peabody Picture Vocabulary-Test.

Ausschluß eines Schwachsinns.

Geistige Entwicklungsrückstände können vorhanden sein. Intelligenzprofil bei normalem oder auch reduziertem IQ unausgeglichen.

Nachweis von Störungen des Situationserkennens beim Zusammensetzen von Bildtafeln zu Bildgeschichten (Untertest „Bildordnen" der D. Wechsler-Tests oder Untertest „Kombination" des Snijders-Oomen-Tests).

Ausreichend standardisierte Tests zur Erfassung akustischer Perzeptionsstörungen gibt es nicht.

Prüfung der **akustischen Aufmerksamkeit**: z. B. Nachahmen dreier vorgemachter Geräusche.

Prüfung der **akustischen Merkfähigkeit**: z. B. bei geschlossenen Augen Erzeugung von 3 verschiedenen Geräuschen, die man nachher aufzählen läßt.

Prüfung der **akustischen Differenzierungsfähigkeit**: z. B. aus einer Reihe von 6 Büchsen mit verschiedenem Inhalt 2 gleichtönende erkennen lassen.

Prüfung des **akustischen Gedächtnisses**: z. B. bestimmte Klänge müssen nach 5 Minuten wiedererkannt werden.

Siehe auch Seite 169.

15.5 Differentialdiagnose

Schwachsinn, Pseudoschwachsinn, frühkindliche Schizophrenie, Autismus, sensorische Aphasie.

Partielle Lautagnosie und motorisch-expressives Stammeln: Nachsprechenlassen einfacher, isolierter Laute oder von Paaren von Lauten, die sowohl deutlich unterschiedliche Phoneme als auch klangähnliche enthalten (siehe auch Seite 239).

15.6 Therapie

Förderung der auditiven Leistung zur Erlernung der Artikulation. Anwendung von Methoden des Gehörlosenunterrichts (taktile, kinästhetische, visuelle Hilfsmittel). Musiktherapie, rhythmische Übungen. Am besten Unterrichtung in einer Sonderklasse einer Sprachheilschule. Systematische Behandlungsmethoden stehen nicht zur Verfügung.

Die Verstärkung der akustischen Reize durch ein **Hörgerät** begünstigt die zerebrale Weiterverarbeitung der Information.

15.7 Prognose

Günstig. Kinder lernen schließlich teils von selbst, teils nach Behandlung sprechen. Jahrelanges Stammeln oder Dysgrammatismus können bleiben.

Meist keine vollständige Heilung möglich.

Anmerkung:

Visuelle Agnosie: Ihre verbale Form ist Bestandteil der Lese-Rechtschreib-Schwäche.

16 Dysgrammatismus

Synonyma: Agrammatismus, Agrammatismus infantilis, Paragrammatismus.

Definition

Grammatische bzw. morphologische (Deklination, Konjugation, Wortarten) **und syntaktische** (Wortfügung und Wortfolge, Satzfügung und Satzfolge) **Störung des Sprechens und des Schreibens infolge mangelhafter Entwicklung oder krankhaften Verlusts der Fähigkeit, die Gedanken durch eine regelrechte Wortbildung und Wortfolge auszudrücken.**

Zentrale Sprachstörung. Im Gehirn nicht lokalisierbar. Während der ersten 4 Lebensjahre physiologisch.

Die Bezeichnung Dysgrammatismus ist wegen des unterschiedlichen Begriffsinhaltes des Wortes „Grammatik" mißverständlich. Dysgrammatismus bezeichnet die Störung der Grammatik und der Syntax (Grammatik = Wortbeugung; Syntax = Wortstellung im Satz).

In der **Linguistik** wird mit *„Grammatik"* das *gesamte Regelsystem* verstanden. Ein in dieser Weise verstandener Dysgrammatismus-Begriff umfaßt daher Störungen auf allen Ebenen des Sprachsystems. Störungen der Deklination usw. werden als *„morphologische"* Störungen bezeichnet.

Zuweilen wird unterschieden:

— **Dysgrammatismus** = Unfähigkeit, die Gedanken durch deklinatorisch und konjugatorisch richtig gebrauchte Wörter auszudrücken.
— **Dyssyntaxie** = Verstoß gegen die Regeln der Wortfolge oder der Satzfügung.

Beim Dysgrammatismus handelt es sich nicht um einen einfachen Entwicklungsrückstand. Es treten vielmehr grammatische Strukturen auf, die in der normalen Entwicklung des grammatischen Regelsystems nicht vorkommen = **strukturell abweichende Sprachentwicklung;** Abgrenzung des **verzögerten** vom **abwei-**

chenden Erwerb grammatischer Strukturen mittels des Schemas der **Satztypenentwicklung** ist daher anzustreben.

16.1 Grammatik-Erwerb

Zwei Erklärungsmodelle des Grammatik-Erwerbs:

— **Lerntheoretisches** Modell geht von der Annahme aus, daß Sprache durch Nachahmung, Verstärkung und Übung erlernt wird *(Skinner)*.

— **Psycholinguistisches** Modell geht von der Annahme eines angeborenen Spracherwerbsmechanismus aus *(Chomsky)*.

Diese beiden Modelle führen zu unterschiedlichen Ansichten über die richtige Behandlungsmethode.

16.2 Symptome

Störungen von Satzbau und Wortbeugung, evtl. nur Aneinanderreihung einzelner Wörter.

Fakultative Symptome: Verminderter aktiver und passiver Wortschatz, verminderte auditive und visuelle Aufmerksamkeitsspanne (Hör-Merk-Spanne), Störungen der Motorik, mangelndes Sprachgefühl bzw. Sprachbegabung, Unmusikalität.

16.3 Einteilung nach dem Schweregrad

Einteilung nach dem Schweregrad *(Liebmann)*

Stufe I: Schwerste Form = Agrammatismus. Sätze können nicht gesprochen oder wiederholt werden. Einwortsätze, Telegrammstil. Kommt bei geistigen Entwicklungsstörungen vor.

Stufe II: Mittelschwere Form. Keine spontane Satzbildung, sondern verbindungslose Wortreihen. Wiederholen kleiner und einfacher Sätze möglich. Wortbeugungen und das Wort „ich" fehlen, meist Infinitiv.

Stufe III: Leichte Form. Nur größere Sätze gestört. Fehler beim Deklinieren und Konjugieren. Verwechseln der Geschlechter. Wortverwechslungen. Kommt vor bei verzögerter Sprachentwicklung, Stammeln, Schwerhörigkeit, nach vorausgegangener akustischer Agnosie, beim Poltern.

Einteilung nach dem Schweregrad *(Remmler)*

— Agrammatismus **schwersten** Grades: Benutzung einzelner Wörter, die in Verbindung mit Mimik, Gestik, Stimmodulation und Situation ganze Sätze vertreten und keine grammatischen Strukturen aufweisen. Selten satzähnliche Gebilde, zum Teil stereotype Redewendungen, satzähnliche Gebilde aus 3 — 4 Wörtern.

— Agrammatismus **schweren** Grades: Stereotype einfache Sätze und Redewendungen, Infinitivform der Verben, falsch gebeugte, falsch benutzte oder fehlende Artikel, Satzlänge 4 — 5 Wörter.

— Agrammatismus **mittleren** Grades: Einfache Sätze enthalten selten grammatische Fehler; Artikel, Präpositionen, Pronomen, Konjunktionen werden zum Teil ausgelassen oder falsch verwendet. Satzlänge 6 — 7 Wörter.

— Agrammatismus **leichten** Grades: Vorwiegend Verwendung erweiterter Sätze mit einigen grammatischen Fehlleistungen. Fehlerfreie einfache Sätze, Satzlänge 7 — 8 Wörter.

16.4 Diagnostik

● Prüfung der **Hör-Merk-Spanne**, d. h. des Nachsprechens. Bei schlechter Hör-Merk-Spanne Neuformulierung des erfaßten Sinninhaltes erforderlich und damit Anwendung des grammatischen Regelgefühls.

● Überprüfung der allgemeinen körperlichen Entwicklung, des zentralen Nervensystems, der auditiven, taktil-kinästhetischen und visuellen Wahrnehmungsmodalitäten, der Konzentrationsfähigkeit, der Gedächtnisleistung; Erfassung des Entwicklungsstandes auf allen Sprachebenen, insbesondere linguistischer Merkmale (Auslassungen, Substitutionen), Beurteilung der Spontansprache (Nacherzählenlassen), **Bildbeschreibungen**, Festlegung, auf welcher Entwicklungsstufe die Sprachentwicklung stehengeblieben ist oder eine abweichende regelwidrige Entwicklung genommen hat.

● Untersuchung nach *Staps*: Notieren der Spontansprache des Kindes und Beachten der Satzlänge. Nachsprechenlassen von Sätzen, die 3, 4, 5 und mehr Wörter enthalten.

- Untersuchung nach *Rutte*: Anfertigung eines Sprachprotokolls durch eine Tonbandaufnahme. Übertragung in ein vorgedrucktes Erhebungsblatt. Geprüft werden freies Sprechen, Nacherzählen und Nachsprechen. Die anschließende Sprachanalyse erfolgt mittels der Hamburger Protokollbogen für Dysgrammatiker oder dem Linser Überprüfungsbogen. Festgestellt wird, wieviel Wörter die Sätze beinhalten, die das Kind richtig sprechen und nachsprechen kann.

- **Untersuchung nach *Meixner***

— Beurteilung der Spontanaprache: Achten auf Störungen der Grob-, Fein- und Sprechmotorik; achten auf Veränderungen der melodischen, temporalen und dynamischen Sprachakzente; achten auf eine veränderte Sprech- oder Singstimme.

— Diagnosegespräch: Stellung präziser Fragen mit Hilfe eines Bildheftes. Notierung positiver und negativer verbaler Leistungen.

— Nachsprechen: Beurteilung der Merkfähigkeit durch Nachsprechenlassen von Sätzen, sinnlosen Silben.

16.5 Ursachen des Dysgrammatismus

- **Physiologischer** Dysgrammatismus: Im 2. und 3. Lebensjahr werden nur Ein-Wort-Sätze benutzt, die den Aussagewert eines ganzen Satzes haben.

- **Teilleistungsschwächen**

Impressive Form: Beeinträchtigung der Sprachperzeption, z. B. Störung der morphologischen und syntaktischen Kodierung; herabgesetze auditive Merkfähigkeit (Hörgedächtnisspanne).

Expressive Form: Beeinträchtigung der Sprachproduktion. Realisierung der syntaktisch-morphologischen Regeln in altersadäquate Satzäußerungen nicht möglich.

- **Nachahmung**

- **Emotionale Belastung**

- Beibehalten des **kindlichen Verhaltens** aus psychischen Gründen.

- Teilerscheinung bei:

— **verzögerter Sprachentwicklung** und Sprachentwicklungsbehinderung, z. B. als Folge von Hörstörungen, geistiger Behinderung oder eines erblichen, familiären bzw. anlagebedingten Sprachschwächetypus. Kombination mit Stammeln, auditiven Teilleistungsschwächen, Lese-Rechtschreib-Schwäche möglich.

— **Frühkindlicher Hirnschädigung**: Bei 27 % der Kinder mit frühkindlicher Hirnschädigung (mit und ohne zerebrale Bewegungsstörung).

Anmerkung: Erworbener Dysgrammatismus ist erstes Zeichen des Sprachzerfalls bei dementiellen Hirnprozessen oder auch regressives Symptom bei psychischen Störungen.

— **Aphasie** infolge zerebraler Durchblutungsstörungen oder Schädelhirntraumen.
— **Stottern.**
— **Dyspraktisch-motorische** Störungen.
— **Mehrsprachigkeit.**

Differentialdiagnostisch Abgrenzung gegenüber:

— erschwertem und verzögertem grammatischen Regelerwerb bei:
Hörstörungen, geistiger Behinderung sowie

— morpho-syntaktischen Regelverstößen bei:
Stottern, emotionaler Belastung (= Pseudodysgrammatismus).

— Pseudodysgrammatismus: Verstümmelter Satzaufbau und absichtlicher Satzumbau zur Vermeidung bestimmter gefürchteter Wörter beim Stottern.

Folgen: Gefahr einer geistig-seelischen Fehlentwicklung, Störung zwischenmenschlicher Beziehungen, Leistungsminderung in der Schule.

16.6 Therapie des Dysgrammatismus

Je nach Theorie des Grammatikerwerbs und Ursache verschieden.

Nach dem **lerntheoretischen** (behavioristischen) Modell des Spracherwerbs *(Skinner)* Imitation vorgegebener grammatischer

Strukturen und Analogiebildungen (= selbständiges Anwenden vorgegebener Strukturen). Sofortiges Korrigieren jeder fehlerhaften Satzbildung. Übungen für das korrekte Reproduzieren werden systematisch vom Einfachen zum Komplizierten aufgebaut.

Nach dem **psycholinguistischen** Modell des Grammatikerwerbs (generative Transformationsgrammatik nach *Chomsky*) erfolgt dieser als eine Sequenz aufeinanderfolgender Subgrammatiken, die sich immer mehr der vorgegebenen Modellgrammatik annähern. Zu Grunde liegt ein angeborener Spracherwerbsmechanismus, der das Kind befähigt, Regeln, die in den sprachlichen Äußerungen seiner Umgebung enthalten sind, perzeptiv zu selektieren, zu abstrahieren, zu internalisieren und für die eigene Produktion verfügbar zu halten.

Bei der Therapie **Zurückgehen** auf diejenige Subgrammatik, auf der die Stagnation oder Abweichung erfolgte und **Stimulierung** auf diesem Niveau.

▶ Behandlung der **impressiven** Form des Dysgrammatismus

Allgemeine Förderung der Wahrnehmung und der Sprachwahrnehmung, bis die Stufe differenzierender und selektierender Wahrnehmung erreicht ist. Anstoß für die Weiterentwicklung der Grammatik geht von **Nichtübereinstimmung** aus, d. h. zwischen der jeweiligen sprachlichen Strukturtheorie des Kindes und der gehörten Sprache; daher Anbieten noch **nicht beherrschter Sprachformmuster**. Hinzukommen muß ein **nicht-sprachliches Situationsmerkmal**, welches das sprachliche Merkmal repräsentiert und mit diesem assoziiert werden kann, z. B. eine Spielhandlung, eine bildhafte Darstellung oder ein mimisch-gestischer Hinweis.

Verstehen und Differenzieren wird durch Kontraste erleichtert; daher Anbieten **oppositioneller Erscheinungsformen**: Z. B. Einzahl-Mehrzahl, Gegenwart-Vergangenheit.

Weitere Methoden auf **psychologischer** Grundlage:

— **Expandierende Imitation** der kindlichen Äußerungen durch den Therapeuten. Es wird dabei nicht über den vom Kind ausgedrückten Satzinhalt hinausgegangen.

— **Modeling**. Es handelt sich um einfache Äußerungen des Therapeuten ohne Bezug zu denjenigen des Kindes im Sinne der Aufrechterhaltung und Weiterführung des Gesprächs. Es geht um eine Art semantischer Erweiterung der kindlichen Äußerungen; der Therapeut liefert ganz neue Informationen zu dem vom Kind ausgedrückten Satzinhalt.

▶ Behandlung der **expressiven** Form des Dysgrammatismus

Die grammatischen Regeln werden hierbei wahrnehmungsmäßig beherrscht. Vor der Stufe der freien Verfügbarkeit in der Spontansprache werden eine Reihe von Übungsstufen durchlaufen. Übungsformen sind Imitieren vorgegebener Sätze durch das Kind, Bilden von Analogien, Beantworten von Fragen.

Wiederholenlassen von Expansionen des Therapeuten.

Weitere Therapiemethoden:

Schaffen von Beziehungen zur Semantik,
Aufbau der Syntax vor Abwandlung der Wortelemente,
Übungsreihen nach *Staps*,
Sprachaufbauprogramm „Fritz und Franz" von *Meixner*,
Satzbauspiele von *Sulser*,
Übungsreihe nach *Führing*.

Therapiebeginn ab dem 3. Lebensjahr oder dem Erreichen der Kindergartenreife.

Dysgrammatismus in Zusammenhang mit auditiven und/oder zentral-motorischen Störungen bedarf einer logopädischen Therapie. In allen anderen Fällen Sprachaufbau durch pädagogische Maßnahmen.

16.7 Prognose

Hängt vom geistigen und körperlichen Entwicklungsprofil und dem Ausmaß sonstiger Schädigungen ab. Im allgemeinen günstig.

17 Lese-Rechtschreib-Schwäche (Legasthenie)

Definitionen

Hinsichtlich einer Definition herrscht bis heute keine Einigkeit.

● Die kongenitale Legasthenie (erbliche Lese-Rechtschreib-Schwäche) ist eine verschieden stark ausgeprägte **Anlageschwäche** für das Erlernen des Lesens und Rechtschreibens bei dafür hinreichender Intelligenz, ausreichenden Sinnesfunktionen und einem hinsichtlich Lesen und Schreiben regelrechten neurologischen Befund *(Weinschenk)*.

● Unter Legasthenie versteht man eine spezielle, aus dem Rahmen der übrigen Leistungen fallende **Schwäche im Erlernen** des Lesens (und indirekt auch des selbständigen fehlerfreien Schreibens) bei sonst intakter oder im Verhältnis zur Lesefertigkeit relativ guter Intelligenz *(Linder)*.

Oder:

● Legasthenie ist ein **multikonditionales** Syndrom, bei dem den **sprachlich-akustischen** Schwierigkeiten die größte Bedeutung zukommt.

● **Legasthenie ist eine Störung der Schriftsprache mit verbaler und literaler visueller Dysgnosie sowie synthetischen und analytischen Störungen.**

Es handelt sich um eine **Unausgereiftheit** des **Lese- und Schreibzentrums**. Kein Mangel an Konzentrationsfähigkeit.

Als **Legastheniker** im Sinne des Hessischen Kultusministers vom 14.12.1976 gelten Schüler, deren Leistungen im geeichten Intelligenztest wenigstens bei einem Intelligenzquotienten (IQ) von 95 (T-Wert 46) liegen und im Lese- und/oder Rechtschreibtest einen mittleren Prozentrangplatz von 15 oder weniger erreichen.

Der Prozentrangplatz von 15 oder weniger wurde folgendermaßen bestimmt: An einer großen Anzahl von Grundschulklassen der gleichen Klassenstufe wurden die jeweils 15 % der schwächsten Rechtschreiber erfaßt.

Häufigkeit: Richtet sich nach der Definition und der Lautgetreuheit der Sprache des betreffenden Landes. In der Bundesrepublik Deutschland Mitte des 2. Schuljahres 7,6 % Legastheniker. Das Geschlechtsverhältnis beträgt 2 Jungen zu einem Mädchen.

Manche Autoren nehmen **verschiedene Formen** der Legasthenie an: Sammelbegriff für alle Arten und Grade von Lese-Rechtschreib-Schwäche.

Die Schwäche besteht eigentlich im Lernen des Lesens und Schreibens. Besser wäre daher der Begriff „**Leselernschwäche**". Daher wird die Legasthenie auch als schulische **Lernstörung** (*Angermaier*) oder allgemeine Lernstörung (*Bermuth*) aufgefaßt.

Lesen = verstehendes Aufnehmen von fixierten Sprachfügungen.

Schreiben = Tätigkeit der Umsetzung sprachlicher Bedeutungseinheiten (Sinnträger) und verbal ausformulierter Gedankengänge eines innersprachlichen Konzepts in sichtbare Zeichen.

Leistungsstufen des Lesens:

— Der **Lesevorgang** (analytisches Ausgliedern, synthetisches Zusammenfügen, Überblicken von ganzheitlichen Sinneinheiten bei gekonntem Lesen).

— **Sinnerfassendes** Lesen (das naive Sinnerraten, das gegliederte Durchschauen).

— Das **sinngestaltende** Lesen (das bewußt-gedankliche Stellungnehmen, das ausdrucksvolle Vortragen).

Analyse des Schreibens nach *Luria*:

— Akustische Analyse der Lautstruktur: Sie beinhaltet die Auflösung des kontinuierlichen akustischen Flusses in einzelne diskrete Elemente (Laute und deren Kombinationen), die Bestimmung der wesentlichen phonematischen Merkmale, den Vergleich mit anderen Sprachlauten.

— Umkodierung der Lautstruktur in optische Abbilder der Buchstaben unter Berücksichtigung topologischer Eigenschaften der räumlichen Anordnung.

— Umkodierung der optischen Buchstabenschemata in ein kinästhetisches System sukzessiver Bewegungen.

Die deutsche Schrift besteht aus einer **Phonemschrift**. Daher **Zerlegung** der Phonem- und Graphemkomplexe in ihre kleinsten Teile und die Fertigkeit zur Konstruktion neuer Phonem- und Graphemkomplexe aus diesen Teilen erforderlich.

In der **deutschen Rechtschreibung** ist zu 44 % das **phonetische** Prinzip wirksam.

Kontrollfunktion für das Schreiben haben: Artikulation, unbewußte Koartikulation und Hören.

Erlernen des Lesens und Schreibens: Voraussetzung sind sinnerfassendes Hören, Sehen, Sprechen, d. h. verbal-auditive, visuelle und motorische Prozesse. Sprache und Schriftzeichen sind Symbole (Sinnträger). Durch ständiges Üben bildet sich ein Laut-Bild-Speicher, der als innersprachlich-bildliches Konzept dient. Innersprachlich ausformulierte Gedankengänge werden motorisch in sichtbare Zeichen und hörbare Lautfolgen umgesetzt. Erst nach Koordination und Übung der genannten einzelnen Schritte durch Lern- und Lehrvorgänge gelingt Lesen und Schreiben nach obiger Definition.

17.1 Symptome

Es gibt **keine** für eine Legasthenie typischen Fehler. Einziges Kriterium ist die **Quantität** der Fehler.

- **Synthetische Störung**: Schwierigkeiten im **Zusammenlesen** der Buchstaben zum Wort (Leseschwierigkeiten = Dyslexie). Buchstaben werden optisch richtig erkannt.

Schwierigkeiten im **Zusammenschreiben** der Buchstaben zum Wort (Rechtschreibschwierigkeiten = Dysgraphie), obwohl Buchstaben optisch und akustisch bekannt sind.

- **Analytische Störung**: Schwierigkeiten in der **Zerlegung** des gehörten Wortklangbildes in die einzelnen Buchstaben (phonematischen Bestandteile) und in die richtige Reihenfolge (= Rechtschreibschwierigkeiten). Haftenbleiben an der Ganzheitsgestalt der Wortbilder beim Lesen.

- **Störung der Assoziation** zwischen Buchstabenbild und Lautklang. Daher Verwechseln der einzelnen Buchstaben beim Lesen = **literale Wortblindheit**.

Unfähigkeit, aus bekannten Buchstaben zusammengesetzte Wörter zu lesen = **verbale Wortblindheit**.

- **Reversionen: Verwechseln** von sich **spiegelbildlich** unterscheidenden Buchstaben (q — b, b — d, n —u) infolge Störung der räumlichen (seitlichen und vertikalen) Orientierung. Wortumkehrungen durch linksläufiges Lesen.

- **Inversionen**: Vertikalverwechslungen, z. B. b — q.

- **Umstellungen** bzw. Vertauschungen beim Lesen und Schreiben, z. B. Bort statt Brot.

- Diktatschreiben gestört, Abschreiben nicht.

- Schlechtes Erkennen von Druckfehlern (Fehlertextprobe).

- **Klanggestaltsfehler**: Größter Teil der Klanggestaltsfehler sind Auslassungsfehler. Konsonantenverbindungen, schwache Vokale und Endungen besonders betroffen.

- Impulsiver Arbeitsstil, schnelle, flüchtige Problemlösungen.

- Unfähigkeit, nach Noten Klavier zu spielen, da das komplexe Notenbild nicht übersehen werden kann.

- Kombination mit Dysgrammatismus, Stammeln, Poltern und Amusie möglich.

Sekundäre Symptome: Sie treten nur bei **nicht rechtzeitiger** (in der Mitte des 2. Schuljahres) Diagnose und Therapie auf.

— Belastung der körperlichen Gesamtentwicklung mit Herabsetzung der Leistungsfähigkeit in der Schule.

— Neurotoid-psychosomatische Symptomatik infolge chronischen Schulversagens besitzt Krankheitswert im medizinischen Sinne.

— Schädigung des Selbstwertgefühls, Außenseitertum.

— Sekundäre Neurotisierung, kriminelle Entwicklung.

— Stottern kann Folge der durch Legasthenie hervorgerufenen Schulangst sein.

Diagnose

Nach *Schenk-Danziger* werden folgende **typische Fehler** für die Diagnose Legasthenie gefordert:

— **Reversionen**: Spiegelbildliches Lesen von Buchstaben und Ziffern: d statt b. Wird mit unausgebildeter Hemisphärendominanz in Zusammenhang gebracht.

— **Umstellungen**: Buchstaben eines Wortes werden vertauscht: Dei statt die.

— **Inversionen**: Vertikalverwechslungen, z. B. a — e.

Kritik: Die genannten Fehler kommen vor, gehäuftes Auftreten wird bei Legasthenie bezweifelt.

Nach *Schenk-Danziger* gehören zur Lese-Rechtschreib-Schwäche 3 Grundphänomene:

— **Raum-Lage-Labilität**: Lesen stärker als Rechtschreiben beeinträchtigt. Erkennbar an:
Schwierigkeiten, die Richtung der Buchstaben im Koordinatensystem zu beachten (Verwechslung von d und b, ie und ei, m und w und zweistelliger Zahlen); Schwierigkeiten, die Leserichtung konsequent einzuhalten (dun statt und); Umstellungen von Zahlen; seitenverkehrtes Schreiben.
Ursache: Allgemeine Orientierungsunsicherheit in der Raumauffassung, in der Rechts-Links-, Oben-Unten- und Vorn-Hinten-Orientierung.

— **Lautdifferenzierungsschwäche**: Erkennbar an Buchstabenauslassungen, Wortverstümmelungen.

— **Speicherschwäche**: Erkennbar an Schwierigkeiten des Behaltens von Wortbildern, des Wiedererkennens von Wortbildern (Verlangsamung des Lesetempos), Auslassungen von Buchstaben beim Abschreiben, Diktat- und Spontanschreiben, Häufung von Regelfehlern (Groß- und Kleinschreibung).

Nach *R. Müller* sind **Wahrnehmungsfehler** charakteristisch für Legasthenie:

Wahrnehmungsfehler = Verstöße gegen die lautgetreue Schreibung.
Eine Untergruppe der Wahrnehmungsfehler sind Reversionen.

Regelfehler = Verstöße gegen bestimmte Rechtschreibregeln.

Zahlenlesen und Zahlendiktatschreiben **nicht** gestört, da Ziffern Wort- und Silbenschrift (ab 13) darstellen (ganzheitliche Wiedergabe der Lautgestalt) und beim Lesen nicht Buchstaben zusammengelesen (Synthese) und beim Diktatschreiben nicht Wörter oder Silben in die Buchstaben zerlegt werden müssen (Analyse).

Manifestation im 2. und 3. Schuljahr.

Hinsichtlich des Manifestationszeitpunktes Unterscheidung von 3 Gruppen:

— Auftreten der Schwierigkeiten bei **Eintritt in die Schule**: Abschreiben von der Tafel ist nicht möglich.

— Auftreten der Schwierigkeiten **Mitte des 2. Schuljahres**, wenn Texte frei gelesen und geschrieben werden müssen.

— Auftreten der Schwierigkeiten unter den erhöhten Anforderungen in der **3. und 4. Klasse**.

Manchmal tritt Legasthenie erst bei Erlernung der 1. Fremdsprache auf.

17.2 Prüfung der Rechtschreibleistungen

Rechtschreibleistung besteht in der Umsetzung von Sprache in Schriftzeichen. Vorkommen von Leistungsausfällen in der **Laut-Buchstaben-Zuordnung**, der **Buchstabenfolge** in Wort und Satz und in der Anwendung von **orthographischen Regeln** möglich.

Prüfung durch die „Diagnostischen Rechtschreibtests" DRT 2 und DRT 3 von *Müller* und DRT 4 — 5 von *Meis* möglich. Zusätzlich zum Gesamttestwert qualitative Beurteilung nach Fehlerarten: Merkfehler, Regelfehler, Wahrnehmungsfehler, logische Fehler, orthographische Fehlerkategorien.

Keine Kostenübernahme durch die gesetzlichen Krankenkassen bei Untersuchung und Erkennung der Legasthenie durch Diplompsychologen.

17.3 Ursachen

Es ist noch nicht entschieden, ob ein umschriebener substantieller Defekt oder eine umschriebene Entwicklungsstörung des Gehirns zugrunde liegt.

- **Erblichkeit** (*Weinschenk*) auf hirnorganischer Grundlage (**umschriebene Hirnfunktionsstörung**) mit Schwäche im akusto-motorischen Gebiet, nicht im optischen. Veränderte Genstruktur.

— Kortikale **Reifungsverzögerungen** (Entwicklungslegasthenie) im parieto-okzipitalen Bereich auf **genetischer** Grundlage. Kombination mit unausgeprägter Hemisphärendominanz, Links-Rechts-Verwechslungen, Sprachstörung möglich.

— Teilerscheinung des **familiären Sprachschwächetypus**. In der zeitlichen Reihenfolge der sprachlichen Entwicklungsstörungen: Verzögerter Sprecherwerb — Stammeln — Dysgrammatismus — nimmt die Lese-Rechtschreib-Schwäche neben dem Poltern eine Art Endstellung ein.

- **Dominanzstörungen**: Lateralitätsunsicherheit, nicht Linkshändigkeit an sich, sondern ungleich ausgebildete, gemischte oder gestörte Dominanz. Gemischte Dominanz = Kombination von verschiedener Dominanz der Hände, Füße, Augen und Ohren.

- Breaking: Erzwungene Umstellung von der linken auf die rechte Hand.

- Milieuschädigungen.

- **Lernstörung:** Störung in oder während der Entwicklung von Lernprozessen, die sowohl das Sprechen als auch die Fähigkeit des Gebrauchs von Sprache und Schriftbildern voraussetzen. Diese Störungen zeigen sich bei motorischen, auditiven und visuellen Assoziationen bei der Aufnahme, Speicherung und Wiedergabe sprach-bildlicher Inhalte. Die Störungen können durch biologische, psychische und pädagogische Gegebenheiten verursacht werden.

- **Lehrschwäche** (mangelnde pädagogisch-didaktische Fähigkeiten des Lehrers)

- **Trainingsmangel**

- **Erworbene Hirnschädigung:** Lokalisierte Schädigung auditiver und visueller Gehirnfunktionen.

Später erworbene Ursachen: Herdschädigungen des Gehirns (Defekte im Gyrus angularis oder supramarginalis der dominanten Hirnseite) sind nur für die sekundäre reine Wortblindheit Erwachsener verantwortlich (Tab. 14, Seite 298). Durch frühkindliche

Hirnschädigungen ausgelöste Lese- und Schreibstörungen heißen **Alexie** und **Agraphie**.

● **Gedächtnisschwäche** (Speicherschwäche) insbesondere für Symbole und Sequenzen unabhängig von Störungen der Wahrnehmung; nach anderer Auffassung mit Wahrnehmungsschwäche verbunden.

● Motorische Beeinträchtigungen
● Koordinationsstörungen
● Konzentrationsstörungen

● **Optische** und **akustische Gestaltgliederungsschwäche**, einhergehend mit Raumlagelabilität *(Schenk-Danzinger)*.

● Ungenügende Entwicklung der **phonematisch-kinästhetischen** (ungenügende Trennschärfe) und **sprechmotorischen** Funktionen.

● Visuelle und auditive **Wahrnehmungsstörungen**

— Teilleistungsstörung bei Kindern mit guter oder verminderter Intelligenz.

— Störung oder Versagen psycho-physischer Funktionen: Verbal-auditive, visuelle und motorische Prozesse.

— Deutungsschwäche.

● **Musikalische Begabungsmängel**: Oft Ton- oder Melodientaubheit vorhanden = wenig differenzierter Grad des auditiven Unterscheidungsvermögens.

● **Schwachsinn**: Angeboren oder erworben. Verminderte Lernfähigkeit hirngeschädigter Kinder.

● Neurotische Entwicklungen: z.B. Aversion gegen einen Lehrer.

Übermüdung: Erwachsene machen abends mit der Schreibmaschine gleiche Fehler wie Legastheniker.

Nach *Angermaier* ist Legasthenie kein im medizinischen Sinne krankhafter Zustand, kein erblicher Zustand. **Organische Beeinträchtigungen seien nicht** gesichert. Kein Zusammenhang zwischen Linkshändigkeit bzw. besonderen Formen der Hemisphärendominanz. Ganzheitlicher oder synthetischer Erstleseunterricht ohne Bedeutung.

17.4 Therapie

Vorbeugende Maßnahmen

Vor Beginn des Lese- und Schreibunterrichts Überprüfung der funktionellen Voraussetzungen des Kindes mit Hilfe der sog. **Differenzierungsproben** nach *Breuer* und *Weuffen*: Prüfung der Differenzierungs- und Konzentrationsfähigkeit. Passende Trainingsprogramme werden noch vor Schulbeginn angewandt, um das erforderliche Differenzierungsniveau zu erreichen.

- **Analytisch-buchstabierender** Lese-Schreib-Unterricht. Keine Ganzwortmethode; sie kann Legasthenie auslösen oder verschlimmern.

- Abtippen eines Textes mit dem Zeigefinger der Schreibhand.

- **Gliederungsübungen**

— Gliederung eines Satzes in Wörter (Anzahlangabe der Wörter, Erläuterung ihrer Schreibweise).

— Gliederung eines Wortes in Silben (Angabe der Silbenzahl, Lesen und Schreiben der Wörter, Zerlegung in Vor-, Stamm- und Endsilben).

— Gliederung eines Wortes in Laute und Buchstaben (Lautieren, Legen von Buchstabenkärtchen, Schreiben der Buchstaben).

- Übungen zur Steigerung der **Lesesicherheit**. Förderung der bewußten Wortsynthese durch Wortveränderungen anhand von Buchstabenkärtchen, z. B. Wortumbau (tor — rot, eis — sei), Wortauf- und Wortabbau (Ei, Eis, Eisen, Eis, Ei), Austausch von Buchstaben (Reise, Meise).

- Übungen zur Steigerung der **Rechtschreibsicherheit** (Wortbildtraining): Wörter erst anschauen, dann lesen und dabei sprechen, anschließend zudecken und lautieren, Buchstaben legen, schließlich schreiben. Wiederholte Diktate einzelner Wörter.

- Training der **visuellen Wahrnehmung** durch Übungen zur Förderung:

— der Gestaltauffassung,
— der optischen Auffassungs-, Unterscheidungs- und Gliederungsfähigkeit,
— der Raum- und Richtungsorientierung,
— der visuellen Gliederung (analytisch-synthetische Übungen an

der Satz- und Wortgestalt),
— der Unterscheidung gestaltähnlicher Lautzeichen,
— der Unterscheidung zwischen richtig und falsch geschriebenen Wörtern,
— der visuellen Unterscheidung (Buchstaben- und Silbensuchübungen, Fehlerjagd).

• Training der **auditiven Wahrnehmung** durch Übungen zur Förderung:

— Der Gliederung der akustischen Satzgestalt,
— des akustischen Unterscheidungsvermögens für Sprachlaute,
— des Gedächtnisses für Sprachlaute.

Isolierung und Identifizierung der Laute aus dem Wortganzen mit Hilfe von Lautzeichen (Handzeichen); mit diesen wird die Zuordnung von Buchstaben oder Buchstabengruppen zu bestimmten Phonemen erleichtert.

• Erarbeitung der **Buchstabenformen taktil-motorisch** (Ausschneiden, großformatiges und kleinformatiges Schreiben), **visuo-motorisch** (farbiges Ausmalen, Nachmalen von Buchstaben).

• Erste Schritte des **Lesenlernens** sollen dem **phonetischen Prinzip** entsprechen, also der Phonem-Buchstaben-Zuordnung, soweit die orthographische Schreibweise der deutschen Sprache diesem Prinzip folgt.
Korrekte Artikulation, kein Dialekt.

• Beim Diktatschreiben schneller und unproblematischer Zugang zur richtigen Lösung durch Gebrauch eines Wörterbuches in der Schule.

• **Keine Konkurrenzverhältnisse** beim Lese- und Schreibunterricht. Förderung des Selbstvertrauens des Kindes an seine Leistungsfähigkeit.

Abbau von Versagensängsten und Fehlentwicklungen im personalen und psycho-sozialen Bereich.

Klassenwiederholung bringt keine Besserung.

Lese- und Schreiblehrmethoden

Die **Ganzheitsmethodiker** stützen sich auf die entwicklungspsychologische These, daß das kindliche Denken vom Ganzheitlich-Ungegliederten zum Differenziert-Gegliederten gehe und daß die Auflösung diffuser Ganzheiten vermittels der Analyse erst die Voraussetzung für den Aufbau neuer synthetischer und wiederum strukturierter Ganzheiten bilde.

In der Praxis werden den Kindern im Erstleseunterricht ganze Wörter geboten und deren Wort-, Klang- und Sinnbild aufeinander bezogen. Die Analyse des Wortes, die Aufgliederung in Silben und Buchstaben ist dann ein Reifungs- und ein durch Übung geförderter Entwicklungsprozeß, der von selbst aus dem Kind kommt. Bei manchen Kindern nun gelingt diese Analyse sehr schlecht oder dauert lange, was zu der Annahme berechtigt, ihr Wahrnehmen und Denken sei von der Person her mehr synthetisch, mehr einzelheitlich fixierend bestimmt. Die Verunsicherung erhöht sich zudem, weil viele Wortbilder in ihrer optischen Gestalt, in ihrer Konfiguration ähnlich sind. Der gleiche Sachverhalt zeigt sich bei den Lautkomplexen des gesprochenen Wortes. Auch hier finden sich Ähnlichkeiten im Klangcharakter und Wörter ganz verschiedener Bedeutung. Dies erklärt viele Lesefehler von ganzwortmethodisch unterrichteten Leseanfängern, die von der einmal erlernten optischen Wortgestalt her ähnliche Wortbilder mit dem zuerst gelernten Lautkomplex verbinden. Dieser Argumentation bedienen sich die Gegner der Ganzheitsmethode und lehnen diese ab. Das Problem der speziellen Legasthenie wird hier mit dem allgemeiner Lese-Rechtschreib-Schwächen vermischt und auf eine einseitige These reduziert — nämlich die legasthenischen Schwächen und Insuffizienzen seien eine Folge des Unterrichts nach der Ganzheitsmethode. Im Einzelfall kann ein mehr synthetisch denkendes und arbeitendes Kind, das also eine nur schwache Gestaltauffassung besitzt, bei Anwendung der Ganzheitsmethode besondere Schwierigkeiten bekommen.

Das Kind nimmt von Anbeginn an gestalthaft wahr und ergänzt aus gestaltbestimmenden Elementen die Ganzheit einer Figur oder die Form eines Gegenstandes. Die Tendenz zur Verganzheitlichung ist eine Urtendenz, und alle Gegenstände haben Komplexcharakter. Das würde also für die Anwendung der Ganzheitsmethode sprechen. Es ist aber die Frage, was beim Lesen von Wörtern als Ganzes, als Gestalt, Einheit oder Komplex angesehen wird: das Wort oder der Buchstabe. Zumindest ein Großbuchstabe kann für das Kind schon eine Gestalt mit determinierenden Strukturmerkmalen darstellen. Wahrscheinlich besteht hier ein Zusammenhang mit dem Intelligenzniveau. Für Lernbehinderte mit unterdurchschnittlicher Intelligenz erfolgt das Lesen und Schreiben besser nach der lautsynthetischen Methode.

Bei der Behandlung des leseschwachen Kindes sollten immer Praktiken und Verfahrensweisen der Ganzheitsmethode und der synthetischen Methode angewandt werden.

Bezüglich des **Schreibenlernens** bei starken und resistenten Leseausfällen sollte man mit der gemischten Antiqua-Schrift beginnen. Das Erlernen **unverbundener Druckschrift** ist leichter, da Druckschrift einfacher, klarer und prägnanter ist. Die Schreibschrift wird nach dem Erlernen der Druckschrift schneller erlernt als zu Beginn des Schreibunterrichts. Kann der Schüler die Normalschrift schon schreiben, so darf der Aufbau eines individuellen Lese- und Schreiblehrganges auf keinen Fall mit der Antiqua-Schrift beginnen — der Umweg bis wieder hin zur Normalschrift ist zu groß. Kinder, die eine schlechte Rechtschreibung haben, schmieren auch, d. h., daß ihnen die visuo-motorische Koordination fehlt (d. h. eine Verbindung von Wahrnehmungseindrücken und Bewegungsabläufen vornehmen zu können). Es ist daher Aufgabe einer Lese-Rechtschreib-Schwäche-Hilfe, die visuo-motorische Koordination zu entwickeln.

An **Sondermaßnahmen** kommen in Frage:

1. Nachhilfestunden in Übungsgruppen für Leseschwache im 1. und 2. Schuljahr.

2. Einrichtung von Fördergruppen.

3. Separate Lese-Rechtschreib-Schwäche-Klassen als Förderklassen außerhalb vom Klassenunterricht.

4. Sonderschule für LRS-Kinder.

In einer LRS-Klasse sollte ein zweijähriger Besuch durchgeführt werden; im ersten Jahr sollte das Lesetraining im Vordergrund stehen, im zweiten Jahr die Rechtschreibeübungen.

Bei Fällen resistenten Leseversagens im Hauptschulalter ist es angezeigt, ein solches Kind aus der LRS-Klasse im 5./6. Schuljahr in eine Sonderschule für Lernbehinderte zu überweisen. Hier kann es in den Sachfächern immer noch etwas leisten.

Es besteht die Gefahr, daß LRS-Klassen im Einzelfall einen bequemen Ausweg darstellen, Kinder dorthin zu versetzen, die wegen ihrer Schwachbegabung lese- und rechtschreibschwach sind und eigentlich eine Sonderschule für Lernbehinderte besuchen müßten.

Anmerkung:

Legasthenie ist **keine Krankheit** im Sinne der **RVO.** *Keine* Leistungspflicht der gesetzlichen Krankenversicherung bei der Behandlung.

Krankheit im Sinne der RVO ist eine krankhafte, auf medizinischen Tatbeständen beruhende Erscheinung.

Nach dem Urteil des Bundessozialgerichts vom 10.7.1979 ist Legasthenie keine Krankheit im Sinne der **RVO**, d. h. der gesetzlichen Krankenversicherung. Es kommt ihr kein Krankheitswert im Sinne § 182 Abs. 1 Nr. 1 RVO zu. Eine Störung der natürlichen körperlichen und/oder geistigen Funktionen eines Menschen wird erst dann zur Krankheit im Sinne des Gesetzes, wenn die Funktionen über eine bestimmte Bandbreite individueller Verschiedenheit hinaus in einem so beträchtlichen Maß eingeschränkt sind, daß ihre Wiederherstellung der Mithilfe eines Arztes bedarf.

Gemäß der Verordnung nach § 147 des **Bundessozialhilfegesetzes** kann **Eingliederungshilfe** beantragt werden. Legastheniker fallen unter § 3 der Eingliederungshilfeverordnung: Seelisch wesentlich Behinderte, bei denen infolge seelischer Störung die Fähigkeit zur Eingliederung in die Gesellschaft in erheblichem Umfange beeinträchtigt ist. Dies sind nach § 3 Abs. 4 Neurosen und Persönlichkeitsstörungen.

Vorübergehende Anerkennung einer Minderung der Erwerbsfähigkeit (MdE) bis zu 30 % im Sinne des **Schwerbehindertengesetzes** möglich.

17.5 Differentialdiagnose zur kongenitalen Legasthenie

Ausschluß von **Schwachsinn,** allgemeiner Lernschwäche, erworbener Alexie und Agraphie.

Agraphiker durchstreichen häufiger; Fehler beruhen meist auf Perseverationen, d. h. nicht auf orthographischen Fehlern. Schrift ist ausfahrend und ataktisch.

Ausschluß von peripheren und zentralen **Hörstörungen** und peripheren **Sehstörungen.** Fahndung nach Hirnschäden, Dyspraxie, Dysgnosie, Lateralitätsstörung.

Bei umschriebener Hirnschädigung ist z. B. bei der Agraphie auch das Zahldiktatschreiben betroffen.

Minimale frühkindliche Hirnschädigungen sind **nicht** *Ursache der Legasthenie.*

Bei Milieuschädigung in der Regel auch Schwächen in anderen Unterrichtsfächern.

Bei der EEG-Computer-Audiometrie findet man dromedarartige, doppelgipflige Kurvenformen als Ausdruck einer zentralen Verzögerung. Die Ursache ist wahrscheinlich eine diffuse zentrale Schädigung mit nur geringer Synchronisation zwischen beiden Hirnhälften. Bei der zentralen Hörprüfung mit dem dichotischen Feldmann-Test lassen sich Perzeptionsstörungen nachweisen.

Beachtung: Korrelation zwischen **Intelligenz** und **Lese-** und **Rechtschreibfähigkeit** nicht groß. Manche Kinder können mit einem IQ zwischen 60 und 70 hinreichend lesen und rechtschreiben; nur der Wert des **Handlungs-IQ** ist für Legastheniker verbindlich.

Tab. 13: Differentialdiagnose zwischen erworbener reiner Wortblindheit und kongenitaler Lese-Rechtschreib-Schwäche.

Prüfleistung	Erworbene reine Wortblindheit des Erwachsenen bei zerebralen Herderkrankungen	Kongenitale Lese-Schwäche
Diktatschreiben	gut	schlecht
Kopieren	schlecht	gut
Orthographie	gut	schlecht
	Nur optisch ähnliche Schriftzeichen werden verwechselt (v und w)	Verwechslung lautähnlicher (f und w) und optisch ähnlicher (b und d) Schriftzeichen

17.6 Prognose

Lesestörung wird allmählich überwunden. Schreibstörung bleibt teilweise bestehen.

Im Laufe der Pubertät wird vollständiges Verschwinden der Legasthenie beobachtet.

Anmerkung:

Angeborene Rechenstörung: Neben der kongenitalen Legasthenie gibt es eine zweite umschriebene Hirnfunktionsstörung mit gleicher Problematik. Bei der angeborenen Rechenstörung ist die Intelligenz normal. Durch spezielle Therapie genauso zu beheben wie die Legasthenie. Häufigkeit Mitte des 2. Schuljahres 2 %.

18 Näseln (Rhinophonie)

Definition: Die suprapalatinalen Räume des Ansatzrohres (Nasopharynx und Nasenhöhlen) sind an der Lautbildung zu intensiv (offenes Näseln) oder in zu geringem Maße (geschlossenes Näseln) beteiligt.

Beim Näseln liegt eine Störung des **Stimmklanges** vor. Zusätzlich kann es zu **Veränderungen** bei der Bildung der **Sprachlaute** kommen. Früher wurde Näseln deshalb als reiner Aussprachefehler angesehen und als **Rhinolalie** bezeichnet.

Nasallaute (Nasalkonsonanten, Nasale): m, n, ng.

Gaumensegel erschlafft. Kein velo-pharyngealer Abschluß. Der gesamte Phonationsstrom entweicht durch die Nase.

Die Mundhöhle ist an der für den jeweiligen Nasalkonsonanten charakteristischen Artikulationsstelle verschlossen; sie hat als Nebenresonator Anteil.

M = bilabialer Nasal, Verschluß an den Lippen;

n = stimmhafter koronal-alveolarer Nasal, Verschluß im Zahndammgebiet;

ng = stimmhafter mediodorsal-palataler Nasal; Verschluß am vorderen und mittleren Gaumen; oder Verschluß am Gaumensegel, dann stimmhafter postdorsal-velarer Nasal.

Die Nasallaute zählen zu den **Dauerlauten** = Continuae.

Akzentuierung und *Dehnung* nasaler Konsonanten beim *Singen,* um einen bestimmten klangästhetischen und sinnlichen Effekt zu erzielen.

18.1 Nasalität, Nasalierung, Resonanz, Dämpfung

- **Nasalität:** Linguistische Kategorisierung des **auditiven** Eindruckes. Dieser wird hervorgerufen durch die zum Lautbestand der Sprache oder Mundart gehörenden **Nasalkonsonanten** und **nasalierten Vokale.**

- **Nasalierung:** Nasenrachenraum und Nasenräume sind hörbar an der Phonation beteiligt. Dem Klang der **Vokale** und dem Klang bzw. dem Geräusch der **Konsonanten** wird **nasale Resonanz** hinzugefügt = **Nasalierung** = nasaler Anteil eines Lautes.

„Beim Sprechen und Singen dringen Tonwellen unter gewissen bewußt gebildeten Bedingungen in die Nasen- und in die Nasenrachenhöhlen ein. Dadurch werden in der Nasenhöhle einige Obertöne verstärkt, die sich der Stimme beimischen. Es handelt sich um eine bewußt gebildete erhöhte Nasenresonanz, die einen ästhetischen Zweck verfolgt, die Tragkraft der Stimme erhöht und die Anstrengung der Kehlkopfmuskeln vermindert" *(Seeman)*.

Nasalierung (leichte nasale Färbung) von **Vokalen** in der Nachbarschaft von Nasallauten ist infolge sog. **Koartikulation physiologisch.** Sie wird durch nur geringes Anheben des Gaumensegels erreicht. Nasaler Beiklang bei der Aussprache von Oralvokalen = **gesunde Nasalität** nach *Krech* und *Schilling* = hygienische Nasalität.

Vokale in der Nachbarschaft von Verschlußlauten werden **nicht** nasaliert.

Das **Ausmaß** der Nasalierung beim Sprechen hängt von **dialektalen** Einflüssen ab (z. B. geringe Nasalierung im Sächsischen, stärkere Nasalierung im Mecklenburgischen), von Vorbildern und Sprechgewohnheiten. Der normale nasale Beiklang wird auch als **„nasale Setzung"** bezeichnet.

Das deutsche Klangbild ist *oraler* Natur.

Nach *Husson* kann ein Nasalitätseffekt bei einem Abstand des Gaumensegels und der Rachenhinterwand ab 1 mm hervorgerufen werden.

Nasalierte Vokale werden bei der Beschreibung der allgemeinen deutschen Hochlautung nicht berücksichtigt. Nasalierte Vokale haben für den Bereich der deutschen Standardaussprache keinen **Phonemcharakter,** nur in Fremdwörtern aus dem Französischen.

Oral-Nasal-Laute: Phonationsstrom entweicht sowohl oral als auch nasal.

Gennematisch (= vom auditiven Eindruck her) wird ein Laut als **oral** oder **nasal** bezeichnet, wenn er vom Hörer als oral oder nasal gehört wird. In den Definitionen der allgemeinen und linguistischen Phonetik werden **Gaumensegelstellung** und **Klangeindruck** miteinander verknüpft; bei einem als oral gehörten Laut schließt das Gaumensegel den Nasenrachenraum daher ab.

Ein **nasaler** Klangeindruck kann jedoch auch ohne Beteiligung der Nasenräume hervorgerufen werden. Experimentelle Beweise für dieses **Paradoxon** gibt es nicht.

Nasalvokale: Ein großer Teil des Phonationsstromes entweicht durch die Nase = stark nasalierte Vokale.

Nasalierte Vokale: Schwächer nasalierte Vokale deutscher Mundarten in Nachbarschaft von Nasalkonsonanten.

Der Ansicht, daß bei **Oralvokalen** — wie dies für Oralkonsonanten bewiesen ist — das Gaumensegel den Nasenrachenraum **vollständig** abschließt, stehen Meinungen entgegen, die besagen, daß das Gaumensegel bei Oralvokalen den Nasenrachenraum **nicht** dicht abzuschließen braucht; selbst bei i soll eine kleine Öffnung bestehen bleiben.

● **Resonanz:** Bewegungen eines schwingungsfähigen Systems unter dem Einfluß einer äußeren Kraft = **erzwungene Schwingung.** Die Amplitude der erzwungenen Schwingung ist abhängig von der Frequenz des Erregers. Übereinstimmung von Erregerfrequenz mit der Eigenfrequenz des schwingungsfähigen Systems = **Resonanz.** Die Amplitude der erzwungenen Schwingung erreicht dabei ein **Maximum.**

In physikalischem Sinne liegt **nasale Resonanz** vor, wenn die Frequenz der Eigenschwingung der Nasengänge und des Nasenrachenraumes mit der Frequenz der Stimmlippenschwingungen übereinstimmt. Eine **nasale Resonanz im physikalischen Sinne gibt es nicht.**

Erweiterter Resonanzbegriff: Mehr oder weniger starkes Mitschwingen der in den Nasenräumen vorhandenen Luft in der Frequenz der Stimmlippen = **erzwungene Mitschwingungen** (keine Resonanz). Dieses Mitschwingen wird auch als Mittönen oder Mitklingen bezeichnet.

Der Nasalierungsvorgang durch Senken des Gaumensegels bei nasalierten Vokalen und bei pathologischer Nasalität ist daher im Sinne eines **Mitklingens** *zu verstehen.*

Die Unterschiede im nasalen Timbre erklären sich aus der Physiologie der Sprechorgane und der jeweilig verschiedenen Stellung der artikulierenden Organe. Unveränderlich ist die Gestalt der Nasengänge; der Nasopharynx kann Veränderungen unterworfen werden. Bedeutsam ist die Art des Zuganges zum Nasopharynx, dessen Gestalt sowie die Lage der Zunge. Bei **großer Senkung** des Gaumensegels wird der Nasopharynx als **selbständiger** Resonator ausgeschaltet; Oropharynx, Hypopharynx und Nasopharynx bilden einen einheitlichen Resonator.

Bei **vollständigem** velopharyngealen **Verschluß** können Nasenräume und Nasopharynx **nicht** als Resonator wirken.

- **Dämpfung.**

Nach Ansicht verschiedener Forscher werden die Nasenräume **nicht** als **Resonator** gewertet, sondern als **Filter** von großer Absorption, und die Existenz der **nasalen Formanten verneint.**

Nach der **Theorie der Dämpfung** entsteht Nasalität nicht durch Frequenzen, die in den Nasenräumen verstärkt werden, sondern durch **Ausfilterung** bestimmter Frequenzen aus dem Gesamtspektrum. Nicht das Vorhandensein von Schallstärkegipfeln, sondern das Abschneiden von Obertönen verursacht nach dieser Theorie die Klangerscheinung der Nasalität. Die Nase wird als stark dämpfender Faktor innerhalb des gesamten Sprechapparates bewertet.

Die **Filtertheorie** ist heute allgemein **anerkannt.** Bei **Nasalkonsonanten** und nasalierten Vokalen daher **Abschwächung** der **Formanten** und **Verbreiterung** der **Resonanzen.**

Nasalierung **verkleinert** den Rachen- und Kehlraum und setzt somit den Klang der Stimme und ihre Tragfähigkeit herab. Dies führt zu einer stärkeren Anspannung, d.h. zum **Forcieren** bei der Stimmgebung.

Nasale Klänge besitzen somit eine **geringere Schallfülle** und Kontrastierungsfähigkeit als orale.

18.2 Funktion des Gaumensegels beim Sprechen

Bei allen Verschluß- und Reibelauten sowie bei r sind der mittlere Rachen und die Mundhöhle vom Nasenrachenraum und den Nasenhöhlen artikulatorisch getrennt. Der **Abschluß** des mittleren Rachens gegen den Nasenrachenraum erfolgt einerseits durch die **Gaumensegelmuskulatur,** hauptsächlich durch den *M. levator* *veli palatini.* Hauptfunktion des *M. tensor veli palatini* ist die Öffnung der Tube. Andererseits erfolgt der Abschluß durch den **oberen Schlundschnürer** (M. constrictor pharyngis superior). Der Rachen wird durch den *Schlundheber* (M. palatopharyngeus) angehoben.

Die **Uvula** besitzt für den Abschluß *keine* Bedeutung. Beim Sprechen und Blasen Abschluß durch Heben des Gaumensegels; d. h. während der Phonation Kontraktion nur des **M. levator veli palatini;** daher **keine** gleichzeitige **Tubenöffnung;** somit keine Autophonie (Hören der eigenen Stimme durch die Tube). Beim **Schluckakt** Mitbeteiligung der **Pharynxmuskulatur** und des **M. tensor veli palatini;** daher gleichzeitig **Öffnung** der **Tube.**

Bei **Funktionsstörungen** des Gaumensegels **Kompensation** des mangelhaften Abschlußmechanismus beim Sprechen durch Kontraktion des oberen Schlundschnürers gegenüber dem Gaumensegel an der Rachenhinterwand = **Passavantscher Wulst.**

Als **Antagonisten** des M. levator veli palatini und des M. tensor veli palatini wirken der M. glossopalatinus und der M. pharyngopalatinus (siehe Seite 30).

Wahrscheinlich ist die Ansicht richtig, daß bei **Oralvokalen** das Gaumensegel den Nasenrachenraum **vollständig** abschließt.

Nach *Passavant* jedoch reine Aussprache von Vokalen und Konsonanten möglich, ohne daß ein vollkommener Abschluß durch das Gaumensegel stattfindet.

Eine exakte **Beurteilung** des **velo-pharyngealen Abschlusses** ist selbst bei der Aussprache des Vokales a nicht möglich. Die velopharyngeale Kontaktstelle läßt sich nicht festlegen. Man kann a mit relativ gesenktem Gaumensegel oder mit stark angehobenem Gaumensegel bilden. Das Gaumensegel berührt bei allen Vokalen nicht mit dem hinteren unteren Rand oberhalb des Zäpfchens die Rachenwand, sondern es tritt mit einem schmalen Berührungsband, das etwa 1—2 cm oberhalb vom hinteren unteren Rand anzunehmen ist, mit dem bei Phonation nach vorn einspringenden Passavant-Wulst und den von lateral beidseitig einspringenden Pharynxwänden in Kontakt. Der Kontaktpunkt ist oberhalb des Niveaus des Atlasbogens zu suchen. Die nasale Fläche des weichen Gaumens erhebt sich bei den meisten Vokalen und Konsonanten über das Niveau des harten Gaumens. Für den velo-pharyngealen

Abschluß beim Sprechen spielen nur die vorderen zwei Drittel des weichen Gaumens eine Rolle.

18.3 Nasalität in der Gesangspädagogik und Sprechererziehung

Gegenüber der in der Phonetik geltenden Auffassung über die phonetisch-akustischen Folgen eines gesenkten Gaumensegels gibt es in der **Gesangspädagogik** und **Sprecherziehung** eine **abweichende Meinung**. Eine mäßig große Öffnung zum Nasenrachenraum verursacht danach noch **keine Nasalierung** oder kein Näseln, sondern fügt dem oralen Klang eine **erwünschte nasale Komponente** bei.

Im Gegensatz zum Sprechen beim Singen häufig keine selbsttätige Regelung des Nasenrachenabschlusses durch lautnachbarliche Vor- und Nacheinstellungen, weil einzelne Laute, vor allem Vokale, über eine längere Zeit bei fixierter Position der Artikulationsorgane ausgehalten werden. Neuerlernung der Klangbildung, die auch den nasalen Teil berücksichtigt, ist erforderlich. Ein gewisser **nasaler Beiklang** wird ästhetisch als angenehm empfunden und **erhöht** die **Tragfähigkeit** der Stimme. Hohe Männerstimmen gewinnen durch Nasalität an Tragfähigkeit und Glanz im oberen Bereich des Stimmumfanges.

Dem oralen Ton wird beim **Singen** und **Sprechen** durch Nasalität oder nasale Resonanz eine besondere **Fülle,** Weite und Rundung verliehen.

Es wird in der Gesangspädagogik von der Vorstellung ausgegangen, daß ein Teil des Luftstromes oder der Tonwellen **in die Nase** geleitet werden müsse, damit der richtige *„Ansatz"* erreicht werde. Bei anderen Autoren kommt es auf ein Singen *„gegen die Nase"* an oder auf die richtigen Anschlagsstellen des Atems in der *„Mundhöhlenkuppel".*

Bei einer mäßig großen velaren Öffnung sollen sich dem Klang nasale Teiltöne beimengen, die der Stimme *„Metall",* d.h. weite Tragfähigkeit bei verhältnismäßig geringem Lautheitsaufwand, verleihen sollen.

Die nur durch **Knochenleitung** übertragenen Vibrationen, die die Luft in den Nasenhöhlen und im Nasenrachenraum erschüttern. haben jedoch **keinen phonetisch-effektiven** Einfluß auf die oralen

Klänge. Diese **nasalen Vibrationsempfindungen** sind insbesondere beim Singen von Gesangspädagogen und Sängern als *„Resonanz"* gedeutet worden. **Die Vibrationen dürfen nicht mit Resonanz verwechselt werden.** Wo Vibrationen auftreten (z. B. an Körperwänden), braucht kein Schall vorhanden zu sein.

Es gibt bis heute keinen experimentellen Nachweis für eine Nasalität als klangsteigerndes Mittel bei oraler Tongebung in der oben beschriebenen Form.

Der für die Tragfähigkeit des Klanges ausschlaggebende Frequenzbereich liegt im Gebiet von 3000 Hz, also außerhalb des als wichtig für die Nasalität bzw. das Näseln festgestellten Frequenzbereiches von 1200—2000 Hz.

Von **gesangspädagogischer** Seite fehlen Erläuterungen, was unter der speziellen Nasalität zu verstehen ist, auch objektive Beweise für das Vorhandensein dieser Erscheinung. Manche Autoren wollen nicht den Nasenton begünstigen, sondern einen guten Ansatz erreichen. Für andere Autoren bedeutet nasale Resonanz eine Form der Kopfresonanz, d. h. die klangliche bzw. die resonanzmäßige Ausnutzung der über dem Gaumen liegenden Räume und Wandungen. Allen gesangspädagogischen Äußerungen liegt das Bestreben zugrunde, durch eine bestimmte Einstellung des Ansatzrohes — meist bei kleiner Öffnung zum Nasenrachenraum — eine optimale Klangfülle zu erreichen.

Sprecherzieher erklären die Entstehung einer gesunden Nasalität durch die gesenkte, lockere, unverspannte Haltung des Gaumensegels. Die lockere, unverspannte Haltung des Gaumensegels soll die Nasalität verstärken. Lockerung des Gaumensegels durch Summübungen mit Nasalkonsonanten.

Verspannungen im Bereich der Hals- und Kehlkopfmuskulatur werden dabei gemindert. **Daher gehören Nasalitätsübungen zum Standardtherapieprogramm bei Stimmstörungen.**

Nasalität bei vokaler Tongebung wird als Mittel und Möglichkeit der **Klangverbesserung** betrachtet, die eine bestimmte Einstellung des Ansatzrohres erfordert. Es kommt vorwiegend auf die Weite des Ansatzrohres mit einer kleinen Öffnung zum naso-pharyngealen Raum bei entspannter bukko-pharyngealer Muskulatur, relativ flacher Zungenlage und tiefer Kehlkopfstellung an.

Der Gebrauch der Bezeichnung Nasalität in diesem Sinne wäre jedoch nur statthaft, wenn dafür ein auf die Nasenräume bezogenes akustisches Substrat nachgewiesen werden könnte. **Diese von der Gesangspädagogik und Sprecherziehung angestrebte Nasalität ist jedoch nicht mit der phonetischen Kategorie der Nasalität in Übereinstimmung zu bringen.** *Aus physiologischen Gründen ist es zweifelhaft, ob die gewünschte Feineinstellung des Gaumensegels auf eine kleine Öffnung durch pädagogische Maßnahmen zu erzielen ist, da der Schlußmechanismus automatisch abläuft.*

Ob die therapeutisch verwendeten nasalen Klänge theoretisch und praktisch mit der in der Gesangs- und Sprecherziehung vertretenen Nasalität in Beziehung zu bringen sind, muß also erst noch geklärt werden.

Manche Gesangslehrer und Sprechpädagogen glauben, daß beim Phonieren durch eine lockere Haltung des Gaumensegels Schallwellen auch hinter das Gaumensegel gelangen können. Ob die Trennung von Schallwellen und Luftstrom richtig ist, ist noch nicht geklärt. Von phonetischer Seite läßt sich sagen, daß dem Sprecher oder Sänger eine Steuerung der Tonwellen auf der einen und des Luftstromes auf der anderen Seite nicht möglich ist.

Die Ansichten zur Nasalität in der Gesangspädagogik und Sprecherziehung können aufgrund der bisherigen experimentellen Forschungsergebnisse nicht bestätigt werden. Trotzdem gibt es bis heute eine methodische Anwendung der Nasalität als einen den Klang bereichernden Faktor. Der wissenschaftliche Beweis einer gesunden Nasalität bei vokaler Tongebung fehlt jedoch.

Welche **Bewertung** eine wie auch immer geartete, außerhalb der phonologischen Relevanz liegende **Nasalität** beim Sprechen und Singen erfährt, ist weitgehend von **Geschmacksurteilen** abhängig.

18.4 Hyperrhinophonie

Synonyma: Rhinophonia aperta, Rhinolalia aperta, offenes Näseln, Dysglossia palatalis.

Definition: Aussprache von oralen Lauten situationsbedingt, gewohnheitsmäßig oder aus organischen Gründen mit nasaler Klangfärbung = pathologische Nasalität.

Das Gaumensegel ist während des ganzen Sprechaktes gesenkt. Man unterscheidet folgende Formen des offenen oder geschlossenen Näselns:

— Dyslalische Form: Ursache ist eine falsche zentrale Lautmusterbildung, z. B. bei Schwerhörigkeit, geistiger Behinderung.

— Dysarthrische Form: Ursachen sind zerebrale Bewegungsstörungen.

— Dysglossische Form: Ursache sind Störungen an den peripheren Nerven oder den Artikulationsorganen einschließlich Nase und Nasenrachenraum.

Abschluß zwischen mittlerem Rachen (Oropharynx) und oberem Rachen (Nasopharynx) fehlt während der Aussprache der Mundlaute. Phonationsluft tritt in pathologischer Weise durch die Nase aus.

Symptome: Nasale Aussprache. Beim Schlucken gelegentlich Übertritt von Nahrung in die Nase.

Ausmaß der Unvollständigkeit des palato-pharyngealen Abschlusses geht nicht mit dem Grad der Nasalität parallel.

Bei einseitiger Gaumensegellähmung verschwindet durch Kompensation nach einiger Zeit das offene Näseln.

Leichtere Formen des **funktionell** offenen Näselns werden toleriert und können die Sprechweise eines Menschen charakterisieren. Sie können kennzeichnendes Merkmal einer sozialen Schicht oder Merkmal eines Dialektes sein.

Unterscheidung von zwei Formen des offenen Näselns: Offenes Näseln mit **schlaffer** Artikulationsmuskulatur hat einen dumpfen, verwaschenen Klang = **Relaxationsnasalität.**
Offenes Näseln mit **angespannter** Artikulationsmuskulatur hat einen scharfen, gequetscht klingenden Klang = **Konstriktionsnasalität.**

Kopplung der Funktionen des weichen Gaumens und des Kehlkopfes:

Bei **hyperfunktioneller Dysphonie,** Rhinolalia clausa functionalis bzw. **gespanntes Gaumensegel,** bei **hypofunktioneller Dysphonie** Rhinolalia aperta functionalis bzw. **schlaffes Gaumensegel.**

18.4.1 Phonetik des offenen Näselns

Die **Vokale** verlieren ihre Deutlichkeit und Klarheit, Konsonanten können bis zur Unkenntlichkeit entstellt sein, der Luftverbrauch beim Sprechen ist erhöht.

Kompensatorisch treten oft mimische **Mitbewegungen** auf, Hyperfunktionen der Kehlkopf- und Zungenmuskulatur mit Stimmveränderungen und Atemstörungen.

Die **Sprachentwicklung** setzt verzögert ein, Ursache ist die erschwerte Artikulation und möglicherweise ein unausgereifter Tastsinn im Mund- und Rachenbereich.

Bei leichtem Näseln nur **näselnder Vokalklang,** Konsonantenbildung noch ungestört = Hyperrhinophonie, **Rhinophonia aperta.**

Bei klanglicher Verunstaltung auch der **Konsonanten = Rhinolalia aperta.**

Nasalität tritt bei den einzelnen **Vokalen** um so stärker auf, je enger ihre Artikulationsstellung ist. Die Nasalität nimmt von a über e zu i, und von a über o zu u jeweils zu. Nasalierter Vokalklang entsteht erst bei 6 mm großer Spalte zwischen Velum und Rachenhinterwand. I und u sind am stärksten betroffen, da die Mundöffnung am stärksten verengt ist, so daß die Luft mehr in die suprapalatalen Räume eindringt. A ist am wenigsten gestört, da Mundöffnung am weitesten ist. Die Kraft des Gaumensegelverschlusses ist beim Vokal a am schwächsten, beim i am stärksten. Daher tritt ein nasaler Luftdurchschlag zuerst bei dem Vokal a auf.

Bei nasalierten Vokalen Verminderung der Intensität des ersten Formanten, bei Defekten des harten Gaumens oft auch des zweiten Formanten. Zweiter Formant semantisch wichtig, daher Informationsverlust.

Konsonanten, bei denen normalerweise der Gaumenrachenverschluß am vollkommensten ist, sind am meisten gestört. Dem Klang der **Zischlaute** und der **Reibelaute** f, w, ch ist ein blasendes Geräusch beigemischt, das in der Nasenhöhle entsteht. Die **Explosivlaute** p, b, t, k, g klingen unscharf, da bei ihnen in der Mundhöhle kein Luftüberdruck entstehen kann. Bei lange bestehendem offenem organischem Näseln kann das Zungenspitzen-R nicht schwingend ausgesprochen werden, da der Luftstrom in der

Mundhöhle zu schwach ist, um die Zungenspitze in Schwingungen zu versetzen. Intensitätsanstiege der Explosivlaute und des r sind vermindert und verlangsamt. Zeitliche Überlappungen von Lautelementen.

18.4.2 Spektralanalytische Merkmale des offenen Näselns (qualitative Nasalitätsanalyse)

Das Idealspektrum von *Fritz Winckel* bei normalem Sprechen zeigt zwischen zwei Hauptmaxima ein Minimum im Gebiet von 1500—2000 Hz. Nach *Winckel* tritt eine störende Nasalität erst bei **Verstärkung der Frequenzen zwischen 1500—2000 Hz** auf.

— Verstärkung der Grundtonamplitude.
— Nivellierung der Formantstruktur mit allgemeiner Abschwächung der Formantamplitude.
— Überlappungen der Formanten sowie Nivellierung ihrer Transienten.
— Abschwächung des 1. Formanten = Dämpfungszone (= Antiresonanz = nasaler Antiformant) zwischen 300 und 500 Hz (evtl. auch 900—1800 Hz).
— Verschiebung des 1. Vokalformanten nach oben durch die Dämpfungszone.
— Unterhalb der Antiresonanzstelle tritt ein nasaler Extraformant um 250 Hz auf.
— Es können auch höherfrequente Zusatzresonanzen auftreten.

Es gibt keine spektrographische Größe, die mit dem subjektiv beurteilten Nasalitätsgrad korreliert.

18.4.3 Ursachen des offenen Näselns

18.4.3.1 Organische Ursachen (Rhinophonia aperta organica).

Veränderungen im Bereich des harten und weichen Gaumens sowie des Nasopharynx.

Angeborene Ursachen

● **Mißbildungen des Gaumens:** Spaltbildungen des weichen Gaumens, des weichen und harten Gaumens, Lippen-Kiefer-Gaumenspalten (doppelseitig = Wolfsrachen) = Rhinophonia aperta organica palatina. Über das offene Näseln hinaus oft komplexe Sprachstörung vorhanden. Siehe Seite 333.

Zäpfchenspaltung (Uvula bifida) allein macht kein offenes Näseln. Sie geht aber oft mit Schwäche der Gaumensegelmuskulatur, zu kurzem Gaumensegel oder hartem Gaumen einher.

● **Submuköse Gaumenspalten:** Dreieckiger knöcherner Defekt am hinteren Rand des harten Gaumens, über den sich nur Schleimhaut (orale und nasale Schicht) spannt. Spina nasalis posterior fehlt meist. Gaumensegel zu kurz und zu schwach. Rückwärtiges Nasenseptum fehlt im Bereich der Spaltbildung. Manchmal kombiniert mit Uvula bifida.

Diagnose: Palpation des hinteren Teils des harten Gaumens. Man findet einen engen, länglichen Defekt des hinteren Teils des harten Gaumens (am Übergang vom harten zum weichen Gaumen V-förmige Einkerbung).

Bei Phonation sieht man in der Mittellinie im hinteren Teil des harten Gaumens eine sich einziehende Stelle; sie hat die Form eines gleichschenkeligen Dreiecks, das mit der Spitze nach vorn zeigt. Vorkommen u. a. bei Dysostosis mandibulo-facialis (Franceschetti-Syndrom = Treacher-Collins-Syndrom, d. h. Kombination mit Schwerhörigkeit).

● **Kurzer Gaumen:** Zu kurzes Gaumensegel. Großer Abstand zwischen Gaumensegel und hinterer Rachenwand. Längenverhältnis vom harten zum weichen Gaumen normalerweise 2:1; es kann bei zu kurzem Gaumensegel auf 3:1 bis 4:1 verschoben sein.

Syndrom der kongenitalen Verkürzung des Gaumensegels nach *Sedláčková:* kleine, angewachsene Ohrläppchen; verengter Gehörgang; die Hände wirken klein und grazil; der Daumen steht nicht in Oppositionsstellung. Weite Entfernung der inneren Augenwinkel voneinander (Hypertelorismus). Schiefstand der Lidspalte, kleine Nasenlöcher, Oberlippe verkürzt und hochgezogen.

● **Gaumensegellähmungen** (Rhinophonia aperta organica paralytica). Es sind keine morphologischen Veränderungen des harten und weichen Gaumens sichtbar. Die Gaumensegellähmungen treten ein- oder beidseitig, inkomplett oder komplett auf. Bei einseitiger Gaumensegellähmung Abweichung des Gaumensegels und des Zäpfchens zur gesunden Seite mit manchmal korkenzieherartiger Kontraktion des Zäpfchens, da ein kontraktives Übergewicht der gesunden Muskulatur vorliegt.

Herabhängen der paretischen Seite und Verziehen der Schlundmuskulatur zur gesunden Seite als positives Kulissenphänomen.

Periphere komplette Gaumensegellähmung. Beim Schlucken tritt Flüssigkeit aus der Nase aus. Beim Anlauten und bei Auslösung des Würgreflexes tritt keine Kontraktion des Gaumensegels auf.

Bei **peripheren** Lähmungen sind die **primären** und **sekundären** Funktionen Schluck- und Würgreflex, Phonation behindert.

Bei **zentralen** Lähmungen sind **nur** die **sekundären** Funktionen beeinträchtigt (Schluck- und Würgreflex erhalten, Phonation behindert).

Ursachen: Nukleäre und infranukleäre Erkrankungen im Bereich der Hirnnervenkerne, der Medulla oblongata oder im extrakraniellen Verlauf der Nerven. Befindet sich die Schädigung in der Medulla oblongata (nukleär), so können weitere Hirnnervenlähmungen vorhanden sein (N. glossopharyngeus, N. vagus, N. accessorius, N. hypoglossus). Schädigungen im peripheren Nervenverlauf treten meist isoliert auf.

Periphere Ursachen einer organischen Gaumensegellähmung

Bulbärparalyse
Multiple Sklerose
Syringobulbie
Amyotrophische Lateralsklerose
Tabes dorsalis
Wallenberg-Syndrom
Garcin-Syndrom (Tumoren der Schädelbasis)
Schädelbasisfrakturen
Nasopharynxtumoren
Poliomyelitis
Grippe
Typhus
Enzephalitis
Myasthenia gravis pseudoparalytica

Wallenberg-Syndrom (dorso-laterales Oblongatasyndrom): Heiserkeit, herdseitige Gaumensegelparese, gelegentlich Dysarthrie. Initiale homolaterale Fazialisschwäche; ipsilaterale Stimmlippenlähmung selten.

Ursache: Meist Obliteration einer oder beider Vertebralarterien, selten der A. cerebelli posterior.

Folge: Schädigung des N. ambiguus, seiner Nachbarschaft, der Wurzel des IX. und X. Hirnnerven usw.

Zentrale Gaumensegellähmung. Beim Anlauten keine Beweglichkeit des Gaumensegels; bei Auslösen des Würgreflexes und beim Schlucken jedoch reflektorische Kontraktion = **dissoziierte Lähmung.**

Erklärung: Die Steuerung der Phonation erfolgt peripher und zentral, während der Würgreflex nur peripher durch ein Zentrum in der Medulla oblongata gesteuert wird. Bei einer peripheren Schädigung, also einer peripheren Gaumensegellähmung, sind demnach die peripheren und zentralen Funktionen betroffen, d. h. es kann kein Würgreflex ausgelöst werden. Bei einer zentralen Schädigung, also einer zentralen Gaumensegellähmung, bleibt dagegen die Funktion der Medulla oblongata intakt; der **Würgreflex** bleibt daher **erhalten.**

Die **zentralen** Lähmungen können sich **supranukleär** (zwischen Hirnrinde und Medulla oblongata) oder **extrapyramidal** manifestieren. Sie treten besonders bei frühkindlichen Hirnschäden mit und ohne zerebrale Bewegungsstörungen auf. Je tiefer sich der Sitz der Schädigung befindet, um so häufiger treten einseitige Gaumensegellähmungen auf (also bei peripheren Prozessen); je höher sich der Sitz der Schädigung befindet, desto häufiger findet man doppelseitige Lähmungen (also bei supranukleären und extrapyramidalen Prozessen).

Erklärung: Die kortikonukleäre Innervation ist bilateral (gekreuzt und ungekreuzt), d. h. jede Großhirnhemisphäre beteiligt sich an der Innervation der beidseitigen Kerne. Die Schädigungen müssen daher so ausgedehnt sein, daß eine beidseitige Unterbrechung der supranukleären Bahnen erfolgt.

Bei **supranukleären** Prozessen infolge gekreuzter und ungekreuzter Innervation immer nur **inkomplette** Gaumensegelparesen. Bei zerebral tieferen Schädigungen komplette einseitige Lähmung.

Die **extrapyramidale Gaumensegelsymptomatik**, z.B. nach frühkindlicher Hirnschädigung oder bei athetotischen und choreatischen Dysarthrien, ist durch ein **alternierendes Näseln** charakterisiert. Durch das Wechselspiel von Innervationsstörungen entsprechend der hirnarchitektonischen Grundlage (striopallidäres System) kommt es zu einem Wechsel normaler und krankhafter Funktionsbilder des Gaumensegels. Nach *Seeman* kommt sogar ein Wechsel zwischen Hyperrhinophonie und Hyporhinophonie vor infolge wechselnder Brems- und Antriebswirkung.

Differentialdiagnose: Psychogene Störung.

Erklärung: Die extrapyramidale Rhinophonie entsteht nicht durch eine Parese des weichen Gaumens. Der hochgehobene und gespannte weiche Gaumen wird vielmehr von der hinteren Rachenwand weggezogen. Normalerweise treten bei Phonation nicht nur die Heber des Gaumens, sondern auch ihre Antagonisten (Mm. palatoglossi und Mm. palatopharyngei) in Aktion, durch deren Zug der Verschluß des Gaumensegels bei der Phonation gelockert wird. Überwiegt während der Phonation oder beim Sprechen die Spannung der Gaumenheber, so geht die Hyperrhinophonie in eine Hyporhinophonie über.

Es kommen auch klinische **Mischbilder** vor durch Kombination von zentralen und peripheren Schädigungen (multiple Sklerose, frühkindliche Hirnschädigung).

Frühkindliche Hirnschädigungen sind meist verbunden mit Pseudobulbär- und Bulbärparalysen sowie Ausfällen des IX. bis XII. Hirnnerven (N. glossopharyngeus, N. vagus, N. accessorius, N. hypoglossus). Betroffene Neugeborene leiden zusätzlich an Schluckstörungen, die sich in den ersten Lebenswochen und Lebensmonaten zurückbilden. Die Gaumensegelinsuffizienz kann erhalten bleiben. Sie tritt während der Sprachentwicklung ab dem 2. Lebensjahr als offenes Näseln in Erscheinung.

Gaumensegellähmung kann Restzustand nach frühkindlich entstandener Pseudobulbärparalyse sein. Meist bestehen solche Paresen seit der Geburt und äußern sich in Trinkschwierigkeiten, Verschlucken in Trachea und Nase. Für die Diagnose der angeborenen Gaumensegelparese ist die **postnatale Schluckstörung** wichtig. Die Auswirkungen einer **Tonsillektomie** und **Adenotomie** für die Artikulation sind hier am nachhaltigsten.

Zentrale Ursachen organischer Gaumensegellähmungen

Hirntumoren
Tabes dorsalis
Amyotrophische Lateralsklerose
Multiple Sklerose
Apoplexie
Pseudobulbärparalyse
Rudimentäre Gaumensegelparesen nach prä-, peri- und postnatalen Noxen.

Familiäres Auftreten: Gaumensegelschwäche infolge Anlagemängel im Bereich der bulbären Kerne oder der Fibrae corticonucleares (Tractus cortico-bulbaris). Teilerscheinung bei **Hemmungsmißbildungen** (submuköse Gaumenspalte, kurzer Gaumen).

Erworbene Ursachen des offenen Näselns

- Folge von operativen Eingriffen am harten und weichen Gaumen (Oberkiefer-, Gaumen-, Tonsillenkarzinome).

- Pfählungsverletzungen.

- **Rachenmandeloperationen** (Adenotomie):

— Nicht erkannte Gaumenmißbildung mit kompensatorischer Rachenmandelhyperplasie; postoperativ Fehlschlucken in die Nase.

— Parese des Gaumensegels durch Zerrung nach Einführung eines zu großen Beckmannschen Ringmessers. Spontane Rückbildung.

— Bei Rachenmandelhyperplasie abnorme Erschlaffung des Gaumensegels bei der Atmung, um genügende Luftdurchgängigkeit zu gewährleisten. Bei Phonation nur kleine Exkursion notwendig, um Abschluß zu erreichen. Folge Inaktivitätsatrophie. Nach der Adenotomie sind wieder große Exkursionen des Gaumensegels zur Erzielung eines Abschlusses notwendig.

Daher offenes Näseln evtl. klinische Manifestation einer durch Rachenmandelhyperplasie larvierten kongenitalen palato-pharyngealen Insuffizienz; offenes Näseln therapieresistent, evtl. sogar nach Velopharyngoplastik. Bei der präoperativen Beurteilung nicht so sehr Abstand zwischen

Velum und Rachenhinterwand entscheidend, sondern Form und Beweglichkeit des Gaumensegels.

Häufigkeit eines bleibenden offenen Näselns nach Adenotomie 0,01 %.

- **Gaumenmandeloperationen** (Tonsillektomie):

— Zerrung, Verstümmelung.

— Narbenbildung bzw. Narbenzug im Bereich des Wundbettes um so ausgeprägter, je mehr Gaumenmandelentzündungen (Tonsillitiden) abgelaufen und zu Verwachsungen zwischen Tonsillenkapsel und umgebendem Gewebe geführt haben.

— Überschießende Narbenbildung.

— Progenie (Angle III) (verkehrter Überbiß bei Überentwicklung des Unterkiefers) bedeutet Prädisposition infolge vorverlagerter Zunge und horizontalem Gesichtsschädelaufbau.

— Vertikaler Typ des Gesichtsschädelaufbaues mit vergrößerter Flexion der Schädelbasis und daher weiter nach dorsal verlagerter Aufhängung der hinteren Rachenwand stellt Prädisposition dar, falls stärkere Dorsalposition des harten Gaumens als Kompensationsmechanismus.

Operative Entfernung des Zäpfchens bedingt kein offenes Näseln.

Bleibendes offenes Näseln nach Gaumenmandeloperation 0,03-0,1 %.

Anmerkung:

Adenotomie und Tonsillektomie bei offenem Näseln erforderlich, wenn häufig eitrige Adenotonsillitiden und Sinusitiden mit Tuben-Mittelohrkatarrhen und Hörstörungen einhergehen. Gutes Hörvermögen geht vor einwandfreies Sprechvermögen.

Besteht Schalleitungsschwerhörigkeit nach Adenotomie weiter, hilft eine Re-Adenotomie nicht, weil dann in der Regel im Rahmen des Mißbildungskomplexes die Tuben anomal und ihre Ventilation auch infolge Hypoplasie und Hypofunktion des M. tensor veli palatini und des M. levator veli palatini behindert ist.

- Teilerscheinung bei Pseudobulbärparalyse und progressiver Bulbärparalyse (bulbäre Form der amyotrophischen Lateralsklerose).

- Neuritiden (Virusinfekte, Poliomyelitis, Diphtherie).

- Hirntumoren.

- Meningitis, Enzephalitis.

- Myasthenia gravis pseudoparalytica: Zunahme des offenen Näselns und der Heiserkeit während des Tages. Erschwerung der

Zungenbewegungen, Ptosis (Herabhängen der Oberlider). Ursächlich liegt eine Störung der neuromuskulären Übertragung zugrunde.

18.4.3.2 Funktionelle Ursachen (Rhinophonia aperta functionalis)

Kein organ-pathologischer Befund nachweisbar. Das Gaumensegel wird bei Auslösung des Würgreflexes kräftig gehoben, bei Phonation nicht. Keine Schluckstörungen. Nur Vokale werden genäselt. Bei Reibe- und Verschlußlauten regelrechter palato-pharyngealer Abschluß.

Ursachen

- Nachlässige Artikulation.
- Manierierte Sprechweise.
- Falsche Sprechgewohnheiten.
- Nachahmung fehlerhafter Vorbilder.
- Schwachsinn.
- Schwerhörigkeit.
- Gewohnheitsmäßiges Beibehalten nach Abklingen einer organisch bedingten Gaumensegellähmung.
- Nach Mandeloperationen: Entweder Beibehalten der postoperativen Schonhaltung des Gaumens (normal bis zu 1 Woche); oder bei präoperativer habitueller Gaumenschlaffheit infolge starker Rachenmandelhyperplasie und dadurch leicht möglichem Abschluß ohne stärkere Kontraktion des Gaumensegels. Die richtigen kortikalen Impulse werden hierdurch gehemmt.
- Nach Bellocq-Tamponade (Tamponade des Nasenrachenraumes bei Nasenbluten) = persistierende funktionelle Schonhaltung.

18.4.4 Differentialdiagnose

Nach früherer Ansicht soll das funktionell-offene Näseln **nur** die Vokale betreffen nach neuerer Ansicht werden bei funktionell-offenem Näseln die Vokale **nicht** genäselt. Offenes Näseln tritt auf bei Lautverbindungen von Vokalen mit Konsonanten.

18.4.5 Diagnose des offenen Näselns

● **Nachweis der Kontraktion des Gaumensegels:** Zunge mit dem Mundspaltel herunterdrücken und a sagen lassen. Besser: Zunge nach vorn unten ziehen und a — i oder Inge sagen lassen.

Bei *Erkrankungen* der *Atmungs-* und *Kreislauforgane* können *respiratorische Bewegungen* des Gaumenbogens auftreten. Bei Inspiration Senkung des Gaumensegels, bei Exspiration Hebung.

Bei Lähmung des weichen Gaumens fehlt die **Kerbe** in der Mittellinie.

● **A-I-Probe:** Während der wiederholten Aussprache der Vokale a und i abwechselndes Zu- und Offenhalten der Nase. Beim offenen Näseln Klangunterschied. Verdunkelung des Vokalklanges, besonders des i. Finger nehmen außerdem **Vibrationen** an den Nasenflügeln wahr. Klangveränderung des i ist beweiskräftig, da Gaumenrachenabschluß beim i fester ist als beim a.

● **Auskultationsprobe:** Abhorchen der Nasenresonanz mit dem in den Naseneingang gehaltenen Auskultationsschlauch. Testwort: z. B. Kaffeetasse. Lediglich beim letzten Vokal e darf ein nasaler Durchschlag zu hören sein. Oder Silbenreihen: da-da, scha-scha. U und i verursachen beim offenen Näseln ein starkes Dröhnen in der Nase; f, s, und sch ein blasendes Geräusch; bei geringer Störung schnurrendes Geräusch.

● **Spiegelprobe (Czermaksche Probe):** Nachweis durch die Nase ausströmender Luft mit einem vor die Nase gehaltenen kalten Spiegel oder glänzender Metallplatte, auf der Kreise mit verschiedenen Durchmessern eingraviert sind. Sprechenlassen von Vokalen oder Explosivlauten. Verwechslungen sind möglich bei Atmen durch die Nase ohne Phonation.

● **Palpationsmethode:** Bei nasalem Durchschlag spürt man ein Vibrieren der Nasenflügel.

● **Kopfdrehsymptom bei einseitigen Gaumensegellähmungen** nach *Nadoleczny:* Drehung des Kopfes zur gesunden Seite verstärkt das offene Näseln. Rachenhinterwand entfernt sich von dem gelähmten Gaumensegel. Bei Drehung zur kranken Seite Verengung des Rachens; offenes Näseln vermindert.

- **Kulissenphänomen (Vorhangphänomen)** nach *G. Boenninghaus* (Abb. 36): Bei Phonation und Würgen Kontraktion der Rachenmuskulatur. Bei halbseitiger Lähmung der Mm. constrictores pharyngis tritt das Kulissenphänomen infolge Verziehens der Schlundmuskulatur zur gesunden Seite hin ein.

Je tiefer die Schädigung lokalisiert ist, desto häufiger einseitige Gaumensegelparese; je höher die Schädigung lokalisiert ist, desto häufiger doppelseitige Paresen.

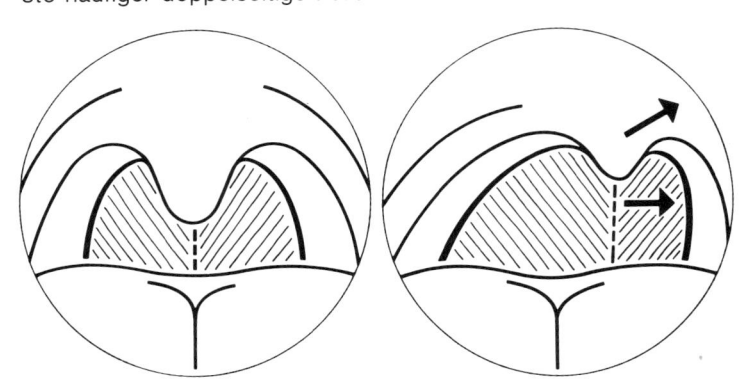

Abb. 36: Kulissenphänomen bei Parese des IX. und X. Hirnnerven rechts. Das Gaumensegel wird auf die gesunde Seite hinübergezogen (nach *M. Mumemthaler*).

- **Nachweis einer latenten neuromuskulären Insuffizienz des Gaumensegels** nach *G. Boenninghaus:* Nach stärkerem Niederdrücken der Zunge und damit Entgegenwirken der Gaumenhebung Verstärkung eines offenen Näselns oder Auftreten eines offenen Näselns infolge latenter Gaumensegelschwäche. Bei normaler Phonation hebt sich das Gaumensegel; nach Abwärtsdrükken des Zungengrundes mit dem Spatel jedoch nur geringe oder keine Hebung.

Oder:
Bei herausgestreckter Zunge h intonieren.

- **Aufblasen der Wange** bei Gaumensegellähmung erschwert oder aufgehoben. Manchmal unter Zuhilfenahme der Zunge Aufblasen der Wange möglich; damit Vortäuschung eines velo-pharyngealen Abschlusses. Herausstrecken der Zunge beim Wangenaufblasen daher erforderlich.

- **Velopharyngometer:** Bestimmung des Abstandes zwischen Gaumensegel und Rachenhinterwand. Ein Abstand von wenigen Millimetern ist physiologisch. Ab 8—10 mm Abstand muß mit einem offenen Näseln gerechnet werden. Die Vokale a und e werden bei einer velo-pharyngealen Weite von über 5 mm nasal verändert, die engen Vokale i und u bereits bei kleineren Werten.

- **Retrovelare Palpation** nach *Seeman* Unterscheidung von Erkrankungen des peripheren Neurons (medullär, extrakraniell) und zentraler Läsionen (supramedullär, extrapyramidal). Der Untersucher führt seinen mit einem Gummifingerling überzogenen Zeigefinger hinter das Gaumensegel: Bei peripherer Schädigung bleibt das Gaumensegel trotzdem unbeweglich, während sich bei zentralen Schädigungen über den Würgreflex noch normale Kontraktionen auslösen lassen.

- **Röntgenuntersuchung** des Gaumensegels. Eine seitliche Röntgenaufnahme, die z. B. während Phonation des Vokals u geschossen wird, läßt erkennen, ob das Gaumensegel die hintere Rachenwand erreicht oder nicht.

- **Probe** nach *Schlesinger:* Differentialdiagnose zwischen Rhinophonia aperta durch fehlendes Heben des Gaumensegels während des Sprechens und fehlgeleiteter aktiver Innervation der Mm. palatoglossi und palatopharyngei mit krampfhaftem Zug des Gaumensegels nach unten.

Ausführung: Patient begibt sich aus sitzender Haltung in horizontale Lage. Ein nicht gehobenes oder gelähmtes Gaumensegel nähert sich durch die Schwerkraft passiv der hinteren Rachenwand. Das Näseln verschwindet.

Diagnose: Rhinophonia aperta functionalis passiva.

Besteht ein krampfartiges Herabziehen des Gaumensegels, dann tritt keine Änderung des Näselns durch eine veränderte Kopflage ein.

Diagnose: Rhinophonia aperta functionalis activa.

Bei positiven Nasalitätsproben liegt **offenes** oder **gemischtes** Näseln vor.

Sensibilitätsprüfung: Sensibilitätsstörung im Bereich des weichen Gaumens oder der Rachenhinterwand bei Parese des N. glossopharyngeus und des N. vagus.

- **Messen des Nasendurchschlags** nach *Krejci:* 2 Gummischläuche, an denen je eine Olive befestigt ist, münden in ein mit gefärbter Flüssigkeit gefärbtes Glasröhrchen. Den Nasendurchschlag kann man bei in die Nasenöffnung gesteckten Oliven mittels einer am Röhrchen angebrachten Skala ablesen.

- **Spirometrie:** Nach maximal tiefer Einatmung maximale Ausatmung in ein Spirometer mit offener und zugehaltener Nase.

- **N-Indikator:** Das Mikrophon des Indikators nimmt die Schwingungen an den Nasenflügeln auf. Die Intensität der Schwingungen wird durch ein Zeigerinstrument und das Aufleuchten einer Lampe sichtbar gemacht. Die Stärke der Schwingungen an den Nasenflügeln hängt ab vom Grad der Nasalierung und der Sprachlautstärke.

18.4.6 Therapie des offenen Näselns

18.4.6.1 Konservative (logopädische) Maßnahmen

Kompensationsmechanismen bei offenem Näseln:

Reduzierung des zu starken pharyngonasalen Luftstromes durch Hyperplasie der hinteren Enden der unteren Muscheln, allgemeine Muschelverdickungen, Verbreiterung der knöchernen Vomerkante, Vomerkissen durch Schleimhautpolster, diffuse Hyperplasien der Nasenschleimhaut, Vergrößerung der Nasenklappen, Passavant-Wulstbildung, Rachenmandelpersistenz und -hyperplasie, Tonsillenhyperplasie, Tonsillentieflage, Tonsillenschräglage.

- Übungen zur physiologischen Lenkung des Luftstromes (Puste-, Blas- und Saugübungen, Schnüffeln).

- Funktionsübungen für Lippen, Zunge und Kiefer: Förderung der Lippenkraft und -beweglichkeit. Lippenflattern, Pleuelübungen, Kauübungen. Lockerung der Unterkieferfunktion.

- Übungen zur Kräftigung des Gaumensegels und des Passavant-Wulstes durch Gähn-, Bläh- und Ruftonübungen. Aktivierung des velo-pharyngealen Verschlusses durch Bildung der Verschlußlaute p, t, k.

— Bei Lähmung des Gaumensegels Kräftigung der Muskulatur durch Elektrisieren und Massage.

— Hörbares Gähnen mit offenem Mund.

— Übungen mit dem Purkinjéschen Blählaut: Abbá, ebbé usw., dabei die Nase zuhalten, bei bb etwas verweilen, beim Schlußvokal wird die die Nase zuhaltende Hand intensiv nach oben weggeschleudert. Lautübungen: Kakadu, Coca-Cola, Kukuck.

— Übungen mit der aufsteigenden Explosivreihe: Ta-ta-ta-tá, ka-ka-ka-ká usw. mit steigender Tonhöhe und Lautstärke. Übungen mit durch Konsonanten verbundenen Vokalen: Api, etó, ohá, ikú. Zweite Silbe akzentuiert und höher sprechen lassen.

— Fröschels Stoßübungen: Die Gaumensegelbewegungen werden unbewußt in gesamtkörperliche Übungen miteinbezogen. Im Stehen werden die angewinkelten Arme ruckartig nach unten geschleudert und dabei Explosivlaute enthaltende Silben artikuliert. Bei diesem therapeutischen Verfahren besteht die Gefahr der Entstehung harter Stimmeinsätze.

— Gaumensegelsonden bewirken ein Heben des Gaumensegels und einen gleichzeitigen Berührungsreiz der Rachenhinterwand mit Kontraktion des oberen Schlundschnürers.

— „O"-Sprechen und mit flachen Fingern schnell hintereinander auf den Mund schlagen. Die sich stauende Luft drückt das Gaumensegel hoch.

— Übungen zur Erhöhung des Druckanstieges in der Mundhöhle: Blasübungen mit einem Blasröhrchen oder einem Strohhalm in einem mit Wasser gefüllten Glas, Blasinstrumente, Lippenpfeife, Luftballon aufblasen.

● Schulung des phonematischen Gehörs, d.h. der Fremd- und Eigenwahrnehmung bezüglich des genäselten Stimmklanges.

● Übungen zur Verbesserung von Stimmansatz und Resonanz: Summübungen, Übungen im Sington.

● Übungen zur Verbesserung der Lautbildung unter Anwendung von Techniken aus der Dyslalie-Behandlung.

● Lauttrennende Übungen: Besonders von Vokal- und Reibelaut.

● Einhalten der akustischen Pause vor Explosivlauten.

● Kompensation der Nivellierung der Intensitätsschwankungen durch Verstärkung des Ausatmungsdruckes bei Reibe- und Explosivlauten.

- Kompensation der verringerten Frequenzdifferenz der Formantübergänge durch vergrößerte artikulatorische Bewegungen.

- Mechanische Dehnungsbehandlung: Bei Narbenbildung nach Tonsillektomie digitale Gaumensegelmassage. Zeigefinger hinter das Gaumensegel und Zug nach vorn. Anschließend Druck oberhalb des Uvulaansatzes nach hinten.

- Massage des weichen Gaumens: Finger drückt den weichen Gaumen in der Mitte leicht nach oben. Dabei a, i oder o sprechen lassen. Zusätzlich auftretender Würgreflex bewirkt Kontraktion der Gaumensegelmuskulatur und des Passavantschen Wulstes.

- Labio-faziales Funktionstraining

Während des Sprechens von Konsonanten und Vokalen erfolgt der vollständige oder partielle velo-pharyngeale Abschluß durch den M. constrictor pharyngis superior, den M. palatopharyngeus und den M. levator veli palatini; der M. levator veli palatini zeigt das kräftigste Innervationsgeschehen.

Bei verkürztem Gaumen Innervationsstörungen gleichzeitig in der mimischen Muskulatur und im M. levator veli palatini. Bei Fazialisparese bei Phonation Nachhinken des Gaumensegels auf der Seite der peripheren Fazialisparese. Kein offenes Näseln. Ursache für die Gaumensegelschwäche ist die Mitinnervation des M. levator veli palatini durch den N. facialis. Ein kleiner motorischer Ast des N. facialis zieht in Begleitung der Chorda tympani zum M. levator veli palatini.

Mimische Muskulatur und M. levator veli palatini bilden beim Sprechvorgang eine synergistische funktionelle Einheit. Bei **funktionell**-offenem Näseln funktionelle **Aktivitätsverbesserung** der palatinen Levatoren durch Aktivierung der **mimischen Muskulatur.** Labio-faziales Funktions- und Artikulationstraining daher bei der Behandlung des funktionell-offenen Näselns und funktioneller Anteile organischer Näselformen (z.B. bei operierten Gaumenspalten). Zusätzlich kann eine Aktivierung der körperlichen Streckmuskelsysteme hilfreich sein.

- Stimmeinsatzübungen

— Übung des gehauchten Einsatzes:
Man läßt kräftig „a" sprechen, den daraufffolgenden Vokal noch stärker und eine Quart höher: hao, hau, hai usw. Der erste Vokal soll länger gehalten werden als der zweite.
— Anschließend Übung mit festem Einsatz.
— Dann Reibelaute im Auslaut: af usw., im Inlaut awa usw., im Anlaut sa, so, se, si usw.

— Dann Schwinglaute ra, ro, re ... ara, aro, are.
— Dann Verschlußlaute ap, op, ep, ip ... pa, po, pe.
— Wechsel zwischen stimmhaftem und stimmlosem Verschlußlaut: p-b-p-b. Auf dem „b" wird kurze Zeit verweilt.

● Medikamentöse Behandlung bei neurogen bedingten Gaumensegellähmungen mit Vitamin B_1, B_6, B_{12}.

18.4.6.2 Operative Maßnahmen

● Vorverlagerung der Rachenhinterwand durch Tefloninjektion, Einpflanzen von Rippenknorpel oder Kunststoffplatten.

● Stimulierung der Gaumensegelmuskulatur mit der McNeil-Platte.

● Die Anwendung von Obturatoren bei noch nicht verschlossenen Spalten sollte auf Ausnahmen infolge operativer Kontraindikation beschränkt bleiben.

Ganz- oder Teilobturatoren sowie Flachplatten erlauben auch Kombinationen mit kieferorthopädischen Apparaten und mit Gaumensegeltrainerplatten. Diese werden vorwiegend bei verschlossenen Spalten und spaltunabhängigen Veluminsuffizienzen eingesetzt.

● Speech-Bulb + Knorpelunterfütterung der Rachenhinterwand oder Teflon-Unterspritzung.

● Bei zu kurzem Gaumen Rückverlagerung des Gaumens durch Push-back-Operation.

● **Velopharynxplastik** (Gaumensegel-Schlundwand-Vereinigung); bei der Methode nach *Schönborn-Rosenthal* wird ein unten gestielter Pharynxlappen mit dem Gaumensegel vereinigt (Abb. 37); bei der Methode nach *Sanvenero-Roselli* ein oben gestielter Lappen.

Vor Velopharyngoplastik ist die Frage einer **Adenotomie** zu klären, da sonst eventuell später Plastiklappenlösung erforderlich wird.

● Seitliche Doppellappenbildung nach *Heynes*.

● Amygdalo-Pharyngo-Plastik nach *Mündnich*.

● Rachenhinterwandplastik mit Querraffung nach *Croatto*.

● Primärvereinigung der hinteren Gaumenbögen.

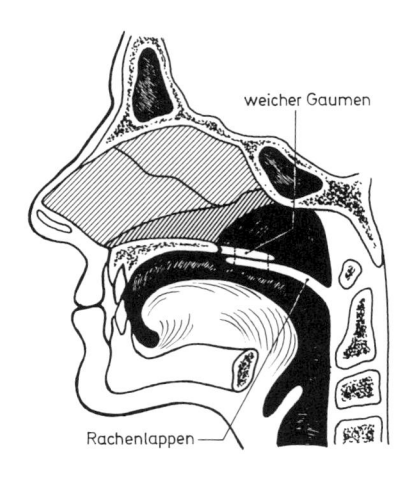

Abb. 37:
Velopharyngoplastik
nach *Schönborn-Rosenthal.*

18.5 Hyporhinophonie

Synonyma: Rhinophonia clausa, Rhinolalia clausa, geschlossenes Näseln, Dysglossia nasalis.

18.5.1 Organisches geschlossenes Näseln

Im Hinblick auf den Sitz des Atemhindernisses unterscheidet man:

Vordere Ursachen (Rhinophonia clausa organica anterior): Septumdeviation (Nasenscheidewandverbiegung), Muschelhyperplasie, Nasenpolypen. Allergische oder entzündliche Schwellungszustände (Schnupfen), Synechien (Verwachsungen nach Operationen), stenosierende Narbenbildungen, Tumoren. Muschelschwellung infolge medikamentöser Nebenwirkung bei blutdrucksenkenden Medikamenten, die Rauwolfia enthalten.

Hintere Ursachen (Rhinophonia clausa organica posterior): Hypertrophie der hinteren Muschelenden, angeborene Choanalatresie, Rachenmandelhyperplasie, Nasenrachenfibrom, Nasopharynxtumoren. Traumatisierung von Gaumenbögen und hinterer Rachenwand an korrespondierender Stelle nach Tonsillektomie; Auftreten von Verwachsungen. Folge: Bleibende Velopharyngostenose.

18.5.2 Funktionelles geschlossenes Näseln (Rhinophonia clausa functionalis)

Das Gaumensegel unterliegt beim Sprechen einer habituellen (gewohnheitsmäßig oder infolge Ungeschicklichkeit) Dauerkontraktion.

Lageabhängiges funktionell-geschlossenes Näseln bei **offenen Tuben:**

Nur in aufrechter Position geschlossenes Näseln. Tuben in aufrechter Position offen, im Liegen normaler Verschluß. Zur Vermeidung der Autophonie in aufrechter Position Gaumen-Rachen-Verschluß während des Sprechens; Folge: Geschlossenes Näseln. Ursachen einer offenen Tube: Entwässerung, starke Abmagerung, Verringerung des peritubaren Fettkörpers, niedriger Gewebsdruck infolge geringer venöser Gefäßfüllung.

Symptome des geschlossenen Näselns

- Dumpfer, farbloser Sprach- bzw. Stimmklang.
- Klangstörung der Nasallaute m, n, ng.
- Ersatz der Nasallaute durch stimmhafte Explosivlaute der entsprechenden Artikulationszone (m durch b, n durch d, ng durch g).
- Behinderte Nasenluftpassage (Mundatmung).
- Geruchsstörung.

Diagnose

- Nasalitätsproben negativ.
- Hals-Nasen-Ohrenärztliche Untersuchung.
- Bei Rhinophonia clausa functionalis erkennt man nach Abschwellen der Nasenschleimhäute bei der vorderen Rhinoskopie bei der Aussprache der Nasenlaute die palatalen Levatorwülste. Diese sind normalerweise infolge Erschlaffung bei der Aussprache der Nasenlaute nicht sichtbar.

Keine Änderung nach Anwendung abschwellender Nasentropfen.

Therapie

Operativ bei **organischem** geschlossenen Näseln: Submuköse Septumresektion oder Septumplastik, Muschelkaustik, Adenotomie, Nebenhöhlenoperation, Choanalatresieoperation.

Logopädisch bei **funktionell** geschlossenem Näseln:

- Ausatmen durch die Nase mit gleichzeitiger Stimmgebung (Summen auf m oder n).
- Töne auf „m", „n", „ng" möglichst lange aushalten. Dann Summübungen mit Vokalen mö, no ..., möm, non usw.
- Einbau in Silben, Wörter und Sätze.

18.6 Gemischtes Näseln

Synonyma: Rhinophonia mixta, Rhinolalia mixta, palato-nasale Dysglossie.

Gemeinsames Vorliegen von **Ursachen** des offenen und geschlossenen Näselns:

- **Vorderes organisches gemischtes Näseln:** Raumbeengende Zustände in der vorderen Nase und organische Insuffizienz der Gaumensegelkontraktion.

- **Vorderes funktionell gemischtes Näseln:** Verlegung des vorderen Nasenweges und funktionelles Ausbleiben der Gaumenhebung.

- **Hinteres organisches gemischtes Näseln:** Hindernis im Nasenrachenraum neben organischer Insuffizienz des Gaumensegels. Z. B. Rachenmandelhyperplasie und Gaumensegellähmung oder Gaumenspalte.

- **Hinteres funktionelles gemischtes Näseln:** Hindernis im Nasenrachenraum mit funktioneller Unterlassung der Gaumensegelkontraktion.

Bei Hemmungsmißbildungen des weichen Gaumens oft kompensatorische Hyperplasie der Rachenmandel, der Gaumenmandeln, der Muscheln, besonders ihrer hinteren Enden; oder Septumdeviation sowie krampfhafte Einengung der Naseneingänge.

Diagnose: Untersuchung der Nase, des Nasenrachenraumes, des Gaumens, der Gaumensegelbeweglichkeit. Nasalitätsproben bei Vokalen und Nasallauten; Prüfung nach Gabe von abschwellenden Nasentropfen.

Therapie: Akustisch ist **gemischtes** Näseln **besser** als reines offenes Näseln, da sich eine Reihe gegensätzlicher Eigenschaften aufheben. Daher bei **organischem** gemischten Näseln Vorsicht bei Septumoperation, Adenotomie (Vergrößerung des Abstandes zwischen Rachenhinterwand und Gaumensegel) und Tonsillektomie (narbige Schrumpfung der Gaumenbögen möglich). Bei **funktionellem** gemischten Näseln erst Erfolg der logopädischen Behandlung bezüglich der funktionellen Störung vor Operation abwarten.

19 Gaumenspaltensprache

Synonyma: Palatolalie, Rhinoglossie.

19.1 Entwicklungsgeschichte

Auffassungen über die Entstehung der Gaumenspalten uneinheitlich.

Eine Gaumenspalte entsteht durch das unvollkommene Zusammenwachsen der Teile, die sich in der embryonalen Zeit an der Bildung des Gaumens beteiligen. Der Gaumen entwickelt sich aus dem ersten Kiemenbogen. Auf jeder Seite wächst aus den Oberkieferfortsätzen eine Leiste, die die Basis für die Gaumenplatte bildet. Die Teile, die die Basis des harten Gaumens bilden, wachsen von vorn nach hinten zusammen. In der 9. Embryonalwoche ist der harte Gaumen geschlossen. Der weiche Gaumen schließt sich danach. Zwischen die Oberkieferfortsätze schiebt sich vorn der Stirnfortsatz.

Gleichzeitig mit dem Zusammenwachsen der Gaumenplatten wächst mit ihnen von oben das Pflugscharbein (Vomer) zusammen. Es kommt vor, daß der Vomer nur mit einer Gaumenplatte zusammenwächst. Dann entsteht eine einseitige Gaumenspalte. Bei einer beidseitigen Gaumenspalte wachsen die Gaumenplatten weder mit dem Zwischenkiefer noch mit dem Pflugscharbein zusammen.

Entstehung der Lippen-Kiefer-Spaltformen in der 5.—6. Embryonalwoche.

Zu dieser Zeit sind Lippen- und Kieferabschnitt noch nicht voneinander getrennt, sondern ein einheitlicher Mesenchymkomplex (primitiver, primärer oder vorderer embryonaler Gaumen). Bildung des sekundären oder hinteren embryonalen Gaumens Ende des 2. Embryonalmonats infolge Vereinigung des Nasenseptums und der Gaumenhälften.

In Abhängigkeit vom Termin der Entwicklungsstörung unterscheidet man daher 2 Arten von Gaumenspalten:

— Gaumenspalten als Folge und zweite Phase der Fehlbildung im Lippen-Kiefer-Abschnitt; d. h.

Spalten des vorderen embryonalen Gaumens (= Lippen-Kiefer-Spalte) sowie

Spalten des vorderen und hinteren embryonalen Gaumens (= Lippen-Kiefer-Gaumen-Spalte).

— Spalten des hinteren embryonalen Gaumens, d. h. isolierte Gaumenspalten nach ungestörter Lippen-Kiefer-Entwicklunq.

19.2 Einteilung der Spalten

a) Lippen-Kiefer-Gaumen-Spalten

Lippenkerbe, Lippenspalte, Lippen-Kiefer-Spalte (primärer bzw. vorderer Gaumen), Lippen-Kiefer-Gaumen-Spalte (harter und weicher Gaumen oder nur submukös).

Spaltlage nur im Bereich des weichen Gaumens in Gaumenmitte.

Einseitige und doppelseitige Spalten.

Partielle und totale Spalten.

Primäre und sekundäre Spalten.

Primärspalten: Spaltränder waren von Anfang an getrennt.

Sekundärspalten: Das Gewebe im Spaltbereich war primär vereinigt, sekundäres Durchreißen.

Alle Spalten können primär durch Nichtvereinigung der Gewebe oder sekundär durch Ein- und Durchriß entstehen. Für Operation wichtig, da bei Primärspalten Gewebsdefizit, bei Sekundärspalten Gewebsüberschuß.

Unterscheidung von Primär- und Sekundärspalten:

Der Lippenrotverlauf im Spaltbereich bis zum Naseneingang weist auf eine primäre Spaltentstehung hin. Nach Durchriß enthalten dagegen die Spaltkanten keine Schleimhaut, sondern Haut, weil zum Zeitpunkt des Durchrisses das Lippenrot schon gebildet und an der Lippe fixiert war.

b) Gaumenspalten

Submuköse Gaumenspalte (weicher oder weicher und harter Gaumen), Uvula bifida (gespaltenes Zäpfchen), Spalte des weichen Gaumens (total oder subtotal), Spalte des weichen und harten Gaumens (total oder subtotal).

Es handelt sich um Fehlbildungen des sekundären Gaumens. Spaltlage immer in Gaumenmitte.

Verlauf der Gaumenspalten

— **Totale** isolierte **Gaumenspalte:** Vom Ende des Zwischenkiefers bis zu den Zäpfchenhälften. In Abhängigkeit von der Spaltbreite Unterentwicklung der Gaumenplattenränder. Hypoplasie des Nasenseptums und der Velumhälften.

— Beginn der **subtotalen Gaumenspalten** im Hartgaumen nach einem ungespaltenen Abschnitt; in diesen reicht das Nasenseptum meistens bis zur Gaumenebene.

— Beginn der **totalen Velumspalten** am Hinterrand des knöchernen Gaumens; sie durchziehen das Gaumensegel bis zum gespaltenen Zäpfchen. Der hintere Nasenstachel (Spina nasalis posterior) ist ebenfalls gespalten. Die Gaumensegelhälften sind normal entwickelt, evtl. sogar überlang.

— Beginn der **partiellen Velumspalten** im Gaumensegel; evtl. Fortsetzung unter der Schleimhaut bis zum Hartgaumen.

— **Submuköse** oder gedeckte **Gaumenspalten:** Weicher Gaumen: Erst im Alter von 2—3 Jahren Sichtbarwerden einer Kerbe in der Mittellinie des Gaumensegels. Diese ist Folge einer Nichtvereinigung der Muskulatur in der Mitte. Operation erforderlich. Siehe auch Seite 336.

Harter Gaumen: Siehe Seite 310.

19.3 Häufigkeit

Häufigkeit 1: 500—700.

— Lippen-Kiefer-Spalten mit und ohne Gaumenbeteiligung bei 50—70 % aller Spaltformen, häufiger bei Knaben (66 % männliche, 34 % weibliche Spaltträger).

— Isolierte Gaumenspalten in 30—50 % aller Spaltformen, häufiger bei Mädchen (65 % weibliche, 35 % männliche Spaltträger).

— Linksseitige LK-Spalten doppelt so häufig wie rechtsseitige Spalten.

— Einseitige Spalten 2—3mal häufiger als doppelseitige Spalten.

— Totale LK-Spalten bei intaktem Gaumen extrem selten.

19.4 Ursachen

— Überwiegend **Vererbung** (12—40%). Bei LKG-Spalten meist **rezessiver** Erbgang.

— Intrauterin **erworben**. Embryopathien (Viruserkrankungen der Mutter, stoffwechselpathologische Einwirkungen, Sauerstoffmangel, toxische Schäden, z. B. Medikamente).

— Intrauterine Blutungen.

— Mechanische Faktoren.

— Höheres Lebensalter der Mutter.

Kein Zusammenhang zwischen Schreckreaktion und Spaltentstehung.

Wiederholungshäufigkeit von LKG-Spaltformen in einer Familie bei gesunden Eltern beim 2. Kind 5%, bei isolierter Gaumenspalte bei 1,8%.

Bei Vorliegen einer Spaltbildung bei einem Elternteil und fehlender Fehlbildung beim 1. Kind Wahrscheinlichkeit einer LK-Spalte beim 2. Kind 2%, einer isolierten Gaumenspalte 7%.

Bei gleichen elterlichen Voraussetzungen und Spaltbildung beim 1. Kind Wahrscheinlichkeit beim 2. Kind für LK-Spalte 17%, für isolierte Gaumenspalte 14%.

19.5 Symptome

Bei Säuglingen **Ernährungsschwierigkeiten,** da Saugen unmöglich sein kann; Fütterung mit dem Löffel oder über eine naso-pharyngeale Sonde. Austritt von Nahrung aus der Nase.

Speichelfluß und Wundecken in den Mundwinkeln (Rhagaden) infolge des behinderten Lippenschlusses.

Besteht seit Geburt ein Defekt des Gaumens, so entwickelt sich die Sprache des Kindes anders als bei intaktem Gaumen. Normale Bildung der meisten Laute an der richtigen Artikulationsstelle nicht möglich. Hinzu kommt offenes Näseln.

Deshalb komplexe Sprachstörung = **Palatolalie.**

Außerdem Veränderung des Stimmklanges = **Palatophonie.**

Zunächst besteht keine Diskrepanz zwischen der Stimme und dem Klang einzelner Laute des Säuglings mit Gaumenspalte und der Stimme eines gesunden Kindes. Veränderung tritt erst auf, wenn das Kind mit dem Lautieren unter Bildung der ersten Wörter beginnt und sich bemüht, den Klang der gehörten Wörter nachzuahmen (= zweite Lallperiode). Sprechbeginn erst zwischen 18. Monat und vollendetem 2. Lebensjahr.

19.5.1 Offenes Näseln

Hyperrhinophonie (offenes Näseln): Intensität des offenen Näselns hängt von der Größe der Spalte und von den räumlichen Verhältnissen in der Nasen- und Nasenrachenhöhle ab. Niedriges Dach des Nasenrachens, große Rachenmandel und verdickte hintere Muschelenden bewirken auch bei großer Spalte des weichen und harten Gaumens ein verhältnismäßig geringes offenes Näseln. Auch die Lage der Zunge hat einen Einfluß auf die Stärke der Hyperrhinophonie. Oft wird der Zungenrücken gehoben und legt sich in die Öffnung der Spalte. Die Luft wird dann direkt in den Nasenrachen und die Nase geführt. Daher Flachlegen des Zungenrückens beim Sprechen.

Rhinophonia mixta: Vokale werden oft **gemischt** nasaliert. Dies kann Folge einer kompensatorischen krankhaften Verengung des Rachens (pharyngeale Kontraktion) sein.

19.5.2 Störungen der Artikulation (Palatolalie)

Fast alle Konsonanten können nicht gebildet werden infolge fehlender oder mangelhafter Artikulationsstellen der dritten Artikulationszone.

- **Explosiv-** und **Reibelaute** können nicht oder nur schwächer gebildet werden, da die Luft durch die Nase entweicht, bevor an den 3 Artikulationszonen der erforderliche Druck entsteht. Bei zusätzlicher Behinderung des Lippenschlusses Störung besonders der Bildung der Explosivlaute b und p. Ersatz durch vikariierende (benachbarte) Explosiv- und Reibelaute, die in der 4. Artikulationszone (zwischen Zungengrund und Rachenhinterwand) und 5. Artikulationszone (zwischen Stimmlippen oder im Kehlkopfeingang) gebildet werden = **zentripetale** oder retrograde **Artikula-**

tionsverlagerung hinter dem fehlenden Gaumen-Rachen-Abschluß. Anstelle der Explosivlaute häufig harte Stimmeinsätze.

● **Ersatz der Verschlußlaute** (p, t, k, n, d, g) durch m- oder n-ähnliche Laute oder durch glosso-pharyngeale oder laryngeale Stoßgeräusche.

● Die **Reibelaute** f, w können durch ein **blasendes Geräusch** ersetzt werden, das in der Nasenhöhle entsteht. Die Reibelaute f, w, s, z, ch_1 und ch_2, sch verklingen durch die Nase und werden durch krampfhaftes Zusammenziehen von Gesichts- und Nasenmuskeln, durch Verengungen im Kehl-Schlund-Bereich und durch Sprechatemverstärkung zu **genäselten Schnüffellauten.**

● Änderung der Resonanzverhältnisse durch die Spaltbildung.

● **Vermehrter Luftverlust;** deshalb schnellere und unpräzisere Sprechweise.

● Das scharfe zischende Geräusch der **Zischlaute** entsteht durch die Reibung der Luft am Rande der angespannten Stimmlippen. Der Kehlkopf wird dabei stark in die Höhe gehoben = **Sigmatismus laryngealis.** Eine Abweichung des Geräusches von s und sch entsteht durch Veränderung der Artikulationsstellung der Lippen und der Zunge. Das Reibegeräusch wird aber nicht an den Zähnen gebildet.

● R wird meist im Rachen zwischen der Zungenwurzel und der Hinterwand des Rachens gebildet. Bildung des Zungenspitzen-R gelingt meist nicht. Die Vibrationen des R-Lautes können auch im Kehlkopf an den zusammengepreßten Stimmlippen oder an den Taschenfalten entstehen.

● **Bildungsbehinderung** der Lippen- und Zungen-Zahnlaute, der Vokale o und u, der Umlaute ö und ü infolge **Narbenbildung** nach operierten Lippenspalten, pathologischer Kieferform und Zahnstellung. Behinderung des Vornsprechens.

● Die Ersatzlaute von Explosivae und Frikativae erzeugen **Nebengeräusche** und Obertöne. Dadurch Einschränkung der Sprachverständlichkeit.

Einteilung der Palatolalie in 4 Stärkegrade:

1. Grad: Reste einer Palatolalie (kein Näseln, abklingende Dyslalie), insgesamt Eindruck normaler Sprache.

2. Grad: Nasaler Beiklang, Artikulationsfehler, nicht allzu auffällig.
3. Grad: Palatolalie deutlich ausgeprägt, Sprache noch verständlich.
4. Grad: Palatolalie deutlich ausgeprägt, Sprache unverständlich.

19.5.3 Störungen der Mimik

durch Verengung der Nasenflügel, Runzeln der Nase und Heben der Operlippe. Die mimischen Hilfsbewegungen sind am ausgeprägtesten bei den Zisch- und bei den Explosivlauten. Dadurch wird erreicht, daß weniger Luft durch die Nase entweicht. Bei den Vokalen e und i werden die Lippen auseinandergezogen und nach vorne geschoben. Gleichzeitige Verengung der Nasenöffnungen. Die Beseitigung der mimischen Störungen bereitet therapeutisch große Schwierigkeiten.

19.5.4 Störung des Stimmklanges (Palatophonie)

Ursachen:

— Veränderung der Stimme durch abnorme **hyperfunktionelle** Phonation und abnorme Stimmresonanz.

— Eingeengte, gepreßte Stimmgebung infolge Rückwärtszug der Zunge, Kehlverengung und Überanstrengung.

— Bildung der Stimme unter starkem Exspirationsdruck auf die Stimmritze, wobei die Spannung der Stimmlippen verstärkt wird.

— Anhebung des Kehlkopfes; dadurch Verkürzung des Ansatzrohres.

— Verspannung der Haltemuskulatur des Kehlkopfes durch forciertes überanstrengtes Sprechen und dauernden Atemüberdruck wie bei hyperfunktioneller Dysphonie.

— Evtl. Schädigung der Stimmlippen infolge pharyngealer oder laryngealer Lautverlagerung sowie Überbeanspruchung.

— Überwiegen der Kopfresonanz bei der Phonation; verminderte Brustresonanz.

Die Veränderung des Klanges der Vokale entsteht durch abnorme Bewegungen der Zunge und des Kehlkopfes. Dadurch Veränderung der resonatorischen und räumlichen Verhältnisse. **Normalerweise** wird der Raum von der Stimmritze bis zum Rand der Mundlippen in **zwei Resonanzabschnitte** geteilt. Der eine liegt im **Vor-**

derteil der **Mundhöhle** zwischen der gehobenen Zunge und dem harten Gaumen, der zweite im **Hinterteil** der **Mundhöhle** und der Rachenhöhle; er wird begrenzt durch die Hinterwand des Rachens, die Zungenwurzel und den erhobenen weichen Gaumen. Bei jedem Vokal gestalten sich beide Räume anders = akustische Grundlage der Vokalklänge. Bei der Gaumenspaltensprache entsteht durch die Retraktion der Zunge, durch das Heben ihres Rückens und dadurch, daß sich der Kehlkopf nach oben und vorne schiebt, ein breiter röhrenförmiger Raum, der aus der Kehlkopfhöhle in die Nasenhöhle führt. Der **vordere** Vokalraum vergrößert sich bei den Vokalen e und i; beim u verkleinert er sich.

19.6 Kombination von Gaumenspalten mit weiteren Funktionsstörungen

Gaumenspalten sind häufig kombiniert mit:

- **Zentralen Entwicklungshemmungen** der Sprache: Verzögerte Sprachentwicklung, Stammeln, Dysgrammatismus.

- **Tubenfunktionsstörungen.** *Kontraktion* des M. levator veli palatini führt nur zur Verbreiterung der Gaumenspalte; **keine hebende Wirkung** auf den Tubenknorpel, da die Vereinigungen der Muskeln beider Kopfhälften durchtrennt sind (Levator- und Tensorschlinge). Die Muskeln sind somit ohne festen Halt und Ursprung. Auch nach Gaumenspaltenoperation **nur Besserung** der Tubenfunktion, jedoch **keine Tubenöffnung beim Schlucken.**

Infolge mangelnder Tubenventilation und Mittelohrbelüftung sowie durch die ungeschützt liegende Tubenöffnung Entwicklung von **Tuben-Mittelohr-Katarrhen,** evtl. mit Ergußbildung (Mukotympanon), entzündlichen Mittelohrerkrankungen, **Adhäsivprozessen** mit bleibender Schalleitungsschwerhörigkeit bei 50 % der Spaltpatienten.

Risiko der Erkrankung an einem Mittelohrcholesteatom 20mal so hoch wie für einen Nicht-Spaltenträger.

- Kompensatorische Rachenmandelhyperplasie.

- Intelligenzrückstand und weitere Mißbildungen.

Sekundäre Folgen von LKG-Spalten:

Geistige und seelische Entwicklungshemmung, Beeinträchtigung der Persönlichkeitsentfaltung, Menschen- und Sprechscheu infolge der Entstelltheit und der Sprachschwierigkeiten.

19.7 Therapie

19.7.1 Präoperative logopädische Therapie

Vorbereitende Übungen zur Förderung der Kraft, Geschicklichkeit und des kinästhetischen Gefühls der Lippen- und Zungenmuskulatur, des Unterkiefers:

— *Zunge:* Herausstrecken, nach oben, nach unten, nach den Seiten, lecken lassen, Zungenränder an Zähne oder Gaumen drücken, bei geschlossenem Mund die Backenhaut mit der Zunge herausdrücken, bei offenem Mund Zungenspitze an die oberen Schneidezähne oder an den Gaumen führen, Zunge zurückziehen, mit der Zungenspitze am Gaumen oder an den Zähnen beiderseits zurückgleiten.

— *Lippen:* Lippen vorwölben, auch durch Vokalgleiten a-u, u-i, u-a, i-u; ma-mu, mi-mu, mo-mi, mü-ma, ma-mi-mu, mi-mo-mau. Lippen spitzen, öffnen, schließen, aufeinanderpressen, breitziehen, einziehen, Oberlippe über Unterlippe legen und umgekehrt, Lippen beißen mit Oberzähnen auf Unterlippe und umgekehrt, schmatzen, schnalzen, Kutscher-R machen, Bleistift mit den Lippen halten.

— *Unterkiefer:* Kauen mit leerem Mund, Unterkiefer nach beiden Seiten bewegen, Vorschieben des Unterkiefers, leichtes Kreisen, weites Gähnen.

— *Lenkung des Luftstromes* durch: Anblasen von Musikinstrumenten (Flöte, Mundharmonika), Pfeifen, Trinken mit Strohhalm, Ausblasen von Kerzen, Anblasen von Wattekugeln. Keine Aufblasübungen!

19.7.2 Postoperative logopädische Therapie

● Aktivierung der **Lippenfunktion:** Lippen schnalzen, Lippen runden, Lippen vorwölben, Lippen breitziehen, blasen, saugen, pfeifen, Lippen-R: Brrr.

Resonanzübungen auf m und n zur kinästhetischen Schulung von Lippenöffnung und Lippenschluß: ma — me — mi usw.; mam — mem — mim usw.

- **Lockerung des Unterkiefers:** Kiefer schütteln, Kauübungen nach *Fröschels.*

- Aktivierung des operativ neugestalteten **Gaumensegels:** Gähn-Lachübungen (Durchlachen der Vokale, Lachstakkato), Stoßübungen (beide Fäuste werden kräftig an den Körperseiten heruntergestemmt; dabei werden rhythmisch die Lautfolgen pa — pe — pi — po — pu intoniert); Rufübungen mit K-Lauten.

- **Lautkorrektur** erfolgt wie beim *Stammeln;* es wird jedoch **nicht** von *leichten* Lauten ausgegangen, sondern von Lauten, bei denen sich der weiche Gaumen am *wenigsten hebt.* Gefahr bei Übungen mit erhöhter Muskelanspannung: Zunge kann in eine ungünstige retrahierte Lage kommen. Oder Korrektur der Konsonanten von den Engelauten aus. Werden diese von glosso-pharyngealen Geräuschen begleitet, beginnt man mit den Explosivlauten.

Lautanbildung kann auch auf folgendem Weg erfolgen:

Ausgegangen wird von u, o, m, danach a, n, l (momomo, nunona, nala — nolo — nulu usw.). Diese Reihen werden mit i, e, ch fortgesetzt. Das vordere ch wird zunächst mit geschlossener Nase gebildet. Die Reihe ich — ech — üch — uch — och — ach führt zum hinteren ch, das zwischen Zungenrücken und Gaumen gebildet wird. Übungen mit f und w leiten über zu den Verschlußlauten p-b, t-d. Die Realisation von b, d, g leidet besonders unter den Unzulänglichkeiten des naso-pharyngealen Abschlusses; daher sind stimmlose Verschlußlaute leichter zu erzielen als die stimmhaften. Nach den Verschlußlauten (p, b, t, d) werden die Zischlaute s, sch, z angefügt. Dann erst werden die hinteren Verschlußlaute ng, k, g entwickelt. Am besten läßt man vorderes ch dem k vorausgehen: Ichkenne, michkämmen, ichkannkommen, auchkommen.

Das Zäpfchen-R zu erlernen ist meist gar nicht möglich; als letztes wird daher das Zungen-R angebildet.

Zunächst kann man auch mit zugehaltener Nase üben. Man kann auch die Lautübungen mit t beginnen, das am Silbenanfang geübt wird, dann p. Aus t werden abgeleitet: k, tsch, z, s, eventuell r.

T kann aus d entwickelt werden. D wird aus n durch Zuhalten der Nase entwickelt bei Silben wie nana.

- **Atmung:** Erlernen des Atemstützens, Atemsparens, Atemverteilens (vor Operation großer Luftverbrauch, falsches Ansetzen des Atemdruckes).

- **Stimme:** Beseitigung der hyperfunktionellen Dysphonie mit rauher und heiserer Stimme, harten Stimmeinsätzen und zu starkem Phonationsdruck sowie hochsteigendem Kehlkopf. Finger wird zwischen den oberen Rand des Schildknorpels und das Zungenbein gelegt und der Kehlkopf nach unten gedrückt. In dieser Stellung Übung der Vokale mit tiefem, leisem und weichem Stimmeinsatz. Verlegung der Stimm- und Lautbildung nach vorn.

- **Mimik:** Beseitigung störender Mitbewegungen des Gesichts und von Nebengeräuschen in Mund und Rachen.

- Blasübungen zur richtigen Lenkung des Luftstromes. Aufblasbares Spielzeug, Luftballons.

- Siehe auch Therapie des offenen Näselns und Stammelns.

Kieferorthopädisch: Regulierung von zusätzlichen Gebißanomalien.

Therapie kann sich über Jahre erstrecken, wenn pathologische Sprachlaute und fehlerhafte Artikulationsabläufe als **Engramme** in den Sprachzentren vorliegen und die falschen akustischen Sprachprodukte mit dem richtigen Höreindruck zentral konditioniert sind.

19.7.3 Operationszeitpunkt bei Spaltbildungen

— *Isolierte* einseitige und doppelseitige *Lippenspalte:*
Operation mit ca. 4—6 Monaten nach Verdopplung des Geburtsgewichtes (ab 6000 g).

— *Isolierte* Spalte des *weichen Gaumens:*
Operation ab dem Beginn des 3. Lebensjahres (in Abhängigkeit vom Entwicklungszustand des Kindes und vom Durchbruch der Milchzähne).

— Spalte *weicher* und *harter Gaumen:*
Gaumenplastik I (= weicher Gaumen und hinterer Anteil des harten Gaumens), Ende des 3. Lebensjahres.
Gaumenplastik II im 5. Lebensjahr, d. h. ½ bis 1 Jahr später.

— *Einseitige Lippen-Kiefer-Gaumen-Spalte:*
Verschluß der Lippenspalte mit 4—6 Monaten (ab 6000 g);
Verschluß des weichen Gaumens im 3. Lebensjahr;

Verschluß des weichen und hinteren Anteiles des harten Gaumens Ende des 3. Lebensjahres;
Verschluß des harten Gaumens im 5. Lebensjahr;
Restspaltenverschluß im 6. Lebensjahr.

— *Doppelseitige Lippen-Kiefer-Gaumen-Spalte:*
Kein Unterschied gegenüber einseitigen LKG-Spalten.

Operationszeitpunkt bei Spaltbildungen nach *Schweckendiek.*

Lippenspalten:
Einseitig: 6—8 Monate, Lippenplastikkorrekturen ab 16 Jahre;
doppelseitig: 6—8 Monate einseitige Lippenplastik, zweite Seite 4—6 Wochen später.

Lippen-Kiefer-Spalten:
Einseitig: 6—8 Monate Lippen-Naseneingangs-Plastik; Korrekturen ab 16 Jahre;
doppelseitig: 6—8 Monate Lippen-Naseneingangs-Plastik einseitig, nach 6 Wochen Operation der anderen Seite.

Lippen-Kiefer-Gaumen-Spalten:
Einseitig: 6—8 Monate primäre Veloplastik, 3 Wochen später Lippen-Naseneingangs-Plastik; Verschluß der Restspalte im harten Gaumen 12—14 Jahre; Korrekturen an Lippe und Nase ab 16 Jahre. Velo-pharyngo-Plastik — wenn erforderlich — ab 14 Jahre. Ab 4. Jahr Platte zur Abdeckung des Restspaltes;
doppelseitig: 6—8 Monate Lippen-Naseneingangs-Plastik, 3 Wochen später primäre Veloplastik, 3—4 Wochen später Lippen-Naseneingangs-Plastik der anderen Seite; Verschluß des Restspaltes im harten Gaumen 12—14 Jahre.

Gaumenspalten:
Spalten des harten und weichen Gaumens: 7—8 Monate primäre Veloplastik; Verschluß des Restspaltes im harten Gaumen 12—14 Jahre.
Spalten des weichen Gaumens: 7—8 Monate Veloplastik.

Der operative Verschluß erfolgt im Bereich des *weichen* Gaumens *dreischichtig* (Nasenschleimhaut, Muskulatur, Mundschleimhaut), im Bereich des *harten* Gaumens *zweischichtig* (Nasenschleimhaut, Mundschleimhaut).
Zusätzlich *kieferorthopädische* Behandlung.

Die sprachfunktionelle **Prognose** ist nach operativem Verschluß von totalen und partiellen Velumspalten wegen des normal langen Gaumensegels günstiger als bei totalen und subtotalen Hartgaumenspalten.

Anmerkung:

Bei Tonsillektomie (Gaumenmandelentfernung) wegen Entzündung bei Velumspalte Erhalten der peritonsillären Schleimhaut zur Auskleidung der Tonsillenbuchten zur Vermeidung einer narbigen Verkürzung.

Mechanische Indikation zur Tonsillektomie, wenn kloßartige Tonsillen bis zu den Uvulaspitzen reichen und eine spätere Beweglichkeit des Gaumensegels behindern würden.

Große Tonsillen sonst wertvolle Hilfe beim Sprechenlernen nach Velumplastik.

Vergrößerte Rachenmandel verursacht einerseits Störungen der Tubenfunktion, andererseits ist sie jedoch als Widerlager nach der Velumplastik nützlich.

Velopharyngoplastik (Abb. 37, S. 324): Sprachverbessernde Operation bei zu kurzem Gaumen zwecks Reduzierung des offenen Näselns.

Gestielter Pharynxlappen wird mit dem weichen Gaumen vernäht. Die neu gebildeten Choanen liegen rechts und links vom Pharynxlappen.

Velopharynxplastik **kontraindiziert** bei **erkranktem Mittelohr**. Sanierung des Mittelohres ist Operationsvoraussetzung. Operation im freien Intervall.

Manchmal Ausheilung rezidivierender Mittelohrerkrankungen nach der Velopharynxplastik.
Begründung: Verstärkung der Tubenöffnungsfunktion der Levatorschlinge und Unterstützung des M. tensor veli palatini durch den von der Rachenhinterwand in den weichen Gaumen einstrahlenden muskulären Stiel.

Spaltprophylaxe bei gefährdeten Müttern durch Vitamin B_1. Durch Prophylaxe Unterdrückung nur einer individuellen (phänotypischen) Spalte, nicht einer familiären (genotypischen) Disposition.

20 Stottern

Definition: Zeitweise auftretende, willensunabhängige, situationsabhängige Redeflußstörung oft nicht bekannter Ursache, die durch angespanntes stummes Verharren in der Artikulationsstellung (tonisches Stottern), Wiederholungen (klonisches Stottern), Dehnungen sowie Vermeidungsreaktionen (Wortvertauschungen, Satzumstellungen) charakterisiert ist.

Synonyma: Balbuties (balbus = römischer Beiname für Stotterer), Dysphemie, Spasmophemie, Laloneurose.

Häufigkeit: Über 1% der Bevölkerung. Männliches Geschlecht stärker betroffen (2:1—1:1); bessere Sprachbegabung des weiblichen Geschlechts wird ursächlich vermutet.

20.1 Entstehungstheorien

Ursache unbekannt.

Stottern ist ein Syndrom, an dessen Zustandekommen in individuell unterschiedlicher Verteilung und Gewichtung **körperliche, seelische** und **interpersonelle** Faktoren beteiligt sind.

Echtes Leiden, keine Angewohnheit.

Die **somatischen** Theorien zur Erklärung des Stotterns sind für die **Entstehung** und Verursachung des Stotterns geeignet, die **psychologischen** Erklärungsversuche für die Entwicklung und **Aufrechterhaltung** des Stotterns.

Vorstellungen im Altertum:
Hippokrates: Inkongruenz zwischen Sprechen und Denken.
Aristoteles: Fehlerhafte Zunge.

20.1.1 Somatische Erklärungsversuche

a) **Genetische Ursachen**

Vererbt wird nur die **Anlage** (Disposition). Unter gewissen **inneren** und **äußeren** Bedingungen kommt es zur klinischen **Manifestation**.

- Häufig stotternde Verwandte, besonders **väterlicherseits;** bei eineiigen Zwillingen stottern beide Kinder, bei zweieiigen nur 1 Kind.

- Entwicklung eines Stotterns mit und ohne Polterkomponente auf der Grundlage eines **familiären Sprachschwächetypus** möglich.

- Komplikation eines **Poltersyndroms** auf der Grundlage einer angeborenen Sprachschwäche.

- **Neuropathische** familiäre Veranlagung. Besonders in der mütterlichen Familie kommen vor: Migräne, Asthma, Kreislaufstörungen, Verdauungsbeschwerden und andere vegetative Störungen.

Selten Kombination mit Dysplasien im kranio-fazialen Gebiet (Hemihypertrophia oder Hemiatrophia faciei).

Psychogene Faktoren können **auslösend** wirken oder bei der Auslösung mitbeteiligt sein.

Beschleunigung der Manifestation eines erblich bedingten Stotterns durch **Nachahmung.**

b) **Organische Ursachen**

Im Kindes- und Jugendalter frühkindliche Hirnschädigungen prädisponierend, im mittleren und höheren Lebensalter gefäßabhängige Faktoren.

- **Frühkindliche Hirnschäden** prä-, peri- oder postnataler Genese (z. B. minimale zerebrale Dysfunktion, Teilleistungsschwäche).

Obligatorische Symptome der MCD: Störungen der Motorik, speziell der Feinmotorik. Normale Intelligenz.

Fakultative Symptome: Diskrete neurologische Symptome, Perzeptionsstörungen, mangelhaftes Aufmerksamkeitsvermögen, geschwächte Merkfähigkeit, Verhaltensstörungen, **Sprachstörungen (Stottern).**

Die Kombination Frühgeburt und Zangengeburt führt immer zu einem Stottern.

- **Schädel-Hirn-Trauma** (= traumatisches Stottern); z. B. nach Commotio cerebri, offenen Hirnverletzungen; selten nach Contusio cerebri.

- **Zerebrale Bewegungsstörungen**

Dysarthrisches Stottern (iterative Form der Dysarthrie = Palilalie) bei pyramidalen, extrapyramidalen, zerebellaren Erkrankungen. Reines Stottern ohne sonstige Sprachauffälligkeiten hierbei selten. Z.B. striäres Stottern bei Läsionen des Corpus striatum (Schweifkern und Linsenkern) = Folge einer enzephalitischen Erkrankung (Parkinsonsche Krankheit). Vielmaliges Wiederholen von Wörtern und Satzteilen, besonders am Satzende.

- **Zerebro-vaskuläre** Erkrankungen, z.B. aphasisches Stottern. Auftreten während der Rückbildung von Aphasien.

- Funktionsstörung des **striopallidären Systems** durch äußere und innere Einflüsse.

- **Neuromuskuläre Koordinationsstörung.** Es wird eine fehlerhafte Koordination der Atem-, Stimm-, Sprech- und Sprachregelkreise angenommen. Die moderne Biokybernetik betrachtet sie als Störungen der synchronisierenden und quantifizierenden Taktsignale (Desynchronisation) der im Thalamus gelegenen Zeitgeberzellen, den Clocks. Bei Funktionsstörung Irrtümer bei der Übertragung genetischer und exogener Kodes. Bei gehäuften Blockierungen Stottern.

- **Verzögerte Sprachrückkopplung.** Stotterer sollen ihre Sprache vorwiegend mit dem Ohr kontrollieren, dessen Nervenbahnen nicht ihrem dominanten Hörzentrum unmittelbar zulaufen. Dies führt zu verlängerten Übertragungszeiten und ähnlich wie bei der verzögerten akustischen Sprachrückkopplung bei normal Sprechenden zu erheblichen Sprachstörungen.

- **Dominanzstörung.** Infolge Gleichwertigkeit (Ambivalenz) beider Hirnhälften Koordinationsstörung in den sprachlichen Handlungsabfolgen.

- **Wahrnehmungsstörung** (nach *Cherry* und *Sayers*). Die Selbstkontrolle des Sprechaktes ist über verschiedene Rückmeldekreise des Wahrnehmungssystems möglich: Akustisches Feedback, kinästhetisches Feedback, taktiles Feedback, Feedback aus den Sensoren propriozeptiver Reflexe (Reiz- und Erfolgsorgan ist identisch, z.B. Sehnenreflexe). Erschwerung des Integrationsvorganges, wenn Rückmeldungen in der linken und rechten Hemisphäre asynchron einlaufen oder Interferenzen sich aufgrund unterschiedlicher Durchlaufzeiten der Signale durch die Nervenbahnen ergeben. Ist eine Integration der Rückmeldesignale nicht möglich, so kommt es zu Koordinationsstörungen des Sprechens und damit zum Stottern.

Begründung: Reduktion der Stottersymptomatik bei Ablenkung des Stotternden von seiner Sprache durch **Schattensprechen** (annähernd zeitliches Nachsprechen eines vorgesprochenen Textes) oder durch verzögerte akustische Rückmeldungen der eigenen Sprache über Kopfhörer **(Lee-Effekt).**

- **Beibehaltung der akustischen Sprachkontrolle** *(van Riper).* Erklärung: Während des Spracherwerbs überwiegend akustische Kontrolle der Sprachhandlung bei Kindern.

Im Verlauf der Sprachentwicklung Übernahme der Kontrollfunktion der akustischen Wahrnehmungsorgane von der Oberflächensensibilität (Tast- und Berührungsempfindung) und der Tiefensibilität (Lage- und Bewegungsempfindungen) des Sprechapparates. Auftreten von störenden Interferenzen, wenn neben der kinästhetischen die akustische Rückmeldung noch bedeutsam bleibt. Daher bei **Tauben** ganz selten Stottern.

Bei plötzlicher Ertaubung sofort Aufhören des Stotterns. Falls einseitiger Hörrest vorhanden, nach Hörgeräteanpassung allmähliches Wiedereinsetzen des Stotterns.

- Defekte in der **sensorischen Rückkopplung** *(Lee).* Bei Defekten in der sensorischen Rückkopplung des Sprechenden so lange Wortwiederholungen erforderlich, bis die nötige Information das sprachliche Steuerungssystem erreicht hat.

- **Mehrsprachigkeit.** Intelligente Kinder können aufgrund ihrer Auffassungs- und Lernfähigkeit zwei Sprachen gleichzeitig erlernen. Bei sensiblen Kindern kann Zweisprachigkeit zu Störungen im seelischen Bereich und damit zum Stottern führen. Daher zuerst Erlernen der Muttersprache bis zum fehlerfreien Gebrauch von kleinen Mehrwortsätzen (bis zum 4. Lebensjahr).

- **Linkshändigkeit.** Linkshändigkeit häufiger als bei Nichtstotternden. Umerziehung von Linkshändern zu Rechtshändern als Ursache oder Provokation des Stotterns zweifelhaft.

Gegenargumente für organische Entstehung: Unbeständigkeit und Situationsabhängigkeit des Stotterns.

20.1.2 Psychologische Erklärungsversuche

● **Lerntheorie**

Die Lerntheorie unterstellt im Gegensatz zur Psychoanalyse keine unbewußten Ursachen für das Zustandekommen von Symptomen. Sie betrachtet Symptome als erlernte Gewohnheiten. Es gibt demnach keine dem Stottersymptom zugrunde liegende Neurose, sondern nur das Symptom selbst.

Lerntheoretisch ist das Stottersymptom eine unangepaßte sprachliche Reaktion, ein situativ falsch erlerntes sprachliches Verhalten (erlerntes Fehlverhalten). Auslösend sind Angst- und Schreckreaktionen in sensiblen Phasen der Sprachentwicklung.

Stottern entsteht nach der Lerntheorie durch gelerntes Fehlverhalten infolge bestimmter Umweltbedingungen. Eine Erklärung der Aufrechterhaltung des Stotterns ist nur durch gleichzeitige **operante** und **respondente** Betrachtungsweise möglich.

Stottern wirkt auf die Umwelt ein = **operante Verhaltensweise** (to operate upon = einwirken auf).

Es zieht damit bestimmte positive Konsequenzen nach sich, die für die Aufrechterhaltung des Stotterns verantwortlich sind. Diese lösen wiederum eine Antwort (Reaktion) des Stotternden auf die Reaktion der Umwelt aus = **respondentes Verhalten** (to respond = antworten).

Begründungen für die Richtigkeit der Lerntheorie:

— **Konsistenzeffekt** = Tendenz, in gleichen Situationen bei denselben Wörtern zu stottern;

— **Adaptationseffekt** = Verminderung des Stotterns beim wiederholten Lesen eines Textes.

Kritik: Erklärung der Stabilität der Stottersymptome nach Veränderung der Lernumwelt durch die Lerntheorien nicht möglich.

● **Kontinuitätshypothese.** Sie geht von der Annahme eines kontinuierlichen Überganges von normalen bis hin zu auffälligen und zu solchen als Stottern zu bezeichnenden Sprachauffälligkeiten aus.

● **Auslösende Umweltbedingungen.** Stottern wird wie flüssiges Sprechen gelernt. Für das Erlernen des Stotterns ist die Umwelt verantwortlich (z. B. Strafreize).

Bezüglich der auslösenden Umweltbedingungen gibt es: *Entstehungshypothesen, Entwicklungshypothesen* und Hypothesen zur *Aufrechterhaltung* des Stotterns.

- Stottern **Ergebnis seiner Diagnose** (Theorie nach *Johnsen).*
Entstehung und Entwicklung des Stotterns nicht *vor,* sondern *mit* und *nach* seiner Diagnose.

Während der kindlichen Sprachentwicklung im 3. und 4. Lebensjahr Sprachungeschicklichkeit. Neigung zu Silbenwiederholungen; 35—50 mal bei 1000 Wörtern Wiederholung von Lauten, Wörtern, Sätzen noch physiologisch. Nach anderen Auffassungen liegt bei mehr als 10 einfachen und 6 doppelten Silbenwiederholungen — bezogen auf 100 Wörter — oder erst bei 20% Silben- oder Wortwiederholungen Stottern vor.

Der Laie diagnostiziert Stottern mit der Feststellung eines Gestörtseins beim Kind zu einem Zeitpunkt, bei dem sich die Sprechunflüssigkeit eines Kindes nicht von derjenigen unterscheidet, die andere Eltern bei ihrem Kind noch als normal bezeichnen (falsche elterliche Flüssigkeitsnorm). Reaktion des Kindes auf die Haltung der Eltern mit immer stärkeren Anstrengungen. Durch die Bemühungen, Wiederholungen und Blockierungen auszuschalten, werden Sprechschwierigkeiten antizipiert = Erwartungsangst. Es bilden sich zahlreiche Fehlverhaltensweisen aus, um die altersentsprechend normalen Sprechverzögerungen zu vermeiden. Stottern ist das, was das Kind gelernt hat, um nicht zu stottern. Stottern ist also das Ergebnis seiner Diagnose.

- **Stottern als sekundäre Antwort**

Neutrale Reize, die in zeitlicher und räumlicher Verbindung mit den Stottersymptomen auftreten, werden im Sinne der Pawlowschen Konditionierung allmählich zu Signalen für Sprechversagen und rufen Angst hervor. Spezifische Laute, Wörter oder Situationsmerkmale wirken als **Angstsignale,** die im Laufe der individuellen Lerngeschichte vom Stotternden erworben wurden. Als Reize lösen sie **Stotterantworten** aus.

Nach dem Gesetz der Gleichzeitigkeitsassoziation von Reizen nach *Guthries* Kontiguitäts-Lerntheorie können Reize auch direkt Stotterantworten auslösen, ohne daß als Reaktion zunächst Angst konditioniert wurde. Stottern wird so am Anfang der Lerngeschichte als reflexhaftes Verhalten erklärt.

- Stottern als **Vermeidungsverhalten** (avoidance-behavior)

Bestrafung des Kindes wegen der Sprechunflüssigkeiten. Versuch, die Sprachunflüssigkeiten zu vermeiden, führt zu Langziehen der Anfangslaute, Wiederholungen, Verkrampfungen, Verstummen.

Die Anstrengungen, Stottern zu vermeiden, sind identisch mit dem Stottern (siehe Seite 348).

- Sog. **Anfangsstottern** (Entstehungshypothese)

Es wird vermutet, daß die Sequenz „Sprechanfang — Pause (Spricht der Partner?) — Sprechen" in das Sprechen des Kindes integriert wird.

Weiter lernt das Kind, eigene Sprechpausen (Denkpausen) für den Partner als solche zu signalisieren, indem es Wortwiederholungen, Zwischenlaute usw. als geeignete Mittel zur Sprechpausenüberbrückung einsetzt. Extreme Ausformungen dieser Sprechunflüssigkeiten werden zum frühkindlichen Stottern.

- Stottern als **respondentes** (Antwort auf ein vorausgegangenes Ereignis) **Lernen** (Entwicklungshypothese).

Anfangs Stottern nur bei vereinzelten Lauten, die betreffenden Laute oder Wörter bleiben im Gedächtnis. Bei erneutem Stottern beim gleichen Laut Bewußtwerden der Schwierigkeiten bei der Bildung des betreffenden Lautes. Schließlich löst die bloße Vorstellung der Aussprache des gefürchteten Lautes Angst und Erregung aus.

- **Verstärker (reinforcements)**

Von der Art der positiven Konsequenzen (Verstärkerwirkung) der Umwelt, die auf das Stottern folgen, hängt im Sinne der operanten Lerntheorien die künftige Auftrittswahrscheinlichkeit und Intensität der Stottersymptome, d.h. das Fortbestehen (Persistenz) ab.

Drei unterschiedliche Verstärkungsarten werden verantwortlich gemacht:

a) Vermeidung **schädlicher Konsequenzen** als Verstärker des Stotterns

Eine Hypothese besagt, daß das Stottern als Vermeidungsverhalten (avoidance-behavior) betrachtet werden müsse. Durch die

Stottersymptomatik kann der Stotternde Anforderungen und unangenehme Lebenssituationen vermeiden. Damit zieht das Stottern indirekt angenehme Konsequenzen nach sich. Aufgrund des erfolgreichen Vermeidens schädlicher Reize persistiert das Stottern. Es gibt unterschiedliche Ansichten über das, was der Stotterer befürchtet und vermeiden möchte:

— Die dem Kind altersgemäße Sprechunflüssigkeit.
— Die Stottersymptome selbst: Die Anstrengungen, das Stottern zu vermeiden, sind identisch mit dem Stottern.
— Die Strafreize, die als ursprüngliche Konsequenzen mit der Sprechungeschicklichkeit einhergehen.
— Schwere Blockierungen, Verkrampfungen und völliges Verstummen durch Anwendung leichterer Stotterformen wie Langziehen der Anfangslaute und Wiederholungen.
— Den Verlust an Zuwendung bzw. den Entzug von Aufmerksamkeit durch die Zuhörer, der durch das Stottern aufgehoben wird.

b) **Beendigung negativer** Reize (Stimuli) als Verstärker des Stotterns

Eine 2. Hypothese betrachtet Stottern als **Fluchtverhalten** (escape-behavior).

Das Stottern bleibt als Reaktion des Organismus bestehen, weil es eine Reduzierung oder die Beendigung negativer Reize, z.B. Spannungszustände des Organismus, ermöglicht. Unmittelbar nach den Stottersymptomen wird flüssiges Sprechen beobachtet. Ein als schwierig erlebtes Wort führt zu einem Anwachsen der Angst. Die Spannung steigt, es kommt zum Stottern. Dadurch entlädt sich die muskuläre Verkrampfung. Mit dem beendeten Ablauf des Symptoms tritt eine Furchtreduktion ein. Der Spannungszustand ist gesunken, die ängstliche Antizipation beendet.

c) **Positive** Konsequenzen als Verstärker des Stotterns

Eine 3. lerntheoretische Hypothese betrachtet Stottern als **Annäherungsverhalten** (approach-behavior).

Annahme folgender positiver Folgen:

— Schonhaltung der Umwelt gegenüber dem Stotternden.
— Eigene Schwierigkeiten und Mißerfolge werden mit dem Stottern entschuldigt.

— Rücksichtnahmen der Mitmenschen auch auf Gebieten, die mit Sprechen nichts zu tun haben.
— Erlangung besonderer Vorrechte.
— Wohlwollen und allgemeine Zuwendung der Zuhörer.

- Durch **Streß** ausgelöster konditionierter **Laryngospasmus** (reflexhafter Kehlkopfkrampf) nach *Schwartz*

Gegenargument: Stottern tritt auch bei Laryngektomierten (Kehlkopflosen) auf.

Streßgrundreize: Situationsbedingter Streß, Wort- oder Laut-Streß, Autoritätspersonenstreß, Unsicherheitsstreß, physiologischer Streß, Ereignisstreß, Geschwindigkeitsstreß.

- Stottern Ergebnis **klassischer Konditionierungsvorgänge** *(Brutten* und *Shoemaker)*

Stottern wird erlernt und aufrechterhalten durch klassische Konditionierungsvorgänge.

- Stottern als **Interaktionsstörung**

— Nach *Wyatt* tritt Stottern im Zusammenhang mit Krisen in der Mutter-Kind-Beziehung während der kindlichen Sprachentwicklung auf.
Die Sprachentwicklung verläuft stufenweise; beim Übergang von einer Stufe zur anderen ist das Kind sprachlabil. Von wichtiger Bedeutung hierbei ist das Sprachvorbild der Mutter und eine ungestörte Mutter-Kind-Beziehung. Stottern tritt auf infolge einer Krise oder Störung der Kommunikation.

— Nach *Shames* und *Egolf* wird Stottern aufrechterhalten durch das interaktive Verhalten von Eltern im sprachlichen Umgang mit ihren Kindern.
— *Motsch* faßt Stottern ebenfalls als Interaktionsstörung zwischen Eltern und Kind auf. Aufgrund eines Kategoriensystems werden das interaktive Verhalten zwischen den Partnern analysiert und somit aktuell stotterauslösende und —aufrechterhaltende Bedingungen erfaßt.

- **2-Faktoren-Theorie** (oder auch 2-Prozeß-Theorie genannt) nach *Mowrer.*

Verhaltenstheoretische Erklärung der Entstehung des Stotterns auf Grund klassischen und operanten Konditionierens. Diese

Theorie stellt die Mechanismen der Symptomaufrechterhaltung plausibel dar; die Frage, wann und wodurch Stottern entsteht, wird jedoch rein hypothetisch beantwortet.

- Stottern Folge **intrapersoneller Konfliktbedingungen** (Stottern oder Schweigen)

Nach der Rollen-Konflikt-Theorie *Sheehans* ist Stottern Ausdruck eines doppelten Annäherungs-Vermeidungs-Konfliktes (aproach -avoidance-conflict). Das Sprechen führt zwar zur gewünschten Kommunikation, aber ebenfalls zu den gefürchteten Sprechschwierigkeiten. Der Stotternde bewegt sich daher zwischen zwei Zielen:

Einerseits dem Wunsch zu sprechen und andererseits der Befürchtung zu stottern;

einerseits dem Wunsch zu schweigen und andererseits der Befürchtung, sprechen zu müssen.

Der Stotternde antizipiert seine Artikulationsschwierigkeiten, und sein Bemühen, nicht zu stottern, stimuliert das Stottern.

Millersches Konfliktmodell: Es beinhaltet einen Annäherungs- und Vermeidungsgradienten. Stottern wird als ein Ergebnis von Schwankungen um den Gleichgewichtspunkt (Konfliktzentralbereich) der gedanklichen Tendenzen, zu reden oder zu schweigen, aufgefaßt.

20.1.3 Neurosetheorien

Stottern ist das äußere Zeichen eines unbewältigten zwischenmenschlichen Konfliktes oder einer Fehlanpassung mit abwegigem Verhalten auf der Basis von verdrängten seelischen Konflikten aus der Zeit der frühen Kindheit = **primäre Neurose.**

Auch *sekundäre* Neurose möglich als Folge des Stotterns.

- Nach *Fernau-Horn* werden folgende Formen des **(neurotischen) Stotterns** unterschieden:

— **Präneurotisches Stottern.** Es besteht eine noch unbewußte Hemmungskette: Seelische Erregung → Atemhemmung → Tonhemmung → Sprechhemmung.

— **Erwartungsneurotisches Stottern** (Randneurose): Sprachstörung tritt in das Bewußtsein des Stotterers. Hemmungskette wird zum Hemmungszirkel: Seelische Erregung → Atemhemmung → Tonhemmung → Sprechhemmung → Übertritt in das Bewußtsein (Abb. 38 Seite 369). Jeder erneute Sprechversuch ist nun mit der Vorstellung des Versagens verbunden. Vorherrschen der Sprechangst.

— **Angstneurotisches Stottern** (Schichtneurose). Mit Bestehen des Hemmzirkels wird die Persönlichkeit vom Rand zum Zentrum hin erfaßt (Hemmungsspirale). Diese zentripetal entstandenen Stotterformen machen 80 bis 90% der Gesamtfälle aus und sind die Domäne der Therapie nach *Fernau-Horn*.

— **Charakterneurotisches Stottern** (Kernneurose). Es hat eine andere Pathogenese und tritt selten auf. Es ist kein Hemmungszirkel und keine Sprechangst vorhanden. Es tritt eine Art Kurzschlußreaktion ein: Gefahr im Verzug, Ventil schließen = Stottern.

Therapie: Tiefenpsychologisch und psychiatrisch. Prognose schlecht.

● **Konzept von *Schoenaker***

Basistheorie ist die Individualpsychologie von *Adler*. Stottern ist eine neurotische Fehlentwicklung, die aus dem individuellen Lebensstil erklärt wird.

Beschreibung der Pathogenese des Stotterns auf dem Hintergrund des individual-psychologischen Konzepts.

Das individual-psychologische Persönlichkeitssystem mit seiner sozialpsychologischen, ganzheitlichen, psychodynamisch-teleologischen Interpretation des Menschen bietet einen Ansatz zur Erklärung des Stotterphänomens.

— Stottern als personales Geschehen: Starke Variation der Symptomatik in verschiedenen Situationen. Stottern erscheint nicht als isoliertes Phänomen, sondern eingebunden in die Erlebnissphäre der Person.

— Stottern als Ausdruck gestörter Kommunikation: Die Frage ist ungeklärt, was den Stotterer veranlaßt, sich stotternd zum Ausdruck zu bringen.

— Stottern als zielgerichtetes Verhalten: Stottern wird als intentionales Verhalten aufgefaßt, das entsprechende Wirkungen in der Umgebung auslöst.

— Stottern als subjektiv sinnvolles Verhalten: Jede Mitteilung beinhaltet eine Offenbarung des eigenen Selbst, die für den verunsicherten Menschen Gefährdung und Risiko bedeutet. In diesem Dilemma Produktion eines sprachlichen Notlösungsverhaltens; Sprechwilligkeit wird demonstriert, aber gleichzeitig seine Spontaneität reduziert; Entziehung einer sprachlichen Stellungnahme und Festlegung.

20.1.4 Psychogene (seelische) Faktoren

Auslösung (primäres psychogenes Stottern) oder **Unterhaltung** (sekundäres psychogenes Stottern bei langem Krankheitsverlauf) des Stotterns durch:

— Mittelpunktposition des Kindes, Teilnahme des Kindes am Positionskampf, Ablehnung des Kindes durch die Eltern, überautoritärer und tyrannischer Vater, hyperprotektive Mutter, Erziehung mit zu großer Strenge oder Inkonsequenz, Fassadenfamilie (nach innen nicht praktizierte Harmonie), Rivalität unter Geschwistern, unerwiderte Liebe zur Mutter oder zum Vater, Unterdrückung der sprachlichen Spontaneität des Kindes, Geburt eines jüngeren Geschwisterteils, Angst-Kinder, die nachts im elterlichen Bett schlafen, Leistungsdruck und Überforderung von seiten der Eltern, Schulschwierigkeiten, Minderwertigkeitsgefühl.

— **Nachahmung:** Allein oder durch Nachahmung kann die Manifestation eines erblich bedingten Stotterns beschleunigt werden.

Bei Zusammentreffen von familiärem Sprachschwächetypus und Nachahmungsstottern ist ein primär genetisch bedingtes Stottern wahrscheinlich.

— **Traumatisches** Stottern: Auftreten nach plötzlichen seelischen oder körperlichen Belastungen, Schreckerlebnissen, psychischem Schock.

— **Hysterisches** Stottern: Plötzlicher Eintritt nach heftiger Gemütsbewegung. Oder Entwicklung aus einem Mutismus oder psychogener Aphonie. Optische Auffälligkeit der Stottersymptome.

20.1.5 Sog. genuines Stottern

Keine Kombination mit Sprachschwäche, gestörter Lateralität, Dyspraxie oder Amusie.

20.2 Beginn des Stotterns und vermutliche Auslösungsmechanismen

Beginn des Stotterns

In den meisten Fällen (66%) Beginn während der Sprachentwicklung im 3.—6. Lebensjahr.

Seltener zum Zeitpunkt der Einschulung im 6.—8. Lebensjahr.

Selten während der Pubertät im 12.—14. Lebensjahr.

Vermutliche Auslösungsmechanismen

Im **Vorschulalter** Dreidimensionalität der Entstehung:

Familiäre Disposition, auslösende Noxen (psychische Faktoren), **unterhaltende Noxen.**

Je größer die familiäre Disposition, desto geringer brauchen exogene Noxen zu sein, um die **Manifestationsschwelle** zu überschreiten.

Vorschulalter: Unterscheidung von 2 verschiedenen Typen von Kindern:

— Kinder mit starker Irritierbarkeit im emotionalen Bereich, starke Reaktion auf Milieufaktoren (familiäre Hektik, Konflikte, Überforderung), guter Sprachbegabung, überdurchschnittlicher Intelligenz.

— Kinder mit Sprachschwäche, durchschnittlicher oder unterdurchschnittlicher Intelligenz, Störungen im Bereich der Wahrnehmung oder Motorik, Impulsivität, Mangel an Selbstkontrolle.

Einschulungsalter: Streß-Situationen infolge Mehr- oder Überbelastung oder sozialer Anpassungsschwierigkeiten.

Pubertät: Persönliche Auseinandersetzung mit der Umwelt.

20.3 Entwicklung des Stotterns

Entwicklungsstottern (auch Poltern-Stottern oder **Entwicklungspoltern** genannt; frühere Bezeichnung: Physiologisches Stottern):

Phase nicht flüssigen Sprechens während der Sprachentwicklung.

Es beruht auf einem Mißverhältnis zwischen motorischer Sprechgeschicklichkeit, sensorischen Fähigkeiten und Denkvorgang. Entweder Nichtnachkommen der gedanklichen Gliederung und des formalen verbalen Entwurfes oder Zurückbleiben der Sprechfähigkeit (physiologische Wortfindungsstörung).

Unterbrechungen des Redeflusses, Wiederholungen von Wörtern und Satzteilen (Iterationen), Verwischungen von Lauten und Silben (Symptome des Polterns); kein Behinderungsgefühl, mehr ärgerliches Hindernis des Mitteilungsdranges. Kein kontinuierliches Auftreten, Abhängigkeit von bestimmten Situationen und Tageszeiten; harmlos, physiologisch.

Entwicklungsstottern klingt nach mehreren Monaten bei 80% der Kinder spontan ab.

Differentialdiagnostische Abgrenzung gegenüber **echtem** Stottern:

— Keine familiäre Disposition nachweisbar.

— Keine psychischen oder organischen Schäden.

— Ein fortgeschrittenes Stadium der Sprachentwicklung ist erreicht.

— Periodenweises Auftreten, Abhängigkeit von bestimmten Situationen und Tageszeiten; Hinweis auf wellenförmig verlaufende psychische und funktionelle Lebensvorgänge in diesem Alter.

— Sekundär-Symptome wie z.B. Mitbewegungen sind selten.

Stottern liegt vor, wenn mehr als 10 einfache und 6 doppelte Silbenwiederholungen — bezogen auf 100 Wörter — vorkommen. Nach anderen Auffassungen erst bei 20% Silben- oder Wortwiederholungen oder mehr als 35—50mal bei 1000 Wörtern.

Übergang in **echtes chronisches** Stottern möglich bei:

— Zugrundeliegender familiärer Sprachschwäche oder hirnorganischen Schäden.

— Fehlerhafter Verhaltensweise der Umwelt gegenüber der Sprechungeschicklichkeit des Kindes.

— Falscher Erziehungshaltung.
— Belastenden seelischen Umständen.
— Bewußtwerden normaler Sprechunterbrechungen. Versuch, diese mit erhöhtem Artikulationsdruck zu überwinden; Ergebnis ist das Auftreten von **Toni**. Bei fortschreitendem Störungsbewußtsein assoziierte **Mitbewegungen** und Auslösung affektiver Zustände in Sprechsituationen. Versuch, die Toni durch bewußte Handlungen zu unterdrücken und durch Flickwörter zu kaschieren; Auftreten **psychischer** Sekundärsymptome.

Das stotternde **Schulkind**

Spott der Altersgenossen trägt zur negativen Entwicklung bei; Isolation, Zurückziehen von der sprachlichen Kommunikation, scheinbare Leistungsminderung in der Schule. Stotterer meist intelligent, sensibel.

Stottern bei **Jugendlichen**

Pubertät ist eine zusätzlich belastende Situation.

Verstärkung des Stotterns möglich. Belastungen durch Eintritt ins Berufsleben. Entwicklung neurotischer Symptome, Verzweiflung, gelegentlich Selbstmordabsichten oder Aggressionen.

20.4 Stadien des Stotterns

- Primäre klonische Wiederholungen
- Sekundäre tonische Hemmungen
- Komplizierende auffällige Mitbewegungen
- Kompensierende und unterdrückende Ausgleichsmaßnahmen.

1. Stadium: Das Auftreten von vermehrten Repetitionen von Lauten und Silben zeigt bei Kindern den Übergang vom physiologischen Wiederholungsstottern zum **klonischen** Stottern an, ohne daß dem Kind die Störung bewußt wird. Es wechseln Perioden des Stotterns und symptomfreien Sprechens miteinander ab.

2. Stadium: Beim Fortschreiten der Symptomatik kommen Prolongationen von Lauten am Wortanfang hinzu; schließlich folgen Blockierungen mit krampfhaftem Verschluß der Glottis, Fixierung der Zunge, des Unterkiefers und Zusammenpressen der Lippen **(tonisches** Stottern). Auch in diesem Stadium findet sich meist noch kein Störungsbewußtsein bei den Kindern. Es gibt noch Perioden mit symptomfreiem Sprechen.

3. Stadium: Eine weitere Zunahme des Stotterns zeigt sich in tremorartigen Krämpfen der Muskulatur im Bereich des Unterkiefers, der Lippen und der Zunge. **Mitbewegungen** (Schleudern des Kopfes, Armwerfen, Fußstampfen) werden als Starthilfe eingesetzt oder stereotype Laute und Wörter eingeschoben. Die Störung ist in diesem Stadium in das Bewußtsein übergetreten. Schwankungen der Symptomatik treten kaum noch auf.

4. Stadium: Zuletzt entwickelt sich Angst vor dem Sprechen und Furcht vor bestimmten Lauten und Wörtern. Durch **Ausweichmanöver** — z. B. Umschreiben von gefährlichen Wörtern — wird die Unsicherheit weiter gesteigert.

20.5 Formen des Stotterns und Symptome

Formen des Stotterns

Klonisches Stottern = Wiederholungen beim Sprechen
Tonisches Stottern = Blockierungen beim Sprechen
Kombiniertes Stottern = tonisch-klonisch oder klonisch-tonisch

Tonisches Stottern soll Folge des Unterdrückens von Silbenwiederholungen bei unvernünftigem Verhalten der Umgebung sein.

Symptome

Stottern ist ein Symptom einer bisher unbekannten Störung. Mehrere Organsysteme sind zugleich betroffen. Der Redefluß ist durch Laut-, Silben- und Wortwiederholungen (klonisches Stottern) oder Wortblockierungen (tonisches Stottern) gestört.

Anmerkung:

Stottern tritt nur extrem selten bei Gehörlosen und Laryngektomierten (Kehlkopflosen) auf. Keine Verstärkung des Stotterns stark Schwerhöriger bei Benutzung eines Hörgerätes.

Stotternauslösende „cues"

Cue = spezifisches Merkmal innerhalb eines komplexen Wahrnehmungsfeldes oder eines Reizmusters, das als Signal für eine bestimmte Handlung gilt und auf das ein Lebewesen gelernt hat zu reagieren.

— Auslösende cues **sprachlicher** Art.

Stottern tritt häufiger auf in:
Langen Wörtern, Wörtern, die mit Konsonanten beginnen, in den ersten drei Wörtern eines Satzes, bevorzugt bei Substantiven, Verben, Adjektiven und Adverbien.

Auch bei mehrmaligem Lesen wird bevorzugt an den gleichen Stellen gestottert = **Konsistenzeffekt.**

Der Stotterer hat genaue Kenntnis über diese sprachlichen Stotter-cues.

— Auslösende cues **situativer** Art:
Anzahl der Gesprächspartner, als schwierig eingeschätzte Zuhörer, Grad der Vertrautheit mit der Situation.

— **Reaktion** des Stotternden auf seine eigene Symptomatik als auslösende cues:
Die Symptome selbst stellen auslösende cues dar. Die Stotterwahrscheinlichkeit steigt zunehmend mit der Anzahl der Symptome.

Primärsymptome

— Vermehrte **Iterationen:** Wiederholungen von Silben (nicht von Einzellauten) während der Sprachentwicklung mit 2½ —4 Jahren.

Vorkommen bei frühkindlichem beginnenden Stottern.

— **Kloni:** Unwillkürliche schnelle Wechsel zwischen Kontraktionen und Entspannungen der Artikulationsmuskulatur.

— **Toni:** Krampfartige längere Kontraktionen der Artikulationsmuskulatur.

Sekundärsymptome

● **Störungen der Atmung:** Verkürzung der Exspirationsphase, Luftverschwendung, Atemschlürfen, schnappendes Einatmen, häufige oberflächliche und geräuschvolle Einatmung, flache Atmung, Abpressen des Atems, Atemstillstand, Einsatz der Bauchpresse, Störung des normalen Asynchronismus von Brust- und Bauchatmung, unzweckmäßige Atembewegungen, Atemvorschieben = bei tonischer Hemmung angestrengte stimmlose oder tönende Ausatmung ohne Lösen des Tones. Inspiratorisches Sprechen.

- **Störungen der Stimme:** Phonationsbeginn erst im 2. oder 3. Drittel der Exspiration. Häufigkeit des Singstotterns 2—8%. Berufliches Singen bei Stottern möglich; von der Aufnahme eines Gesangsstudiums ist jedoch abzuraten. Stimmklang monoton, Stimmeinsätze fest, bis zum Taschenfaltenpressen gesteigert, evtl. inspiratorische Stimmbildung. Bei tonischem Stottern rauhe, tiefe, heisere, gepreßte Stimme = **hyperfunktionelle Dysphonie.** Tonischer Glottisschluß. Vokalstottern, Langziehen, Flüstern.

Stimmlippenknötchen bei Kindern **keine** Folge des Stotterns, sondern einer vom Stottern unabhängigen hyperfunktionellen Dysphonie.

Kehlkopflose stottern bei Anwendung der Speiseröhrenstimme nur extrem selten.

- **Störungen der Artikulation:** Störungsphasen wechseln mit freien Phasen. Flüstern, Aufsagen von Gedichten, Sprechen ohne Hörkontrolle, gebundene Sprechweise meist relativ gut. Beim auswendigen Vortragen von Gedichten Reduktion der Symptome, da der Abruf vorformulierter Texte leichter gelingt als der Ausdruck eigener Gedanken.

Klonische Zerteilung der Vokale (Vokalstottern) ähnlich wie bei der spastischen Dysphonie. Artikulationsablauf durch tonisches Pressen und klonische Wiederholungen verändert. Anlaute stärker als Inlaute betroffen. Konsonanten, besonders Explosivlaute, häufiger gestört als Vokale. Kein Zusammenhang mit schwierig zu bildenden Lauten. Der Grad der Störung ist wesentlich situationsbedingt: z. B. Unterhaltung mit Vorgesetzten oder Telefonieren.

Stop-go-Mechanismen: Unterbrechung einer im Ansatz gestotterten Artikulation eines Sprachlautes, einer Silbe oder eines Wortteiles, dann erneut ansetzen.

Dehnungen von Lauten oder Silben. Oft Kombination mit interdentalem Sigmatismus.

Evtl. Auftreten sprachlicher Auffälligkeiten in folgender Reihenfolge: verzögerte Sprachentwicklung, Stammeln, Sigmatismus, Dysgrammatismus, Stottern.

- **Satzbauveränderungen:** Mitteilende Sprachfunktion am meisten betroffen.

Embolophonien: Flicklaute, z. B. oh, äh.

Embolophrasien: Flickwörter, phrasenhafte Satzteile oder Sätze; hiermit Umgehung schwieriger Sprechsituationen. Satzumstellungen, Wortvertauschungen

Starter: Leicht auszusprechende Redewendungen, die am Beginn eines Satzes eingesetzt werden.

Verwendung sinnverwandter Wörter, die mit einem für den Sprecher neutralen Laut beginnen.

Veränderung bereits gedanklich formulierter und begonnener Sätze, um gefürchteten Lauten auszuweichen.

- **Störungen der Sprachdisposition:** Unfertige unsichere Sprechdisposition, überhasteter Sprecheinsatz, keine Sprechpausen, arrhythmischer Sprechablauf. Oft kein Stottern bei Benutzung einer Fremdsprache, Dialektnachahmung oder im theatralischen Sprechen. Bei Erwartungsangst, z.B. vor bestimmten Lauten, freies Sprechen besser als Lesen. Gestörte Vorausdenkfunktion.

- **Orale Geräusche:** Schmatz-, Schluck-, Schnalz- oder Spuckstottern.

- **Motorische Mit-** oder **Ausweichbewegungen** (Synkinesen oder Parakinesen), z.B. klopfende oder stampfende Bewegungen; Folge des Ankämpfens gegen die behinderte Artikulation. Einsatz von Mimik und Gestik zur Tarnung oder Vermeidung von Stottersymptomen, zur Überbrückung von Sprechpausen oder als nonverbale Starter. Nasenflügelatmen, Mitbewegungen im Mundbereich, der Gesichtsmuskulatur (Augenzwinkern, Gesichterschneiden), der Extremitäten, (Arm-, Beinschlagen), Körperzukken, stimmliche Mitbewegungen (Ächzen, Stöhnen).

Störungen der Motorik: Enger Zusammenhang zwischen Feinmotorik und Sprechstörung. Mit Verbesserung der Feinmotorik Rückbildung der Stottersymptomatik. Kombination von Sprechen und Ausführen motorischer Handlungen oft nicht möglich. Leichter oder schwerer motorischer Rückstand.

- **Vegetative Störungen:** Erröten, Transpirieren, Schweißausbrüche, feuchte Hände, Fingertremor, Dermographismus, gesteigerte Pupillenmotorik, Kreislaufdysregulation.

Dysplastische Stigmata: Schädelasymmetrien, Ohrmuschelverbildungen.

EEG: Keine pathologischen EEG-Veränderungen. Kein Zusammenhang zwischen Stottern und Epilepsie.

20.6 Charakterisierung der Persönlichkeit Stotternder

Stotterer sind furchtsam, zurückhaltend, introspektiv, vorsichtig, korrekt, formvollendet, gehemmt. Überdurchschnittliche oder auch unterdurchschnittliche Intelligenz. Häufigkeit des Stotterns nimmt mit zunehmendem Schweregrad einer geistigen Behinderung ab; siehe dagegen auch Seite 557.

Die soziale Umwelt führt durch ein Bewußtmachen der Sprachstörung (z. B. durch Ermahnen zum richtigen Sprechen, Wiederholungsübungen, Verspotten) leicht zur Fixierung des Symptoms und zu sekundären psychogenen Reaktionen.

Minderwertigkeitskomplexe, Einzelgänger, menschenscheu, depressive Stimmung.

Bei der Untersuchung der Persönlichkeitsentwicklung findet man unter Stotterern selbstunsichere, psychisch labile, ängstliche Patienten mit Neigung zur Aggressionsverdrängung und zur Überkompensation. Starker Leistungsehrgeiz als Kompensationsversuch der *Sprachstörung,* Streben nach guten Schulleistungen.
Nach anderer Auffassung gibt es keinen sog. Stotterertyp.

Psychogene Sprechhemmungen treten auf bei spannungsvoll erlebten Situationen, beim Sprechen vor Höhergestellten, beim Reden vor einer Schulklasse, öffentlichen Veranstaltungen und beim Telefonieren mit unbekannten Personen (Telefonangst = Provokationstest).

Blickkontakt: Vermeiden eines Blickkontaktes beim Sprechen.

Logophobie: Angst vor dem Sprechen.

Inneres Stottern: Gedankliches Vorerleben einer möglichen Kommunikationsstörung.

Stotternde sind schlechte Gesprächsteilnehmer, können schlecht zuhören und schlecht auf andere eingehen, da sie mit der Planung und Ausführung ihres Sprechens beansprucht sind.

Reaktion der Umwelt auf Stottern

Gesprächspartner fallen dem Stotternden ins Wort und versuchen, für ihn weiterzusprechen. Anwendung einer Zeichensprache, so als könne der Stotternde den Normalsprechenden nicht richtig verstehen. Abbrechen von Gesprächen mit dem Vorschlag der Weiterführung in schriftlicher Form.

20.7 Gruppeneinteilung der Stotterer nach *van Riper*

Tab. 14: Gruppeneinteilung der Stotterer nach *van Riper*

Gruppe 1	Gruppe 2	Gruppe 3	Gruppe 4
Zuerst normale Sprachentwicklung. Gradueller Stotterbeginn zwischen 2½ und 4 Jahren. Lange Remissionen	Sprachentwicklungsverzögerung. Gradueller Beginn z. Zt. der Satzbildung. Keine Remissionen	Besonders guter und flüssiger Sprachgebrauch. Plötzlicher Beginn nach vollkommener Sprachbeherrschung nach Trauma oder mit starker Emotion verbundenem Erlebnis. Wenige kurze Remissionen	Vorher besonders flüssige Sprache. Plötzlicher Beginn meistens nach dem 4. Lebensjahr. Keine Remissionen
Silbenwiederholung, variables Stottermuster, normale Sprache gut integriert	Undeutliche Aussprache, Silben- und Wortwiederholungen. Wortzerbrechen, unflüssige Sprache, auch ohne Stottern	Stimmlose Verlängerungen, laryngeale Blockierungen, festes Stottermuster, normale Sprache sehr flüssig	Konsistentes Stottermuster, normale Sprache sehr flüssig
Keine Spannung, kein Störungsbewußtsein, keine Frustration	Keine Spannung, kein Störungsbewußtsein, keine Frustration	Viel Spannung, Zittern, starkes Störungsbewußtsein, Frustration, Sprechangst	Spannung, wenig Tremor, starkes Störungsbewußtsein, keine Frustration oder Anzeichen von Furcht, Verhaltensstörungen. Versuch, Aufmerksamkeit der Umgebung zu erringen
Es handelt sich um Stottern, das aus der physiologischen Sprechunflüssigkeit entsteht. Es kann sich durch die oben beschriebenen Umstände tonisch-klonisches Stottern mit starkem Störungsbewußtsein und Vermeidensverhalten entwickeln	Die Symptomatik entsteht bei zentraler Sprachschwäche aus einer Sprachentwicklungsverzögerung. Voraussetzungen zur Entwicklung von Poltern sind ebenfalls vorhanden, Frequenz der vorwiegend klonischen Symptome und Sprachgeschwindigkeit sind hoch; gelegentlich Situationsangst, kein Vermeidensverhalten	Die Grundlage des Stotterns dieser Gruppe ist eine abnorme Erlebnisverarbeitung. Verlauf wechselhaft: Tonisches Stottern, Sprechangst und Vermeidensverhalten nehmen zu	Dieses Stottern ist Ausdruck einer neurotischen Persönlichkeitsentwicklung. Wenig Situationsangst, wenig Vermeidensverhalten
Häufigkeit etwa 50 %	Häufigkeit etwa 20 %	Häufigkeit etwa 10 %	Häufigkeit etwa 10 %

20.8 Untersuchung Stotternder

Beschreibung der Sprechstörung. Datenerhebung **(Balbutiogramm)**:

Reihensprechen, Nachsprechen, Lesen eines Standardtextes, freies Sprechen, Grundsymptomatik, Begleitsymptome, Adaptation, geflüstertes Sprechen, Lesen unter weißem Rauschen, Rhythmussprechen, Simultansprechen, situative Variabilität, Stimulusbewertungen, Erlebnisbewertung, Verhaltensbewertungen, Beginn des Stotterns, Verursachungsmomente, Entwicklung des Stotterns (gleichbleibend, Verschlechterungen, Schwankungen; Ereignisse, in deren Folge das Stottern verstärkt auftrat, Verhalten der Erziehungsberechtigten), Erziehungsmerkmale, hereditäre Faktoren, Eingeschränktheit sozialen Handelns (Intim- und Sozialbereich, Leistungs- und Arbeitsbereich). Frage nach einer frühkindlichen Hirnschädigung (Frühgeburt oder Zangenoperation), zerebralen Bewegungsstörungen, Schädelunfällen, Schreckerlebnissen.

Messung der Fehlerfrequenzgrundrate.
Herstellung eines Blickkontaktes möglich.

Beurteilung von Atmung, Stimmlage, Stimmeinsatz, Sprechtempo, Sprechmelodie. Achten auf Flickwörter, Mitbewegungen, Erröten, Schwitzen.

Erstellung eines Balbutiogramms nach *Lüking* oder nach dem Protokollbogen für Stotterer-Polterer (Einlageblatt III zum Untersuchungs- und Behandlungsbogen der Deutschen Gesellschaft für Sprachheilpädagogik).

Quantifizierung der Stottersymptome:

Intraindividueller Sprecherfolgsvergleich. Registrierung der Anzahl der Stottersymptome bezogen auf eine bestimmte Zeiteinheit. Vergleich der Resultate.

Interindividueller Sprecherfolgsvergleich. Bewertung der einzelnen Sprechleistungen mit Noten. Die Noten ergeben sich aus dem Verhältnis der Verbesserung, gemessen in Anzahl der Stottersymptome, bezogen auf die Anzahl der Symptome der ersten Sprechprobe.

Frage nach Erschwerung des schulischen und beruflichen Fortkommens, nach Befreiung des Stotternden von Leistungsnachweisen oder Anforderungen.

Bei der Erhebung der Anamnese keine Anwesenheit der Kinder.

20.9 Therapie des Stotterns

Erwachsenenbehandlung

Die **kausale** Behandlung strebt eine Umstrukturierung der Stotterpersönlichkeit an: Psychoanalyse (geringe Erfolge), autogenes Training, Hypnose, Verhaltenstherapie. Beseitigung schädlicher Milieueinflüsse bei Kindern wichtig.

Die **symptomatische** Behandlung versucht durch Anbahnung einer ungestörten Koordination von Atmung, Phonation und Artikulation einen Abbau der Störungsmomente des sprachlichen Erscheinungsbildes zu erreichen.

Therapieerfolge liegen begründet in der Tendenz des Stotterns zur Loslösung von der Persönlichkeitsstruktur und zur Verselbständigung und Automatisierung des sprachlichen Funktionskreises.

Es gibt über 250 Behandlungsverfahren.

Eindimensionale Verfahren: z. B. Sprechübungen nach *A. Gutzmann.*

Mehrdimensionale Verfahren: z. B. atemtechnische Hilfen und verhaltenstherapeutische Methoden.

Einzeltherapie, Gruppentherapie, ambulante oder stationäre Behandlung.

Therapeutische Richtungen: Atem-, Stimm- und Sprechtherapie; taktierende und rhythmisierende Methoden (Sprechhilfen); biokybernetische Therapie; Verhaltenstherapie; Psychotherapie; Entspannungstechniken; medikamentöse Therapie.

Beim gegenwärtigen Stand der Forschung erscheint es noch nicht angebracht, bestimmte Therapiemethoden grundsätzlich abzulehnen.

Therapieziele

— Erhöhung der Auftretenswahrscheinlichkeit flüssiger Sprecheinheiten.

— Löschung bzw. Reduzierung der Stotterreaktionen.

— Aufbau von Kontrollreaktionen, mit denen Stotterreaktionen abgeschwächt, beendet oder ganz verhindert werden können.

— Aufbau eines neuen alternativen Sprechverhaltens, z. B. langsameres, rhythmisierteres und akzentuierteres Sprechen.

— Abbau von Fehlgewohnheiten bzw. inadäquatem Sozialverhalten.

— Abbau irrationaler Ängste.

— Abbau von Flucht- und Vermeidungsverhalten.

— Aufbau angstantagonistischer Reaktionen.

— Aufbau bzw. Festigung der Selbststeuerungsfähigkeit des Stotternden; Anwendung von Selbstkontrolltechniken durch den Stotternden, die die Manipulation der stotterauslösenden und -verstärkenden Reize erlauben.

— Reduzierung und Kontrolle physiologischer Erregungsprozesse durch Aufbau und Generalisierung von Entspannungsreaktionen.

20.9.1 Atemtechnische Hilfen

Atemstörungen sind **nicht Ursache** des Stotterns. Atmung wird jedoch von Stotternden zur Überwindung der Sprechstörungen eingesetzt.

Durch Atemübungen mit dem Ziel **regelmäßigen Atmens** Abbau des Stotterverhaltens; daher vorbereitende Maßnahme für die Sprechtherapie. Stotternde sprechen mit dem 2. oder 3. Drittel der Ausatmungsluft; deswegen nach ausreichender Einatmung Sprechbeginn am Anfang der Ausatmung. Einsatz eines Atem-Biofeedbackgerätes hilfreich. Korrektur paradoxer Atmung (Einziehen der Bauchdecke beim Einatmen und umgekehrt).

Atmung kann sich im Verlauf einer Sprechbehandlung auch selbständig mitregulieren.

Bildung der Vokale nach Inspiration mit einem weichen Stimmeinsatz, möglichst langes Aushalten. Sprechen zu Beginn der Exspirationsphase; Einatmungsweg ist die Nase.

Kombination von atemtechnischen Hilfen mit **Lockerungsübungen**. Bei schwerem Stottern Atemtraining in liegender Stellung. Bei mittelschweren und leichten Fällen lässige, sitzende oder stehende Haltung. Beim Sitzen Hände locker an die Innenseiten der Oberschenkel legen lassen, Schulterpartien entspannen. Kombination von Entspannungstechnik mit **präventivem Stoppen** vor Beginn des Stotterns.

Kombination von atemtechnischen Hilfen von **verhaltenstherapeutischen** Methoden, z.B. Belohnung bei flüssigem Sprechen.

Kombination mit **Sprechhilfen,** z.B. unauffälliges Klopfen mit dem Finger.

20.9.2 Sprechübungsverfahren und sprechtechnische Hilfen

- Systematische **Sprachübungen** nach *A.* und *H. Gutzmann*

Die beim Stottern veränderten Bewegungsmuster der Sprechorgane werden durch eine physiologisch ablaufende Technik ersetzt. Phonationsübungen. Übung der Artikulationseinstellungen der Vokale vor einem 3teiligen Spiegel (vorteilhafter ist jedoch das Üben von ganzen Sätzen nach psycholinguistischen Grundsätzen). Dehnung des ersten Vokals, gebundenes Sprechen.

Rhese-Übungen (Denkabschnitte): Denkabschnitte bestehen aus einem Einatmungs- und einem Sprechbogen. Zusätzlich Skizzierung der Zahl 8 mit dem Arm in der Luft.

Einbeziehung einer dem Bedeutungsgehalt der Mitteilungen entsprechenden Mimik und Gestik.

- **Anhauchen** *(A. Gutzmann)*

Anwendung bei tonischem Stottern. Durch leichten Atemluftstrom vor Sprechbeginn Bewahrung der Stimmlippen vor dem **verkrampften Glottisschluß.** Es wird entspannt ins Ausatmen hineingesprochen.

- **Anblasetechnik** beim Sprechen nach *Schwartz*

Ziel ist die Verhinderung einer **Verkrampfung** im Kehlkopf- bzw. Stimmbandbereich (Laryngospasmus). Vor Sprechbeginn Bildung eines nicht hörbaren Hauchlautes. Das Vorgehen erinnert an die Methode des Anhauchens von *A. Gutzmann.*

- **Änderung der Sprechgewohnheiten** nach *Azrin* und *Nunn*

Kurztherapie. Ausgangsbasis ist die Annahme einer nervös bedingten Verhaltensgewohnheit. Ziel der Methode ist ein Abbau des Stotterns in Alltagssituationen sowie ein Aufbau mit dem Stottern inkompatibler (unverträglicher) Verhaltensweisen. Bei Beginn oder Antizipation des Stotterns sofort aufhören mit Sprechen, tief ausatmen, langsam einatmen; dabei Entspannung von Oberkörper und Halsmuskulatur. Vorformulierung der zu sprechenden Wörter; Sprechbeginn unmittelbar nach der Einatmung.

- **Unisono-Methode** (Mitsprechmethode) nach *Liebmann.* Prinzip des Verfahrens beruht auf der Ablenkung von der eigenen Sprechweise. Der Therapeut liest gemeinsam mit dem Patienten. Fortschreitende Schwierigkeitsgrade: Singen — gemeinsames Sprechen — Nachsprechen — Lesen — Nacherzählen — Sprechen mit fremden Personen. Ausübung eines beruhigenden Einflusses auf den Stotternden.

- **Shadowing-Methode** nach *Walton* und *Black* (Modifikation des Liebmannschen Verfahrens)

Prinzip: Ablenkung von der Wahrnehmung der eigenen Stimme auf die des Vorsprechers.

Folge: Symptomreduzierung.

Grundlage der Methode: Stottern beruht auf einem Wahrnehmungsdefekt.

Beim Schattensprechen (auch Führungssprechen genannt) spricht der Stotternde zeitlich nur geringfügig verzögert einen Text nach, der ihm vom Therapeuten vorgesprochen wird, ohne den Text einzusehen.

- Gedankliches Training von Sprechsituationen (**Leerlaufübungen** nach *Heyer*).

- **Stoppen:** Verhinderung von Stottersymptomen. Beim ersten Anzeichen stärkerer Verkrampfung Unterbrechen des Sprechens, Entspannen, erst dann Fortsetzen des Satzes.

- **Präventives** Stoppen, d.h. Lösen der Blockade vor Sprechbeginn wegen des inneren Stotterns, d.h. gedankliches Vorerleben eines möglichen Stotterns. Es muß vor Beginn der Redeflußstörung sofort deblockiert werden. Anschließend Inspiration durch die Nase, nun Sprechbeginn.

- Sprechen mit **Dehnung der Vokale:** Auf diese Weise Herabsetzung des Sprechtempos.

- **Atem- und Sprechübungsbehandlung** nach *Fernau-Horn*

Die Therapie gliedert sich in drei zeitlich ineinandergreifende Phasen und ist auf die Annahme eines pathogenetisch wirksamen „Hemmungszirkels" (Abb. 38) gegründet. Der psychotherapeutische Aspekt steht im Mittelpunkt.

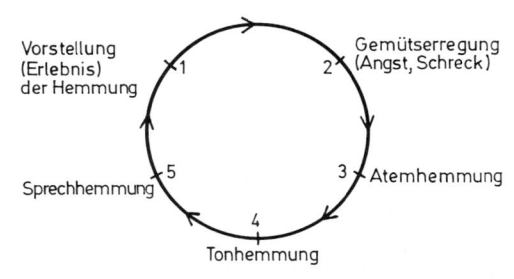

Abb. 38: Pathogenese des Stotterns über den „Hemmungszirkel" (nach *Fernau-Horn*).

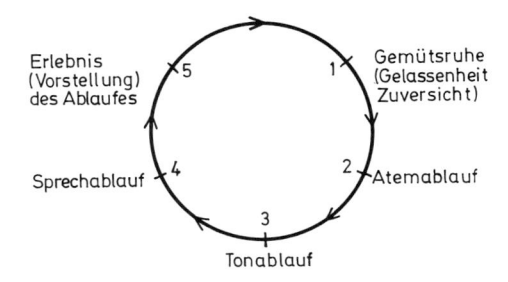

Abb. 39: Behandlung des Stotterns über den „Ablaufzirkel" (nach *Fernau-Horn*).

Zunächst **Belehrung** über das Zustandekommen der Sprechstörung (keine Sprechstörung, nur Ziehen der „Sprechbremse"); Demonstration der Muskelverspannungen.

Ruhe- und Ablauftraining: Körperliche und seelische Entspannung wird über Rhythmisierung der Atmung erreicht. Atemablaufübungen erfolgen im Zustand meditativer Versenkung als sogenanntes Wellenrauschen. Abbau des Hemmungszirkels durch Eintrainieren des „Ablaufzirkels" mittels Formeltraining (Abb. 39, Seite 369).

Das Formeltraining gliedert sich in 3 Gruppen von je 3 Formeln:

1. *Ablauf- oder Wellenformel:*

   „Der Atem fließt wie die Welle" — (nach Einatmung):
   „sch" (Atemwelle)
   „Der Ton fließt wie die Welle" — „sch"
   „Das Sprechen fließt wie die Welle" — „sch"

2. *Erlebnisformel:*

   „Ich höre, daß ich sprechen kann" — „sch"
   „Ich fühle, daß ich sprechen kann" — „sch"
   „Ich glaube, daß ich sprechen kann" — „sch"

3. *Tropfsteinformel:*

   (Wiederholtes Sprechen der Formeln hinterläßt zunehmend im Unterbewußtsein die Einbildung der Sprechsicherheit)

   „Meine Ruhe wächst von Tag zu Tag" — „sch"
   „Meine Sicherheit wächst von Tag zu Tag" — „sch"
   „Meine Zuversicht wächst von Tag zu Tag" — „sch"

Ermutigungs- und Ertüchtigungstraining: Bewährung in den Sprechsituationen des Alltags.

20.9.3 Weitere Behandlungsmethoden

- **Verzögerte auditive Sprachrückkopplung** (delayed feedback)

Verzögerte Sprachrückkopplung auf die Ohren eines gesunden Sprechers bewirkt sprachliche Veränderungen, die man dem Formenkreis des Poltersyndroms zuordnet (LEE-Effekt). Der Stotterer verhält sich bei Anwendung dieser Methode in umgekehrter Weise: Die tonischen und klonischen Sprachhemmungen werden einschließlich der mimischen Mitbewegungen oft weitgehend unterbunden.

Die **optimale Verzögerungszeit** schwankt zwischen 0,05 und 0,3 sec; sie muß je nach Alter und Schwere der Symptomatik empirisch ermittelt werden. Zwischen 4 und 9 Jahren 0,6 sec., bis 30 Jahre 0,16 bis 0,22 sec., 60 bis 80 Jahre 0,4 sec.

Abhängigkeit der Reduktion der Stottersymptomatik auch von der **Lautstärke**. Maximale Fehlerreduktion bei leichtem Stottern nur bei hoher Lautstärke; hohe Lautstärke bei schwerem Stottern bewirkt keine Fehlerreduktion; mittlere Lautstärke bei schwerem Stottern Verstärkung der Symptomatik.

Erklärung: Wechsel von der akustischen Selbstkontrolle des Gesprochenen zur kinästhetischen Sprachkontrolle.

Beim **Poltern** Verschlechterung der Sprache unter verzögerter Sprachrückkopplung.

● Masking des Aussprachefeedbacks

Masking = Vertäubung beider Ohren durch ein Geräusch über Kopfhörer (weißes Rauschen).

Dadurch Verhinderung der Kontrolle der Aussprache durch den Stotternden. Wirkung des Masking beruht auf Ausschaltung des akustischen Feedbacks. Folge ist eine teilweise oder völlige Symptombeseitigung. Masking-Geräte werden wie Hörgeräte getragen.

Nachteile: Konzentrationsstörungen, Zunahme der Sprechlautstärke.

● Kaumethode nach *Fröschels*

Anwendung bei stimmgestörten Stotternden (sekundäre hyperfunktionelle Dysphonie infolge schwerer Toni) und Verspannungen im Gesichtsbereich (Grimassieren).

Bewegungen beim Kauen, Schlucken und Saugen werden als phylogenetische und ontogenetische Grundlagen der Sprechbewegungen im Ansatzrohr angesehen. Stimmhaftes Kauen Bindeglied zwischen Kauen und Sprechen. Während der Behandlung werden folgende Stufen durchlaufen:

— Stummkauen mit Kaugut
— Stimmkauen mit Kaugut
— Vokalkauen
— Kaudialoge

- Worteinschübe
- Satzeinschübe
- Lesen mit umrahmender Kauphonation
- Freisprechen mit umrahmender Kauphonation
- Lesen mit Kauerinnerungssilben
- Freisprechen mit Kauerinnerungssilben.

Phonations- und Artikulationsorgane werden dadurch in den Zustand ihrer normalen Aktivität versetzt. Entspannung des Unterkiefers.

Durchführung der Übungen 2—5mal täglich; Training über mehrere Wochen bis Monate.

- **Vorgehen nach *Smith* (Akzentmethode)**

Die Übungen gehen von großen Bewegungen der Abdominalmuskulatur und des Zwerchfells aus und gehen weiter über Bewegungen des gesamten Körpers und der Organe und enden in Gedächtnis- und Konzentrationsübungen. Wechsel von Muskelspannung und -lockerung sowie Rhythmisierung von motorischen Impulsen können Lockerung und Entspannung hervorrufen. So ist eine Beeinflussung des Stotterns ohne Aufmerksamkeitszuwendung auf den Redefluß möglich.

Mit Hilfe der Akzentmethode (Ganzheitsmethode) Beeinflussung der gesamten Kommunikation. Erarbeitung richtiger Atmung, Phonation, Artikulation und Akzentuation. Es muß mit Nachdruck und in einfachen Sätzen gesprochen werden.

Konzentrationsübungen: Konzentration bei den Akzentübungen auf die Vokale; dadurch Ablenkung von den schwierig auszusprechenden Konsonanten.

- **Vorgehen nach *Seeman***

Mehrdimensionale Methode: Psychotherapie, Übungsbehandlung (Atem-, Entspannungs-, Assoziations-, Lese- und Redeübungen), medikamentöse Behandlung (vorwiegend Psychopharmaka).

Keine systematischen Artikulationsübungen, sondern systematische Entspannungsübungen bei Konsonanten und Konsonantenverbindungen. Verwendung von Wortreihen, die mit Konsonanten beginnen und unter Vokalbetonung artikuliert werden. Achten auf die musikalischen Akzente.

- **Metrisches Sprechen (Taktiermethoden)**

Silbenbetontes **akzentuiertes** Sprechen **ohne** Sprechhilfe; sprechführende *Mitbewegung* der Hand, unauffälliges Klopfen oder Kreiseln mit einem Finger, Fingerklopfen, rhythmische Bewegungen der Zehen.

- **Apparative Sprechhilfen**

Metronom. Elektronische Kleinstmetronome (auch Mikronom oder Pacemaster genannt) werden wie Hörgeräte hinter dem Ohr getragen (= akustische Stimuluskontrolle nach *Tunner*).

Haptometronom. Mechanische Reize werden z. B. auf eine Fingerspitze übertragen.

Günstige Metronomgeschwindigkeit muß empirisch ermittelt werden. Abhängigkeit vom Schweregrad des Stotterns. Bei schwerem Stottern 40 Schläge pro Minute, bei leichteren Störungen 80 Schläge pro Minute. Bei schwerem Stottern eine Silbe pro Metronomschlag, bei leichtem Stottern ein Wort pro Schlag. Später Übergang zu kurzen Sätzen oder Satzeinheiten pro Schlag.

Nachteil: Unnatürliche zerhackte Sprechweise.

Apparative Sprechhilfen daher nur zum Aufbau neuer Sprechweisen geeignet. Dauerbenutzung nur in Ausnahmefällen sinnvoll. Anwendung besonders bei zusätzlicher Polterkomponente, da durch Sprechhilfe Verlangsamung des Sprechtempos.

- **Logopädischer Rhythmus**

Der Rhythmus besitzt eine harmonisierende, regulierende und ablenkende Wirkung. Verbesserung der Koordination der Sprechbewegungen in Verbindung mit der gesamten Körpermotorik durch rhythmische Übungen. Rhythmische Übungen daher den Taktiermethoden überlegen. Der logopädische Rhythmus basiert auf den dynamischen, melodischen und temporalen Sprachakzenten.

Takt = länger dauernde Wiederholung des Gleichen.

Rhythmus = mehrmalige, stete Wiederkehr von Ähnlichem in ähnlichen Zeitabständen.

- **Sprachgebärden als Therapiemedien nach *Calavrezo***

Übungstexte müssen eine übertriebene akzentuierte Mimik und Gestik, eine vielseitige Rhythmik und Sprechmelodie gestatten.

Kombination mit Sprechübungsverfahren, z. B. Anblasetechnik oder Sprechhilfen.

- **Kombiniertes logopädisch-psychotherapeutisches Verfahren nach *T. U. Th. Schoenaker***

Grundlage ist das **individualpsychologische** Modell nach *Adler*. Psychogenes Stottern wird als zielgerichtetes und *neurotisches* Symptom betrachtet. Das Verständnis für die motivierenden Kräfte, welche zum Stottern führen, wird durch den Lebensstil ermöglicht. Beeinflussung der Entwicklung des Lebensstils durch konstitutionelle, familiäre und kulturelle Faktoren. Erarbeitung des Lebensstils in Einzelgesprächen. Frühe Kindheitserlebnisse und frühere Familienkonstellationen stellen hierbei eine wichtige Quelle dar.

Anwendung folgender Sprechtechniken: Langsames, rhythmisches, gebundenes Sprechen mit spezieller Atemführung oder anders, lockerer und bewußter Stottern.

Die wirkliche Lösung des Stotterproblems liegt in der Veränderung des Lebensstils, d. h. im täglichen Trainieren von angstbeladenen Situationen und im systematischen Umdenken der aus der Kindheit stammenden Meinungen, welche der Patient von sich selbst hat.

Einsatz von nonverbalen Partnerübungen und phonetisch-rhythmischen Übungen.

Anwendung autogenen Trainings, von Rollenspielen, Psychodrama und Training des sozialen Verhaltens.

Erlernen des Stoppens und Korrigierens.

Anwendung der Methode ab 9 Jahren. Bei 9- bis 12jährigen Kindern Behandlung in Familienkursen.

Gruppentherapie 6 mal 5 Tage mit Zwischenabständen.

- **Integrierte Psycho- und Übungstherapie nach *Heese***

Methode beruht auf einer zusammenfassenden Betrachtung somatogenetischer und psychogenetischer Theorien. Anlehnung der psychotherapeutischen Anteile des Verfahrens an die individualpsychologischen Vorstellungen von *Adler*. Ziel ist die Vermittlung einer stärkeren Sprechmelodie und Sprechdynamik. Erarbeitung einer akzentuierten Sprechweise. Im Kindesalter zusätzlich Spieltherapie.

- **Vorgehen nach *Westrich***

Grundlage der Behandlung sind drei erzieherische Maßnahmen aus psychologischer Sicht:

— Einwirken auf Fehler im bisherigen Erziehungsfeld (vor allem bei stotternden Kindern im Vorschulalter).

— Aufzeigen und Verstärken des Sprechenkönnens.

— Einwirken auf die Dialogangst durch Schaffung neuer und positiver Dialogerfahrungen (zum Verstärken des Selbstvertrauens und der Eigenverantwortlichkeit).

- **Biokybernetische Stottertherapie**

Sprachheilpädagogisch akzentuierte Behandlung im Sinne von ganzheitlichen Stimm- und Schaltübungen: Stimmübungen, Schaltübungen und Übungssprache. Ablehnung isolierter Atemübungen, da Umschaltungen zwischen Atmung, Phonation und Artikulation in Millisekunden stattfinden können. Bei den Stimmübungen Training verschiedener Schaltvorgänge der Phonation. Die Übungssprache wird in das Atemschubsprechen, Artikulationsschubsprechen und akzentuierte sowie markierte Sprechen untergegliedert.

- **Rollentherapie nach *Sheehan***

Zentraler Bestandteil ist der Schritt von der Verheimlichung zur öffentlichen Bekanntgabe des Stotterns.

20.9.4 Verhaltenstherapeutische Behandlung

Einsatz **lerntheoretischer** Verhaltensprinzipien zur Veränderung des Stotterverhaltens. Stottern wird als spezielle Form neurotischen Verhaltens durch Lernprozesse verschiedener Art erworben, durch Verstärkung fixiert und aufrechterhalten, durch Nichtverstärkung wieder gelöscht.

Ein bestimmtes Verhalten tritt um so häufiger auf, je positiver die Konsequenzen sind, die unmittelbar auf dieses Verhalten folgen = **Verstärkung des Verhaltens.**

Förderung des Stotterns durch Strafe, Frustration, Angst, Schuld, Feindseligkeit, Situationsfurcht, Wortfurcht.

Besserung des Stotterns durch Selbstvertrauen, Redefluß.

Aufgabe des Therapeuten besteht darin, die fördernden Faktoren zu verringern und die bessernden Faktoren zu verstärken.

Respondentes Stottern wird durch Schock oder Strafe nach dem Mechanismus des klassischen Konditionierens stimuliert; Schock und Strafe sind zu Gefahr signalisierenden Reizen geworden, mit denen Atem- und Redeunterbrechungen assoziiert wurden.

Operantes Stottern wird durch die aus dem Verhalten resultierenden Konsequenzen gesteuert, d.h. in seiner Auftretenswahrscheinlichkeit von den Wirkungen her bestimmt. Angenehme **positive Konsequenzen (approach behavior)** verstärken das Stotterverhalten ebenso wie das erfolgreiche Vermeiden **negativer Verhaltensfolgen (avoidance behavior).** Meist respondente *und* operante Anteile an der Entstehung und Ausbildung des Stotterns gleichzeitig beteiligt = **Zwei-Prozeß-Modell.**

Für die diagnostisch-therapeutische Praxis hat sich die **verhaltensanalytische Funktionsformel** von *Kanfer* als geeignete theoretische Ausgangsbasis bewährt. Sie ermöglicht eine detaillierte funktionelle Analyse des individuell gegebenen problematischen Verhaltens mit seiner Abhängigkeit von vorausgehenden und nachfolgenden Bedingungen und die unmittelbare Ableitung eines konditionsadaptierten verhaltenstherapeutischen Änderungsmodells.

- **Mehrdimensionale Verhaltenstherapie** sollte sich aus folgenden Behandlungsbausteinen zusammensetzen:

— Maßnahmen zur Modifikation des Sprechens.

— Methoden zum Angstabbau: Systematische Desensibilisierungsverfahren und Selbstsicherheitstraining.

— Methoden zum Aufbau sozial angemessenen Verhaltens: Rollenspieltechniken, Methoden der Verhaltensübung und des Selbstsicherheitstrainings.

— Methoden zur Einstellungsänderung: Verfahren zur kognitiven Umstrukturierung.

— Generalisierungstechniken: In-vivo-Verfahren, Anleitung zum Selbsttraining.

- Methoden zur Beeinflussung des sozialen Umfeldes von Stotternden: Elternarbeit, Bezugspersonen-Verhaltenstraining, Maßnahmen zur Resozialisierung.

● **Verhaltenstherapeutische Methoden** zur Behandlung des Stotterns auf der Grundlage des **funktionalen Verhaltensmodells** von *Kanfer*

Verhaltenstherapeuten orientieren sich an einem Denkmodell, das jedes Verhalten hinsichtlich seiner auslösenden Bedingungen und seiner Konsequenzen analysiert. In der Diagnostik und in der Methodik orientiert sich Verhaltenstherapie an einem Schema, das als Kanfersche „Verhaltensgleichung" bekannt wurde. Danach wird jedes Verhalten, das verändert werden soll, zunächst als funktionell abhängig gesehen von bestimmten Bedingungen.

Verhaltensgleichung nach *Kanfer:*

C	*Einsetzen eines positiven Reizes*
Konsequenz	*Einsetzen eines negativen Reizes*
	Aufhören eins positiven Reizes
K	*Belohnungsmatrix*
Kontingenz	*Verstärkerplan*
R	*Beobachtbares, problemrelevantes*
Reaktion	*Verhalten auf motorischer, verbaler, kognitiver und physiologischer Ebene*
O	*Biologische Ausstattung*
Organismus	*Behinderungen*
	Lernkapazität
	Lerngeschichte der Reaktion
S	*Umseltsituation*
Stimulus	*Soziale Situation*
	Innere Reizsituation

S-Techniken = **S***timulus-Behandlung* d. h. Umweltsituation, soziale Situation, innere Reizsituation:

- Klassische Konditionierung: Dekonditionierung, Gegenkonditionierung.

- Systematische Desensibilisierung.

- Akustisch-taktile Stimuluskontrolle.

*R-Techniken (Behandlung der **R**eaktion des Stotternden):*
— Negative Praxis.

*C-Techniken (Behandlung der **K**onsequenzen auf das Stottern):*
— Operante Konditionierung: Erlerntherapien, Verlerntherapien.
— Operante Aversionstherapie.
— Time-out-Technik.
— Shaping (ganz langsame Verhaltensänderung).

Verhalten (R) ist abhängig von vorausgehenden Reizen (S). Die Verbindung zwischen bestimmten situativen Auslösereizen (S) und psychophysiologischen Reaktionen (R) ist meist durch Lernprozesse erworben. Alle Lernprozesse, die zu einer Assoziation zwischen ursprünglichen neutralen Reizen und bestimmten Verhaltensweisen (Reaktionen) führen, werden als **klassische Konditionierung** bezeichnet.

Verhalten (R) hängt weiterhin ab von den Konsequenzen (C), die ihm nachfolgen (positive oder negative Konsequenzen). Werden Verhaltensweisen funktionell abhängig von bestimmten Konsequenzen, so spricht man von **operanter Konditionierung.**

Lernprozesse sind ferner abhängig vom Zustand des Organimus (O) z. B. Ermüdung oder auch von den Kontingenzen des Verhaltens (K); hiermit ist die Art des Zusammenhanges zwischen Reaktionen und Konsequenzen gemeint. Eine Konsequenz, die unmittelbar auf ein Verhalten folgt, bestimmt das Verhalten stärker als eine zeitlich verzögerte Konsequenz.

● **Negative Praxis**

Stottern negative Gewohnheit, die sich durch bewußte und freiwillige Wiederholungen löschen läßt. Theoretisch wird dieses Vorgehen mit dem Konzept der **„konditionierten Hemmung"** von *Hull* begründet: Im Verlauf der Übung entsteht eine zunehmend stärker werdende, zentral-nervöse, reaktive Hemmung gegen das ausgeführte Verhalten, wodurch sich das Stottern schließlich selbst hemmt; es kann nicht mehr gestottert werden. Mit Absicht mehrmaliges **Wiederholen der eigenen Stotterreaktion** = Pseudostottern. Also kein fehlerfreies Sprechen oder Vermeiden von Fehlern, sondern **Üben aufgetretener Fehler.**

- **Operantes Konditionieren** *(Ch. Schulze)*

Unterstützung der Sprechübungen durch operante Verfahren. Modifikation des Sprechverhaltens durch **Belohnungstechniken.** Das Auftreten flüssiger Sprecheinheiten wird nach den Prinzipien des operanten Konditionierens verstärkt. Mit der Belohnung flüssiger Sprecheinheiten wird beim Stotternden eine überängstliche Beachtung seiner Symptomatik und der damit einhergehenden Ängste, Scham- und Schwächegefühl verhindert.

Nach dem operanten Lernparadigma bestimmen die **Konsequenzen,** die einer bestimmten Verhaltensweise folgen, deren künftige Auftretenswahrscheinlichkeit. Durch Manipulation der Konsequenzen lassen sich adäquate wie inadäquate Reaktionen beeinflussen. Innerhalb einer Stottererbehandlung wird die Zunahme der Sprechflüssigkeit bzw. die Verringerung des Stotterns hauptsächlich durch Belohnungen, Bestrafungen oder durch kombinierte Formen zu erreichen versucht.

Operante Verfahren werden aber auch zum Aufbau **nonverbalen Verhaltens,** bzw. zum Abbau sekundärer Symptomatiken (z.B. Parakinesen) eingesetzt.

Zur Anwendung kommen Verhaltensbekräftigungen für flüssiges Sprechen mit **verbalen** und **materiellen** Verstärkern (auch **Token-Systeme** genannt), visuelle und akustische Reize. Als **visuelle** Rückmeldung über die gleichmäßige Atmung kann ein Atem-Biofeedbackgerät verwendet werden. Als **akustische** Rückmeldung kommen verbale Strafreize (falsch, schlecht) oder Timeout-Verfahren (Unterbrechung des Sprechens oder des Kontaktes mit dem Gesprächspartner für eine bestimmte Zeitspanne) in Frage.

Modifikation des Stotterns durch den Einsatz negativer Konsequenzen, die auf Stottern folgen. Es gibt folgende **Bestrafungstechniken:**

— **Time-out-Prozeduren:** Z.B. mehrminütiges Schweigen nach jedem Stottersymptom.

— **Response-cost-Verfahren:** Konditionierte (symbolische) Verstärker (Token oder Punkte) werden entzogen.

— **Direkte Applizierung von Strafreizen** (aversive Stimuli): Elektroschocks, Störgeräusche, Straf-Wörter.

- **Systematische Desensibilisierung**

3 therapeutische Schritte:

— Training tiefer Muskelentspannung (Entspannungstraining nach *Jacobson*).

— Konstruktion von Angst-Hierarchien. Alle ängstigenden und verunsichernden Situationen, die mit Sprechen und Stottern in Beziehung stehen, werden gesammelt und nach ihrem Schwierigkeitsgrad zu Hierarchien geordnet.

— Desensibilisierungsprozedur. Gegenüberstellung der angstauslösenden Situation mit der tiefen Muskelentspannung. Im Zustand völliger Entspannung Vergegenwärtigung zunächst der leichtesten Hierarchiesituationen. Diese werden schließlich zu neutralen Situationen.

- **Vorgehen nach *Wendlandt***

Das fünfteilige Behandlungsprogramm von Wendlandt berücksichtigt **unterschiedliche** Stottertheorien und kombiniert **verhaltenstherapeutische** Techniken miteinander.

Ausgangspunkt des Vorgehens ist Stottern als **soziales** Problem.

Ziel der Behandlungsmethode ist eine **wechselseitige Anpassung** von Stotternden und Nicht-Stotternden. Dabei werden folgende verhaltenstherapeutische Techniken eingesetzt:

— Abbau von irrationalen Ängsten vor dem Sprechen;

— Abbau von Flucht- und Vermeidungsverhalten sprachlicher und sozialer Art;

— Abbau von Fehlgewohnheiten (z. B. einsame Hobbys);

— Ausgleich von Verhaltensdefiziten;

— Veränderung der Einstellung zum Stottern und der eigenen Person;

— Befähigung zur Selbstkontrolle über auslösende und verstärkende Stotterreize;

— Befähigung zum willentlichen Einsatz von Entspannungsreaktionen;

— Modifikation des Sprechverhaltens;

— Abbau inadäquater Verhaltensweisen und Einstellungen gegenüber dem Stotternden und seinem sprachlichen Verhalten;

— Aufbau eines adäquaten verbalen und nonverbalen Kommunikationsverhaltens dem Stotternden gegenüber.

● **Vorgehen nach** *van Riper*

Prinzip der Behandlung: Anstrebung eines **Nichtvermeidens** (nonavoidance) beim Stottern.

Therapieziel: **Flüssiges Stottern.**

Objektive Einstellung des Stotterers gegenüber seinem Leiden, offene Konfrontation mit der Störung, Abfinden mit den Gegebenheiten (complete acceptance). Beseitigung der Angst durch Duldung der stotternden Sprechweise.

— *Behandlungsbeginn* mit der Phase der **Identifikation.** Besprechung der Art der Sprachstörung, der Symptome, der sie auslösenden Faktoren, der Reaktion anderer Menschen auf das Verhalten des Stotternden.

— *Phase* der **Desensibilisierung.** Absichtliches Aufsuchen unangenehmer Sprechsituationen durch den Stotterer zwecks Reduzierung der Angst und Erhöhung seiner Toleranz gegenüber belastenden Situationen.
Durch **Variation** der Symptome Erlernen des Stotterns in anderer Weise.
Durch **Approximation** Versuch des Stotterers, immer weniger auffällige Varianten des Stotterns anzuwenden (flüssiges Stottern).

— Die letzte Phase der **Stabilisierung** besteht in einer lange Zeit dauernden Führung durch den Therapeuten. Automatisierung des flüssigen Stotterns.

Vorteil der Methode: Sie wird von Anfang an in realen Lebenssituationen praktiziert. Es muß keine Übertragung der erlernten Sprechabläufe aus der Übungssituation in den Gebrauch des täglichen Lebens erfolgen.

Modifikation des Vorgehens nach *Heidemann-Tagmann:* Symptomorientierte Behandlung der Sekundärerscheinungen. *Ziel* der Modifikationsmethode ist die Umwandlung **schweren** Stotterns in ein **leichtes** bis **mittelstarkes** Stottern; weiterhin durch Stottermodifikation Verwandlung des noch bestehenden Stotterns in **flüssiges** Stottern durch Erarbeitung neuer Sprechmuster.

Weitere kombinierte Verfahren

● Sprachheilpädagogisch (logopädisch)-verhaltenstherapeutische Konzeption nach *Ingham, Andrews, Winkler:* Kombination rhythmisierten Sprechens mit Metronom und Belohnungssystem.

● Zopf und *Motsch* vereinigen **verhaltenstherapeutische** Prinzipien mit einem an der physiologischen Übungstherapie von *Gutzmann* orientierten **Sprechhilfetraining**. Ihre Therapie verläuft über sechs Phasen:

I = *Entspannungstraining* nach *Jacobson*.
II = *Wahrnehmung der Symptome* nach Art und Häufigkeit und ihre Zusammenhänge mit sozialen Situationen, Ängsten usw.
III = *Konditionierung* eines symptomreduzierten Sprechens (13-Stufen-Programm).
IV = *Abbau der Sprechangst* über die Erstellung von Hierarchien verschiedener Angstsituationen. Rollenspiele und In-vivo-Übungen.
V = *Generalisierung*.
VI = *Nachsorge* mit ggf. gemeinsamer Planung weiterführender Maßnahmen (Selbsthilfegruppe, Psychotherapie, Selbstbehauptungstraining).

● **Generalisierungstechniken**

— In-vivo-Übungen. Belastende Problemsituationen werden nicht nur im Rollenspiel bearbeitet, sondern auch im Lebensbereich. Ansprechen fremder Passanten auf der Straße.

— Selbstkontrollverfahren. Fähigkeit zur Symptomkontrolle darf nicht an die Person des Therapeuten oder den Einsatz künstlicher Sprechtechniken gekoppelt bleiben, sondern muß durch den Patienten selbst erfolgen. Einsatz der stotterreduzierenden Verhaltensweisen in schwierigen Alltagssituationen durch den Stotternden selbst = Selbstmodifikation.

Reduzierung der Stotterstärke durch systematische Selbstregistrierung und Selbstbeobachtung der Sprechflüssigkeiten mit Tonband- und Videoaufnahmen und Spiegel = Verfahren des self-monitoring.

● Veränderung der funktionalen Beziehungen (Kontingenzen) zwischen Bezugspersonenverhalten und Stottersymptomatik.

Abbau der bestrafenden Verhaltensweisen der Bezugspersonen. Änderung der Reaktion der Bezugspersonen auf Verhaltensauffälligkeiten der Kinder.

20.9.5 Psychotherapeutische Behandlung

Entstehung des Stotterns wird auf Vorgänge im Unbewußten zurückgeführt.

a) Psychoanalyse

Nach der Annahme von *Freud* ist die Ursache des Stotterns in verdrängten prägenitalen Lusttendenzen zu suchen. Aus dem Unbewußtsein ins Bewußtsein drängende peinliche Komplexe werden stotternd zu unterdrücken versucht. Stottern tritt dann auf, wenn bestimmte Laute oder Wörter ungelöste, verdrängte seelische Konflikte ins Bewußtsein zu rufen drohen. Aufhebung des Stotterns durch Befähigung des Ich, die unbewußt wirksamen Determinanten der neurotischen Störung, der Angst-, Zwangs- und Konversionsneurose zu erkennen und eine angemessene Verarbeitung, z. B. im Szenospiel oder durch Psychodramatherapie, zu finden.

b) Individualpsychologie

Stottern wird als Kommunikationsvariante aufgefaßt, die dazu geeignet ist, sich den Anforderungen der Gemeinschaft zu entziehen. Ziele der Therapie sind daher: Beseitigung der Minderwertigkeitsgefühle, Entfaltung des Gemeinschaftssinnes, Entwicklung der Selbständigkeit. Psychotherapeutische Therapiemethoden nach *Führing* und *Lettmayer, Heese* und *Westrich*.

c) Neopsychoanalyse

Stottern hat seine Ursache in einer durch Erziehung erworbenen neurotischen Gehemmtheit *(Schultz-Hencke)*. Neurotische Hemmungen und Fehlhaltungen werden auf durch gestörte Familie-Kind-Beziehungen hervorgerufene extrapsychische Kommunikationsstörungen zurückgeführt. Therapeutische Maßnahmen: Milieutherapie (Elternberatung), Entspannungstraining, logopädische Rhythmik, gruppentherapeutische, psychodramatherapeutische und analytisch orientierte spieltherapeutische Maßnahmen; zusätzlich Symptombehandlung.

20.9.6 Entspannungstechniken

● Autogenes Training nach *J. H. Schultz*. Stufe 1: Vermittlung eines Schwereerlebnisses, Stufe 2: Vermittlung eines Wärmeerlebnisses, Stufe 4: Atemeinstellung.

● Progressive Muskelentspannung nach *Jacobson*.

● Entspannungstraining nach *Krech*. Modifikation des autogenen Trainings speziell für erwachsene Stotternde. Es basiert auf den ersten zwei Stufen des autogenen Trainings (Schwere- und Wärmeempfindung).

● Transzendentale Meditation.

● Systematische Desensibilisierung nach *Wolpe*. Es handelt sich um eine gezielte Angstbehandlung. Patient muß sich angstevozierende Situationen gedanklich vorstellen (in-sensu-Desensibilisierung). Durch gleichzeitiges Ausführen von angstinkompatiblen Verhaltensweisen (z. B. Muskelentspannung) Löschung der Verbindung zwischen Angstreizen und Angst.

● **Zentrierungsübungen nach Graf Dürkheim.** Es handelt sich um Teile eines Therapieansatzes auf dem Gebiet der Körperpsychotherapie. Bewußtes Erleben der eigenen Körpermitte und des eigenen Atemflusses sind wesentliche Übungsinhalte, die, obgleich die Übungen am Körper ansetzen, letztlich zu einer geistig-seelischen Haltung werden. Die eigene Mitte durch stetige Übungen körperlich erlebbar zu machen kann zu einer Sicherheit führen, zu einem „Ruhen in der eigenen Mitte", welches ein zentrales Gegengewicht bietet gegen die — für jeden Stotterer so bekannten — angstvollen gedanklichen Vorwegnahmen in einer Situation, gegen Befürchtungen und negative Erwartungen.

Wichtiger Aspekt bei den Übungen ist, mit dem Ausatmen in die Verspannung „hineingehen" und sich dort loslassen, d. h. nicht willentlich dagegen angehen, sondern annehmen. D. h. der Stotterer muß lernen, seinen Kampf gegen das Stottern aufzugeben und sein Stottern anzunehmen. Er wird hiermit eine leichtere Symptomatik erlangen und ein stärkeres Ruhen in sich selbst.

20.9.7 Tiefenpsychologisches Vorgehen nach *Freud*

Bewußtes Erinnern an frühere Konfliktsituationen.

20.9.8 Hypnotische Verfahren

Keine eigentliche Therapie, aber Behandlungsgrundlage. Ab dem 12. bis 14. Lebensjahr auch Anwendung der Narkohypnose. Als Einstieg in die Hypnose Verwendung von Neuroleptika oder Ataraktika.

20.9.9 Musiktherapie

Diese baut auf dem Orffschen Instrumentarium und auf dem Orffschen Schulwerk auf.

20.9.10 Behandlung sekundärer Sozialstörungen bei Stotternden

Sozialtraining durch **Rollenspiel**

Durch Rollenspiel Stimulierung alltäglicher sozialer Konflikte im Behandlungsraum möglich. Auf diese Weise Durchführung von Selbstbehauptungsübungen, z. B. Durchsetzen eigener Wünsche, Forderungen und Interessen in verschiedenen sozialen Situationen.

20.9.11 Gruppentherapie

Kontrollierte Anwendung der in Einzeltherapie erworbenen neuen Handlungskompetenzen durch den Patienten unter Beinahe-Ernst-Bedingungen. Erwerb neuer sozialer Verhaltensweisen. Relativierung der Sprechbehinderung, da andere Gruppenmitglieder gleiche Schwierigkeiten haben und ebenfalls Mühen auf sich nehmen, um zu Verhaltensänderungen zu gelangen.

Selbsthilfebewegung von Stotternden: Selbsthilfegruppen für Stotternde sind wichtig. Die Eigenaktivität und Eigenverantwortung wird gefördert. Dort auch Durchführung der Nachsorge von behandelten Patienten.

20.9.12 Medikamentöse Zusatzbehandlung

Befriedigende medikamentöse Behandlung bisher nicht bekannt; es handelt sich nur um eine **unterstützende** Maßnahme. Verwendet wird das Neuroleptikum Haloperidol (Haldol®). Ziel der Therapie ist eine Herabsetzung der motorischen Hyperaktivität bei erregten und psychisch labilen Patienten. Haloperidol wirkt antriebshemmend auf das extrapyramidale System. Das extrapyramidale System ist als Umschaltstelle beim Stottern beteiligt.

Einschleichende Dosierung: Kinder bis zu 3 × 5 Tropfen, Jugendliche und Erwachsene 3 × 8—15 Tropfen.

Nebenwirkungen: Müdigkeit, akute extrapyramidale Dyskinesie mit schweren Spasmen der Gesichts- und Halsmuskulatur und Parkinson-ähnlichen Symptomen. Sofortiges Absetzen von Haldol und Gabe von Anti-Parkinson-Mitteln.

Bei stotternden Mädchen im Pubertätsalter medikamentöse Einleitung und Stabilisierung der Menstruation.

20.9.13 Behandlung von Kindern und Jugendlichen

▶ **Therapeutisches Vorgehen bei Entwicklungsstottern**

Gezielte Therapie weder sinnvoll noch erforderlich. Keine direkte Modifikation des Stotterns.

Elternberatung und **Eltern-Kind-Therapie.** Über das Modell des Therapeuten Lernen der Eltern, wie Situationen herstellbar sind, in denen das Kind ohne Anforderungen fließender sprechen kann; z.B. Ballspiel, Puppenspiele, Theateraufführungen. Nichtachten auf den Sprachfehler, Bekräftigung flüssigen Sprechens und der Inhalte des Gesprochenen. Durch Videoaufzeichnungen Verdeutlichung eines richtigen Modellverhaltens gegenüber den Eltern. Klatschübungen mit und ohne Sprechbegleitung bei motorischer Ungeschicklichkeit.

Die Umgebung muß **fehlerhaftes Verhalten** vermeiden, d.h.:

— Langsames Sprechen in Gegenwart des Kindes.

— Dem Kind Gelegenheit geben sich zu äußern, dabei keine Ungeduld zeigen.

— Nicht verbessern, keine Satzergänzungen, kein In-die-Augen-Sehen während des Sprechens.

— Fernhalten von aufregenden Situationen (Fernsehsendungen).

Anwendung **sprachfördernder Verhaltensweisen:**

Zeitlassen beim Zuhören, Nacherzählenlassen kurzer Geschichten; vorsichtige Verbesserung und der Hinweis, langsam zu sprechen, ist dabei erlaubt.

Förderung der Sprechgeschicklichkeit durch Singen und Lernen von kleinen Gedichten.

Beruhigende Umgebung, ausreichender Schlaf, evtl. Medikamente zur allgemeinen Ruhigstellung.

Stärkung des Selbstbewußtseins, adäquater Platz des Kindes in der Familie, harmonisches Familienleben.

Vermeiden eines Bewußtwerdens der Störung.

Besprechung des Verhaltens der Eltern gegenüber dem Kind (dem Kind nicht alle Entscheidungen abnehmen).

Einfluß des **Kindergartens** günstig; falls Ausbildung von Angst vor dem Besuch des Kindergartens wegen des sprachlichen Versagens, vorübergehende Herausnahme.

▶ Therapeutisches Vorgehen bei echtem Stottern

Klingt unter dem genannten Vorgehen nach 2—3 Monaten das Stottern nicht ab, so ist zu vermuten, daß ein echtes Stottern vorliegt. Nun Einsatz von rhythmischen Übungen, z. B. Klatschübungen mit Sprechbegleitung, motorische Übungen sowie eine Behandlung eines gleichzeitigen Stammelns. Die Sprechbehandlung bei **Stammeln-Stottern** muß jedoch **vorrangig** das **Stottern** berücksichtigen. **Stammeltherapie** kann sich **negativ** auf das Stottern auswirken (günstige Beeinflussung dagegen auf ein Poltern). Falls motorischer Rückstand, Übungen zur Verbesserung der **Feinmotorik**; da enger Zusammenhang zwischen Feinmotorik und Sprachstörung besteht, günstiger Einfluß auf die Sprachstörung durch Verbesserung der Feinmotorik.

Üben gebundenen Sprechens. Sprechen von Sätzen gemeinsam mit der Logopädin anhand von Spielzeug usw.; damit Loskommen von sprechangstbedingten einsilbigen Antworten. Nachsprechen von Sätzen ohne gleichzeitiges Mitsprechen der Logopädin anhand von Bildmaterial, später ohne optische Hilfe. Normalisierung einer unregelmäßigen Atmung durch Nachsprechenlassen kleiner Verse. Üben automatisierten Sprechens; z.B. durch Aufsagenlassen kleiner Gedichte. Dabei auch Anforderung an das sprachlich-logische Gedächtnis.

Beantwortung von anschauungsgebundenen Fragen. Nacherzählen von Gedichten und freies Sprechen: Erzählen über Selbsterlebnisse, Sprechen während einer Spielsituation.

Üben der **Grobmotorik:** Auf einem Bein stehen, auf einem Bein hüpfen, Seiltänzergang, Ballwerfen, Ballfangen, Ballspiel mit gleichzeitigem Sprechen.

Üben der **Feinmotorik:** Training der Zungen-Mund-Motorik. Üben der Koordination von Motorik und Sprechen und des Vordenkens. Fingerabzählen vorwärts und rückwärts mit Handwechsel, später dazu sinnlose Silben sprechen lassen, dann Wörter, Verse, Zungenbrecher. Zeichnen mit gleichzeitigem Sprechen.

Denkerziehung: Spielübungen zur Förderung von Aufmerksamkeit, Gedächtnis, Differenzierungsfähigkeit und Verallgemeinerung von Begriffen.

Rhythmische Übungen zur Koordination von Wort, Bewegung und Musik sowie zur Entwicklung des Rhythmusempfindens.

Artikulationsübungen: Parallele Durchführung zu den oben genannten Übungen bei gleichzeitigem Stammeln.

Klientenzentrierte Spieltherapie nach *Axline.* Spieltherapie im klientenzentrierten Verfahren ist eine Psychotherapiemethode für Kinder im Alter von 4—12 Jahren. Das Spiel ist ein natürliches Medium für die Selbstdarstellung des Kindes; es wird dem Kind die Möglichkeit geboten, angesammelte Gefühle von Spannungen, Unsicherheit, Angst, Aggression usw. „auszuspielen". Das Kind stellt sich ihnen, lernt sie zu beherrschen oder aufzugeben. Ist eine psychische Druckentlastung erreicht, beginnt das Kind, seine Fähigkeiten zu entdecken, eine eigenständige Persönlichkeit zu sein und dadurch sich selbst zu verwirklichen.

Das Kind hat in der Spieltherapie die Möglichkeit zu regredieren, d.h. unverarbeitete Situationen oder Entwicklungsphasen eines früheren Zeitpunktes nachzuholen und nachzuerleben. Im Rollenspiel oder im Handpuppenspiel lernt das Kind, neue Verhaltensweisen und neue Problemlösungsmöglichkeiten zu erproben. Parallel zur Spieltherapie findet eine Elternberatung statt.

Indikationen für eine Spieltherapie:

— Unmöglichkeit der Durchführung einer Familientherapie oder parallel zur Familientherapie, wenn das Kind eine starke Unterstützung für die Aufarbeitung seiner Probleme braucht.

— Aggressivität, Gehemmtheit, Sprechverweigerung, Spielunfähigkeit usw.

Eingliederung in **Sprachheilkindergarten** bei beginnendem kindlichen Stottern nur bei gleichzeitig bestehender zentraler Sprachschwäche oder wenn therapeutische Maßnahmen sonst nicht durchführbar sind.

▶ **Therapeutisches Vorgehen bei Schulkindern** (echtes Stottern)

Rücksichtsvolle Behandlung im Elternhaus, aber nicht Schonung im Sinne eines Behinderten. Kein Ansprechen auf die Sprachbehinderung. Keine Korrekturen oder Ergänzungen nicht vollständig ausgesprochener Sätze. Vermeidung des Begriffes Stottern oder Sprachbehinderung. Ruhiges Zuhören. Keine übertriebene Zuwendung, da dadurch Verstärkung des Bewußtseins, behindert zu sein. Vermeidung von Überforderung in Hinsicht auf persönliche und schulische Leistungen. Abbau der Schulangst, Minderung des Leistungsdrucks.

Abbau vorhandener Spannungen in der Familie, Vermeidung von Auseinandersetzungen vor den Kindern; damit Wegfall bedeutender Verstärkungsfaktoren des Stotterns.

Stärkung des Selbstbewußtseins des Kindes, Übertragung verantwortungsvoller Aufgaben, Entgegenwirken einer Isolation.

Nachteilige Auswirkungen, wenn ein stotterndes Schulkind wegen seines Sprachfehlers aus Rücksichtnahme im Unterricht nichts gefragt wird. Falsche Beurteilung des Kindes in der Schule, da stotternde Schulkinder sich nicht trauen, ihr Wissen zu zeigen, weil sie sprachlich zu scheitern fürchten. Daher Kontaktaufnahme mit dem Lehrer.

Beschulung: **Schulfähigkeit** wird nicht durch Stottern beeinflußt. Eventuell **Sprachheilschule** bei schwerem therapieresistentem Stottern, wenn Leistungsgefährdung vorliegt.

Beschulung in Sprachheilschulen problematisch. *Günstige* Auswirkungen durch das dort bestehende Schonklima, wenn ein stotterndes Kind sich unter normal sprechenden Kindern vereinsamt fühlt und leidet. Möglichst homogene Zusammensetzung der Klassen nach Störungsart.

Nachteile: Negative Programmierung des Kindes unter anderen Sprachbehinderten in einer Sonderschule; Aneignung unerwünschter sprachlicher und Verhaltenseigenheiten. Sprachheilschulen haben zumeist nur Grundschulcharakter. Sie sind im Gegensatz zu allen anderen Sonderschulen Durchgangsschulen.

Ambulante Behandlung des stotternden Schulkindes die Regel. Besonders wirksam ist die geraffte Intensivtherapie mit täglichen oder 3mal wöchentlichen Behandlungen über einen kurzen Zeitraum. Ambulante Behandlung einmal pro Woche bei ausgeprägtem automatisiertem Stottern ohne Erfolgsaussicht.

Therapeutische Maßnahmen

Selbstbewußtseinsfördernde Gruppen- und Rollenspiele, Angst- und Aggressionssymptome vermindernde Verfahren. Autogenes Training bei älteren Schulkindern; keine analytische Methode oder Hypnose. Vermittlung der Überzeugung, mit der Störung vorerst leben zu können.

Positive Reaktion auf logopädische Sprechübungstherapie; sprachhelfendes Taktieren mit den Händen, Vorsprechen, Sprachverzögerungsmethode. Symptombeeinflussung durch Reihensprechen, Nachsprechen, Lesen. Besser sind komplexe Behandlungsmethoden, d. h. psychologisch-logopädische Programme oder musikalisch-rhythmisches Training zur Erzielung eines harmonischen allgemeinen Bewegungsablaufes.

Familientherapie nach dem kommunikations- und systemtheoretischen Ansatz von *Satir* und *Minuchin*

Es muß in jeder Familie für die einzelnen Familienmitglieder verschiedene Möglichkeiten geben, ihr Anderssein ausdrücken zu können, ohne hierdurch an Selbstachtung zu verlieren. Dies zu verwirklichen, ist für manche Familien ohne therapeutische Hilfe nicht möglich. Um die Probleme und Prozesse von Störungen im Familiensystem zu verstehen und zu verändern, wird in der Familientherapie mit der theoretischen Grundlage der Systemtheorie und Kommunikationstheorie gearbeitet.

Durch ein stotterndes Kind gerät das System der Familie in einen Zustand des gestörten Gleichgewichts. Die Familienmitglieder versuchen daraufhin, den alten Gleichgewichtszustand wiederherzustellen, indem sie mit verschiedenen Hilfen und Ratschlägen das Kind beeinflussen, nicht zu stottern. Wenn dies nichts nützt und der alte Gleichgewichtszustand nicht mehr erreicht wird, beginnen sich alle Teile des Systems Familie zu ändern; z. B. übernehmen andere Familienmitglieder Aufgaben für das stotternde Kind. Hierdurch bilden sich neue Regeln im System Familie, nach denen die Kommunikation abläuft. Häufig gelingt diese Veränderung nicht; meist verliert der Stotternde an Selbstvertrauen. Über die neuen Regeln, die sich heimlich eingeschlichen haben, wird nicht offen kommuniziert. Offenes Kommunizieren über die sich verändernden Bedürfnisse und Wünsche, die einer an den anderen hat usw., ist ein Lernschritt, der ohne fremde Hilfe meist nicht zu vollziehen ist. Offenes Kommunizieren kann durch doppelbödige Botschaften (double bind) erschwert sein, d. h. durch Botschaften, bei denen auf verschiedenen Kanälen der Kommunikation gleichzeitig zwei entgegengesetzte Aspekte ausgesandt werden. Die Mutter sagt z. B. zu dem Stotternden, der seinen Satz nicht zu Ende bringt: „Sprich doch weiter", schaut ihn dabei jedoch nicht an, signalisiert ihm also nonverbal, daß sie aufgehört hat, ihm zuzuhören. Die Folgen sind u. a., daß sich das Kind aus der Kommunikation und aus dem Kontakt zurückzieht.

Ziel der Familientherapie ist das Erlernen einer offenen Kommunikation, wobei der Familientherapeut zu jedem Zeitpunkt den Familienmitgliedern ein Modell für angstfreie, offene Kommunikation und akzeptierendes Verhalten ist.

▶ Therapeutisches Vorgehen bei Jugendlichen

Sprachstörung bereits tief verankert; therapeutische Beeinflussung daher schwierig. **Psychologische** Beratung. Normalisierung der gestörten sozialen Wechselbeziehung zwischen Stotterndem und Umwelt. Gruppenbehandlung wegen des Erfahrungsaustausches und gegenseitiger Hilfen besonders günstig. Im übrigen gelten ähnliche Behandlungsprinzipien wie für das Schulkind.

Evtl. Einüben einer Kunstsprache, z. B. metrisches Sprechen oder prolongiertes Sprechen.

Eine eingeführte Sprechtechnik zur Vermeidung von Unterbrechungen muß im Vergleich zur ursprünglichen Symptomatik vom Patienten als weniger auffällig und als sozial akzeptablere Kommunikationsweise eingeschätzt werden.

Völlig flüssiges Sprechen meist nicht mehr erreichbar.

20.10 Folgen des Stotterns

Isolierung und Stigmatisierung bei der Einschulung in eine Sprachbehindertenschule. Objektive Ungleichheit der Bildungschancen von Sprachbehindertenschülern, da Sprachbehindertenschulen fast hauptsächlich Hauptschulen, selten Realschulen und nie Gymnasien.

Unfreiheit der Berufswahl: Kein Sprechberuf.

Eingeschränkte Aufstiegsmöglichkeiten.

Befreiung vom **Militärdienst** bei schwerem Stottern. Bei leichter Symptomatik bedingt dienstfähig. Stotterer dürfen keine Funktionen ausüben, die mit sprecherischen Leistungen verbunden sind.

Stottern und **Kriminalität:** Straffälligkeit der Stotterer unter dem Bevölkerungsdurchschnitt. Nach Jugendstrafgesetz §9 und §10 sowie nach Erwachsenenstrafgesetz §56c kann vom Richter Heilbehandlung mit Einverständnis des Patienten angeordnet werden. Kein Therapieerfolg bei straffälligen Stotternden. Sie werden während der Therapie wieder straffällig.

20.11 Differentialdiagnose des Stotterns

- **Entwicklungsstottern:** Physiologische Mängel des Sprachflusses beim Kleinkind (disfluency). Unterscheidung vom Stottern durch: Nur vorübergehendes Auftreten, normales Sprechtempo, niedrige Frequenz der Silben- und Wortwiederholungen, Fehlen von Spannung und Störungsbewußtsein. Keine Verhaltensstörung, keine organischen Mikro- oder Makrosymptome, keine Hinweise für Disposition oder Heredität.

- **Poltern:** Zentral bedingte Formulierungsschwierigkeiten, schnelles Sprechtempo, Artikulationsschwäche, Wiederholungen von Silben, Wörtern oder Satzteilen ohne krampfartige Erscheinungen oder Angstgefühl. Bei Konzentration Sprache flüssiger. Kein Störungsbewußtsein.

- **Poltern-Stottern:** Stottern mit Polterkomponente kombiniert. Überwiegt das Poltern, so spricht man von Poltern-Stottern. Stottern kann sich aus Poltern entwickeln. Bei Überwiegen der Polterkomponente Poltertherapie; hierbei gleichzeitige Besserung des Stotterns. Vorsichtige Übungsbehandlung von Artikulationsfehlern.

Adaptation: Ein Nichteintreten von Adaptationseffekten weist auf eine Polterkomponente hin oder auf eine organische Ursache des Stotterns. Prüfung durch mehrmaliges Wiederholen desselben Lesetextes.

- **Verzögerte Sprachentwicklung** (Stammeln, verminderter Wortschatz): Silben- oder Wortwiederholungen Ausdruck von Wortfindungsschwierigkeiten oder grammatischer Strukturierungsschwäche. Kein Angstgefühl, keine krampfartigen Erscheinungen.

- **Tachylalie:** Nur beschleunigtes Sprechtempo.

- **Iterationen** oder **Repetitionen.** Zwangsmäßige Wiederholung von Silben, Wörtern, Satzteilen, Sätzen oder auch Bewegungen. Iteratio = Wiederholung. Auftreten infolge hirnorganischer Erkrankungen, bei Schizophrenie, Logorrhoe.

- **Palilalie** (griechisch: lalia = Geschwätz). Vielmaliges Wiederholen von Wörtern und Satzteilen, besonders am Satzende; jedoch **nicht** von Bewegungen. Keine Angstgefühle, keine krampfartigen Erscheinungen.

- **Logoklonien:** Rhythmisches, sinnloses Wiederholen einzelner Silben.

- **Nuscheln:** Undeutliches Sprechen; mangelnde Kieferöffnung und Artikulationsbewegungen.

- **Traumatisches** Stottern: Keine Flickwörter oder Flickphrasen, keine Mit- oder Ausweichbewegungen, keine syntaktischen Umstellungen. Auftreten nach plötzlichen seelischen oder körperlichen Belastungen, Schreckerlebnissen, physischem Schock oder psychisch bedingt nach Schädeltraumen.

Voraussetzungen für die Annahme eines **Schockerlebnisses** als Ursache eines Stotterns sind:

1. Der Stotterer muß vor dem Ereignis eine normale, altersentsprechende Sprache gehabt haben.

2. Es muß sich um ein ganz außergewöhnliches Schreckerlebnis gehandelt haben.

3. Das Ereignis muß sofort zur Sprachstörung geführt haben.

4. Es dürfen keine hirnorganischen Veränderungen oder allgemeine neurologisch-pathologische Befunde vorliegen.

- **Nachahmungsstottern:** Imitierte Pseudoklonie ohne echte Atemstockungen bei hereditärer Veranlagung.

- **Situationsstottern** (Logophobie, inneres Stottern, Lampenfieber): Erwartungsneurotische Störung mit leichten Hemmungen der Rede infolge subjektiver Sprechfurcht; kann abortive Form eines Stotterns sein oder in Stottern übergehen.

- **Dysarthrisches** Stottern: Iterationen bei Dysarthrien.

- **Striäres** Stottern: Iterationen bei extrapyramidalen Dysarthrien.

- **Aphasisches** Stottern: Auftreten während der Rückbildung einer Aphasie.

- **Hysterisches** Stottern: Plötzlicher Eintritt nach heftiger Gemütsbewegung, Entwicklung aus einem Mutismus oder psychogener Aphonie. Optische Auffälligkeit der Symptomatik.

- **Spastische Dysphonie:** Stimmstörung. Es handelt sich um eine Störung der Stimmgebung beim Sprechen infolge eines Stimmritzenkrampfes bei der Phonation.

- **Mutismus:** Folge eines Stotterns, wenn Kinder wegen Sprechangst verstummen.

20.12 Prognose des Stotterns

⅓ der Stotterer wird symptomfrei, ⅓ gebessert, ⅓ bleibt unbeeinflußt. Kein Unterschied der Erfolgsziffern bei Anwendung verschiedener therapeutischer Methoden.

Bei **Entwicklungsstottern** Symptomfreiheit bei 80% der Kinder. Bei **echtem** Stottern im Vorschulalter über 50%. Bei **Jugendlichen** ab 10 Jahre oder **Erwachsenen** kann man nur noch von dem Ziel einer Besserung der Stottersymptomatik ausgehen.
Bleibende Symptomfreiheit bei Erwachsenen seltene Ausnahme.

Günstige Prognose: Klonisches Stottern ohne Toni; je leichter die Störung, desto größer die Wahrscheinlichkeit der Remission. Bei rechtzeitiger Behandlung im Kindesalter in über 50% Symptomfreiheit bei fehlendem Behinderungsbewußtsein und leichten Stottersymptomen.

Ungünstige Prognose: Tonisches Stottern mit Mitbewegungen im Gesichts- und Extremitätenbereich, vegetativen Zeichen und Störungsbewußtsein. Der Schweregrad der Sprachsymptome ist hierbei für die Prognose nicht von Bedeutung.

Zwei Typen von Stotternden sind therapeutisch s c h w e r zu beeinflussen:

Typ 1 benutzt sein Stottern als Aggressionsmittel gegen die Umwelt und sieht sich in diesem Verhalten bestätigt;

Typ 2 sammelt Behandlungsmißerfolge und wechselt laufend den Therapeuten.

21 Poltern

Synonyma: Tachyphemie, Papaphrasia praeceps, Tumultus sermonis.

Definition: Sprachliche Gestaltungsschwäche mit unbeherrschter, sich überstürzender und undeutlicher Sprechweise aufgrund einer angeborenen, oft vererbbaren und konstitutionell bedingten Eigentümlichkeit der gesamten psychosomatischen Persönlichkeit.

Mißverhältnis zwischen überhastetem Ideenreichtum, anlagemäßiger Impulsivität einerseits und sprachlicher Gestaltungsschwäche andererseits. Große Artikulationsgeschicklichkeit (Silbengeschwindigkeitstest nach *Seeman*).

Die Störung liegt nicht im Sprechvorgang selbst, sondern in dessen **gedanklicher Vorbereitung**.

Bei Sprechbeginn innersprachliche Vorbereitung der beabsichtigten Äußerung ungenügend. Genaues Satzkonzept liegt nicht vor. Angemessene Integration der verschiedenen Sprachelemente fehlt = zentrale Gleichgewichtsstörung der Sprache.

Poltern ist **physiologisch** im Alter von 3 — 5 Jahren.

21.1 Symptome

Sie entstehen nicht im Sprechvorgang selbst, sondern in dessen gedanklicher Vorbereitung.

- **Tachylalie**: Schnelles überstürztes Sprechtempo, inter- und intraverbale Akzeleration = Beschleunigung des Sprechtempos innerhalb längerer Wörter und Sätze.

- **Iterationen** oder **Repetitionen**: Häufiges Wiederholen von Silben, Wörtern oder Satzteilen ohne krampfartige Erscheinungen und Angstgefühl als Ausdruck von Wortfindungsschwierigkeiten oder grammatischer Strukturierungsschwäche.

- **Elisionen** (Auslassungen) und **Kontaminationen** (Verschmelzungen) von Silben und Wörtern beim freien Sprechen, Lesen und Schreiben.

- **Antizipationen** (Vorklänge): Späterer Laut, Wort- oder Satzteil verdrängt einen früheren oder stellt sich ihm zur Seite; z. B. „unerlaßt verlassen" statt „unerlaubt verlassen".

- **Konzipationen** (Mitklänge): Durch Nebenwortbilder, durch Auftreten von Synonymen oder infolge von Assoziationen entstandene Mitklänge, z. B. „Das Was ist voll" statt „das Glas" (Wasser).

- **Propulsionen:** Schußartiges Hervorstoßen von mehreren Silben oder Wörtern.

- **Pararthrien:** Störungen der Lautbildung. Besonders motorisch schwierige Laute und Lautverbindungen können in ständig wechselnder Weise betroffen sein; z. B. Auslassen oder Ersatz von Doppellauten und Konsonantklumpen durch vereinfachte Phoneme.

- **Dehnungen:** Zeitgewinn zum Überlegen, was zu sagen beabsichtigt ist.

- **Vokalstopp** am Beginn eines Wortes.

- **Heterotopie:** Verschieben von Lauten an eine andere Stelle eines Wortes.

- **Metathesis:** Umkehrung der Reihenfolge von Lauten = Antizipation oder Postposition.

- **Telescoping:** Zusammenziehen von einigen Silben eines längeren Wortes oder sogar mehrerer Wörter in eine oder zwei Silben.

- **Assimilation:** Angleichung eines Phonems an das vorherige oder folgende durch ein ähnliches.

- **Anaptyxis:** Einschieben von Lauten

- Reduktion von Konsonantenhäufungen.

- Ungesteuerte, überschießende Körpermotorik.

- Bei Konzentration auf deutliches Sprechen für kurze Zeit quasi-normales, gebremst wirkendes Sprechtempo.

- Mangelnde Konzentrationsfähigkeit; daher oft Schulschwierigkeiten.

- **Störungen im Denk-Sprech-Ablauf.** Die Gedanken sind nicht genügend ausgereift für eine verbale Expression.
- Beeinträchtigung sozialer und kommunikativer Verhaltensweisen als Folge der kommunikationsstörenden Redehast.
- Wortfindungsstörungen.
- Kombination mit **Stammeln** möglich, da dem Poltern und Stammeln ursächlich eine angeborene Sprachschwäche zugrunde liegt. Häufig Sigmatismus, Rhotazismus, Lamdazismus.
- Kombination bei Kindern mit Symptomen der **kongenitalen Verzögerung der sprachlichen Reifung:** Z. B. Dysgrammatismus, Dyslexie. Später bleibt Poltern allein als Endzustand des Sprachschwächesyndroms übrig.
- **Kombination mit Lese-Rechtschreib-Schwäche:** Verwechslung von d — b, q — b, n — u; Lesen und Schreiben der Wörter in verkehrter Richtung.
- **Interstitielle Vokalisation:** Bei Suchen nach einem bestimmten Ausdruck Füllen der Pausen mit Wiederholungen oder sinnlosen Lauten.
- Störungen des **Sprechrhythmus:** Sprechrhythmus normalerweise durch den melodischen, dynamischen und temporalen Akzent bestimmt:

— Bei melodischer Akzentuierung einer Silbe oder eines Wortes normalerweise Anhebung der Tonhöhe.

— Bei dynamischer Akzentuierung vermehrte Stimmstärke.

— Bei temporaler Akzentuierung Verlängerung der betonten Silbe.

— Bei Betonung Kombination der drei Akzente.

- **Störung der Sprechmelodie:** Monotonie, Abfall der Sprechmelodie am Ende eines Fragesatzes; Ausdruck der Unmusikalität bei Polterern.
- Rhythmisch-musikalische Schwäche.
- **Störung der Sprechatmung:** Dysrhythmische flache Atmung, erhöhte Einatmungsfrequenz (Polypnoe). Nichteinhalten von Sprech- und Atmungspausen zum Ausdruck logischer Satzkon-

struktionen. Kein Abwarten bei Satzzeichen. Springen in unregelmäßigen Ausbrüchen von einer Wortgruppe zur anderen.

- **Störung der Phonation:** Stimmbrüche auf betonten Vokalen infolge fehlerhafter Gewohnheit bei der Stimmgebung, z. B. kehlig, resonanzarm, zu hohe mittlere Sprechstimmlage.

- **Störung der auditiven Wahrnehmung:** Unaufmerksamkeit, kurze auditive Gedächtnisspanne, Unmusikalität.

- **Charakterologische Merkmale:** Mangel an Selbstkontrolle, Hastigkeit, Sprunghaftigkeit, motorische Ungeschicklichkeit, expansiv, explosiv, impulsiv, extravertiert, überproduktiv, leichtsinnig, unordentlich, formlos. Lebhaftigkeit, Ideenreichtum, rasches geistiges Reagieren.

- **Begabung:** Q-Typus der Intelligenz (exaktes Denken). Konkrete, präzise, wissenschaftliche Tätigkeit: Ingenieur, Buchhalter, Mathematiker. Berufe, die gute sprachliche Ausdrucksmöglichkeit voraussetzen, sollten nicht ergriffen werden. Durchschnittliche bis hohe Intelligenz. Ausgezeichnetes Gedächtnis.

- **Störung der Schriftsprache:** Unbeständige orthographische Fehler infolge Unsorgfältigkeit (Auslassung von Buchstaben, Verstümmelung von Wörtern). Konstante Schreibfehler aufgrund primärer graphischer Sprachschwäche.

- **Störung der Handschrift:** Desintegrierte Handschrift infolge mangelnder psychomotorischer Integration. Fahriger Schrifteindruck.

Häufig geringe Allgemeinveränderungen im **EEG** als Ausdruck einer unspezifischen Dysfunktion auf höchster integrativer Ebene.

21.2 Formen des Polterns

Ideogenes Poltern: Überreiche Gedankeninhalte können nicht schnell genug verbalisiert werden. Wegen des raschen Sprechtempos geraten die Betreffenden ins Stocken.

Paraphrasisches Poltern: Formulierungsschwäche steht im Vordergrund. Geht oft mit Symptomatik der Sprachschwäche einher. Sprechen gut bei bereits formuliertem Text, Gedichtaufsagen und kurzen Antworten. Die Sprachschwäche ist vererbbar; sie äußert sich beim Kind in zeitlicher Reihenfolge in: verzögerter Sprachentwicklung bis ins 3. und 4. Lebensjahr, dann hartnäckigem universellem Stammeln, später Dysgrammatismus, schließlich Poltern, evtl. Poltern-Stottern.

Entwicklungspoltern: Diskrepanz zwischen Denkgeschwindigkeit (innerer Sprachwerdung) und Sprechfähigkeit, entweder infolge überschüssiger Entwicklung des Sprechdranges oder des inneren Sprachwerdens. Physiologisch bis 3 Jahre; bei verzögerter Sprachentwicklung bis 4 — 5 Jahre. Wird auch als **Poltern-Stottern** oder **Entwicklungsstottern** bezeichnet (siehe Seite 355).

Physiologisches Poltern: Bis zum Alter von 3 Jahren.

Situationsbedingtes Poltern: Bei wechselnder Konzentration auf die Rede wechselt infolgedessen auch die Stärke der Polter-Symptomatik.

Poltern und Aphasie: Beim Poltern kann herabgesetztes Erinnerungsvermögen für Wortformen vorliegen ohne Intelligenzdefekt sowie verminderte sensorische Aufnahmefähigkeit. Im Gegensatz zur Aphasie keine umschriebene zerebrale Läsion im Bereich spezifischer Zentren, sondern unspezifische Dysfunktion auf höchster integrativer Ebene. Während der Rückbildungsphase einer Aphasie kann daher Poltern auftreten (Stottern bei Aphasie s. S. 413).

Symptomatisches Poltern: Bei erworbenem Hirnschaden, z. B. bei Dysarthrie oder bei Schwachsinn. Vorkommen noch umstritten.

Experimentell erzeugtes Poltern: Entsteht bei Anwendung der verzögerten Rückkopplung der Sprache auf die Ohren des Sprechers (LEE-Effekt). Ursache ist die Unmöglichkeit, sich beim Sprechen durch das gehörte Wort lenken zu lassen.

Nach Anwendung von Drogen, z. B. Largactil und Megaphen.

21.3 Untersuchung

Vorgehen nach *Weiss*:

Beginn mit kurzen Fragen, die kurze Antworten erfordern; Patient kann seine Sprache kontrollieren.

— Ungezwungene Diskussion; Nachlassen der Kontrolle; Hervortreten der Poltersymptome.

— Lesenlassen einfacher Texte soll Poltern provozieren.
— Lesenlassen eines vom Polterer geschriebenen Briefes. Die Satzenden werden durch frei erfundene Wörter ersetzt.

Vorgehen nach *Liebmann*:
— Untersuchung der spontanen Sprache während der Anamneseerhebung.
— Nachsprechenlassen einfacher und komplizierter Sätze.
— Lesenlassen komplizierter Texte soll Poltern provozieren.
— Deklamieren lassen; Sprache wird korrekter.

21.4 Ursachen des Polterns

● **Erbliche Einflüsse:** Häufiger Männer betroffen (4:1). Spezifische unregelmäßig dominante Vererbung oder nicht-spezifische Vererbung. Vererbung der allgemeinen Sprachschwäche in verschiedenen Kombinationen: Verzögerte Sprachentwicklung, Stammeln, Dysgrammatismus, Lese-Rechtschreib-Schwäche in Kombination mit kongenitaler Dyspraxie, gestörter Dominanz und anderen Zeichen verspäteter neuraler Reifung.

● **Angeborene Sprachschwäche:** Mit Fortschreiten der geistigen Entwicklung werden die meisten Manifestationen dieses entwicklungsmäßigen Sprachverzuges allmählich überwunden. Der konstitutionell vorbestimmte Zug des Polterns bleibt zurück.

● **Kongenitale Dyspraxie:** Erblich bedingte verzögerte psychomotorische Reifung mit schlechter motorischer Koordination.

● **Umwelteinflüsse:** Poltern angeboren. Umwelteinflüsse beeinflussen nur den weiteren Verlauf des Leidens. Sie können das Poltern in eine ungünstige Richtung hinlenken, d. h. zum Stottern.

Angenommen werden weiterhin:

— **Frühkindliche Hirnschäden** (auffällige EEG-Befunde, negative Reaktion auf verzögerte Sprachrückkopplung, Ansprechen auf Tranquilizer). Schweres Poltern. Zusätzlich motorische Störungen oder leichte Dysarthrie (bei erblicher Ursache angeblich nur leichtes Poltern).

— **Verzögerung** oder Ausbleiben der **Reifung** des zentralen Nervensystems.

— **Beeinträchtigte Aufmerksamkeit** für kinästhetische, somatomotorische oder auditive Leistungen.
— Psychische Faktoren (Nachahmung).
— Physiologisch (Entwicklungspoltern).
— Störungen im strio-pallidären System mit Veränderung der motorischen Reaktionen.
— Ungleichheit der zentralen integrativen Prozesse.
— Evtl. kein zu schnelles Denken, sondern non-verbales Denken.

21.5 Differentialdiagnose bei Poltern

● **Reine Tachylalie:** Sehr schnelle, jedoch flüssige, ungestörte Redeweise bei Redegewandten. Trotz überraschem Redeablauf keine Sprachstörung, da erforderliche Spontaneität der Idee als auch des Sprachgebrauches vorhanden.

● **Nuscheln:** Eingeschränkte Lippen- und Kieferbewegungen beim Sprechen infolge einer nach dorsal verlagerten Artikulationsbasis. Meist Kombination mit erhöhtem Muskeltonus im Hals- und Nackenbereich sowie hyperfunktioneller Dysphonie. Kieferöffnungsweite beim Sprechen zu gering.

● **Stammeln**

● **Stottern:** Die äußeren sprachlichen Merkmale können dem Stottern ähneln: Wiederholungen einzelner Silben und Wörter sowie Dehnungen infolge Wortfindungsschwierigkeiten.

● **Poltern mit Stotterkomponente** (Poltern-Stottern) und Stottern mit Polterkomponente (Stottern-Poltern).

Feststellen der vorherrschenden Komponente schwierig, da mit zunehmendem Alter immer besser kaschiert wird.

Poltern-Stottern wird mit überwiegendem Stottern verwechselt, da der Polterer in Gegenwart des Therapeuten sein Sprechtempo verringert und seine Aufmerksamkeit dem Stottern zuwendet; dadurch Verstärkung der Stotterkomponente.

Abklärung durch Anwendung der verzögerten Sprachrückkopplung möglich; Verschlechterung des Sprechens beim Poltern-Stottern.

Bei gemeinsamem Vorliegen von Poltern und Stottern ist Poltern das primäre Leiden.

- **Dysarthrie:** Poltern bei älteren Leuten aufgrund dysarthrischer Zustände infolge:

— Multipler Sklerose (Zerebellare Dysarthrie): Skandierende Sprache, Silben in richtiger Reihenfolge, Lautgefüge unverändert; z. B. „Ar-til-le-rie".

Tab. 15: Differenzierung zwischen Poltern und Stottern modifiziert nach *Freund*.

Kriterien	Poltern	Stottern
1. Bewußtsein der Störung	besteht nicht	besteht
2. Bei Aufmerksamkeitszuwendung	besser	schlechter
3. Vor Fremden wird gesprochen	besser	schlechter
4. Durch ungezwungene Redeweise	schlechter	besser
5. Kurze bestimmte Antworten	fallen leichter	fallen schwerer
6. Wiederholen lassen	besser	schlechter
7. Alkoholgenuß	schlechter	besser
8. Therapie	Hinlenken der Aufmerksamkeit auf die Artikulation	Weglenken der Aufmerksamkeit von der Artikulation
9. Lee-Effekt	Verschlechterung der Sprache	Besserung der Sprache
10. Sprechbeginn	oft verzögert	normal oder akzeleriert
11. Artikulation	häufig fehlerhaft	gut
12. Beginn der Störung	kein spezieller Ansatz	spezieller Ansatz
13. Verlauf	kontinuierlich, keine sekundären Symptome	fluktuierend, evtl. schwere sekundäre Symptome
14. Kombinationen mit anderen Kommunikationsstörungen	mit Artikulation, Wortfindung, Satzbildung, Rechtschreiben, Lesen	meist keine anderen Sprach- und Kommunikationsstörungen

— Parkinsonismus (iterative Form der extrapyramidalen Dysarthrie): Monotonie, Propulsion, Silbenstottern.

• **Dysglossie:** Artikulatorische Störung der Aussprache infolge organischer Veränderungen an den peripheren Sprechorganen.

21.6 Therapie des Polterns

Ziel: Erreichen einer Besserung des Sprechablaufes und der Artikulation über gezielte Steuerungsvorgänge.

Prinzip der Therapie: Beratung, Bewußtmachung und systematische Einübung von gesteuerten Sprach- und Artikulationsabläufen unter Einbeziehung der Körpermotorik.

Kombiniert logopädisch-verhaltenstherapeutisches Vorgehen. Bei Kindern Erziehungsberatung, da oft weitere Polterer in der Familie. Bei Kindern keine Intensivbehandlung, da Poltersymptomatik Ausdruck der Persönlichkeit ist; daher allmähliche Anpassung an langsames Redetempo.

• Objektivierung der Symptomatik für den Polterer durch Tonbandaufnahmen. Abhören und Erklären des fehlerhaften Sprechablaufes, da Störung weitgehend unbewußt.

• **Verminderung des Sprechtempos** (Metronom, Silbenklopfen mit dem Finger), Korrektur der Artikulationsfehler, Aufmerksamkeitszuwendung auf die linguistische Sprachgestaltung, Hörübungen, Verbesserung der Sprechatmung und Stimmqualität.

• Erziehung zur besseren **Vorausstrukturierung** des inneren Redekonzepts (Erlernen einer genauen Vorstellung von der zu äußernden Phrase vor Redebeginn soll nicht gefordert werden).

• Verwenden einer **Mehrsprachigkeit** als therapeutischen Faktor; bei Konzentration auf die Fremdsprache spontane Besserung.

• Aufbau sozialer und kommunikativer Verhaltensweisen.

• Übungstherapie **(Denk-Rede-Übungen)** nach *Liebmann:*

— Ansehen von Bildern, die nur 1 Szene darstellen. Vorsprechen mit präziser Artikulation; dann Nachsprechenlassen.

- Große Bilder mit vielen Einzelfiguren. Steigerung der Zahl der Sätze.
- Weglassen der Bilder. Übergang von Einzelsätzen zu ganzen Geschichten.
- Kleine Unterhaltungen unter Einbezug dritter Personen. Freie Rede in normalen Situationen im Elternhaus, über die dem Therapeuten berichtet wird.
- Bei Kombination mit **Lese-Rechtschreib-Schwäche** Einbau von Leseübungen in das 5-Stufen-Schema von *Liebmann*; evtl. zusätzliche Verwendung des „Lesefensters" von *Wolke*.

● Bei **Poltern-Stottern** Poltererbehandlung; diese führt oft zum gleichzeitigen Abklingen der Stotterkomponente.

Bei **Stottern-Poltern** keine Berücksichtigung der Polterkomponente bei der Behandlung.

● Bei Kombination von **Poltern** und **Stammeln** gleichzeitige Behandlung beider Störungen.

Therapie durch undiszipliniertes Benehmen und Uneinsichtigkeit des Polterers erschwert.

● **Pharmakotherapie** mit Neuroleptika: Hemmung der die motorische Aktivität steigernden Formatio reticularis in den vegetativen Zentren.

21.7 Prognose

Ungünstig (Konzentrationsfrage); bei Poltern-Stottern schlecht.

22 Aphasie

Definition: Völliger (Aphasie) oder teilweiser (Dysphasie) Verlust der schon vorhandenen Fähigkeit, sprachliche Informationen zu geben oder zu verstehen trotz intakter Sprech- und Hörorgane infolge eines hirnorganischen Prozesses.

Bei den einzelnen Aphasieformen handelt es sich um **Syndrome**, d. h. um charakteristische Kombinationen sprachlicher und nichtsprachlicher Symptome (z. B. Störungen des Rechnens oder der räumlichen Vorstellung). Die aphasischen Störungen sind daher multi- und/oder **supramodale** Störungen; sie sind in mehreren expressiven und rezeptiven d. h. in allen sprachlichen Modalitäten nachweisbar.

Ob die Aphasie Ausdruck einer einheitlichen Störung der Sprache ist, oder ob es grundsätzlich verschiedene Formen gibt, ist noch nicht geklärt. Es handelt sich um Störungen der **Wortbildung**, der **Worterinnerung** und des **Wortverständnisses**.

Alle linguistischen Komponenten des Sprachsystems sind betroffen (Phonologie, Lexikon, Syntax, Semantik).

Die primäre Störung bei der Aphasie betrifft nicht das Sprechen, sondern die **Fähigkeit, Aussagen zu machen** und einen Sachverhalt abstrakt, d. h. unabhängig von der aktuellen Situation, darzustellen.

Weiterhin ist nicht geklärt, ob bei Aphasikern eine Intelligenzminderung vorliegt. Bisher wird unter der Annahme der Unabhängigkeit von Sprache und kognitiven Prozessen von einer **Intaktheit** der kognitiven Systeme und der **Intelligenz** ausgegangen.

Nach anderer Auffassung soll eine Verminderung des Wortschatzes mit einer Einschränkung des Assoziationsvermögens einhergehen und so zu einer Beeinträchtigung des dahinterstehenden kognitiven Systems führen. **Denkstörungen** sollen daher **vorhanden** sein. Sie sind mit den zur Verfügung stehenden Untersuchungsmethoden jedoch kaum nachweisbar.

Aphasiker sind **nicht geisteskrank**. Ihr geistiger Zustand kann der gleiche sein wie vor der Erkrankung. Der Aphasiker ist grundsätzlich der gleiche Mensch wie vor der Erkrankung.

Bei schnellem Überwechseln der Unterhaltung von einer Person zur anderen wird der Aphasiker oft verwirrt. Es handelt sich hierbei jedoch nicht um eine geistige Störung.

Lauteres Sprechen führt nicht zu einem besseren Sprachverständnis.

Das Sprachverständnis ist am besten bei langsamem Sprechen in einfachen, kurzen Sätzen.

Für den **Sprachabbau** bei Aphasien existieren folgende **Hypothesen**:

— **Schichten-Hypothese** nach *Jakobson*.

— **Ökonomie-Hypothese**: Aus Sprachnot entstandene Ökonomie; alle zur Verständigung nicht unbedingt nötigen Sprachelemente werden eingespart; Telegrammstil = Sparstil.

— **Lärm-Hypothese**: Erklärung des Dysgrammatismus. Normalpersonen nehmen beim Sprechen im Lärm syntaktische Veränderungen vor infolge des lärmbedingten Zwanges zur Verdeutlichung und Einsparung.

— **Komplexitäts-Hypothese**: Abwandlung der Schichten-Hypothese. Bei der Komplexitäts-Hypothese wird die Erklärung der Schichtenfolge jedoch in der zunehmenden Komplexität sprachlicher Elemente gesehen.

— **Normalitäts-Hypothese**: Enger Zusammenhang mit der Ökonomie-Hypothese. Die gestörte Sprache ist den gleichen Entwicklungsgesetzen unterworfen wie die normalen Sprachsysteme; der aphasische Sprachabbau folgt den durch die statistischen Verhältnisse der Normalsprache geprägten Bahnen. Dem Prinzip der Gebrauchshäufigkeit nach sind es die meistgebrauchten Sprachelemente, die dem Sprachabbau am längsten widerstehen.

Einwand: Beim Dysgrammatismus sind gerade die am häufigsten verwendeten Funktionswörter am meisten betroffen.

— **Ikonizitäts-Hypothese**: Erklärung des Sprachabbaus im lexikalisch-grammatischen Bereich.

Ikonizität = Motivation der Zeichenform durch Zeichenbedeutung.

Der Sprachabbau ist abhängig vom Ikonizitätsgrad des jeweiligen Sprachelements.

Keine der Hypothesen reicht aus, um für sich allein eine genügende Anzahl sprachpathologischer Phänomene bei der Aphasie zu erklären.

Lokalisation der Schädigung

Bei Rechtshändern liegt der krankhafte Prozeß in der sprachdominanten (meist der linken) Großhirnhemisphäre, bei echten Linkshändern in der rechten Hirnhälfte. Beim Rechtshänder finden sich Subsidiärregionen an analogen Stellen der rechten Hirnhälfte. Bei Linkshändern kann eine linksseitige Dominanz vorkommen. Eine beiderseitige Lokalisation der Sprachfunktion ist bei gemischter Händigkeit oder Mehrsprachigkeit möglich. Bei Rechtshändern ist die einseitige Lokalisation der Sprachfunktion stärker ausgeprägt als bei Linkshändern (siehe auch Seite 68).

Sprachregion: Sie erstreckt sich von der Gegend des frontalen Operculum (= Deckel = die die Insel bedeckenden Teile des Stirn-, Scheitel- und Schläfenlappens) über die obere Konvexität des Schläfenlappens bis zur temporo-parietalen Übergangszone. Die Sprachregion läßt sich nicht — wie früher angenommen — in umschriebene Zentren untergliedern. Sprachzentren sind daher nur noch von historischem Interesse.

Folgende Zuordnungen sind möglich:

● Bei Läsionen im frontalen Anteil der Sprachregion (= hinterer Anteil des Frontallappens) **motorische Aphasie** = Herd in der Gegend des Broca schen Sprachzentrums am Fuß der 3. (unteren) **Stirnwindung** (siehe Abb. 20 Seite 46).

● Bei Läsionen im Schläfenlappen (Temporallappen) **sensorische Aphasie** = Herd im hinteren Drittel der 1. (oberen) **Schläfenwindung**.

● Kleinere temporo-parietale Läsionen **amnestische Aphasie** = Herd am hinteren Ende der 1. (oberen) **Schläfenwindung** nahe dem Gyrus angularis.

● Bei ausgedehnter temporaler Hirnschädigung Jargon-Aphasie.

Die **amnestische Aphasie** kann nur *unter Vorbehalt* lokalisiert werden, da während der Rückbildung der sensorischen Aphasie und der motorischen Aphasie ein Stadium der amnestischen Aphasie durchlaufen wird.

Die Sprachregionen sind keine Primärzentren. Sie werden erst allmählich für den Sprachakt durch progressive Funktionseinstimmung herangezogen. Es handelt sich somit um Sekundärzentren. In den Sprachzentren kommen wahrscheinlich nur Vorakte oder Teilakte der Sprachfunktion zustande.

Der speicherbare Sprachbesitz ist bei den einzelnen Menschen verschieden. Erleiden zwei Personen — eine mit reichem, die andere mit geringem Sprachbesitz — die gleiche aphasische Störung, so wird die Person mit geringem Sprachbesitz stärker geschädigt erscheinen als die mit reichem Sprachbesitz.

22.1 Allgemeine Symptome bei Aphasien

22.1.1 Sprachliche Symptome

Eine Reihe von Sprachhandlungen sind von der Aphasie **nicht** oder wenig betroffen, z. B. Affektäußerungen (Flüche), soziale Stereotype (guten Morgen, danke), Aufsagen automatisierter Reihen (Zahlenreihen, Wochentage).

- **Sprachantriebsstörung:** Spontanes Sprechen fehlt.

- **Sprachanstrengung:** Mühe beim sprachlichen Formulieren von Gedanken, bedingt durch Störungen in der Wortfindung und in der Wort- und Satzbildung.

- **Flüssige Sprachproduktion:** Durchschnittliche Phrasenlänge von mehr als 5 Wörtern, wenig Unterbrechung, normale Sprechgeschwindigkeit.

- **Nicht-flüssige Sprachproduktion:** Durchschnittliche Phrasenlänge von weniger als 3 Wörtern, viele Unterbrechungen, langsame Sprechgeschwindigkeit.

- **Aphasische Phonemstörungen:** Reibelaute werden durch Verschlußlaute ersetzt; stimmhafte Laute werden durch stimmlose Laute ersetzt; Endkonsonanten sind besser erhalten als Anfangskonsonanten.

- **Stereotypien:** Wiederholen sinnloser Silben. Durch entsprechende Modulation der Sprachmelodie kann solchen Sprachresten ein kommunikativer Wert zukommen. Meist der Sprechsituation angemessener Einsatz.

- **Perseverationen:** Haften an einer eingeschlagenen Vorstellungsrichtung mit erschwerter Umstellung auf ein neues Thema.

Verbale Perseverationen: Sinnloses gleichlautendes Wiederholen von Wörtern oder Sätzen in sonst formal und inhaltlich variierter Rede. Folge mangelhafter amnestischer Kontrolle für das schon Gesprochene.

Anmerkung:

Palilalie = ständige, unwillkürliche Wiederholung gesprochener Wörter oder Satzenden.
Embolophrasie oder Embololalie: Häufige Verwendung von Flickwörtern, z. B.: „Nicht wahr.".

● **Automatismen** = Phonemgruppen oder einzelne Wörter und Floskeln werden stereotyp bei jeder möglichen Sprachäußerung hervorgebracht. Es handelt sich um im Kontext unpassende Einschübe.

● **Paraphasien:** Sprachliche Fehlleistungen auf lautsprachlicher, morphologischer oder verbaler Ebene. Sprachliche Einheiten werden miteinander verwechselt, die auf bestimmten Sprachebenen Gemeinsamkeiten haben: z. B. p und t bei lautlichen Substitutionen oder „Gabel" und „Messer" bei verbalen Substitutionen. Je schwerer die Störung, desto größer der Abstand zwischen Intendiertem und Paraphasie.

— *Verbale Paraphasien*: Substitution eines intendierten Wortes (Zielwort) durch ein anderes.

— *Phonematische* oder *literale Paraphasien*: Einzelne Laute (Phoneme) werden durch andere ersetzt, ausgelassen, umgestellt oder hinzugefügt.

— *Semantische Paraphasien*: Fehlerhaftes Auftreten von Wörtern der Standardsprache, die zum Zielwort entweder bedeutungsmäßige Ähnlichkeit haben, grob davon abweichen oder aus der gleichen Wortkategorie stammen = Störung der sinngemäßen Anwendung sprachlicher Elemente.
Sie entstehen nicht aufgrund des Vergessens von Wörtern; sie sind das Resultat der Evokation von Wortkomplexen ähnlicher Wörter.

— *Neologistische* Paraphasien, *Neologismen* oder Neoglossien: Nicht lexikalisierte Wortneubildungen, d. h. Wörter, die im Inventar der Standardsprache nicht enthalten sind und für sich eine Beziehung zum Zielwort nicht erkennen lassen. Umschreibung des gesuchten Wortes, z. B. „Australientier" für „Känguruh" oder Zusammensetzung aus veränderten Wortteilen, z. B. „Spritzkrug" für „Gießkanne".

— *Paraphasischer* oder neologistischer *Jargon*: Längere Passagen der Sprache sind nur aus Paraphasien oder Neologismen zusammengesetzt.

Die **Neologismen** haben eine doppelte Funktion, nämlich den gesuchten Namen durch ähnlich klingende Wörter zu evozieren (Deblockierungsfunktion) oder den gesuchten Namen zu ersetzen (Stellvertreterfunktion). Es gibt verschiedene Schweregrade des Jargons — je nach dem Verhältnis von lexikalischen Neophasien und Paraphasien: Den undifferenzierten Jargon, der ausschließlich aus aneinandergereihten lexikalischen Neophasien oder -graphien besteht, den asemantischen Jargon, bei dem Neophasien nur an den informationstragenden Kernstellen des Satzes als Subjekt, Prädikat, Objekt usw. erscheinen, und den paraphasischen Jargon, der aus einer Aneinanderreihung von lexikalischen Paraphasien oder -graphien besteht. Bei letzterer Form handelt es sich um die leichteste Störung. Der Jargon ist keine Geheimsprache. Jargon-Aphasiker reagieren zu verschiedenen Zeitpunkten auf den gleichen verbalen oder non-verbalen Stimulus mit verschiedenen Jargonwörtern.

— *Perseverations- und Reihen-Paraphasien*: Vermehrung der Silbenzahl beim Nachsprechen, Perseverationstendenz beim Benennen.

— *Omissionsparaphasien*: Einzelne Teilwörter oder Silben werden ausgelassen.

— *Präfix-, Stamm- und Suffix-Paraphasien*: Unterscheidung, ob die paraphasische Fehlleistung ein Präfix, den Stamm oder ein Suffix betrifft.

— *Überproduktionsparaphasien*: Ursache ist nicht in sprachlichen Gründen zu suchen; sie stellen vielmehr ein allgemein hirnpathologisches Symptom dar; gesteigerter Sprechantrieb, Enthemmung.

— *Polyglotte Mischparaphasien*: Durcheinandermischen von Wörtern verschiedener Sprachen.

— *Kontaminationsparaphasien*: Sie beruhen auf Kontamination zweier Begriffe (= Verschmelzung von ähnlich klingenden oder inhaltlich verwandten Wörtern).

● **Agrammatismus:** Fortfall grammatikalischer Funktionswörter wie Artikel oder Pronomina sowie der Flexionsformen; Beschränkung auf die bedeutungstragenden Nomina, Verben und Adjektive.

- **Paragrammatismus:** Sätze, in denen Bestandteile falsch kombiniert, verdoppelt oder teilweise ineinander verschränkt sind.

- **Wortfindungsstörungen:** Die Wortfindung erfolgt bei Normalpersonen anhand von **Stützwörtern.** Diese zeigen oft die gleiche Silbenzahl und den gleichen Anfangslaut wie das gesuchte Wort. Die Reproduktionsetappen weisen eine ständige Annäherung an das Ziel auf; jede Etappe bringt einen neuen Bestandteil des gesuchten Wortes.

Zwischen den verschiedenen Aphasieformen gibt es verschiedene Versuche und Verläufe bei der *Wortsuche*.

Amnestische Aphasiker zeigen in ihrem Suchverhalten Parallelen zu der Wortsuche bei Gesunden. Sie bewegen sich im engeren Bedeutungsumfeld des gesuchten Wortes. Eine Annäherung über den Sinngehalt ist bei amnestischen Aphasikern nachweisbar, *nicht* jedoch bei *Wernicke-* und *globalen* Aphasikern.

Die **globalen** Aphasiker produzieren nur gelegentlich Wörter aus dem Bedeutungsumfeld des gesuchten Wortes, die dann jedoch phonematisch entstellt sind.

Die **Wernicke**-Aphasiker sind dem gesuchten Wort oft bedeutungsmäßig nahe, die Zielwörter sind jedoch *phonematisch* verändert. In ihrem weiteren Bemühen um das gesuchte Wort weichen sie zunehmend ab und produzieren qualitativ schlechtere Paraphasien.

Eine klangliche Annäherung an das gesuchte Wort kommt beim Aphasiker kaum vor.

- **Aphasisches Stottern:** Stottern bei Aphasie als sekundäre psychogene Funktionsstörung.

- **Dysarthrisches Stottern** in der Rückbildungsphase vieler Aphasien. Charakterisiert durch zusätzliche spastische Störungen, Mitbewegungen, Auftreten von Flickwörtern.

- **Dysprosodie.** Störung der Sprachmelodie infolge Störung des Rhythmus, der Schnelligkeit, der Stimmführung, der Betonung, der Pausen.

Dysprosodien bei Aphasikern bewirken einen ausländischen Akzent der Sprechweise.

Unterscheidung folgender Formen der Störung der **Sprachmelodie:**

Erhöhung = Hyperprosodie;
Veränderung = Dysprosodie;
Verminderung = Hypoprosodie.

Bei schwerer Aphasie Kompensationsversuch der fehlenden **Ausdrucksmöglichkeit** (lexikalischer Inhalt der Sprache) durch verschiedene **Intonation** noch vorhandener Rest-Laute. Da auch bei sensorischer Aphasie gute Perzeption von Intonationen vorhanden ist, wird eine zusätzliche Lokalisation auch in der rechten Hemisphäre angenommen.

● **Agraphie**

— **Linguistische** Agraphie: Vorkommen bei *motorischer* und *sensorischer* Aphasie und deren Mischformen. Sie ist unmittelbarer Ausdruck der vorhandenen Sprachstörung im schriftlichen Bereich.

— **Konstruktive** Agraphien sind durch *parietale* Nachbarschaftsläsionen hervorgerufen. Der Aphasiker ist nicht in der Lage, die Buchstabenform darzustellen. Es kommt zu Störungen in der Linienführung und in der räumlichen Anordnung des Geschriebenen. Selten zusätzlich Richtungsstörung des Schreibens wie z. B. eine spiegelbildliche Umkehrung einzelner Buchstaben, Zahlen oder Wörter = *Spiegelschriftagraphie*.

— **Apraktische** Agraphie: Störung der Muskelkoordination.

Die Umsetzung der Phoneme in Grapheme der Lautschrift, d. h. das elementare System von Phonem-Graphem-Korrespondenzregeln soll intakt sein. Gestört sollen dagegen die komplizierten Zusatzregeln sein, welche die zahlreichen Ausnahmen und unphonetischen Schreibungen erfassen. Die Schwere einer Agraphie hängt demnach von der Struktur des jeweiligen Schriftsystems ab.

Anmerkung: Reine (= isolierte) Agraphie selten.

● **Alexie:** Echte Lesestörung mit Störung des **Lesesinnverständnisses**. Störung der Beziehungen der Schriftsprache zu den Klangbildern (innere Sprache) = **sekundäre** oder aphasische Alexie.

Leseprüfung: Erteilung schriftlicher Aufträge in steigender Schwierigkeit.

Pseudoalexie: Störung des lauten Lesens infolge Störung der expressiven Sprache. Der Inhalt des Gelesenen wird verstanden.

Primäre oder optische Alexie bei **optischer** Agnosie infolge Schädigung des Okzipitallappens.

Anmerkung: Vor der Leseprüfung Prüfung des Sehvermögens zum Ausschluß einer *Hemianopsie*. Ausschluß einer Störung der *Korrespondenzregeln*; diese macht sich je nach Lautnähe bzw. Lautferne des jeweiligen Schriftsystems durch das Mitlesen stummer Grapheme oder durch phonetische Schreibungen bemerkbar.

- **Stenographie:** Bei bestimmten Formen der **Alexie** ist nur das Lesen von Langschrift und Normaldruck gestört, *nicht* die Stenographie. Ebenso gibt es Formen der **Agraphie** mit isolierter Störung des Langschrift-Schreibens, *nicht* aber der Stenographie.

Durch Übungen im Stenographie-Denken können Störungen des allgemeinen Sprachdenkens behandelt werden.

Erklärung: Die Stenographie ist keine Abkürzung anderer Schriftarten, sondern eine eigene Fertigkeit mit eigener Lokalisation. Störungen werden durch Läsionen im Bereich des dominierenden Parietallappens hervorgerufen.

22.1.2 Nicht-sprachliche Symptome

- **Homonyme Hemianopsie:** Bei 15 % der Aphasiker Einschränkung des Gesichtsfeldes rechts lateral und links medial. Erschwerung des Lesens. Erleichterung des Lesens durch Drehung des Textes um 90° in Richtung des Uhrzeigers. Der Anfang der Zeile kommt dann nach oben.

Bei der *Prüfung* des Lesens muß darauf geachtet werden, daß Satzstücke nicht außerhalb des Gesichtsfeldes liegen.

- **Fazialislähmung** rechts: Behinderung der Kontrolle über den Speichel *(Speichelfluß)*; beim Kauen Liegenbleiben von Speiseteilen in der rechten Mundhälfte; evtl. labiale Dysglossie.

- **Amusie:** Kann in Kombination mit einer Aphasie auftreten, jedoch auch allein.

— **Rezeptive** Amusie: Tonhöhe, Melodien, Rhythmus, dynamische Elemente eines Musikstückes werden nicht erkannt und können nicht durch Singen oder Spielen auf einem Instrument wiedergegeben werden. Zusätzlich Notenalexie und Notenagraphie.

— **Expressive** Amusie: Meist dyspraktische Störung. Fehler beim Singen von Tönen und Melodien und beim Spielen von Instrumenten. Fehler werden erkannt, können jedoch nicht verbessert werden.

Lokalisation der **rezeptiven** Amusie: Vorderer Anteil des dominanten Temporallappens.

Lokalisation der **expressiven** Amusie: Hinterer Anteil des Frontallappens, insbesondere der nicht dominanten Hemisphäre.

- **Apraxie:** Unfähigkeit, zielgerichtete Bewegungen auszuführen (siehe auch Seite 529).

- **Störungen von sprachlichem Gedächtnis und Lernen**: Wortfindungsstörungen im Bereich des Altgedächtnisses. Leistungen des sprachlichen Kurzzeitgedächtnisses (unmittelbares Wiederholen von Wörtern) intakt oder reduziert. Sprachliche Lernleistungen immer schwer betroffen. Bei Läsionen im Bereich der sprachdominanten Hemisphäre verminderte verbale Leistungen auch bei nicht manifester Aphasie.

- **Asymbolie:** Aussagen durch Gesten oder bildliche Darstellungen (z. B. Handzeichen bei Verkehrsregelungen) gestört, ebenso ihr Verständnis. Bei Aphasie bei Gehörlosen zeigt sich dies in der Störung ihrer differenzierten Zeichensprache.

- **Hemiplegie** mit Empfindungsstörungen und Kälteempfindlichkeit der gelähmten Körperhälfte.

- **Schallempfindungsschwerhörigkeit:** Bei ca. ⅓ der Patienten das altersphysiologische Maß überschreitende symmetrische Innenohrschwerhörigkeit als Zeichen einer zerebro-vaskulären Insuffizienz. Daher routinemäßig tonaudiometrische Untersuchung.

- **Zentrale Hörstörung:** Bei der **zentralen Hörprüfung** mit dem dichotischen Feldmann-Test Perzeptionsstörungen auf dem ipsilateralen, kontralateralen oder auf beiden Ohren feststellbar, bei Läsionen im Bereich des Temporallappens vorwiegend Perzeptionsstörung auf dem kontralateralen Ohr.

- **Psycho-organisches Syndrom:** Durch **Ödem** um den Herd bedingt. Ödem und psycho-organisches Syndrom bilden sich daher nach einigen Wochen zurück. Psycho-organisches Syndrom kann in leichter Form jedoch fortbestehen.

Symptome: Denkablaufstörungen, Störung des kritischen Abwägens der Denkinhalte, Störung des Kurzzeitgedächtnisses (kann mit sensorischer Störung verwechselt werden), Konzentrationsstörung, Verstimmungszustände (Weinen und Lachen ohne Grund), Affektinkontinenz, Persönlichkeitsveränderung.

- **Störung der Rechts-links-Unterscheidung**: Unsicherheit, zwischen rechts und links zu unterscheiden. Unfähigkeit, automatisch immer gegenwärtig zu haben, wo die rechte und wo die linke Hand ist, verbunden mit Unsicherheit und Irrtümern, wenn der Patient sich nach der rechten oder linken Seite zu wenden hat.

Ausschluß einer **aphasisch** bedingten Störung vorher erforderlich. Bei aphasischen Patienten fällt die Unterscheidung von Alternativen aus dem gleichen semantischen Feld besonders schwer. Deshalb wurde zur Aphasieprüfung der Test: „Zeigen Sie mit der linken Hand das rechte Ohr" eingeführt.

- **Autotopagnosie:** Störungen der Orientierung am eigenen Körper. Auf verbale Aufforderung können bestimmte Körperteile nicht gezeigt werden.

Es können *gleichzeitig* Aphasie und Autotopagnosie vorliegen, da anatomische Nachbarschaft der Läsionen besteht.

Unfähigkeit beim Zeigen von Körperteilen kann auch durch **räumliche Orientierungsstörung** bedingt sein. Abgrenzung zu einer generellen räumlichen Orientierungsstörung erforderlich durch Zeigenlassen von Objekten im Außenraum (besonders durch Zeigenlassen einander ähnlicher, aber durch ihre Position unterschiedlicher Teile eines Kraftfahrzeuges wie Kupplung, Bremse und Gaspedal).

— **Fingeragnosie:** Störung der Orientierung am eigenen Körper, die sich nur auf die Finger beschränkt. Wahrscheinlich ist die Störung in der Identifizierung von einzelnen Fingern und in der Vorstellung von der Struktur der Hand auf eine allgemeine Leistungsstörung zurückzuführen.

— **Gerstmann-Syndrom:** Rechts-links-Störung, Fingeragnosie, Akalkulie, Agraphie. Oft Kombination mit Aphasie.

- **Farbagnosie: — Verständnisstörungen für Farbnamen.** Vorkommen bei Aphasie. Ohne diagnostische Bedeutung für die Unterscheidung hirngeschädigter Patienten ohne Aphasie und mit Aphasie.

— **Aphasische Farbbenennungsstörungen.** Das Benennen von Farben fällt Aphasikern schwerer als Hirngeschädigten ohne Aphasie. Die Untergruppen von Aphasie unterscheiden sich in der Häufigkeit der Fehler nicht.

— Farbbenennungsstörungen beim **hinteren Balkensyndrom.** Linksseitige Okzipitallappenläsion. Visuelle Afferenzen können nur im rechten visuellen und paravisuellen Kortex verarbeitet werden. Averbales Farbsortieren möglich. Das Benennen von Farben ist stärker gestört als bei amnestischer Aphasie.

— Störung im **averbalen Sortieren** und **Zuordnen** von Farben zueinander. Ursache sind *retrorolandische* Läsionen der rechten Hemisphäre.

— Störung bei **Zuordnen** von **Farben** zu **Objekten.** Besondere Schwierigkeiten haben aphasische Patienten, obwohl sie averbal geprüft werden.

● **Weitere nichtsprachliche Symptome**

Verlust der Aufmerksamkeit und Konzentration
Verlust der Merkfähigkeit
Verminderte Assoziation von Gedanken
Verlust der Abstraktionsfähigkeit
Geringe Organisationsfähigkeit
Verminderte Urteilsfähigkeit
Einengung des Denkens und der Interessen
Verminderte Fähigkeit des begrifflichen Denkens oder des Planens zukünftigen Handelns
Verminderte Fähigkeit zur Steuerung von Emotionen
Unfähigkeit, sich rasch umzustellen
Psychomotorische Verlangsamung
Gefühl der Unzulänglichkeit
Egozentrismus
Erhöhte Reiz- und Ermüdbarkeit
Euphorie oder Depression
Soziale Isolierung
Verminderte Fähigkeit, sich neuen Situationen anzupassen
Katastrophen-Reaktionen
Verminderte Initiative
Desinteresse an der Umgebung
Externalisation des Verhaltens, Mangel an Introspektion oder Selbstkritik
Verminderte Spontaneität
Mangelndes Vertrauen in die eigene Leistungsfähigkeit
Impulsives Verhalten
Regressives, infantiles Verhalten

Unfähigkeit, ein als falsch erkanntes Verhalten zu korrigieren
Ängste und Spannungen
Änderung des Persönlichkeitsprofils
Hervortreten und Verschwinden von Persönlichkeitsmerkmalen.

Eigenschaften oft schon vor der Erkrankung vorhanden, konnten bisher jedoch kontrolliert werden.

22.2 Ursachen

Die **vaskulären** Aphasien manifestieren sich anders und nehmen einen anderen Verlauf als die **traumatischen** Aphasien. 84 % der Aphasien sind zerebro-vaskulär bedingt.

- Hirnblutung (Subarachnoidalblutung infolge eines Aneurysmas oder Hämangioms; intrazerebrale Blutung infolge Zerebralsklerose oder Hypertonie)

- Hirnembolie

- Hirngefäßthrombose

- Ischämie (Hirnerweichung bei Hypotonie)

- Verletzung der A. carotis communis oder der A. carotis interna durch Unfall oder Tumoroperation

- Hirnverletzung (Schädeltrauma, Hirnoperation)

- Hirntumoren

- Otogener Schläfenlappenabszeß

- Enzephalitis

- Hirnatrophie

- Migraine accompagnée

- Multiple Sklerose

— Eine **Hirnblutung** tritt als Subarachnoidalblutung auf, wenn sie aus einem Aneurysma oder einem Hämangiom erfolgt. Diese Gefäßmißbildungen sind angeboren; die Blutung tritt im jugendlichen oder frühen Erwachsenenalter auf. Die intrazerebralen Blutungen sind Folge einer Gefäßwandsklerose; die brüchig gewordenen Gefäße platzen bei einer Blutdrucksteigerung (Hypertonie).

— Der **embolische Hirngefäßverschluß** ist Folge einer tiefer sitzenden Gefäßwandthrombose oder einer Herzerkrankung, z. B. Herzklappenfehler oder Herzinfarkt.

— **Hirngefäßthrombosen** sind Folgezustände einer allgemeinen Systemerkrankung der Hirngefäße, z. B. bei Hirnarteriosklerose.

— **Funktioneller Gefäßverschluß:** Gefäßverschlußähnliche Symptomatik, ohne daß ein Hirngefäßverschluß nachweisbar ist. Ursache ist eine Hirnarteriosklerose mit Hypertonie; die Gefäßeinengung hat noch zu keiner Funktionsstörung geführt, da der vorhandene Bluthochdruck die erforderliche Hirndurchblutung gewährleistet. Fällt der Blutdruck unter den sog. Erfordernishochdruck ab, so treten Funktionsstörungen der betreffenden Hirnteile auf, die schließlich zum Absterben von Hirnzellen führen.

— **Enzephalitis** oder Meningoenzephalitis als Komplikationsfolgen von Masern, Mumps oder Virusgrippe.

— **Migraine accompagnée:** Kombination von Migräne und zerebralen Herdsymptomen, z. B. kontralaterale flüchtige Lähmungen oder Aphasie.

— **Multiple Sklerose:** Befall der Hirnrinde in seltenen Fällen möglich.

Nach *Luria* werden bei lokalen Hirnschädigungen 2 Typen von Störungen der Funktion unterschieden:

— **Zellzerstörungen** mit vollständigem Funktionsschwund.

— Die Zellen der **Umgebung** bleiben erhalten; sie befinden sich aber im Zustand einer **physiologischen Inaktivität** (Diaschisis, auch Schutzhemmung, Inhibition, Parabiose genannt). Ursache der Diaschisis sind perifokale Veränderungen durch Ödembildung und Veränderungen der Blutzirkulation.

22.3 Einteilung der Aphasien

22.3.1 Klassische anatomische Einteilung (Abb. 40, Seite 426)

Es handelt sich um ein kausales Klassifikationssystem, d. h. nach dem **Ort** der Schädigung.

Die reinen Aphasieformen sind selten. Meistens liegen **Mischformen** vor, wobei einer der klassischen Typen dominiert. Die klassische Einteilung beruht auf der Engramm-Zentrenlehre.

Kritik: Verlaufsbeobachtungen zeigen, daß die einzelnen Aphasieformen sich wandeln können.

Neuere Auffassungen und Klassifikationsschemata gehen davon aus, daß relativ unabhängig von motorischen und sensorischen Schädigungen bei allen Aphasiepatienten eine einzige Dimension der zentralorganischen Sprachstörung vorliegt.

Die Bezeichnungen Broca-Aphasie und Wernicke-Aphasie sind willkürliche Begriffe, die weder etwas für die Beschreibung der Symptome noch für die Entstehung dieser Symptome vorwegnehmen.

Man unterscheidet nicht **Aphasien** von **Dysphasien,** sondern man spricht von leichten, schweren und totalen Aphasien.

▶ Motorische (expressive) Aphasie = Broca-Aphasie

Symptome

- **Agrammatismus:** Artikel, Konjugationen, Präpositionen, Pronomina fallen weg. Struktur der Sätze ist auf die notwendigsten Substantive, Verben und Adjektive reduziert.

- Kaum Spontansprache, Sprachanstrengung.

- **Phonematische Paraphasien:** Auslassung, Umstellung oder Entstellung einzelner Laute oder Silben, z.B. „Meksel" statt „Messer", „Beilstift", „Tatschentuch".

- **Perseveratorische Wiederholungen** von Wörtern oder Sätzen.

- **Zentrale Sprechfähigkeit** gestört; **Sprachverständnis erhalten** oder nur leicht gestört. Aufforderungen werden verstanden und durchgeführt.

- Lesen, Schreiben und Rechnen gestört (Alexie, Agraphie, Akalkulie).

- Oft Kombination mit **artikulatorischer Sprechstörung,** die aber nicht allein durch kortikale Dysarthrie erklärt werden kann. Bei zusätzlicher rechtsseitiger Halbseitenlähmung oft **sympathische Dyspraxie** der linken Hand.

Läsionen in der Operkularregion der nicht dominanten Hemisphäre führen zu einer rasch vorübergehenden **dysarthrischen Sprechstörung** ohne Aphasie.

Ursache: Schädigung der **Broca-Region** am Fuß der dritten (unteren) linken Stirnwindung.

▶ **Sensorische (rezeptive) Aphasie = Wernicke-Aphasie**

Symptome

● Gestörtes **Sprachverständnis**; Befehle werden nicht ausgeführt. Schwierigkeiten bei der Erfassung und Formulierung komplexer logiko-grammatikalischer Satzkonstruktionen. Beziehungen der Wörter zueinander werden nicht erfaßt.

— Störungen der akustischen Analyse und Synthese.

— Störungen des phonematischen Gehörs, die sekundär zu Störungen des Nachsprechens führen.

— Störungen der semantischen Seite der Sprache; Folge: Nichtverstehen der Wortbedeutung.

● Gestörte **Sprachproduktion**; literale, verbale und grammatische Fehlleistungen des Sprechens, Lesens und Schreibens (= schwere expressive Störung).

Der Sinn des Gesagten ist durch den paraphasischen Jargon unverständlich, obwohl die einzelnen Wörter akustisch gut zu verstehen sind. Reichlich Sprachproduktion mit Neologismen; Sprache vermittelt keine Information mehr.

● **Sprechfähigkeit erhalten.**

● **Semantische Paraphasien:** Wortverwechslungen, bei denen in der Bedeutung der Worte dicht daneben getroffen wird, z.B. „Zeitmesser" für „Zentimetermaß", „Löffel" statt „Gabel".

● **Paragrammatismus:** Grammatikalische Struktur der Sätze ist gestört durch regellose Unordnung (nicht in Form des agrammatischen Telegrammstils).

● Sprachmelodie erhalten.

● Beim Benennen von Objekten kann aus einer angebotenen Auswahl von Bezeichnungen nicht die Zutreffende erkannt werden.

● Nachsprechen, Lesen, Spontan- und Diktatschreiben durch Paraphasien (Wortverstümmelungen oder Wortentstellungen), Paralexien und Paragraphien entstellt.

● Mündliches und schriftliches Rechnen gestört.

- Verstehen des Geschriebenen und Aufsagen automatischer Reihen gelingt besser.
- Auch die expressiven Sprachleistungen sind beeinträchtigt.
- Euphorische Grundstimmung. Kein Störungsbewußtsein vorhanden. Kritikschwäche.

Untergruppe: **Jargon-Aphasie;** starkes Überwiegen der Paraphasien.

Vom klinischen Syndrom der motorischen Aphasie unterscheidet sich die sensorische Aphasie durch reichliche, unkontrollierte Sprachproduktion und semantische Paraphasien.

Ursache: Schädigung der **Wernicke-Region** im hinteren Drittel der ersten (oberen) Schläfenwindung.

Diagnose: 3-Papiere-Probe, Token-Test, 3-Figuren-Test, Goodglass-Test (s. S. 456).

▶ **Amnestische Aphasie**

Symptome

- **Wortfindungsstörungen,** Sprachverständnis erhalten, Aussprache intakt.

- **Unpräzise Ausdrücke:** Genaue Bezeichnungen werden durch Umschreibungen und allgemeine, schablonenhafte Redensarten ersetzt.

- Zögernde Sprechweise, Gespräch wird nicht aktiv geführt. Gesuchte Worte werden entweder nicht gefunden, durch ein Füllwort („das Dings da") oder charakteristische Umschreibungen ersetzt. Dabei werden allgemeine Kategorien genannt, z. B. „Tier" statt „Hund" oder Gebrauch bzw. Eigenschaft des Gegenstandes beschrieben: „Zum Schreiben" statt „Bleistift".

- Benennen hängt von der Worthäufigkeit ab.

- Bei Anbieten einer Auswahl von Benennungen wird die Zutreffende prompt herausgefunden.

- Sprachverständnis erhalten oder gering beeinträchtigt.
- Schriftsprache unpräzis.
- Lesen gut.
- Gelegentlich semantische Paraphasien.
- **Satzbildung** intakt, grammatische Formen intakt.

Ursache: Schädigung am hinteren Ende der 1. (oberen) Schläfenwindung nahe dem Gyrus angularis. Bei otogenen Schläfenlappenabszessen Schädigung der unteren Schläfenwindung.

22.3.2 Einteilung nach Hirnrinden- oder Markschädigung

Die Einteilung der Aphasien kann auch im Hinblick auf eine Schädigung der **Hirnrinde** oder des **Markes** erfolgen: **Kortikale, subkortikale** und **transkortikale** Form der Aphasie.

Lichtheim geht in seinem Klassifikationsschema von drei **Zentren** aus, dem **motorischen**, dem **akustisch-sensorischen** und dem **Begriffs-**Zentrum. Bei einer Schädigung kann es zu einer **motorischen** oder **sensorischen Aphasie** kommen (= **2 Hauptformen** der Aphasie). Das **Begriffszentrum** ist nach *Lichtheim bei Aphasikern* **intakt.** Diesen beiden Hauptformen gegenüber stehen **5 Nebenformen,** die sog. **Leitungsaphasien;** sie entstehen durch *Unterbrechung der Assoziationsbahnen* zwischen, von und zu den Zentren.

Da in vielen Fällen Rinden- und Markherde zugleich bestehen und transkortikale Herde fast immer zugleich mit subkortikalen Herden einhergehen, wurde folgende **Klassifizierung** als **besser** angesehen (Abb. 40, S. 426):

▶ **Motorische Aphasien**

● **Reine motorische Aphasie** (früher subkortikale Aphasie). Bei dieser Form ist lediglich die expressive Komponente, also das spontane Sprechen und das Nachsprechen gänzlich aufgehoben oder beträchtlich geschädigt. Schreiben und Lesen sind intakt. Das Wortverständnis ist vollkommen erhalten, d. h. die sog. innere Sprache ist intakt. Der Patient kann mit den Fingern die Silbenzahl der Wörter angeben, die er vergeblich auszusprechen versucht. Die motorischen Erinnerungsbilder sind also nach wie vor erregbar, doch ist die Übertragung der Erregung auf die Sprechmuskulatur unterbrochen.

● **Totale motorische Aphasie** oder Broca-Aphasie (früher kortikale motorische Aphasie). Bei dieser Aphasieform ist in schwereren Fällen die Sprache vollständig vernichtet. Schreiben ist nicht mehr möglich, das Lesen sehr erschwert. Das Wortverständnis ist jedoch auch hier vollständig erhalten. Es besteht lediglich eine

Unfähigkeit, Wortlaute in Sprechbewegungen umzusetzen. Bei dieser Form der Aphasie besteht stets eine amnestische Komponente. Die Silbenzahl des gesuchten Wortes kann nicht angegeben werden, da die Lautkomponente der Sprachengramme nicht mehr geweckt werden kann. Einige wenige Wortreste sind jedoch noch vorhanden.

- **Lichtheimsche motorische Aphasie** (früher transkortikale motorische Aphasie). Diese Form der Aphasie geht von der theoretischen Vorstellung aus, daß hier der Weg von den Begriffen zu den motorischen Sprachzentren nicht mehr gangbar ist. Infolgedessen kann trotz intaktem Wortverständnis und völlig erhaltener Fähigkeit nachzusprechen die motorische Sprachkomponente nicht mehr spontan, d.h. von den Begriffen aus, erweckt werden. Spontansprechen ist daher nicht möglich.

Die willkürliche Fähigkeit zu schreiben ist stark eingeschränkt. Die Fähigkeit, abzuschreiben oder nach Diktat zu schreiben, ist dagegen erhalten. Ursächlich liegen diffuse Rindenprozesse zugrunde oder ein Herd im Marklager des Fußes der 3. Stirnwindung. Die Schädigung muß die Assoziationsfaserung weitgehend zerstören, während eine ausreichende Verbindung mit dem Schläfenlappen und mit dem Gebiet für die Sprechmuskulatur, das im Operculum lokalisiert ist, intakt bleibt. Ein Gegenstand kann vom Patienten nicht benannt werden, obwohl er als solcher erkannt wird.

Die **amnestische** Aphasie stellt einen leichten Grad der Lichtheimschen motorischen Aphasie dar. Bei dieser Störung werden einzelne Wörter nicht spontan gefunden. Zum Bild der amnestischen Aphasie kommt es häufig im Restitutionsstadium der meisten schweren Aphasieformen.

▶ Sensorische Aphasien

- **Reine sensorische Aphasie** (früher subkortikale sensorische Aphasie). Es handelt sich um eine reine Worttaubheit. Spontansprache, Schreiben und Lesen intakt. Nachsprechen und Diktatschreiben nicht möglich. Das Zustandekommen dieser Aphasieform wird folgendermaßen erklärt: Jedes Hörorgan ist in beiden Schläfenlappen doppelseitig vertreten infolge Kreuzung der Hörbahnen. Daher kann ein einseitiger Herd im Schläfenlappen niemals eine einseitige oder beidseitige Taubheit zur Folge haben. Eine Worttaubheit kommt zustande, wenn der Herd beim Rechtshänder im linken Schläfenlappen lokalisiert ist und die in der

Heschlschen Querwindung niedergelegten Wortklangengramme intakt läßt. Der Herd muß nur das tiefe Mark im Bereich der 2. Temporalwindung zerstören. Geräusche und Klänge werden erkannt; das Sprachverständnis ist jedoch erloschen. Die innere Sprache bleibt indessen erhalten, weil die Heschlsche Region für die Wortklangengramme und ihre Verbindung mit den übrigen Komponenten der Begriffsbildung intakt ist.

- **Totale sensorische Aphasie** (Wernicke-Aphasie) (früher kortikale sensorische Aphasie). Bei Zerstörung des ganzen hinteren Gebietes der 1. Schläfenwindung im linken Schläfenlappen bleibt das Hörvermögen wegen seiner doppelseitigen Vertretung erhalten. Doch kann wegen des Ausfalles der Wortklangerinnerungen das Gehörte nicht mehr in richtiger Weise in die Motorik des Sprechens umgesetzt werden. Das Sprechen wird allerdings dabei nicht aufgehoben; denn die sprachlichen Begriffskomponenten bleiben von den übrigen erweiterten sensorischen Rindenregionen aus erhalten. Außerdem fließen von den erhalten gebliebenen Partien der Rinde des Schläfenlappens aus noch direkte Erregungen in die Gesamthirnrinde. Da aber die Kontrolle der Sprache

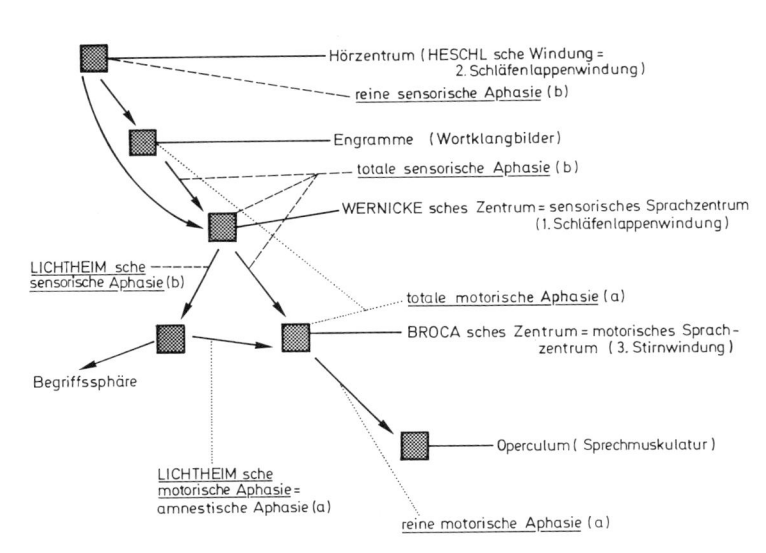

Abb. 40: Versuch einer schematischen Darstellung des Sitzes der Schädigung bei den einzelnen Aphasieformen.

durch die Wortklangerinnerungen fehlt, kommen die Wörter falsch heraus. Laute und Silben werden verwechselt (Paraphasien). Auch das Nachsprechen ist oft nicht möglich. Nur das direkt von den optischen Zentren zur Hand gehende Abschreiben bleibt erhalten. Das Leseverständnis ist gestört. Beim Linkshänder bewirken nur Herde in der entsprechenden Region des rechten Schläfenlappens die genannten Ausfallserscheinungen.

- **Lichtheimsche sensorische Aphasie** (früher transkortikale sensorische Aphasie). Zugrunde liegt eine Unterbrechung oder Schädigung der assoziativen Verbindungen des sensorischen Sprachgebietes mit der sog. Begriffssphäre. Der primitivere Automatismus der Sprache bleibt funktionsfähig. Der Wortlaut wird korrekt wahrgenommen und absolut richtig nachgesprochen. Ein Erfassen des Wortsinnes kommt nicht zustande. Erschwerung der spontanen Sprache. Die nachgesprochenen oder gelesenen Sätze dringen nicht in das begriffliche Denken des Patienten ein. Nach Diktat kann richtig, jedoch ohne Verständnis geschrieben werden. Die Lichtheimsche sensorische Aphasie wird als Vorläufer von schweren totalen Aphasien bei Geschwülsten beobachtet, die den Schläfenlappen von der Nachbarschaft aus komprimieren, oder die Schädigung liegt im Mark des linken Schläfenlappens und seiner nächsten Umgebung ohne Zerstörung der Rinde. Weiterhin wird diese Form der Aphasie auch bei der Restitution einer totalen sensorischen Aphasie beobachtet.

▶ Totalaphasie

Da die Schädigungen in der Regel ziemlich unregelmäßige Herde bilden, finden sich in der Mehrzahl der Fälle die einzelnen Aphasieformen nicht rein. Die motorischen und sensorischen Sprachkomponenten werden zugleich geschädigt. Da die sensorische Komponente im Laufe der Jahre besser kompensiert wird als die motorische, tritt im weiteren Verlauf das Bild der motorischen Aphasie stärker hervor.

22.3.3 Einteilung der Aphasien nach *Poeck* auf der Grundlage von neuropsychologischen Gefäßsyndromen aus dem Versorgungsgebiet der A. cerebri media (Abb. 22 Seite 48)

Die Einteilung gilt nicht für Hirntumoren, Hirntraumen, Enzephalitiden und hirnatrophische Prozesse.

Vergleich der Einteilung von *Poeck* und *Leischner:*

Amnestische Aphasie. Stimmt mit der amnestischen Aphasie nach dem Schema von *Leischner* überein.

Globale *(Poeck)* und **totale** *(Leischner),* **Broca-Aphasie** *(Poeck)* und **motorisch-amnestische** Aphasie *(Leischner)* entsprechen sich nicht völlig.

Da in der Einteilung von *Poeck* keine **gemischte** Aphasie existiert, verteilen sich die unter dieser Bezeichnung von *Leischner* unterschiedenen Aphasiker auf die **Broca**-Aphasie einerseits (leichte Fälle) und auf die **globale** Aphasie andererseits (schwere Fälle).

▶ Amnestische Aphasie

Leitsymptome

- **Wortfindungsstörungen** bei gut erhaltenem Sprachfluß und überwiegend intaktem Satzbau. Schablonenhafte Redensarten, geringer Informationsgehalt der Rede.

- Semantische Paraphasien mit geringer bedeutungsmäßiger Abweichung vom Zielwort.

- Sprachverständnis nur geringfügig gestört.

- Gute Kommunikationsfähigkeit.

Weitere Symptome

— Phonematische Paraphasien selten, semantische Paraphasien häufiger.

— Reihensprechen und Nachsprechen nur gering gestört.

— Benennen meistens beeinträchtigt.

— Aussagewörter stehen oft nicht zur Verfügung; Funktionswörter nicht beeinträchtigt.

Ursachen: Bei der amnestischen Aphasie kann es sich auch um Frühsymptome frontaler, temporaler oder parietaler Tumoren sowie von Schläfenlappenabszessen oder eines hirnatrophischen Prozesses der sprachdominanten Hemisphäre handeln. In solchen Fällen Fortschreiten zur Wernicke-Aphasie oder zur globalen Aphasie.

Bei nicht vaskulärer Ursache liegen oft zusätzliche Symptome vor, welche vom Symptombild der vaskulärbedingten amnestischen Aphasie abweichen.

Diagnose: Schwierigkeiten beim Benennen; das fehlende Wort kann aber aus einer sprachlich vorgegebenen Menge von Wörtern ausgewählt und ausgesprochen werden.

Lokalisation: Die Läsionen liegen **retrorolandisch** = temporoparietal. Eine Zuordnung zu einem bestimmten Gebiet der Gefäßversorgung der Sprachregion ist nicht möglich.

Verlauf: Übergang in eine Wernicke-Aphasie oder eine globale Aphasie möglich; sonst **günstige** Prognose, falls nicht tumorbedingt.

Differentialdiagnose: Bei geringer Sprachproduktion Abgrenzung zur **Broca**-Aphasie. Geringe Sprachproduktion ist durch Wortfindungsstörungen bedingt, die nicht durch Ersatzstrategien überbrückt werden können. Agrammatismus mit dem charakteristischen Fehlen von grammatischen Funktionswörtern kommt bei der amnestischen Aphasie nicht vor.

Abgrenzung von einer rückgebildeten **Wernicke**-Aphasie nicht möglich.

▶ Broca-Aphasie

Leitsymptome

- Kaum Spontansprache.

- **Agrammatismus** (Telegrammstil, Fortfall grammatischer Funktionswörter, z.B. Artikel, Pronomina, Flexionsendungen); Beschränkung auf die thematisch hervorgehobenen Inhaltswörter (Nomina, Verben).

- Verlangsamter Sprachfluß, der mit **großer Sprachanstrengung** einhergeht (Mühe beim sprachlichen Formulieren von Gedanken, bedingt durch Störungen in der Wort- und Satzbildung).

- Leichte Störung des Sprachverständnisses.

- Schlechte Artikulation (Dysarthrie).

Weitere Symptome

— Phonematische Paraphasien: Einzelne Laute werden durch andere ersetzt, umgestellt, ausgelassen oder hinzugefügt. Häufigste Fehlertypen sind Substitutionen und Auslassungen.

— Semantische Paraphasien selten. Sie treten mit gleicher relativer Häufigkeit wie bei den anderen Aphasietypen auf.

— Gestörte Prosodie: Abweichungen des Wort- und Satzakzentes und der Satzintonation (= Ausdruck der Sprachstörung). Nivellierung der Sprachmelodie, skandierender Rhythmus und veränderte Phonation (= Ausdruck der Sprechstörung).

— Sprechstörung: Unscharfe, verwaschene Artikulation, große Sprechanstrengung. Treten diese Merkmale einer Sprechstörung bei einer Großhirnläsion auf, werden sie als *Hemisphärendysarthrie* oder als Apraxie bezeichnet.

Nicht-sprachliche Symptome

— Brachio-fazial betonte Hemiparese rechts anfangs immer vorhanden; Rückbildung rascher und besser als bei der globalen Aphasie.

— Häufig Gliedmaßen-Apraxie; bei kompletter Lähmung rechts läßt sich diese nur als sog. sympathische Dyspraxie der linken Hand nachweisen. Meist Kombination mit bukko-fazialer Apraxie. Der Schweregrad der bukko-fazialen Apraxie korreliert mit der Anzahl von phonematischen Paraphasien.

— Selten rasch vorübergehende Schluckstörungen.

— Keine Hemianopsie.

Diagnose: Das Nachsprechen ist gestört (agrammatische Fehlleistungen); Schwierigkeiten beim Benennen infolge von Artikulationsstörungen und Störungen in der Struktur der sequentiellen Ordnung von Phonemen; phonematische und semantische Paraphasien; keine Fehlbenennungen und Neologismen wie bei Wernicke und globaler Aphasie.

Lokalisation: Die Läsionen liegen **prärolandisch,** d.h. im hinteren Anteil des Frontallappens kortikal und subkortikal (Versorgungsgebiet der A. praerolandica [= A. praecentralis = A. centralis anterior] aus der A. cerebri media) unter Einschluß des Fußes der 3. Stirnwindung. Neueste Ansicht: Läsion mehr dorsal im Marktlager des Stirnhirns, meist mit Übergreifen auf die Insel. Fuß der 3. Stirnwindung gehört zum motorischen Assoziationskortex für das Gesicht.

Anmerkung: Läsion im vorderen Teil der Sprachregion führt zu Aphasie, Dysarthrie und Sprechapraxie.

Verlauf: Rasche Besserung der Artikulation; die Prosodie bleibt länger gestört.

Differentialdiagnose

- **Hemisphärendysarthrie.** Gleiche Symptome wie die Broca-Aphasie in bezug auf die schlechte Artikulation, die Verlangsamung des Sprechens und die phonematischen Paraphasien.

Unterschied: Bei der Hemisphärendysarthrie **kein Agrammatismus, keine Bennennungsstörungen;** das Sprachverständnis ist intakt.

Vorkommen der Hemisphärendysarthrie: Bei frischen Insulten mit linksseitiger Hemiplegie, d. h. auch bei Läsionen der rechten Hemisphäre.

- **Amnestische** Aphasie, **Wernicke**-Aphasie und **globale** Aphasie: Im Token-Test sind Patienten mit Broca-Aphasie mehr beeinträchtigt als amnestische Aphasiker und weniger als Wernicke- und globale Aphasiker. Sie haben eine mittelschwere Leistungsstörung.

- **Transkortikale motorische** Aphasie: Hier findet sich keine Spontansprache, es ist jedoch ein korrektes Nachsprechen mit guter Artikulation und Syntax möglich. Das Sprachverständnis ist gut.

Anmerkung: Die Vorstellung, daß die expressiven Störungen bei der Broca-Aphasie nicht aphasischer Natur seien, sondern Ausdruck einer **Hemisphärendysarthrie,** die mit einer Aphasie kombiniert sei, wird abgelehnt. In den meisten Fällen handelt es sich um eine **motorische Aphasie,** die mit einer Dysarthrie kombiniert ist. Die phonologischen und syntaktischen Störungen sind dabei sprachsystematischer Natur und müssen von den Sprechstörungen infolge der Hemisphärendysarthrie abgegrenzt werden.

Es gelingt bisher nicht, die Eigenständigkeit des Begriffs **Sprechapraxie** gegenüber aphasischen und kortikal-dysarthrischen phonematischen Störungen nachzuweisen.

Dem Broca-Aphasiker ist es aufgrund einer Störung im Sprachsystem nicht möglich, komplexere syntaktische Relationen herzustellen. Deshalb wird das thematisch Wesentliche mit dem geringsten syntaktischen Aufwand vermittelt.

Bei der Broca-Aphasie sind auch **rezeptive** Sprachmodalitäten gestört; *ebenso liegen bei allen anderen Aphasien auch expressive Sprachstörungen vor.*

▶ Wernicke-Aphasie

Leitsymptome

- **Sprachverständnis** erheblich gestört.
- Reichlich phonematische und/oder semantische **Paraphasien,** die zum Teil grob vom Zielwort abweichen.
- Neologismen (Jargon-Aphasie).
- Paragrammatismus: Störung des Satzbaues aufgrund von fehlerhafter Kombination und Stellung von Wörtern, von Satzabbrüchen, Verschränkungen von Sätzen und falscher Endungsformen.
- Kommunikationsfähigkeit stark eingeschränkt.
- Überschießende Sprachproduktion.
- Gut erhaltener Sprachfluß, Artikulation, Prosodie.

Weitere Symptome

— Gestörte Sprachproduktion: Perseverationen von Lauten, Wörtern; Überproduktion von Silben am Wortende.

— Beim Reihensprechen können automatisierte Sequenzen nicht in der richtigen Abfolge produziert werden.

— Beim Nachsprechen phonematische Entstellung der Wörter. Paraphasisches Fehlbenennen.

— Unfähigkeit, aus einer Menge vorgegebener Wörter das richtige auszuwählen und zur korrekten Benennung zu verwenden.

— Logorrhoe.

— Schreiben und Lesen in gleicher Weise gestört wie Sprechen und Sprachverständnis.

— Oft bukkofaziale Apraxie.

Diagnose: Beim Benennen Paraphasien aus dem semantischen Feld des Zielwortes oder ohne Bezug dazu. Anstatt zu benennen oft Beschreibung von Gebrauch oder Eigenschaften. Falls Zielwort durch stufenweise Annäherung erreicht wird, kein Innehalten, sondern Abdriften.

Lokalisation: Sitz der Läsion **retrorolandisch,** d. h. im rückwärtigen Anteil des Schläfenlappens unter Einbeziehung der 1. Temporalwindung (= Versorgungsgebiet der A. temporalis posterior = Ast der A. cerebri media).

Verlauf: Das Sprachverständnis bessert sich rascher als die gestörte Sprachproduktion. Der Satzbau normalisiert sich schneller als die Wortwahl. Übergang von vorwiegend phonematischen zu überwiegend semantischen Paraphasien. Die Wernicke-Aphasie kann der **amnestischen** Aphasie ähnlich werden.

Differentialdiagnose:

- **Leitungsaphasie** (Nachsprechaphasie). Sie äußert sich wie die Wernicke-Aphasie in phonematischen Paraphasien. Die Hauptschwierigkeit besteht jedoch beim Nachsprechen: Schwere phonematische Entstellung der vorgegebenen Wörter. Das Sprachverständnis ist erhalten.

Lokalisation: Die Schädigung betrifft bei der Leitungsaphasie den Fasciculus arcuatus. Dieser verläuft durch das parietale Operculum und verbindet die Wernicke- mit der Broca-Region.

- **Transkortikale sensorische Aphasie**

Es handelt sich um das Gegenbild der *Leitungsaphasie.* Äußerungen des Untersuchers werden sprachlich richtig, aber kommunikativ unpassend wiederholt. Die Bedeutung der wiederholten Äußerungen wird nicht verstanden. Mehrsilbige Wörter und komplexe Sätze können besser als bei der Wernicke-Aphasie nachgesprochen werden.

Lokalisation: Nicht genau bekannt. Der Fasciculus arcuatus ist intakt.

- **Reine Worttaubheit** (reine subkortikale sensorische Aphasie). Das Sprachverständnis ist aufgehoben. Nachsprechen und Diktatschreiben sind nicht möglich. Im Gegensatz zur Wernicke-Aphasie **Spontansprache,** Lesen und Spontanschreiben **ungestört.** Das Tonschwellenaudiogramm ist normal. Die Patienten verhalten sich wie **Taube.**

- *Lokalisation:* Unterbrechung der akustischen Afferenzen aus den Hörregionen beider Hemisphären zur Wernicke-Region.

- **Anmestische Aphasie:** Bei rückgebildeter Wernicke-Aphasie ist das Sprachverständnis soweit gebessert, daß eine Abgrenzung zur amnestischen Aphasie nicht mehr möglich ist.

- **Verwirrtheit:** Unterscheidung der Wernicke-Aphasiker von Verwirrten durch Häufung von Paraphasien und syntaktischen Verstößen, während der *Gedankengang* als *adäquat* zu erkennen ist.

▶ **Globale Aphasie**

Leitsymptome

- **Sprachproduktion** und **Sprachverständnis** gleich stark reduziert. Stockender Sprachfluß mit manchmal erheblicher Sprechanstrengung (Dysarthrie) und schlechter Artikulation.
- Sprachautomatismen (floskelhafte Sprachäußerungen).
- Störung der Prosodie.
- Sprachliche Kommunikation nahezu unmöglich.
- Immer Hemiparese.

Weitere Symptome

— Immer bukko-faziale Apraxie und Gliedmaßen-Apraxie.
— Mit Hilfe der Prosodie Vermittlung von Gefühlsäußerungen wie Zustimmung, Ablehnung.
— Konstruktive Apraxie infolge Ausdehnung der Hirnschädigung auf den Parietallappen.
— Ideatorische Apraxie (Störung in der motorischen Organisation von Handlungsfolgen).

Diagnose: Umfassende Aphasie-Prüfung nicht möglich. Beschränkung der Untersuchung daher auf Nachsprechen und Reihensprechen. Mitsprechen ist oft die einzige Möglichkeit, sprachliche Äußerungen zu erreichen.

Lokalisation: Ischämie im **gesamten** Versorgungsgebiet der A. cerebri media infolge thrombotischen oder embolischen Verschlusses in deren Hauptstamm.

Folge ist eine Funktionsstörung der gesamten Sprachregion unter Einschluß der Broca- und Wernicke-Region sowie ihrer subkortikalen Verbindungen.

Verlauf: Bei Rückbildung der Aphasie zunächst Besserung des *Sprachverständnisses.* Die Sprachproduktion gleicht zunehmend der von Broca-Aphasikern, jedoch immer wieder Auftreten von Stereotypien und Neologismen.

Differentialdiagnose

- **Mutismus.** Unterscheidung nach *außersprachliche* Kriterien. Bei Mutismus generelle Ablehnung der Umgebung, keine Zuwendung. Kein Artikulationsversuch. Der global-aphasische Patient nimmt mimisch oder gestisch kommunikativen Kontakt mit der Umgebung auf. Bei Mutismus *keine* rechtsseitige *Hemiplegie*.
- **Alzheimersche Krankheit** (s. S. 533) Statt Sprachautomatismen (recurring utterances) hier Stereotypien und **iterative** Äußerungen; letztere sind *stärker sprachlich variiert.* Abgrenzung zwischen Sprachautomatismen und Iterationen jedoch schwierig, da Patienten mit hirnatrophischen Prozessen auch schwere Störungen im **Sprachverständnis** haben können. Falls Endstadium der Alzheimerschen Krankheit noch nicht erreicht ist, immer wieder Auftreten einiger adäquater und wohlartikulierter Wörter und Satzfragmente zwischen den Iterationen (Logoklonien). Wenn der hirnatrophische Prozeß die Sprachregion ergreift, zusätzliches Vorkommen auch aphasischer Symptome.

Bei Alzheimerscher Erkrankung Kombination mit räumlichen Orientierungsstörungen, Störung der Affektivität und des Antriebes.

▶ **Sonderformen**

Sie kommen nur selten vor.

- **Leitungsaphasie.** Ähnlichkeit mit der Wernicke-Aphasie.

Symptome:

— Nachsprechen gestört.
— Phonematische Paraphasien.

Ursache: Läsion im Fasciculus arcuatus, der die Wernicke-Region mit der Broca-Region verbindet.

- **Transkortikale motorische Aphasie.** Gegenteil der Leitungsaphasie.

Symptome:

— Kaum Spontansprache.
— Nachsprechen intakt.

Ursache: Läsion eines bestimmten Hirnrindenfeldes außerhalb der Sprachregion der sog. Supplement-motor-Area.

- **Transkortikale sensorische Aphasie**

Symptome:

— Kaum Spontansprache
— Schwere Störung des Sprachverständnisses
— Echolalie

Ursache: Läsion der Verbindung zwischen Sprachregion und übrigem Gehirn, insbesondere den sensorischen Assoziationskortizes.

22.3.4 Einteilung der Aphasien nach *Leischner* auf der Grundlage linguistischer Kriterien

Deskriptive Einteilung. *Reine* Formen der Aphasie kommen nur bei *vaskulärer* Ursache vor. Für die tägliche Praxis ist daher eine deskriptive Einteilung besonders geeignet.

Nachteil der Klassifikation nach *Leischner:* Die Einteilung orientiert sich an Symptomen, die nur an der Oberfläche ähnlich erscheinen. Schwierigkeiten beim Benennen werden z. B. als amnestisch-aphasisch eingestuft. Nicht berücksichtigt wird, daß alle Aphasiker Benennungsstörungen haben, jedoch in unterschiedlicher Weise und innerhalb klar unterscheidbarer Syndrome.

Einteilung der Aphasien:

— Totalaphasie
— Gemischte Aphasie
— Motorisch-amnestische Aphasie
— Sensorisch-amnestische Aphasie
— Motorische Aphasie
— amnestische Aphasie
— Zentrale (Leitungs-)Aphasie
— Sensorische Aphasie
— Semantische Aphasie
— Reste einer Aphasie (wegen Symptomverarmung Zuordnung zu einem bestimmten Typ nicht mehr möglich).

Die **großen** Aphasietypen sind: Totalaphasie, gemischte Aphasie, motorisch-amnestische Aphasie.

▶ Totalaphasie

Alle Sprachfunktionen sind stark gestört oder aufgehoben. Es handelt sich nicht nur um eine Kombination von motorischer und sensorischer Aphasie, sondern um ein *eigenes* Syndrom.

Symptomatologie

● **Keine Spontansprache,** Automatismen (einzelne Wörter oder kurze Redewendungen) vorhanden, flüssige und gut artikulierte Perseverationen (= Embolophrasien). Satzbildung nicht möglich, Reihensprechen schwer gestört, Nachsprechen auf Vokale und einige Einzellaute beschränkt, Wörter werden nicht oder paraphasisch wiedergegeben. Beginn des Nachsprechens, während das Vorsprechen noch nicht beendet ist (Tendenz zur Echolalie).

● **Wortfindung** aufgehoben. Benennen vorgelegter Gegenstände nicht möglich.

● Schwere Störung des **Sprachverständnisses.** Aufträge, die sich auf den Körper, besonders den Kopf beziehen, werden im Gegensatz zu allen anderen Aufträgen prompt ausgeführt.

● **Spontanschreiben** stark gestört, paragraphische Entstellungen. Beim Zahlenschreiben auf Diktat fehlende Umstellung von Buchstabensymbolen auf die Zahlensymbole. Zahlenschreiben auf Diktat besser als das Schreiben von Wörtern.

● **Lesen** schwer gestört. Schriftliche Aufträge können nicht ausgeführt werden = Satzalexie und Wortalexie. Symbolerkennen erhalten. Bei Störung des Symbolerkennens liegen zusätzlich optisch-gnostische Störungen vor. Richtige Stellung der Buchstaben im Raum kann beurteilt werden.

● Im Vergleich zu anderen Aphasiearten schwerste **parietale** Ausfallserscheinungen: Akalkulie, Störung der Rechts-links-Unterscheidung, Störung der Autotopognosie, Störung der Fingergnosie, Störung der Praxie, konstruktive Störungen, optisch-gnostische Störungen.

Die Störungen im Bereich des **Körperschemas** dürfen nicht durch Störungen des **Sprachverständnisses** vorgetäuscht werden. Bei der Untersuchung des Zeigens von Körperteilen ist daher als Gegenprobe das Zeigen von Gegenständen der Umwelt erforderlich. **Autotopagnosie:** Zeigen von

Körperteilen nicht möglich; Zeigen von Gegenständen der Umwelt möglich.

Bei einer **Fingeragnosie** ist die Differenzierung zwischen den einzelnen Fingern nicht möglich.

Prognose: Nur ⅓ der Patienten hat gute Rückbildungschancen. Dabei **Syndromwandel** zur gemischten Aphasie, dann zu einer motorisch-amnestischen Aphasie oder einer rein motorischen Aphasie. Weiterhin ist ein direkter Übergang zur motorisch-amnestischen oder rein motorischen Aphasie möglich.
Kein Übergang zur *sensorischen* Aphasie.

Ursache: Ausfälle im parieto-okzipitalen Bereich.

▶ Gemischte Aphasie

Kann sich aus der **Totalaphasie** entwickeln.

Symptomatologie:

● **Spontansprache** eingeschränkt, Telegrammstil, Agrammatismus, meist literale, selten verbale Paraphasien. Reihensprechen gestört, Nachsprechen gestört.

● **Wortfindung** gestört.

● **Sprachverständnis** gestört, jedoch in geringerem Maße als bei der totalen und sensorischen Aphasie.

● **Schriftsprache** gestört, linguistische Agraphien, Paragraphien.

● **Alexie** oder literale (phonematische) Paralexien (= Störungen des Lese-Sinnverständnisses).

● Störung der inneren Sprache.

● **Parietale** Symptome: Rechenstörungen, Störungen der Rechts-links-Unterscheidung, Störungen der Autotopognosie, Störungen der Fingergnosie, Störungen der konstruktiven Leistungen, Störungen der Praxie, optisch-gnostische Störungen.

Die gemischte und die motorisch-amnestische Aphasie gehören zu den **nicht flüssigen** Aphasien.

Verlauf: Die Störungen des Sprachverständnisses bilden sich zuerst zurück, d. h. Entwicklung einer *motorisch-amnestischen* Aphasie.

Störung der Wortfindung und Störung des Sprachverständnisses können sich gleichzeitig zurückbilden = Entstehung einer *motorischen* Aphasie.

Prognose: Besser als bei der Totalaphasie. Meist deutliche Besserungen.

Differentialdiagnose

● Schwer von der **Totalaphasie** in Rückbildung zu unterscheiden. Bei Auftreten eines Telegrammstils spricht man von einer gemischten Aphasie. Die Mischung von *Agrammatismus* und *mäßiger Störung des Sprachverständnisses* ist klinisch das beste Charakteristikum der gemischten Aphasie.
Bei der *motorisch-amnestischen* Aphasie nur leichte Störungen des Sprachverständnisses. Bei der *motorischen* Aphasie auch keine Wortfindungsstörungen.

● Abgrenzung von der **sensorisch-amnestischen** Aphasie: Bei der gemischten Aphasie in der Spontansprache Agrammatismus, bei der sensorisch-amnestischen Aphasie Paragrammatismus. Gegenüber der *reinen sensorischen* Aphasie gelten die gleichen Unterscheidungsmerkmale.

● Bei der gemischten Aphasie im Gegensatz zur rein **amnestischen** Aphasie Agrammatismus und Störungen des Sprachverständnisses, die bei der amnestischen Aphasie fehlen.

▶ Motorisch-amnestische Aphasie

Rückbildungsform der gemischten Aphasie, die mit Störungen der Wortfindung einhergeht. Hinsichtlich der Flüssigkeit der Sprache gehört die **motorische** Aphasie zu den **nicht flüssigen** Aphasien, die **amnestische** Aphasie zu den **flüssigen** Aphasien. Die Kombination beider ergibt ein unklares Bild hinsichtlich dieses Aspektes.

Symptomatologie

● Besonders Störungen der **Satzbildung** und **Wortfindung**. Telegrammstil.

● **Sprachverständnis** kaum gestört.

● **Schreiben** und **Lesen** gestört, linguistische Agraphie mit Störungen des Schreibentwurfes, meist literale Paragraphien. Störungen des Lesens, Telegrammlesen, meist literale, weniger verbale

Paralexien. Störungen des Schreibens und des Lesens wegen der verschiedenen Arten für die Diagnose des Aphasietyps nicht verwendbar.

• Störungen der **inneren** Sprache (Prüfung durch schriftliche Synthese und Analyse von Wörtern; man legt Wörter in falscher Buchstabenfolge vor und läßt sie verbessern.

• **Parietale** Begleiterscheinungen in geringem Ausmaß vorhanden: Störungen des Schreibens, Störungen des Lesens, Störungen des Rechnens, Störungen der Rechts-links-Unterscheidung, Störungen der Autotopognosie, Störungen der Fingergnosie, konstruktive Störungen, optisch-gnostische Störungen.

Differentialdiagnose

— Gegenüber der **Totalaphasie:** Spontansprache, Reihensprechen, Nachsprechen, Wortfindung weniger gestört; Satzbildung bei motorisch-amnestischer Aphasie durch Telegrammstil gekennzeichnet, Wortfindung deutlich gestört, *keine* wesentlichen Störungen des *Sprachverständnisses.*

— Gegenüber der **gemischten** Aphasie: Bei der motorisch-amnestischen Aphasie keine Störungen des Sprachverständnisses, expressive Sprache weniger gestört, Störungen des Schreibens und Lesens weniger ausgeprägt.

— Gegenüber der **sensorisch-amnestischen** Aphasie: Bei der motorisch-amnestischen Aphasie *nicht-flüssiges* Sprechen; Agrammatismus; bei der motorisch-amnestischen Aphasie ist der *motorische* Anteil meist der *bestimmende* Teil.

Verlauf: ⅕ der Fälle wandelt sich in eine **motorische** Aphasie um, selten in eine *amnestische* Aphasie.

Prognose: Besser als bei der gemischten und viel besser als bei der Totalaphasie. Deutliche *Besserungen überwiegen.*

▶ Sensorisch-amnestische Aphasie

Sie ist durch Störungen des **Sprachverständnisses** und der **Wortfindung** gekennzeichnet. Seltenerer Aphasietyp.

Symptomatologie

• **Flüssiges** Sprechen, Paragrammatismus; Wortartenauswahl, die die kleinen Satzteile bis zu den Verben bevorzugt und die

Substantive vernachlässigt. Reihensprechen und Nachsprechen beeinträchtigt. Überwiegen der verbalen Paraphasien über die literalen.

- **Wortfindung** und **Sprachverständnis** erheblich gestört.
- Mangel an Selbstkritik gegenüber den sprachlichen Fehlleistungen. Gehobene Stimmung.
- Störungen des **Schreibens** und **Lesens**.
- Stärkere **parietale** Begleiterscheinungen: Oft Störungen der *Autotopognosie* und der Fingergnosie. Der Einfluß der Sprachverständnisstörungen auf diese Fehlleistungen muß ausgeschlossen werden durch Zeigen von Gegenständen der Umwelt über mündlichen Auftrag; Störung des **Rechnens,** seltener Störung der Rechts-links-Unterscheidung, der Praxie und konstruktive Störungen. *Optisch-gnostische* Störungen häufiger als bei den übrigen Aphasieformen.

Differentialdiagnose: Gegenüber der **gemischten Aphasie** am schwierigsten; bei beiden Aphasieformen Störungen des Sprachverständnisses. Bei der sensorisch-amnestischen Aphasie stehen Störungen des *Sprachverständnisses aber mehr im Vordergrund* als bei der gemischten Aphasie. Weiterer wichtiger Unterschied: Bei der gemischten Aphasie *Telegrammstil.* Bei der **sensorisch-amnestischen** Aphasie *flüssiger Paragrammatismus* mit vielen Paraphasien und sprachlicher Überproduktion.

Verlauf: *Verminderung* der *Sprachverständnisstörungen* und gleichzeitig *Verstärkung* der *Wortfindungsstörungen.* Vollständige Rückbildung zur amnestischen Aphasie selten. Die **Rückbildungstendenzen** bewegen sich jedoch immer in Richtung einer **amnestischen** Aphasie.

Prognose: Ähnlich der der motorisch-amnestischen Aphasie mit deutlicher *Besserung.* Der *amnestische* Anteil bessert sich schlechter als der sensorische Anteil.

▶ **Motorische Aphasie**

Leitsymptom: Störung der Satzbildung in der Spontansprache.

Weitere Symptome

- Reihensprechen und Nachsprechen gestört.
- **Wortfindung** nicht gestört.

- **Sprachverständnis** intakt.
- **Schreiben** durch Störung der Satzbildung, weniger durch Störung des Schreibentwurfes beeinträchtigt.
- **Satzagraphie** = schriftliche Formulierung der Sätze unmöglich. Agraphie im Diktatschreiben. Störungen des Schreibens und Lesens seltener als bei den übrigen Aphasieformen.

Differentialdiagnose

- Gegenüber der **motorisch-amnestischen** Aphasie: Bei der motorischen Aphasie *Wortfindung* intakt.
- Gegenüber der **gemischten** Aphasie: *Sprachverständnis* praktisch intakt.
- Gegenüber der **sensorischen** Aphasie: Bei der motorischen Aphasie Sprachverständnis ungestört, *Agrammatismus*; bei der sensorischen Aphasie dagegen *Paragrammatismus*.
- Gegenüber der **amnestischen** Aphasie: Bei der motorischen Aphasie Spontansprache durch Störung der Satzbildung gekennzeichnet, *Wortfindung* nicht gestört.

Verlauf: *Keine Umwandlung in eine andere Aphasieform.* Nur bei Verschlechterung Übergang in Aphasieformen, aus denen sie entsteht. Daher nur Übergang in **„Reste einer Aphasie"**.

Bei der Rückbildung kehren zuerst die Hauptwörter, dann die Tätigkeitswörter in der Nennform wieder, Flexionen können nicht angewendet werden = Telegrammstil + Agrammatismus.

Prognose: Am besten von allen Aphasien. *Immer deutliche Besserungen.*

▶ Amnestische Aphasie

Entstehung: Endzustand schwerer Aphasieformen wie der motorisch-amnestischen und der sensorisch-amnestischen Aphasie. Zuweilen erstes Symptom progredienter Prozesse wie Tumoren oder Hirnatrophien.

Bezüglich ihrer **Symptomatologie** einfachste Form der Aphasie. Störung der **Wortfindung** (Lexikon). Ausfälle solcher Art **physiologischerweise** im höheren Lebensalter vorhanden. Das Behalten von Eigennamen ist oberhalb des 50. Lebensjahres schwierig. Bei Beschränkung auf Eigennamen nicht pathologisch; bei Ausdehnung der Merkschwäche auf Gegenstandsbezeichnung krankhaft; Auftreten derartiger Wortfindungsstörungen bei exogenen Hirnerkrankungen. Falls Wortfindungsstörungen nicht eine Nebenerscheinung anderer psychischer Ausfallserscheinungen sind, sondern das Hauptsyndrom des Krankheitsbildes und die Persönlichkeit des Patienten voll erhalten und das Verhalten ungestört ist, dann Vorliegen einer amnestischen Aphasie.

Symptomatologie

- **Wortfindungsstörungen,** Verlust der Hauptwörter, der Eigenschaftswörter, der Zeitwörter, besonders der Namen für konkrete Dinge.
- Reihensprechen und Nachsprechen nicht gestört.
- Keine Paraphasien.
- **Sprachverständnis** praktisch intakt.
- Manchmal Auslassen von Wörtern im Spontanschreiben infolge der Wortfindungsstörungen.

Differentialdiagnose

— Gegenüber der **motorischen** Aphasie: Bei der amnestischen Aphasie *Satzbildung* nicht wesentlich gestört.

— Gegenüber der **sensorischen** und der **gemischten** Aphasie: *Sprachverständnis* praktisch ungestört.

— Gegenüber der **motorisch-amnestischen** Aphasie: Bei der rein amnestischen Aphasie geringere Beeinträchtigung der *Spontansprache,* kein Telegrammstil.

Bei der **amnestischen** Aphasie können die gespeicherten sprachlichen Begriffe nicht abgerufen werden.

Bei der **motorischen** Aphasie können die Begriffe nicht in Sprechbewegungen umgesetzt werden.

Anmerkung: Lokalisation der amnestischen Aphasie und Lokalisation der Störung der allgemeinen Merkfähigkeit im Temporallappen benachbart. Für die allgemeine Merkfähigkeit ist das limbische System zuständig, welches mit seinen kaudalen Anteilen, dem Hippokampus und dem Corpus amygdaloideum, im unteren Temporallappen verankert ist.

▶ **Zentrale Aphasie** (Leitungsaphasie)

So bezeichnet wegen Störungen der **inneren** Sprache.

Leitsymptome: Schwere Störung des **Nachsprechens,** der **Wortfindung** und des **Diktatschreibens.**

Weitere Symptome

— Geringe Ausfälle im Spontanschreiben, der Fingergnosie, im Reihensprechen, im Lesen und Rechnen, im Zahlenschreiben, bei der Autotopgnosie und Praxie.

— Ganz leichte Störungen des Sprachverständnisses, des Zeichnens und der Rechts-links-Unterscheidung.

— Leichte Hemiparese.

Lokalisation: Unterbrechung des Bogenbündels, Läsionen benachbarter Teile des Temporal- und des Parietallappens, d.h. der 1. und 2. Temporalwindung des Gyrus supramarginalis.

▶ **Sensorische Aphasie**

Leitsymptome

● Störung des **Sprachverständnisses.**

● **Flüssigkeit** der Sprache.

● Eigenartige Wortartenauswahl.

Weitere Symptome

— **Paragrammatismus,** Satzbildung unvollständig und fehlerhaft. Verbale **Paraphasien** häufiger als literale. Die Verständlichkeit der Sprache leidet durch das seltene Auftreten bedeutungstragender Wörter. Nichterkennen der eigenen sprachlichen Fehler; sprachliche Überproduktion.

— Überhandnehmen der Paraphasien = **Jargon** (es werden praktisch keine fehlerfreien Wörter mehr gebraucht). Die Jargon-Aphasie ist eine Durchgangsphase der schweren Aphasiearten, welche eine sensorische Komponente enthalten (Vorkommen bei sensorischer Aphasie, Totalaphasie, Leitungsaphasie).

— **Perseverationen.**

— Stimmungslage euphorisch.

— Paragraphien mit Überproduktion.

— Agraphie und Alexie, Autotopagnosie, Störung der Rechts-links-Unterscheidung, Störungen der Praxie, konstruktive Störungen, Störungen des Rechnens, optisch-gnostische Schwierigkeiten.

Differentialdiagnose

— Gegenüber der **sensorisch-amnestischen** Aphasie: Hierbei auch Störungen der *Wortfindung*.

— Gegenüber der **zentralen** Aphasie: Hierbei weniger Störungen des Sprachverständnisses, jedoch stärkere Störungen des *Nachsprechens*.

Prognose: Ungünstig; keine Rückbildung zu einer amnestischen Aphasie. Kein Syndromwandel zum Besseren. Therapeutisch nur leichte Besserungen zu erreichen.

▶ Semantische Aphasie

Kommt *selten* vor. Bei der Rückbildung der günstigeren Aphasieformen, insbesondere der motorisch-amnestischen Aphasie, kehrt die *Verfügbarkeit* über *abstrakte* sprachliche Inhalte zurück. Die seltenen Fälle, in denen dies *nicht* der Fall ist, werden dann als *semantische* Aphasie bezeichnet.

Auftreten semantischer Aphasien daher nur im Rahmen von *Rückbildungszuständen* von Aphasien.

Symptomatologie: Abstrakte sprachliche Inhalte können weder in der *expressiven* Sprache zum Ausdruck gebracht noch auf der *rezeptiven* Seite verstanden werden.

Diagnosestellung nur möglich, wenn Sprachverständnis, Wortfindung und Ausdrucksvermögen für *konkrete* sprachliche Inhalte wieder *intakt* ist.

Prognose für eine rein manuelle Tätigkeit gut, für geistige Arbeiter bedeutet diese Aphasieart Berufsunfähigkeit.

22.3.5 Einteilung nach der Sprachproduktion *(Goodglass).*

- **Flüssige** Aphasien.
- **Nicht-flüssige** Aphasien.

Kürzeste Einteilung. Die Zuordnung erfolgt aufgrund der Sprechgeschwindigkeit (Sprechmenge), Satzlänge, Prosodie und Paraphasien.

Vorteil der Einteilung: Schnelle orientierende klinische Diagnostik.

Nachteil der Einteilung: Die linguistischen Eigenheiten der Aphasieformen und die lokalisatorischen Bedingungen werden nicht berücksichtigt. Einteilung daher oberflächlich und wenig aussagekräftig.

Flüssige Aphasien: Wernicke-, amnestische, Leitungsaphasie. Überverwendung von hochfrequenten, semantisch leeren Wörtern.

Nicht-flüssige Aphasien: Broca-, globale, gemischte Aphasie, kleiner Teil der amnestischen Aphasie.

Lokalisation

— Bei flüssigen Aphasien Läsion **prä**rolandisch.

— Bei nicht-flüssigen Aphasien Läsion **retro**rolandisch.

22.3.6 Einteilung nach *Luria*

Temporal-akustische Aphasie
Frontal-dynamische Aphasie
Motorische Aphasie mit den Unterformen:
— Afferent-motorische Aphasie.
— Efferent-motorische Aphasie.
Semantische Aphasie.

22.3.7 Einteilung nach *Wepman*

Expressive, rezeptive, expressiv-rezeptive, globale Aphasie, Agnosie, Apraxie.

22.3.8 Aphasie bei Kindern

Es kommen nur folgende Formen vor:

Motorische Aphasie, *sensorische* Aphasie, *globale* Aphasie. Auftreten ab dem 3. Lebensjahr.

Amnestische Aphasie erst nach der Pubertät.

Im Gegensatz zur Aphasie der Erwachsenen wird nicht eine fertige, sondern die in Entwicklung begriffene Sprache betroffen. Bei

Läsion zwischen dem **Beginn** des Sprechens und dem Alter von **24—30 Monaten** Erlöschen aller Sprachleistungen für eine bestimmte Zeit. Dann Einsetzen einer in ihrem Ablauf normalen Sprachentwicklung **ohne** Zurückbleiben einer **Störung**. Eine Hemisphäre muß intakt geblieben sein.

Eine Läsion im späteren Lebensalter, d. h. während der noch in Entwicklung begriffenen dominanten Großhirnhälfte **bis zum Schuleintritt,** führt zu einer meist völlig **reversiblen** Aphasie. Zunächst totale Aphasie, später Telegrammstil, Wortfindungsstörungen, Artikulationsstörungen. Paraphasien selten. Kein Rededrang. Oft Kombination mit **mutistischen** Reaktionen. Diese sind durch das Nicht-mehr-Kommunizieren-Können mit der Umwelt bedingt.

Während das Kind seine Aphasie überwindet, schreitet seine Sprachentwicklung in bezug auf Wortschatz und Grammatik fort.

Im **Schulalter** erworbene Aphasie bedeutet eine anhaltende, **nicht immer reversible** Störung. Lesen und Schreiben immer beeinträchtigt, die Fehlleistungen sind den Paralexien und Paragraphien erwachsener Aphasiker ähnlich, nicht den Fehlern von Legasthenikern.

Ab der **Pubertät** gleicht die Aphasie der Jugendlichen derjenigen der Erwachsenen.

Ursachen

Auftreten nur bei ausgedehnten Läsionen in beiden Großhirnhemisphären, da sprachliche Dominanz noch nicht voll ausgebildet.

- Contusio cerebri.
- Akute Meningoenzephalitis.
- Akute Enzephalopathie.
- Gefäßerkrankungen.
- Hemisphärentumoren.
- Akute infantile Hemiplegie.

Differentialdiagnose

- Vollkommene, aber vorübergehende Stummheit infolge Sprachhemmung bei akut entstandenem **Stottern** nach Schreck oder Unfall. Kann Stunden, Tage oder Wochen dauern; geht dann in schweres tonisches Stottern über.

- **Hysterische Aphasie:** Keine Aphonie, keine völlige Stummheit. Einige Silben und Wörter werden laut ausgesprochen.
- **Mutismus:** Völlige Stimm- und Sprachlosigkeit.
- **Elektiver Mutismus:** Schweigen ist an bestimmte Personen oder Situationen gebunden.
- Stummheit bei **Schizophrenie.**
- Allmählicher Sprachverlust bei **infantiler Demenz.**

Therapie: Zunächst Üben von Vokalen und vom Mund gut ablesbarer Konsonanten (p, b, f, w, t, d, l, sch, s) vor einem Spiegel.

Prognose: Rasche und gute Rückbildungsfähigkeit. Viele Kinder reagieren auf die Sprachstörung mit zusätzlichem Mutismus und erscheinen lange Zeit völlig stumm. Frühester Behandlungsbeginn ab 3. Lebensjahr.

22.3.9 Aphasie bei Mehrsprachigen (Polyglotten)

Die **zuletzt** erlernte Sprache ist am **stärksten** beeinträchtigt.

Erklärung durch das **Regressionsgesetz:** Spät erworbene Gedächtnisinhalte werden zuerst und am stärksten von einer Störung des Gedächtnisses betroffen.
Ribot übertrug das Regressionsgesetz auf den Sprachverlust von mehrsprachigen Aphasikern.
Ribotsche Regel: „Das Neue stirbt vor dem Alten".

Sprachliche **Restitution** mehrsprachiger Aphasiker erfolgt nach der **Pitresschen Regel:**

Zuerst wird die Sprache wieder *verstanden,* die dem Aphasiker am **vertrautesten** war. Er kann sie jedoch nicht *sprechen.* Als nächstes kehrt die Fähigkeit zurück, sich in dieser Sprache *auszudrücken.* Dann erst kehrt das *Verständnis anderer* Sprachen zurück.

Die vertrauteste Sprache ist meist die **Muttersprache;** es kann sich jedoch auch um die vor Erkrankungsbeginn meist benutzte Sprache, d. h. die **Verkehrssprache** handeln.

22.3.10 Paroxysmale Aphasie

Diese kommt vor bei:

- Fokalen epileptischen Anfällen:
— Psychomotorische Anfälle, vom Temporallappen ausgehend, können mit sensorischer Aphasie beginnen oder enden.
— Bei Jackson-Anfällen, von der Zentralregion ausgehend, kann eine flüchtige motorische Aphasie als Aura vorausgehen oder sie auch überdauern.
- Migräne oder Migräne-Äquivalente.
- Folge vorübergehender Hirngefäßspasmen.

Paroxysmale Aphasien machen meist expressive Störungen. Kombination mit Dysarthrie möglich.

Differentialdiagnose zur *Dysarthrie:* Prüfung des Sprachverständnisses, des Schreibens und Lesens.

22.3.11 Aphasie bei Linkshändern

Aphasie tritt unabhängig von der Seite der Läsion auf, Intensität *geringer,* oft nur vorübergehend. Meist *motorische* Störung; amnestische Aphasie, sensorische Aphasie und Alexie selten. Agraphie häufiger.

22.4 Prognose der Aphasien

Syndromwandel besteht in einem Wechsel zu einer leichteren Schweregradstufe. Er kommt nur in der Gruppe der **nicht-flüssigen** Aphasien vor (totale Aphasie → gemischte Aphasie → motorisch-amnestische Aphasie).

Kein Syndromwandel bei den **flüssigen** Aphasien (sensorisch-amnestische und sensorische Aphasien) untereinander oder zur Gruppe der nicht-flüssigen Aphasien.

Übernahme der Sprachfunktion durch die gesunde subdominante Hemisphäre bei erwachsenen Aphasikern nicht möglich.

Aphasien mit **anfangs rascher** Rückbildungstendenz haben **günstige** Prognose. Zunächst steil aufsteigende Besserungskurve, dann Plateau-Bildung, auf der die bisher reaktivierte Sprache gefestigt wird; dann nur noch sich langsamer vollziehende Besserung.

Die bedeutendsten *Rückbildungsveränderungen* erfolgen in den **ersten 6 Monaten.** Die *erste* Woche ist von größter Bedeutung.

Rückbildung einer Aphasie **bis zu 1 Jahr** möglich. 2—4 Monate lang Spontanremission, Heilung selten. Geringer Sprachdefekt bleibt meistens bestehen. Aussagen über die Rehabilitationsfähigkeit können erst 12—14 Wochen nach Eintritt der Erkrankung gemacht werden.

Die Besserung einer Aphasie kann in zweifacher Weise erfolgen:
— Besserung bei **gleichbleibender** Aphasieform;
— durch Wechsel der Aphasieform, dem sog. **Syndromwandel.**

Therapieerfolge bei den **nicht-flüssigen** Aphasien **besser** als bei den flüssigen. Bei den flüssigen Aphasien mangelhafte Besserung des Sprachverständnisses.

— Restitution *traumatischer* Aphasien bei gedeckten Hirnschäden besser als bei offenen Hirnverletzungen.
— Prognose *vaskulär* bedingter Aphasien ist bei Erweichungen günstiger als bei Infarkten.
— Bei *Emboliefolge* besser als bei Zerebralsklerose.
— Mit *zunehmendem Alter* Nachlassen der Rückbildungstendenz.
— Prognose bei *Linkshändern* besser, da oft keine Dominanz vorhanden.
— Je ausgeprägter die *Rechtshändigkeit* ist, desto schlechter die Rückbildungstendenz, da Sprachregionen dann nur in einer Hirnhälfte lokalisiert sind.

Günstige Prognosekriterien:

Unilaterale Läsion
Gedeckter Hirnschaden
Erweichung
Vordere Hirnregion (motorische Aphasie)
Linkshänder, Ambidexter
Alter bis 50 Jahre
Guter Allgemeinzustand
Erhaltene Persönlichkeit
Guter Bildungsstand
Positive Motivation zur Mitarbeit
Ausreichende Belastbarkeit
Günstige soziale Einbettung.

Ungünstige Prognosekriterien:

Bilaterale Läsionen
Offene Hirnverletzungen

Hirninfarkt
Hintere Hirnregion (sensorische Aphasie)
Alter über 50 Jahre (besonders bei arteriosklerotisch vorgeschädigtem Gehirn, bei Hypertonie, bei Diabetes)
Schlechter Allgemeinzustand
Veränderte Persönlichkeit (Kritikschwäche, Rededrang, Jargon)
Prämorbider Schwachsinn
Ungünstige soziale Bedingungen.

Prognostisch ungünstig sind *Paraphasien* aller Art.

Verschlechterung der Aphasie **selten,** z.B. bei wachsendem Gehirntumor. Vorübergehende Verschlechterung bei Müdigkeit, Depression oder seelischen Belastungen.

Behandlungsergebnisse *unbefriedigend* bei:

— Progredienz einer Hirngefäßerkrankung.
— Persönlichkeitsveränderungen bei schweren Hirntraumen.
— Zusätzlichen organischen Erkrankungen, besonders des Herz- und Gefäßsystems.
— Mangelnder Behandlungsbereitschaft von seiten des Kranken oder seiner Angehörigen.

Testierfähigkeit muß für jeden Aphasiker durch Untersuchung seines Geisteszustandes beurteilt werden.

22.5 Untersuchung bei aphasiologischen Syndromen

Prüfung folgender Leistungen:

— **Spontanes Sprachverhalten:** Satzbauveränderungen, Paraphasien.

— **Sprachverständnis:** Ausführen von Befehlen, Auswahl unter mehreren vorgelegten Bildern, Satzverständnistest.

— **Wortfindung:** Benennen von Abbildungen, Gegenständen; bei Wernikke-Aphasikern Fehlbenennungen ohne erkennbare Bedeutungsrelation zum Zielwort; bei Broca-Aphasikern Fehler beim Benennen infolge großer Sprachanstrengung, Artikulationsschwierigkeiten oder Auftretens von phonematischen Pharaphasien.

— *Nachsprechen.*

— *Reihensprechen:* Zählen, Wochentage.

- **Schreiben:** Spontanschreiben, Diktat, Kopieren. Ergebnis hängt vom Bildungsstand ab. Erschwerung der Prüfung durch Hemiparese und Apraxie.
- **Lesen:** Identifizierung von Wörtern und Sätzen durch Abbildungen im Multiple-choice-Verfahren. Erschwerung der Prüfung durch Hemianopsie.
- **Rechnen.**
- *Körperschemaprüfung:* Zeigen von Körperteilen.
- **Farberkennung:** Durch Benennen von Farben Erkennen einer reinen Alexie und Farbbenennungsstörung.
- *Psychische* Grundstimmung.
- *Dysgrammatismusprüfung.*
- *Dysarthrieprüfung:* Artikulation.
- *Apraxieprüfung:* Mundapraxie, Gliedmaßenapraxie.
- *Agnosieprüfung:* Auditiv, visuell, taktil, kinästhetisch.
- Hörfunktion.

Anmerkung: Bei Ableitung langsamer Rindenpotentiale bei Reizung des rechten Ohres deutliche Differenzen im Potentialverlauf bei motorischer Aphasie und Aphasie mit sensorischer Komponente. Akustisch evozierte Potentiale können somit zur Untersuchung rezeptiver Sprachstörungen verwendet werden. Rechts-links-Vergleiche müssen vorgenommen werden.

▶ Probe der drei Papiere (Drei-Blatt-Test) nach *Marie* (1883)

Prüfung des **Sprachverständnisses.** Drei unterschiedlich große Papierblätter werden dem Patienten vorgelegt. Er wird aufgefordert, das große Blatt dem Untersucher zu geben, das mittelgroße Blatt in die eigene Tasche zu stecken und das kleine Blatt auf den Fußboden zu werfen.

▶ Token-Test

Von *De Renzi* und *Vignolo* entwickelt; von *Orgass* für das Deutsche standardisiert. Eine abgewandelte Form ist der Drei-Figuren-Test von *Peuser.*

Der Test beruht auf der Erkenntnis, daß bei **allen Aphasieformen Sprachverständnisstörungen,** jedoch in *verschiedenem Ausmaß* vorliegen.

Vor Beginn des Tests Ausschluß einer **peripheren Schwerhörigkeit.** Innenohrschwerhörigkeit oder Sprachdiskriminationsstörungen infolge *Altersschwerhörigkeit* können einen pathologischen Ausfall des Tests vortäuschen.

Der Test besteht aus Teil I—V. Das Testmaterial besteht aus kleinen und großen, runden und rechteckigen Plättchen in 5 Farben (Tokens = farbige Plättchen). Mit diesen sich nach Größe, Form und Farbe unterscheidenden Plättchen müssen nach verbaler Anweisung Aufgabengruppen mit steigendem Schwierigkeitsgrad durchgeführt werden. Die Steigerung des Schwierigkeitsgrades erfolgt durch Hinzufügen von Größen, Adjektiven, Konjunktionen und Präpositionen. 91%; der Aphasiker werden richtig identifiziert; 5% der nicht-aphasisch Hirngeschädigten werden fälschlich als aphasisch klassifiziert.

Die Kurzform des Tests, die sich auf den Teil V beschränkt, dauert ca. 15 Minuten; sie verändert die Zuverlässigkeit nur geringfügig: 89% richtige Identifikation. Testteil V genügt zur **Auslese** aphasischer Patienten, jedoch nicht für den **Schweregrad.**

Mit Hilfe des Tests *Unterscheidung* zwischen **Aphasikern** einerseits und **Hirngesunden** sowie **nicht-aphasischen Hirnverletzten** andererseits. Der Test gibt weiterhin durch die Fehlerzahl ein Maß für den **Schweregrad** der Störung ab. Klassifizierung der aphasischen Syndrome nicht möglich.

Die durchschnittliche Fehlerzahl ist bei *motorischer* und *amnestischer* Aphasie niedriger als bei *sensorischer* und *globaler* Aphasie. Nach Ansicht der Testautoren sollen die Ergebnisse des Token-Tests mit Sprachverständnisleistungen eng korrelieren.

Ein Ansteigen der Fehlerzahl von Teil I zu Teil IV, d. h. eine Zunahme der Sprachverständnisstörung, ist nicht durch eine vermehrte sprachliche Komplexität bedingt, sondern durch Anwachsen der *Gedächtnisbelastung.* Der Token-Test prüft somit das **Sprachverständnis** und das **verbale Kurzzeitgedächtnis.**

Anders in Teil V. Hier werden neue Satzstrukturen eingefügt und damit die *syntaktische Komplexität* des Testteils vermehrt.

Kritik: Es wurde beim Token-Test auch eine Korrelation zu expressiven Störungen und Störungen des Objektbenennens festgestellt. Somit prüft der Test nicht nur das Sprachverständnis, sondern einen dahinterstehenden **„allgemeinen Sprachfaktor"** und damit indirekt den *Schweregrad* der *jeweiligen* Aphasieform.

Nach neuesten Untersuchungen prüft der Test eine supramodale Störung in der Verarbeitung von Sprache. Die verbale Merkfähigkeit spielt keine entscheidende Rolle. Da kein Lerneffekt auftritt, eignet sich der Test auch für Verlaufsuntersuchungen.

▶ **Drei-Figuren-Test (DFT)** nach *Peuser*

Der Test ermöglicht die Feststellung des **Schweregrades** von **Sprachverständnisstörungen** bei Aphasikern und die **Zuordnung** zu **klinischen Aphasieformen.** Weiterhin die Unterscheidung von *lexikalen* und *syntaktischen* Fehlern.

Im Unterschied zum Token-Test ist eine Unterscheidung von **Aphasikern** und **Hirnverletzten ohne Aphasie** nicht möglich.

Durchführungsdauer des Tests 10—15 Minuten.

Der Test besteht aus 20 Farbtafeln mit je 4 Bildern und 20 Instruktionskarten mit Testsätzen. Der Patient muß den jeweiligen Testsatz verstehen und das zugehörige Bild aus den 4 Bildern der jeweils gezeigten Farbtafel auswählen. Der DFT beruht also auf dem Mehrfachwahlverfahren.

Mit dem DFT ist eine *Zuordnung* der Aphasiker zu den **5 klinischen Hauptformen** der Aphasie nach *Leischner* möglich. Ausgegangen wird dabei von der gesamten Fehlerzahl, d.h. der Anzahl falsch gezeigter Bilder.

Amnestische Aphasie: Wortfindungsstörungen, Sprache flüssig.

Motorisch-amnestische Aphasie: Sprache verlangsamt, stockend; Wortfindungs- und Satzbildungsstörungen (Agrammatismus, Telegrammstil).

Sensorisch-amnestische Aphasie: Sprache flüssig, gelegentlich überhastet (Logorrhoe), Verwendung von Redewendungen. Wortfindungsstörungen, insbesondere für Substantive (Anomie), Satzbildungsstörungen (Paragrammatismus), phonematische Paraphasien.

Gemischte Aphasie: Sprache verlangsamt und stockend; Wortfindungs- und Satzbildungsstörungen (Ein- und Zwei-Wort-Sätze).

Totalaphasie: Starke Störung bis Aufhebung aller Sprachfunktionen. Sprachliche Automatismen, häufig in Form sinnloser Silben.

Von der amnestischen Aphasie bis zur Totalaphasie Zunahme der rezeptiven Störung, d.h. Zunahme der Fehlerzahl im DFT.

Die motorisch-amnestische und die sensorisch-amnestische Aphasie lassen sich nicht voneinander unterscheiden, da die *sen-*

sorische Störung bei der sensorisch-amnestischen Aphasie *nicht stärker* als bei der motorisch-amnestischen Aphasie ausgeprägt ist. Unterscheidung dieser beiden Aphasieformen daher nur durch Analyse des *expressiven* Sprachverhaltens.

Durch die **Modifikation** des Tests nach *Roth* ist auch die Trennung zwischen *sensorisch-amnestischer* und *motorisch-amnestischer* Aphasie möglich.

▶ Aachener Aphasie-Test (AAT)

Test besteht aus 6 Teilen: Beurteilung der Spontansprache, Token-Test, Nachsprechen, Schriftsprache, Benennen, Sprachverständnis.

Der Test wurde unter der Annahme konstruiert, daß aphasische Störungen stets in **mehreren** sprachlichen Modalitäten nachweisbar sind. Es werden nur sprachsystematische Merkmale untersucht.

Der Test trennt zwischen **aphasischen** und **nicht-aphasischen** Patienten. Er ist in der Lage, die einzelnen aphasischen Syndrome nach *Poeck* zu unterscheiden und den Schweregrad zu bestimmen.

▶ TÜLUC *(Hamster et al.)*

In der **Tübinger Luria-Christensen Neuropsychologischen Untersuchungsreihe** werden sprachliche neben vielen anderen Funktionen in drei Testabschnitten untersucht:

Rezeptive Sprache, *expressive* Sprache, *Schreiben* und *Lesen*. Diese Testabschnitte sind strukturell hierarchisch gegliedert. Jede einzelne Aufgabe wird auf einer 16stufigen Skala nach *Porch* bewertet, die nach Verhaltenskriterien aufgebaut ist, und nicht nach sprachlichen Symptomen. Durch fortschreitende Bildung von arithmetischen Mittelwerten kommt man auf jeder Hierarchie-Ebene zu einem Punktwert bis hin zu einem Gesamtwert, der einen Testabschnitt repräsentiert. Aus den Werten für alle Testabschnitte (z.B. akustisch-motorische Organisation, höhere hautkinästhetische Funktionen, mnestische Prozesse, Denkprozesse usw.) wird ein Kreisprofil erstellt und der TÜLUC-Gesamtwert gebildet.

Klassifikation der Aphasien mit diesem Test nach dem **Schweregrad** der aphasischen Störungen. **Quantitative** und **qualitative** Analyse der Störungen sowie Aufdeckung auch nur noch geringgradig ausgeprägter *Restsymptome* möglich. Kleinste Veränderungen im Leistungsbild des Patienten können während der Therapie objektiviert werden.

▶ **Minnesota-Test** zur Differentialdiganose der Aphasien von *Schuell*.

Der Test besteht aus 69 Untertests. Aufgaben zur Prüfung der Sprachleistungen, Untertests zur Feststellung von Hörstörungen, visuellen oder Lesestörungen, visuo-motorischen oder Schreibstörungen sowie zur Prüfung des Rechnens und der Orientierung am Körper.

Der Test gibt Anhaltspunkte zur Differentialdiagnose der Aphasie, zur Prognose der Aphasie, zur Planung der Therapie, zur Kontrolle des Therapieverlaufs.

▶ **Aphasie-Test von *Goodglass* und *Kaplan***

Alle sprachlichen Modalitäten und einige nicht-sprachliche Modalitäten werden in einer Vielzahl von Aufgabengruppen untersucht, die zu 32 Variablen führen. Deutschsprachige Version von *Hartrott* et al.

22.6 Differentialdiagnose bei Aphasien

● **Momentane Anomie:** Physiologisch infolge Ermüdung oder Nachlässigkeit.

● **Demenz:** *Gleichmäßige* Reduktion der geistigen Fähigkeit. Zahl der Begriffe und Umfang ihres Inhaltes vermindert. *Ungestörter* Zugang zu diesem begrenzten Wissen. Störung der Orientierung, der Urteilsfähigkeit, des Verhaltens und des Gedächtnisses.

Aphasie: Zahl der Begriffe und potentieller Inhalt nicht vermindert, auch nicht der potentielle Wortschatz. Jedoch aktueller Zugang zu den Begriffen und sprachlichen Symbolen in spezifischer Weise gestört. Bei schweren Aphasien (Totalaphasie und sensorische Aphasie) Kombination mit Demenz möglich.

Bei schweren expressiven Störungen der Sprache Prüfung der Orientierung und Merkfähigkeit problematisch; hier Verhaltensstörungen bei Demenz diagnostisch wichtig.

● **Dysarthrie:** Aphasie und Dysarthrie treten getrennt oder kombiniert auf. Kombination von Aphasie und Dysarthrie, wenn ein Hirnprozeß sich nicht auf das Versorgungsgebiet der A. cerebri media beschränkt, sondern weitere Gebiete der motorischen Region umfaßt.

Abgrenzung mit neurologischen Methoden schwierig; bei Dysarthrie Ausfälle nicht an Läsionen der dominanten Hemisphäre gebunden; extrapyramidale, zerebellare oder pontine Begleitsymptome; Abgrenzung mit **linguistischen** Methoden **unmöglich,** d. h. aufgrund phonetischer Analyse der literalen Paraphasien und dysarthrischen Artikulationsstörungen. Die Kombination Aphasie und Dysarthrie wird auch als „phonematische Aphasie" bezeichnet.

Bei **Dysarthrie intakt:**
— Schriftlicher Ausdruck (Schwierigkeiten im mechanischen Schreibvorgang eventuell vorhanden; bei Prüfung dann Verwendung von Buchstabentäfelchen zur Wortbildung);
— innere Sprache. Mit Buchstabentäfelchen fehlerloses Zusammensetzen der Wörter.

Bei **Dysarthrie** keine Paraphasien. Unterscheidung zwischen **literalen** Paraphasien und **Artikulationsstörungen** schwierig. Artikulationsstörungen betreffen alle Wörter; Steigerung bei Konsonantenhäufungen; bei wiederholten Sprechversuchen immer falsche Artikulation in gleicher Weise. Bei **Aphasie** werden die gleichen Wörter störungsfrei wechselnd mit literalen Paraphasien ausgesprochen; nicht spontan hervorzubringende Wörter werden in automatisierten Redewendungen mühelos artikuliert.

Abgrenzung von *motorischer Aphasie ohne Schreibstörung* besonders schwierig.

Verlauf: Bei **Kombination** von **Dysarthrie** und **Aphasie** bleiben dysarthrische Störungen länger bestehen als aphasische Störungen; zuletzt als alleinige Resterscheinung.

● **Mutismus:** Durch **Antriebsmangel** bedingte Sprachschwierigkeiten bei *Stirnhirnverletzten.* Antriebsmangel kann sich auf die **Sprache** oder das **Denken** beziehen = spontane oder Namensstummheit. Häufig Kombination mit Denkstörung = **alogische**

Denkstörung. Für Sprachschwierigkeit durch Antriebsmangel sprechen: Gleichzeitiger Bewegungsmangel, Verlangsamung im Denken.

Bei Wesensänderung infolge von *Enthemmungserscheinungen* ungehemmter Sprachfluß, psychomotorische Unruhe. Bei Stirnhirnverletzungen, die bis an den Hirnstamm reichen, kommen sprachliche *Zwangsphänomene* vor.

● **Schizophrenie.** Abgrenzung zur **sensorischen** Aphasie. Bei Schizophrenie Störungen des Gedankenablaufes, des Affektes, der Willensäußerung, Neologismen, Veränderung der Satzbildung infolge zerfallenen Gedankenganges; Verwendung eines **neuen** sprachlichen Kodes (Neokode), keine *Desorganisation* des Kodes selbst wie bei Aphasie; geschraubter Stil des sprachlichen Ausdruckes.

Gesteigerte Flüssigkeit der Sprache bei sensorischer Aphasie und Schizophrenie. Die Sprache wird bei Psychose jedoch anders verwendet. Bei Schizophrenie semantische Anomalien ähnlich dem Jargon der sensorischen Aphasie.

● **Optische Agnosie.** Abgrenzung zur amnestischen Aphasie. Bei optischer Agnosie kann ein in die Hand genommener Gegenstand benannt werden, bei amnestischer Aphasie auch dann nicht.

● **Akustische Agnosie** oder verbale Agnosie nach zerebralem Insult. Abgrenzung zur **sensorischen** Aphasie. Bei der akustischen Agnosie sind die *übrigen* Sprachleistungen *intakt.*

● **Apraxie.** Abgrenzung zur **amnestischen** Aphasie. Bei Apraxie kann ein Gegenstand nicht benannt und auch der **Gebrauch** nicht gezeigt werden.

● **Schwachsinn:** Auch hier verminderte auditive Diskrimination.

● Sprechzerfall bei progredienter infantiler **Demenenz.**

● **Psychoorganisches Syndrom** bei organischen zerebralen Krankheitsprozessen, die die Sprachregion ergreifen. Allgemeine Minderung der geistigen und Leistungsfähigkeit mit leichten aphasischen Symptomen.

Exogene Psychose. Falsche Gedanken werden formal korrekt ausgedrückt im Gegensatz zur Aphasie, wo richtige Gedanken formal von der Standardsprache abweichend geäußert werden.

Patienten mit exogener Psychose sind nicht zugewandt. Kein Eingehen auf den Gesprächspartner. Produktion sprachlicher Äußerungen über psychotische Inhalte in großer Flüssigkeit; daher oberflächliche Ähnlichkeit mit der Sprachproduktion bei Wernikke-Aphasie. Der Wernicke-Aphasiker paßt sich jedoch dem äußeren Ablauf eines Gespräches mit Rede und Gegenrede an.

22.7 Psychologische Gesichtspunkte

Aphasische Patienten haben oft ein **unausgeglichenes Intelligenzprofil.** Umschriebene **visuo-motorische** und **visuell-perzeptive** Störungen bei einigen normalen Einzelleistungen.

Semantische Störungen (Störungen des Situationserkennens) sind erfaßbar durch den Untertest „Bilder ordnen" der Wechsler-Tests (Zusammensetzen von Bildtafeln zu Geschichten) oder im Untertest „Kombination" des Snijders-Oomen-Intelligenztests.

Störung der Aktualgenese: Es gibt verschiedene Aspekte eines Begriffes, z.B. Baum (Eiche, markantes Gebilde der Landschaft, Bestandteil des Waldes, Produkt der Forstwirtschaft). Der aktuelle Inhalt des Begriffes wechselt ständig und muß beim Sprechen und Verstehen stets neu entwickelt werden = Aktualgenese. Aktualgenese auch bei nicht sprachlichem, begrifflichem Denken erforderlich. Prüfung mittels der Handlungstests (Performance-Tests). Aphasiker zeigen Minderleistungen, die eine gestörte Aktualgenese erkennen lassen.

Störung der Sprache bei der Aphasie infolge Störung der beim Sprechen und Sprachverstehen ablaufenden aktualgenetischen Ausformung der Begriffe. **Aphasische Störungen der Sprachhandlung und gestörte Aktualgenese stellen zwei verschiedene Aspekte des gleichen Sachverhaltes dar.** Therapie daher mit Sprachübungen nutzlos, da die Voraussetzung des Sprechens, d.h. die Aktualisierung gestört ist. Daher üben mit der Aktualgenese von Begriffen an nicht sprachlichen Aufgaben in Gestalt von Handlungstests oder Spielen.

22.8 Therapie der Aphasien

Es gibt keine echte Therapie der Wahl, sondern nur eine Reihe allgemeiner Grundsätze.

In der Regel wird bei Erwachsenen nur eine Besserung der Aphasie, aber keine Heilung erzielt. Setzt die Therapie später als 6 Monate nach der Schädigung ein, besteht fast keine Erfolgsaussicht mehr. Behandlungsdauer erstreckt sich über Monate, d.h. solange es der Patient selbst wünscht und solange er Fortschritte macht. Erst nach 4 Monaten Behandlung Entscheidung über die Erfolglosigkeit der Behandlung möglich.

Behandlungsmethoden noch problematisch. Ziel ist, Sprachprozesse zu stimulieren, nicht Wörter oder Aussprache zu lehren.

Erwecken und Erhalten der Motivation, Auswählen sprachlicher Stimuli auf dem dem Patienten am besten zugänglichen Wege, Festigung neu erweckter Fähigkeiten durch Wiederholung. Gearbeitet wird mit der am besten erhaltenen sprachlichen Modalität, sei es akustisch, optisch oder auch taktil.

Rehabilitationsarbeit wird in 3 Zeitphasen eingeteilt:
— Unmittelbar nach der Erkrankung Ruhe und Erholung.
— Sprachliche Behandlung, Physiotherapie, Beschäftigungstherapie.
— Soziotherapie und Wiedereingliederung ins Alltagsleben.

Wichtig ist nicht die Übung der Wortproduktion an sich, sondern die Methode, mit der die Bahnung eines Wortes erreicht wird.

Aufklärung des Aphasikers auch bei Verständigungsschwierigkeiten über das Krankheitsbild der Aphasie.

Kurzdauernde Übungen mehrmals täglich am zweckmäßigsten.

22.8.1 Therapiemethoden bei Aphasie

● Kompensatorischer Einsatz intakter **kommunikativer** Fähigkeiten, z.B. Gestik, Mimik, Körperhaltung oder schriftsprachliche Mittel.

● Direkte Behandlung der **Grundstörung**, z.B. bei Syntaxstörungen wiederholt Darbietung von Anwendungsbeispielen linguistischer Kombinationsregeln oder bei gestörter Phonemdiskrimination durch Übungen zum Erfassen der bedeutungsunterscheidenden Funktion eines Phonems.

● Reaktivierung gestörter Sprachfunktionen über stimulierende und **deblockierende** Verfahren. Das Behandlungsprinzip dieser

Methode ist es, nicht verfügbare Sprachfunktionen über intakte Leistungen zu stimulieren.

● **Stimulationsmethoden:** Versuch, durch weitschichtige allgemeine Anregungen unter Nachahmung lebensnaher Situationen den unterbrochenen Sprachprozeß wieder in Gang zu bringen, z. B. Methoden von *Wepman* und *Schuell.*

● **Programmierte Methoden:** Versuch, nach bestimmten Grundsätzen Lernprogramme zu entwerfen, nach denen dann vorgegangen wird und deren Erfolge meßbar sind: Z. B. **Deblockierungsmethode** von *Weigl.*

● **Präventive Methode von *Beyn:*** Ziel ist die Verhinderung der Ausbildung unerwünschter Fixierungen pathologischer Mechanismen wie sprachlicher Automatismen oder die eines Telegrammstils.

● **Methode von *Kotten*** zur Behandlung der nicht flüssigen Aphasien: Ziel ist der Erwerb der gebräuchlichsten Satzmuster. Anwendung auch nicht-verbaler Kommunikationsmittel.

● **Methode nach *Braun*** zur Behandlung der flüssigen Aphasien: Es handelt sich um empirisch entwickelte Anweisungen. Gesangstherapie.

● **Language-Master:** Tonwiedergabegerät, welches standardisierte Karten abspielt. Diese enthalten Bilder von Gegenständen und Handlungen, ihre schriftliche Bezeichnung und ein Tonband mit dem dazugehörigen Wortklang. Auf diese Weise Assoziationsherstellung von Gegenstand, Wort und Text.

● **Musiktherapie:** Mit der gesungenen Darbietung und Imitation von Wörtern und Redefloskeln kann der Zugang zu sprachlichen Klanggestalten in Gang gebracht werden.

● **Modalitätsspezifische Methoden:**

— **Melodic Intonation Therapy:** Ziel ist die Aktivierung der **expressiven** lautsprachlichen Leistungen bei Patienten, die nahezu *keine* Sprachäußerungen hervorbringen.

Mittels rhythmisch-melodischer Muster, die Sprachäußerungen zugrunde liegen, Anbahnung des Sprechens von Wörtern, Redefloskeln und Sätzen. Zunächst Einübung des rhythmisch-melodischen Musters durch Handklopfen und Summen. Dann werden sprachliche Äußerungen dem rhythmisch-melodischen Muster zugrunde gelegt und im Sprechgesang eingeübt.

Die Methode ist erfolgreich bei Patienten mit *gutem Sprachverständnis*. Die Methode beruht auf der Überlegung, daß die Verarbeitung von Prosodie eine Funktion der intakten *rechten Hemisphäre* ist, die durch entsprechende Stimulierung einen positiven Einfluß auf die expressiven lautsprachlichen Leistungen haben kann.

— **Auditive Stimulierung nach *Schuell***

Ausgangspunkt ist die Vorstellung, daß sprachliche Verarbeitung von der auditiven Perzeption abhängig ist. Gestörte sprachliche Funktionen sind daher am wirkungsvollsten durch auditive Stimulierung zu reaktivieren.

— **Deblockierungsmethode von *E.* und *I. Weigl*** (siehe Seite 465)

● **Linguistisch orientierte Methoden:**

Mittels der linguistisch orientierten Therapiemethoden ist eine Überprüfung des Therapieerfolges möglich.

— Die Behandlung **semantischer** und **lexikalischer** Störungen: Üben in semantischen Feldern. Hierbei lernt der Patient, semantisch ähnlich klingende Wörter lexikalisch zu differenzieren. Die Erarbeitung satzsemantischer Beziehungen erfolgt durch Lückensätze, deren Lücken durch Inhaltswörter gefüllt werden, die zum Subjekt des vorgegebenen Satzes eine logisch-klassifikatorische oder eine situativ-propositionelle Beziehung aufweisen, z. B.: Das Kamel ist ... (ein Lasttier, ein Kriechtier, ein Nagetier, ein Raubtier).

— Die Behandlung von **syntaktischen** Störungen durch Satzvervollständigungsaufgaben, Satzlegeaufgaben, sprachliches Ergänzen von vorgegebenen kommunikativen Kontexten.

— Die Behandlung **phonematischer** Störungen durch Lippenlesen und Hilfestellung durch Vorsprechen.

● **Gruppentherapie**

Diese darf nur neben der Einzelbehandlung zur Anwendung kommen. Eine Gruppe soll nicht mehr als 5—6 Patienten umfassen. Die Zusammensetzung der Gruppe wird nicht durch die Art der

Aphasie, sondern durch Aufgaben, die für die Patienten besonders wichtig sind, bestimmt. Durchführung von Sprachspielen.

22.8.2 Therapie der verschiedenen Aphasieformen

▶ Therapie der motorischen Aphasie

Therapie bei motorischer Aphasie wegen des ausreichenden Sprachverständnisses leichter; durch Einsicht in den Zweck der Maßnahmen kann der Patient zu größerer Aktivität angeregt werden.

Beginn der Sprachtherapie mit Substantiven, da Substantive in der Ontogenese den ersten sprachlichen Besitz des Kindes bilden. Sie sind daher bei der Aphasietherapie am besten ekphorierbar. Die Wortfindung erfolgt hierbei nach dem Prinzip der dynamischen Stereotype, d.h. ein Reiz löst die ganze Kette sprachlicher Reflexe aus und bewirkt die Ekphorierung eines unter anderen Umständen nicht verfügbaren Wortes. Diese Form der sprachlichen Belebung bewegt sich auf der Ebene des 2. Signalsystems (sekundäre Hirnfunktionen). Falls kein Erfolg, Koppelung der sprachlichen Abläufe mit sensorischen und motorischen Abläufen aus dem 1. Signalsystem (primäre Hirnfunktionen). Einbeziehung sprachdynamischer, optischer, taktiler und motorischer Reizqualitäten; die Wortfindung erfolgt hierbei ohne Zuwendung der Aufmerksamkeit des Patienten.

Gemeinsames lautes Lesen von Satzfolgen, die anhand einer Geschichte in Bildern zusammengestellt wurden. Bei der Formulierung der Sätze ist folgende Grundregel zu beachten: Einfache Satzbildung (Subjekt, Prädikat, Objekt oder adverbiale Bestimmung) mit einer klaren Aussage. Das Formulierte muß auf dem Bild sichtbar sein. Anschließend Übungen des Nachsprechens von Wörtern oder Sätzen. Nachsprechübungen sind anfangs ein Mitsprechen des Patienten.

Der Aphasiker erlernt die Wortarten in folgender Reihenfolge: Substantive, Verben, Adjektive, Adverbien, Artikel, Präpositionen, Konjunktionen.

Bei vollständigem Sprachverlust zuerst mit der Erlernung der Mundbewegungen für die Aussprache der einzelnen Vokale und Konsonanten beginnen, dann Sprachübungen.

Bei schwerer Aphasie, deren phonische Expression auf eine stereotype Neophasie reduziert ist, kann die Prosodie, unterstützt von Gestik und Mimik, die kommunikative Funktion der Sprache teilweise übernehmen.

▶ Therapie der sensorischen Aphasie

Ziel ist, die Patienten zu lehren, die Sprachvorstellung wieder als zu gewissen Lautklangbildern gehörig zu erkennen.

Förderung des Ablesens vom Mund, Hörübungen. Vorgesprochenes muß mit und ohne Ablesen nachgesprochen werden.

Vorgehen nach *Luria*:
— Herstellen einer Beziehung zwischen einem Laut und seiner Artikulation durch Absehen vom Mund durch Vorlage des entsprechenden Buchstabens und eines Bildes, das ein Objekt mit diesem Anfangsbuchstaben zeigt.
— Finden des jeweils ersten Buchstabens eines vorgesprochenen Wortes; das entsprechende Bild sowie 2—3 verschiedene tastbare Buchstaben werden vorgelegt.

Die erste obengenannte Übung führt vom Buchstaben zum Laut, die zweite vom Laut zum Buchstaben.
Der Patient vergleicht bei der ersten Übung seine Mundstellung mit der des Logopäden im Spiegel.
Die beiden Übungen beteiligen alle intakten Analysatoren: Audiovisuelle Perzeption durch Hören und Absehen vom Mund, taktile Perzeption durch Tasten, kinästhetische und visuelle Kontrolle beim Artikulieren vor dem Spiegel.

Der Therapeut soll keine unnatürliche Sprechweise (besonders langsames oder betontes Sprechen) anwenden; sonst keine Entsprechung zum gewohnten Sprachstereotyp und Erschwerung des Wiedererkennens.

Nach Wiederherstellung des Verständnisses der Laute und Wörter Übergang zu analytischen und synthetischen Übungen mit Sätzen. Der Patient soll z. B. die Anzahl der Wörter eines vorgesprochenen Satzes angeben; er soll zerschnittene Sätze richtig ordnen. Zur Unterstützung dienen Bilder, die die entsprechenden Handlungen zeigen.

Anschließend Übungen wie bei der Behandlung motorisch-aphasischer Störungen: Übungen im Benennen von Objekten, Nachsprechen von Wörtern und Sätzen, Lesen, Lückentexte, Frage- und Antworttechnik, Nacherzählen, Schreiben.

Therapie bei **sensorischer** Aphasie **schwieriger,** da sensorisch gestörte Patienten sich der Störung nur wenig bewußt sind. Bei der Sprachbehandlung eines Linkshänders meist Wiederherstellung der Sprache in kurzer Zeit.

▶ Therapie bei globaler Aphasie

Keine formal-linguistische Therapie, da sie zu hohe Anforderungen an die sprachanalytischen Fähigkeiten stellt.

Beginn mit Summ- und **Singübungen.** Sie gelingen leichter als Sprachübungen.
Die Fähigkeit, Lieder zu singen, gehört zur automatisierten Sprache. Erlernen von Sprache durch Singen nicht möglich.

Die Therapie geht von der Vorstellung aus, daß sprachlich **automatisierte** Fähigkeiten **reaktivierbar** sind.

Neuropsychologische Erklärung: Automatisierte sprachliche Fähigkeiten sind nicht nur im Sprachzentrum der linken Hemisphäre, sondern auch **rechts** repräsentiert.

Die zu erarbeitenden Äußerungen werden in 3 Gruppen eingeteilt: Begrüßungsformen, Äußerungen von Wünschen, Äußerungen von Zuständen („Ich bin müde"). Der Therapeut spricht die Äußerungen vor, dann sprechen Therapeut und Patient gemeinsam. Vorher Stimulierung durch Vorgabe eines Situationszusammenhanges. Anschließend artikuliert der Therapeut nur leise mit, dann spricht der Therapeut mit verdecktem Mundbild (= Vorsprechen ohne Labiolexie), dann spricht der Patient nach Vorgabe des Situationszusammenhanges allein.

Methode der **Deblockierung** nach *Weigl*

Anatomische Grundlagen der Methode: Nach *Luria* werden bei lokalen Hirnschädigungen zwei Typen von Störungen der Funktion unterschieden: **Zellzerstörungen** mit Funktionsschwund und eine langsam abklingende **Ödembildung** der Zellen in der Umgebung, welche zu einer physiologischen Inaktivität der Zellen führt (siehe auch S. 420). Die Deblockierungsmethode soll die durch diese Inaktivität verursachten Hemmungen oder Blockierungen beseitigen.

Die Feststellung, daß bei einer Reihe von Patienten die Reproduktion von Wörtern oder Sätzen auf **bestimmten Kanälen** (Nachsprechen, Abschreiben usw.) **intakt,** hingegen auf anderen Kanälen gestört sein kann, beweist, daß es sich in diesen Fällen nicht um einen Verlust der gespeicherten lexikalischen Einheiten bzw. der syntaktischen Regeln, sondern lediglich um eine **selektive Störung der Abrufbarkeit** handelt. Durch Untersuchung Feststellung der Selektivität der Störungen. Somit liegt kein Verlust der gespeicherten lexikalischen Einheiten und der Regeln der Sprache vor, sondern diese sind lediglich im Rahmen bestimmter Sprachfunktionen nicht realisierbar, d. h. nicht abrufbar. Aphasische Störungen sind somit **kein Verlust** bestimmter Funktionen, sondern zerebral bedingte **Blockierungen** bestimmter Zugänge zum Speicher. Hauptaufgabe der Therapie ist daher die Reaktualisierung momentan nicht verfügbarer Potenzen, nicht aber deren Neuerwerb.

In der *älteren Aphasieforschung* wurden die sprachlichen Defizite von Aphasikern durch die **Unterbrechung** der anatomischen **Bahnen** zwischen zwei Zentren erklärt. Man kann aber nur die totale Störung einer Modalität, wobei keine linguistischen Einheiten (z. B. Lexeme) mehr verfügbar sind, als Unterbrechung anatomischer Bahnen erklären.

Kann jedoch der Aphasiker einige Einheiten immer oder auch nur gelegentlich realisieren, dann handelt es sich um eine **funktionale** Störung, die als **Blockierung** aufzufassen ist.

Unter **Blockierung** versteht man die **Erhöhung** der **Reizschwelle** innerhalb des neurodynamischen Netzwerks der Lexikoneinträge. Die Erregung *einer Stelle* des Netzwerks überträgt sich auf das *gesamte System.* Auf dieser neurophysiologischen Gegebenheit beruht die therapeutische Methode des Deblockierens.

Nach Abklingen der bewegtesten Phase spontaner Besserung — also ca. *6 Monate nach Eintritt des Hirnschadens* — Beginn mit der gezielten Deblockierung der restlichen Hemmungserscheinungen.

Über den **günstigsten** Zeitpunkt des Therapiebeginns der Deblockierung besteht **keine** einheitliche Vorstellung.

Wenn diese Therapie keine Ergebnisse mehr bringt, dann Maßnahmen zur Ersetzung der durch die **Zellzerstörung** verlorengegangenen Hirnfunktionen **(Wiedererlernen,** Umweglestung). Trainieren durch ein programmiertes Sprechtraining in der Vorstellung, daß die rechte Hemisphäre die Funktion der linken übernehmen kann; d. h. Erwerb neuer Wörter oder grammatischer Regeln.

Voraussetzung für den systematischen Aufbau des Therapieprogramms der Deblockierung ist:

1. Die **Funktions- und Komponentenanalyse.** Alle Sprachfunktionen werden auf den Grad ihrer Intaktheit untersucht:

— *Wortverständnis.*
— *Mitsprechen.*
— *Nachsprechen:* Verbo-auditiv perzipierte phonetische Struktur wird in das entsprechende verbo-motorische (artikulatorische) Muster transkodiert.
— *Diktatschreiben:* Auf den verbo-auditiven (phonetischen) Perzeptionsprozeß folgt die Transkodierung in das entsprechende grapho-motorische (graphemische) Muster.
— *Laut Lesen:* Umsetzung einer verbo-optisch (graphemisch) perzipierten in die entsprechende verbo-motorische (artikulatorische) Struktur.
— *Lese-Sinnverständnis.*

— *Transponieren.*

— *Mündliches Benennen:* Umsetzung einer optisch-gnostisch perzipierten Bedeutung in die korrespondierende verbo-motorische (artikulatorische) Struktur.

— *Schriftliches Benennen:* Transkodierung einer optisch-gnostisch perzipierten Bedeutung in die entsprechende graphomotorische (graphemische) Struktur.

Der 2. Ausgangspunkt der Deblockierungsmethode ist die Vorstellung, daß durch **Kopplung** von **intakten Leistungen** (z. B. Mitsprechen — Nachsprechen) eine Deblockierung von gestörten Funktionen erreicht werden kann.

Der 3. Ausgangspunkt ist die Vorstellung, daß bei aphasischen Störungen eine **Beeinträchtigung** des **gesamten sprachfunktionalen Systems** vorliegt. Das bedeutet, daß man das gesamte sprachfunktionale System stimulieren muß, um gestörte Leistung zu reaktivieren.

Methodisches Prinzip der Deblockierung ist daher: **Stimulierung des gesamten desorganisierten sprachfunktionalen Systems durch die permanente Kopplung beeinträchtigter mit den entsprechenden intakten Leistungen.**

Einfache Deblockierung: Eine intakte Funktion wird vor eine gestörte Funktion geschaltet.

Kettendeblockierung: Mehrere intakte und gestörte Funktionen werden unmittelbar hintereinandergeschaltet.

Der Deblockierungseffekt kommt nur unter folgenden Voraussetzungen zustande:

— Es muß eine oder mehrere **intakte** oder weitgehend intakte **Funktionen** geben: Die intakte Funktion muß der gestörten unmittelbar **vorangeschaltet** werden.

— Die Leistungen der intakten und gestörten Funktionen sollen **identisch** sein oder zumindest aus dem gleichen semantischen Feld stammen; z. B. bewirkt das korrekte Lesen eines Wortes die Deblockierung des zuvor nicht verstandenen Wortes.

Folge: Aufhebung der Blockierung durch **Bahnung von Umwegen** innerhalb des funktionalen Sprachsystems. Andere bereits *präformierte* Wege werden wieder *aktiviert*. Der Deblockierungseffekt wird auf eine *Verstärkung* der pathologisch *geschwächten verbalen* Stimuli durch die Aktivierung des *gesamten Sprachsystems* zurückgeführt.

Das Deblockierungsprogramm umfaßt 3 Etappen:

a) *Semantisch-lexikalische Ebene.* Deblockierung von lexikalischen Einheiten aus einem bestimmten semantischen Feld.

— Semantische Irradiation. Steuerung der Abrufbarkeit nicht-deblockierter Wörter aus dem entsprechenden semantischen Feld.

— Funktionelle Irradiation. Realisierung deblockierter und nicht deblockierter Wörter auf Kanälen (Sprachfunktionen), die nicht in die Ketten einbezogen waren.

b) *Semantisch-syntaktische Ebene.* Deblockierung von einfachen Sätzen aus einem bestimmten semantischen Feld.

— Semantisch-syntaktische Irradiation. Steuerung der Substitutionen lexikalischer Einheiten innerhalb der deblockierten Sätze.

— Funktionelle Irradiation. Realisierung der betreffenden Sätze auf Kanälen (Sprachfunktionen), die nicht in die Kette einbezogen waren.

c) *Syntaktische Transformation.* Deblockierung von komplexen Satzstrukturen.

- Syntaktische Irradiation. Steuerung der syntaktischen Transformationen der deblockierten Sätze.
- Funktionelle Irradiation. Willkürliche Transformationen aufgrund unterschiedlicher Instruktionen.

▶ **Aphasie-Therapie bei Kindern**

Bei jüngeren Kindern mit unilateraler Läsion Verlagerung der Sprachdominanz in die **gesunde** Hemisphäre. Bei älteren Kindern Kompensation des Zerfalls des kortikalen Sprechapparates nur durch **Reorganisation** des Gesamtsystems möglich.

Unterscheidung verschiedener Perioden innerhalb des Remissionsverlaufes, die unterschiedliche logopädische Maßnahmen erfordern:

- Zunächst keine Sprache fordern, sondern unter Verwendung altersgemäßer Materialien allgemeine sensorische (emotional, akustisch, optisch, taktil) **Stimulierung.** Dabei affektive sprachliche Äußerungen des Kindes.
- Beginnt das Kind nachzusprechen, dann **Nachsprechenlassen** einfacher Wörter oder Sätze zu Bildern oder Bilderfolgen. *Kein vokabularisches Üben* von Einzelwörtern.
- Üben des **Beantwortens** von Fragen. Die Frage ist so zu stellen, daß das Kind die in der Frage angebotenen Wörter bei der Antwort mitverwenden kann.
- Hat das Kind den Übergang zur initialen Spontansprache vollzogen, dann ist die Übungstherapie die gleiche wie bei **verzögerter Sprachentwicklung.**

Nach Wiedergewinnung des vor der Erkrankung erworbenen Sprachvermögens sind weitere, besonders **schulische Fortschritte, erschwert.**

Entsprechend den Ausfällen Sonderschule für Sprachbehinderte, Körperbehinderte, Lernbehinderte.

Bei Kindern mit Aphasie **Sprachheilunterricht,** da Neues hinzugelernt werden muß; bei Erwachsenen **Sprachheilbehandlung,** d.h. Wiederherstellung eines früheren Zustandes.

Eltern sollen langsam, in kurzen, einfachen Sätzen mit zugewandtem Gesicht sprechen.

▶ **Aphasie-Therapie bei Polyglotten**

Die Therapie einer Sprache führt zu einer wesentlichen Besserung auch in der **nicht geübten Sprache**. Ursache ist eine therapeutische **Induktion** von einer zur anderen Sprache. Bei mangelhaften Deutschkenntnissen ist es daher möglich, eine Sprachtherapie auf Deutsch durchzuführen und damit indirekt auch eine Besserung der jeweiligen Muttersprache zu erzielen.

22.8.3 Therapie nicht-sprachlicher Symptome bei Aphasikern

● Behandlung bei **Halbseitenlähmung** rechts

Lagerung der gelähmten **Hand:** Beim Sitzen verhindert der aufgestützte Unterarm, daß die Schulter nach unten gezogen wird. Beim Stehen verhindert die Delta-Schlinge, daß die herunterhängende Hand die Schulter durch ihr Gewicht mit nach unten zieht. Infolge Schiefstellung der Wirbelsäule Schmerzen im Rücken- und Schulterbereich. Bei spastischer Verkrampfung der Hand Lockerung durch Bewegen. Leichte Beugung nach hinten vom Handgelenk aus, während die Hand ein Glas oder eine feste Kartonrolle umfaßt; dadurch Verhinderung, daß die Hand sich nach innen zieht und noch mehr verkrampft. Besser ist die Auflage auf einen Holzklotz oder Stecken der einzelnen Finger in einen Schaumgummiblock mit 5 Löchern.

Durch **Massage** oder krankengymnastische Behandlungen an *Mund* und *Zunge keine* Verbesserung der Sprachfähigkeit des Aphasikers, falls keine Nervenlähmungen vorliegen.

● **Betätigungstherapie:** Förderung aller nicht-sprachlichen Leistungen besonders bei parietalen Ausfällen (konstruktive, aprakische, optisch-gnostische, optisch-räumliche Störungen).

Anmerkung: Vor Therapiebeginn Abklärung des **Hörvermögens** und evtl. Anpassung eines Hörgerätes, da *zusätzlich* oft Innenohrschwerhörigkeit vorhanden. Hörprüfung muß bei *sensorischen* Störungen mehrmals im Laufe der Monate wiederholt werden, um exakte Werte zu bekommen. Die monaurale Sprachaudiometrie mit Bestimmung des Diskriminationsvermögens eignet sich zur Verlaufskontrolle bei sensorischer Aphasie. Bei Besserung Zunahme der Diskriminationsfähigkeit.

● Behandlung der **Agraphie**

Voraussetzung ist die Wiederherstellung elementarer rezeptiver und expressiver Leistungen.

- Vorhandensein einer *optischen* Vorstellung: Patient muß wissen, welches Graphem dem Phonem entspricht.
- *Graphomotorische* Vorstellung: Patient muß wissen, wie das Graphem zu schreiben ist.

2 Auffassungen bzgl. der Frage, mit **welcher Hand** geschrieben werden soll.

Das **linksseitige** Schreibenlernen beim **rechtsseitig Gelähmten** wird mit der Begründung empfohlen, daß dabei die rechte Hemisphäre bei der Übernahme ihrer vikariierenden Funktionen unterstützt werde.

Entgegengesetzte Auffassung *Leischners:* Mit speziell konstruierten Schreibgriffen wird das Schreiben mit der **rechten (gelähmten)** Hand geübt. Begründung: Die erkrankte linke Hemisphäre wird geübt, gleichzeitig Übungstherapie des peripheren motorischen Handapparates.

Zunächst nicht Schreibenlassen, sondern es werden vorgelegte Objekte benannt. Die dem Wort entsprechenden Buchstaben werden in willkürlicher Ordnung hingelegt; sie werden dann vom Patient richtig geordnet und vorgelesen. Später Abschreiben des gelegten Wortmaterials. Nur in Einzelfällen müssen dem Kopieren von Buchstaben grobmotorische Übungen (Schreiben des Buchstabens mit dem Finger in der Luft oder auf dem Tisch) vorangestellt werden.

Durchführung der ersten Schreibübungen in **Schreibschrift,** nicht mit Druckschrift.

Als Übergangsstufe vom **Kopieren** zum Schreiben nach **Diktat** wird das vom Patienten selbst gelegte Wort abgedeckt; der Patient soll es aus dem Gedächtnis schreiben. Das Schreiben nach Diktat setzt die Lautanalyse des Wortes und die Kenntnis der entsprechenden Grapheme voraus. Verwendung der beim Telephonieren üblichen Buchstabiertafel. Damit gelingt es, den Patienten wieder zu einer Klangvorstellung des Buchstabens zu führen sowie ihm beim Diktat- und Spontanschreiben zu helfen.

Nach den Diktatübungen mit Einzelwörtern Schreiben kurzer Sätze zu Situationsbildern.

Als Vorstufe zum **spontanen Schreiben** werden schriftliche Fragen beantwortet, die so gestellt sind, daß der Patient einen Teil der mit der Frage gegebenen Wörter zunächst zur mündlichen, dann zur schriftlichen Beantwortung mitverwenden kann.

Dann Bildbeschreibungen ohne Vorübungen, schriftliche Nacherzählungen, initiative schriftliche Berichte.

Ergebnis der Therapie liegt meist **unter** dem prämorbiden Niveau.

Auch nach folgendem Schema kann vorgegangen werden:

Abschreiben des Alphabets in Druckbuchstaben zur Anregung der graphischen Aktivität.
Schreiben von ertasteten Buchstaben.
Diktatschreiben des Alphabets.
Einsetzen von Buchstaben.
Abschreiben und Diktatschreiben von Wörtern mit gleichem Anfangsbuchstaben.
Silbendiktat.

Wörter

Abschreiben.
Nachzeichnen vorgegebener Wörter.
Abschreiben unter eine Vorlage.
Abschreiben nach dem Gedächtnis.
Vertikales Abschreiben.
Wortdiktat mit visueller Hilfe.
Diktat von Wörtern mit gleichem Anfangsbuchstaben.
Diktat von Wörtern mit gleicher Anfangssilbe.

Wortfindung

Schriftliche Benennung bei vorgegebenem Initial: Dem Patient wird ein Bild und zugleich der Anfangsbuchstabe des entsprechenden Wortes vorgelegt. Der Rest des Wortes wird aus dem alphabetisch geordneten Buchstabeninventar (Bimbo) ergänzt.

Wortfindung mit und ohne Bildvorlage.
Schriftliche Benennung von Körperteilen.
Ergänzen von Lückensätzen.
Ergänzen von Lückenwörtern innerhalb eines Satzes.
Korrigieren von Fehlwörtern.
Satzbildung aus Einzelwörtern.

- Behandlung der **Alexie**

— Ausschneiden vorgezeichneter Buchstaben. Hierdurch Förderung der für die Differenzierung und amnestischen Fixierung von Buchstaben wichtigen Kinästhetik und Motorik.

— Zuordnung von Worttäfelchen zu Bildern oder Objekten.

- Auffinden genannter Wörter, die auf Worttäfelchen vorliegen. Auffinden genannter Überschriften in Zeitungen.
- Übungen mit Holzstäbchen zur Wiederherstellung der Beziehungen zwischen Buchstabenbild und dem dazugehörigen Laut; zunächst Verwendung der Vokale a, e, o und der Konsonanten m, b, l, s.
- Zeigen und wenn möglich auch Sprechen genannter Buchstaben.
- Auffinden von Buchstaben im Lesekasten oder in großen Zeitungsüberschriften, dann Nachsprechen, Benennen und Schreiben.
- Lesen von gedruckten Wörtern mit gleichen Anfangsbuchstaben. Lesen von Präpositionen und Konjunktionen von Wörtern, welche optisch ähnliche und leicht zu verwechselnde Buchstaben enthalten.
- Textverständnisübungen.

Jede Form der Alexie hat ihre eigene Struktur und erfordert ein entsprechendes System von Therapiemethoden. Die jeweils angewandte Methode zur Entwicklung eines neuen funktionalen Systems auf der Grundlage der intakt gebliebenen Analysatoren muß die Nutzung unbeschädigter Aktivitäten einbeziehen.

Lautes Lesen stellt sich bei sensorischen Aphasien eher wieder ein als bei motorischen Aphasien; hier muß lautes Lesen über das Nachsprechen angebahnt werden.

23 Sprachstörungen bei neurologischen Erkrankungen

23.1 Dysglossien

Definition: Störungen der Aussprache infolge von organischen Veränderungen an den peripheren Sprechorganen, z. B. Lähmungen der Sprechmuskulatur infolge infranukleärer Schädigung bestimmter Hirnnerven (Abb. 41 Seite 478.). **Sie gehen hierbei mit schlaffen Lähmungen und Atrophie der Muskulatur einher.**

Bei nukleären und infranukleären Schädigungen (= periphere Schädigungen) resultiert eine periphere (= schlaffe) Lähmung.

Sitz der **infranukleären Schädigungen** intra- oder extrakraniell entlang des peripheren Nervenlaufes unterhalb der motorischen Kerne der Medulla oblongata. Die hierbei auftretenden Sprachstörungen werden als **Dysglossien,** gelegentlich aber auch als Dysarthrien bezeichnet.

Der Sitz der **nukleären Schädigung** liegt in der Medulla oblongata (verlängertes Rückenmark); die Folge ist eine Lähmung des peripheren Nerven. Die hierbei auftretenden Sprachstörungen werden als **Dysarthrien** bezeichnet, z. B. bei Bulbärparalyse, amyotrophischer Lateralsklerose, multipler Sklerose, Syringobulbie.

Isolierte nukleäre Lähmungen der Nn. glossopharyngeus, vagus, accessorius, hypoglossus sind selten, da ihre Kerngebiete in der Medulla oblongata eng benachbart sind. Das gleiche gilt für **infranukleäre** Schädigungen im Bereich der **Schädelbasis,** da die Austrittsstellen der Hirnnerven dicht nebeneinander liegen. Im weiteren **extrakraniellen** Nervenverlauf dagegen meist **isolierte** Nervenschädigungen.

Einteilung der Dysglossien in: Labiale, dentale, mandibuläre, maxilläre, linguale, palatale, pharyngeale, velare, nasale Dysglossien.

Ursachen der Dysglossien: Kongenital, traumatisch, postoperativ, paralytisch, hormonal, infolge Dermatomyositis.

23.1.1 Schädigung des Nervus trigeminus (V)

Motorische Innervation: M. masseter, M. temporalis und M. pterygoideus medialis für den Kieferschluß. M. pterygoideus lateralis für das Vorschieben des Unterkiefers. Einseitige Parese der Mm. pterygoidei: Abweichen des Unterkiefers beim Öffnen zur gelähmten Seite.

Sensible Innervation: Haut des Gesichtes, der Augen und der Schleimhaut von Nase, Mund, Gaumen, Nebenhöhlen, Zähne.

Symptome: Bei Atrophie des M. temporalis und M. masseter eingesunkene Schläfengrube sowie Einsinken der Region über dem aufsteigenden Ast der Mandibula.

Untersuchung: Während kräftigen Aufeinanderbeißens der Zähne Palpation der Anspannung der Masseteren und der Temporalismuskeln.

Anmerkung: Lähmung des **N. lingualis** nach **Tonsillektomie** macht Sensibilitätsstörungen der Zunge und damit Einschränkung der Lageempfindung in der Mundhöhle. Daher Auftreten eines **Sigmatismus addentalis** und einer leichten Dysglossie möglich.

Ursache sind tiefe Narbenzüge, postoperatives Hämatom, Spateldruck, Lokalanästhesie, operative Verletzung der Schleimhaut, Druck des bei der Tonsillektomie verwendeten und schief eingesetzten Spatels des Mundsperrers gegen den Unterkiefer, postoperative Entzündung.

Der N. lingualis verläuft relativ oberflächlich unter der Schleimhaut am Unterkieferast neben dem Weisheitszahn vor der Tonsille. Da er auch die Fasern der Chorda tympani aufnimmt, können zusätzlich Geschmacksstörungen in den vorderen zwei Dritteln der Zunge auftreten.

23.1.2 Lähmung des Nervus facialis (VII)

Bei **peripherer** Schädigung der Gesichtsnerven Lähmungen der Stirn-, Lid- und Lippenmuskulatur, des M. stapedius, M. stylohyoideus und des hinteren Bauches des M. biventer. Bei **nukleärer** Schädigung (Medulla oblongata) gleichzeitige Abduzensparese (Kerne benachbart). Bei **supranukleärer** (zentraler) Schädigung **Stirnast** infolge bilateraler Rindeninnervation **intakt.** Die zentralen Fasern für die Muskulatur der Stirn ziehen nicht nur gekreuzt, sondern auch *ungekreuzt* zum gleichseitigen Fazialiskern.

Geburtstraumatische Schädigungen und das Moebius-Syndrom (Kernschwund der Fazialis- und Augenmuskelkerne) bewirken ein- oder beidseitige periphere Lähmungen. Apoplexie führt zu zentraler Lähmung.

Symptome der **peripheren** Fazialislähmung: Stirn verstrichen, kann nicht gerunzelt werden. Auge wird durch die Lider nicht oder nur unvollständig verschlossen. Mundwinkel steht tiefer, ist geöffnet und kann nicht nach oben gezogen werden.

Symptome der **zentralen** Fazialislähmung: Runzeln der Stirn möglich. Im übrigen Symptome wie bei peripherer Lähmung.

Einseitige periphere und zentrale Fazialislähmungen haben außer subjektiven Beschwerden beim Sprechen nur Störungen der S-Laute zur Folge.
Beim Trinken läuft Flüssigkeit aus dem gelähmten Mundwinkel.

Beidseitige periphere und zentrale Fazialislähmungen bewirken artikulatorische Störungen der Labiallaute: b klingt wie w, das p geht in f über, m wird durch n ersetzt, die Aussprache von sp ist schwierig (labiale Dysglossie).

Ein kleiner motorischer Ast des N. facialis zieht in Begleitung der Chorda tympani zum M. levator veli palatini. Bei Fazialislähmung daher diskrete Parese des Gaumensegels der betroffenen Seite.

Ursachen einer Fazialislähmung: Schädeltrauma, plötzliche zerebrale Durchblutungsstörung, zentrale Lähmung, otogen, nach Parotisoperation, selten nach Tonsillektomie.

Die doppelseitige Lähmung des N. facialis, das Moebius-Syndrom, kann mit Ausfällen des N. abducens, N. trigeminus, N. trochlearis, N. oculomotorius oder N. hypoglossus auftreten. Manchmal findet sich auch eine Schwerhörigkeit, Taubheit oder Ohrmuschelmißbildung.

Anmerkung: Passagere Fazialisparese nach Tonsillektomie möglich.

Ursache: Meist durch Lokalanästhetikum bedingt, selten durch Narbenzüge.

Therapie

- **Elektrisieren:** Direkt oder indirekt mit Exponentialstrom. Dadurch Verhinderung der Umwandlung der nicht innervierten Muskulatur in Bindegewebe. Eine Beschleunigung der Rückkehr der Nervenfunktion erfolgt nicht.

- **Logopädisch.**

Prognose: Die artikulatorischen Fehler bei der Bildung der Labiallaute können gebessert oder normalisiert werden.

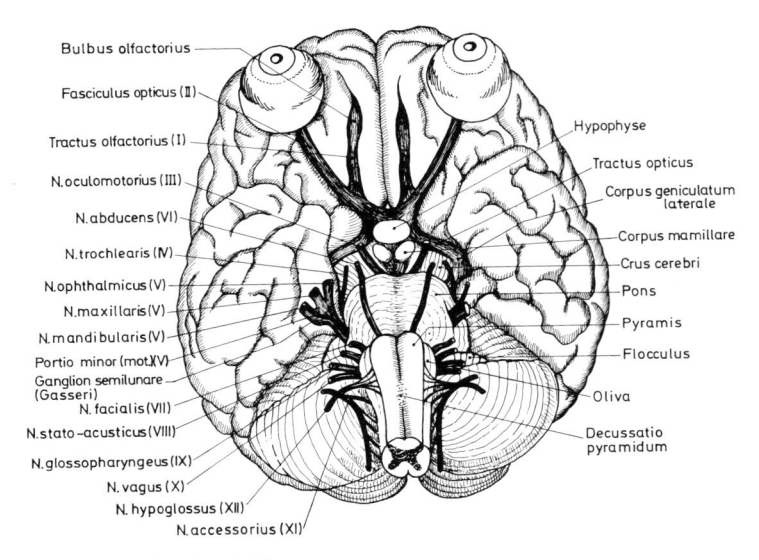

Abb. 41: Hirnbasis mit Hirnnerven.

23.1.3 Lähmung des Nervus glossopharyngeus (IX)

Vorwiegend sensibel-sensorischer Nerv. Die Rami pharyngei bilden mit dem N. vagus den Plexus pharyngeus. Sensible Versorgung des oberen Teiles des Pharynx.

Sensorisch leitet er die Geschmacksempfindungen vom hinteren Zungendrittel (Rami linguales) und vom Gaumen.

Motorische Fasern (Rami pharyngei) für die Innervation der oberen Anteile der Rachenmuskulatur. Motorische Innervation des M. stylopharyngeus ohne Bedeutung.

Mit einem Tupfer prüft man die Berührungsempfindung im Rachen, mit dem Spatel löst man die reflektorische Hebung des Gaumensegels und den Würgreflex aus. Hypästhesie und Anästhesie können auch auf psychogener Hemmung beruhen.

Erhaltene Berührungsempfindung und fehlender Gaumensegelreflex bei Lähmung des motorischen Vagus.

Isolierte nukleäre Lähmungen der Nn. glossopharyngeus, vagus, accessorius und hypoglossus sind seltener, da ihre Kerngebiete in der Medulla oblongata eng benachbart sind.

Anmerkung: **Geschmacksstörung** nach **Tonsillektomie** im hinteren Zungendrittel möglich. Der N. glossopharyngeus verläuft dicht unter dem unteren Wundpol des Tonsillenbettes. Das Abtragen des unteren Tonsillenpoles mit der Brünings-Schlinge verhindert eine Verletzung. Direkte Traumatisierung des Stammes des N. glossopharyngeus durch tiefgreifende Unterbindungen möglich, da er im Spatium parapharyngeum zwischen Tonsille und den großen Halsgefäßen nahe der Pharynxwand verläuft.

Weiterhin einseitige **Gaumensegelparese** mit Schluckstörungen, nasalem Reflux, offenem Näseln sowie völliger Geschmackslähmung. Meist Rückbildung nach 1—2 Jahren. Bleibende Schäden möglich. Häufigkeit 0,1 %.

Ursache direkte Traumatisierung oder Irritation des Nerven durch das Lokalanästhetikum im Spatium parapharyngeum.

23.1.4 Lähmung des Nervus vagus (X)

Innervation des velo-pharyngealen Verschlusses wahrscheinlich durch den N. vagus (X), den N. glossopharyngeus (IX), den N. trigeminus (V) und den N. facialis (VII), evtl. auch durch den Sympathikus = Plexus pharyngeus.

Motorische Versorgung des Gaumensegels, der **oberen Speisewege** und der **Kehlkopfmuskulatur.**

Bei **peripherer** schlaffer Gaumensegellähmung Unbeweglichkeit des Gaumensegels beim Anlauten und bei Auslösung eines Würgreizes.

Fehlen der reflektorischen Hebung des Gaumensegels und des Würgreflexes kann auch auf psychogener Hemmung oder gleichzeitiger Lähmung des N. glossopharyngeus beruhen.

Bei **zentralen** Schädigungen (Tractus corticobulbaris) Gaumensegellähmung nur beim Anlauten. Bei Auslösung des Würgreflexes Hebung des Gaumensegels.

Prüfung der Beweglichkeit des Gaumensegels durch Sprechenlassen des Vokales a.

Bei **einseitiger** Lähmung des Gaumensegels **Abweichen des Zäpfchens zur nicht gelähmten Seite.** Bei zusätzlicher **Lähmung der Schlundmuskulatur** Zug der hinteren Rachenwand zur gesunden Seite = **Kulissenphänomen.**

Anmerkung: Einseitige **Rekurrensparese** nach Tonsillektomie möglich. Ursache wahrscheinlich allergisch-toxisches Geschehen.

23.1.5 Lähmung des Nervus hypoglossus (XII)

Motorische Versorgung der Zungenmuskulatur.

Bei **peripheren** Zungenlähmungen (nukleär oder infranukleär) **Atrophie** der betreffenden Zungenseite und **fibrilläre Zuckungen.** Infranukleäre Lähmungen sind oft einseitig (Hemiglossoplegie). Die im **Mund** liegende Zunge **weicht zur nicht gelähmten Seite ab** infolge Überwiegen des Tonus der gesunden Seite; die **herausgestreckte** Zunge (M. genioglossus) weicht zur **gelähmten** Seite ab. Isoliertes Abweichen der Zunge ohne Atrophie darf nur als fraglich pathologisch verwertet werden, da Asymmetrien als häufige physiologische Variante vorkommen.

Nukleäre Schädigungen im Bereich der Medulla oblongata sind oft **beidseitig** (enge Nachbarschaft beider Hypoglossuskerne). Die atrophische Zunge liegt unbeweglich im Mund (totale Glossoplegie).

Zentrale Schädigungen bewirken keine Atrophie der Zunge; man findet eine **spastische** Lähmung. Doppelseitige zentrale Zungenlähmungen sind immer mit supranukleären Paresen der übrigen kaudalen motorischen Hirnnerven kombiniert; z. B. bei arteriosklerotischer Pseudobulbärparalyse infolge Basilarisinsuffizienz.

Symptome

Linguale Dysglossie bei Lähmung des **peripheren** Nerven (infranukleär).

Linguale Dysarthrie bei **zentraler** (oberhalb der Kerne gelegener) oder **nukleärer** Lähmung.

Einseitige periphere Zungenlähmung: Manchmal geringe Artikulationsstörung. Nur Zungenspitzenlaute betroffen: D, t, l, n, s, z, sch, vorderes ch, Zungenspitzen-R. Manchmal Sigmatismus lateralis (in der Regel sonst funktionell bedingt). Hintere Zungenlaute (Gaumenlaute) selten betroffen: G, k und ihre Verbindungen mit r und l. Schlucken kaum beeinträchtigt.

Doppelseitige periphere Lähmung: Schwere Sprachstörung; Sprache kloßig, verwaschen. Betroffen sind vorwiegend die Zungenlaute d, t, l, n, r, g, k, s, sch sowie die Vokale e und i (normale Bildung mit gehobener Zunge; bei Lähmung wird durch Hebung des Unterkiefers versucht, die Zunge an die richtige Artikulationsstelle zu bringen). S und sch sind durch laterales Rasseln entstellt. Kauen und Schlucken sind stark erschwert.

Anmerkung: **Defekte der Zunge.**

Bei Verletzungen der Zungenspitze ähnliche Sprechstörungen wie bei einseitiger Hypoglossusparese.

Bei **Hemiglossektomie** oder Glossektomie verständliches Sprechen möglich. Die Zungenbewegungen werden hierbei durch andere Mundteile ersetzt.

Bei **Aglossie** (nach Glossektomie) Entwicklung **neuer Artikulationsmechanismen.** Laute der 3. Artikulationszone werden hinten im Rachen gebildet: t, d und n werden durch Einziehen der Unterlippe und Druck gegen den Alveolarrand des Oberkiefers artikuliert. L wird gebildet durch Heben des Mundbodens; dies ist durch Reste des M. genioglossus möglich. R wird durch laryngeales r ersetzt.

Ursachen

Peripher: Bulbärparalyse, amyotrophische Lateralsklerose, multiple Sklerose, Syringomyelie, Ischämie, infiltrierende Gliome im Kerngebiet, subdurales Hämatom, Fehlbildung der okzipitovertebralen Gelenke; nach Intubation, direkter Laryngoskopie, Bronchoskopie und Tonsillektomie.

Entstehung nach Tonsillektomie nicht sicher geklärt; angenommen werden:

— Alteration des Nerven infolge der Lokalanästhesie.

— Abnormer Verlauf des Nerven.

— Druck des Intubationsspatels oder des Bronchoskopierohres auf den Zungenrand oder

bei Verknöcherung des Ligamentum stylohyoideum Quetschung des Nerven oberhalb des Zungenbeines, da das Gewebe infolge der knöchernen Fixierung des Zungenbeines mit der Schädelbasis dem Druck beim Einführen des Rohres nicht nachgeben kann.

— Folge einer postoperativen Entzündung im parapharyngealen Gebiet.

Direkte Verletzung des N. hypoglossus durch den Operateur bei Gaumenmandelentfernung nicht möglich.

Zentral: Pseudobulbärparalyse.

Differentialdiagnose

● **Aphthongie**: Tonischer Krampf der vom N. hypoglossus versorgten Muskeln beim Sprechen. Zunge wird gegen die Zähne, den harten Gaumen oder das Gaumensegel gepreßt. Die Ursachen sind die gleichen wie beim Stotter-Syndrom.

● Differentialdiagnose von **bulbärer Dysarthrie** und **pseudobulbärer Dysarthrie** evtl. durch Lautstatistik möglich. Bestimmte Laute kommen statistisch häufiger vor als andere = sprachtypische Häufigkeitsfolge. Bei nukleärer Dysarthrie erstreckt sich die Störung gleichmäßig über das gesamte Lautinventar. Bei supranukleärer Dysarthrie sind seltene Laute am stärksten und häufige Laute am wenigsten gestört.

Therapie

Logopädisch: Visuelle Übungen vor einem Spiegel erforderlich wegen der mangelhaften kinästhetischen Kontrolle. Übung von Zungenbewegungen mit Konsonanten- und Vokalbildung.

Elektrotherapie nur bei peripheren Lähmungen.
Motorischer Punkt des N. hypoglossus liegt oberhalb des Zungenbeinhornes (Anode). Zweizinkige Kathode kommt unter die Zunge. Bewegungsübungen.

23.1.6 Myopathien

● **Myasthenia gravis pseudoparalytica**

Definition: *Infolge Störung des Muskelstoffwechsels Störung der neuromuskulären Erregbarkeit mit krankhaft gesteigerter Ermüdbarkeit der quergestreiften Muskulatur.*

Die Erkrankung gehört in die Gruppe der Myasthenien (abnorme Ermüdbarkeit der Willkürmuskulatur bei Belastung).

Frühsymptome: Sprech- und Schluckstörungen, Doppelsehen, Ptosis (Herabhängen des Oberlides infolge Lähmung des M. levator palpebrae superioris), offenes Näseln (Rhinophonia aperta organica).

Nach muskulärer Belastung Zunahme der Störungen. Artikulation wird beim Sprechen immer undeutlicher, Stimme immer leiser und monotoner bis zur Unverständlichkeit = linguale und labiale Dysglossie; Dyslalie, Dysphonie.

Diagnose: Zur Feststellung einer latenten Sprachstörung laut und rasch von 100 bis 200 zählen lassen. Prostigmintest.

Therapie: Prostigmin. Nach 10 bis 20 Minuten normale Artikulation.

● **Progressive Muskeldystrophie**

Definition: *Fortschreitender, symmetrischer Muskelschwund. Oft kombiniert mit geistiger Entwicklungsstörung.*

Ursache: Unbekannt. Hereditär.

Verschiedene Verlaufsformen:

Infantile pseudohypertrophische Form: Beginn mit einer Muskelschwäche der Oberschenkel- und Rumpfmuskulatur. Später wird Gesichts- und Zungenmuskulatur ergriffen. Artikulatorische Störungen. Stimme bleibt normal.

Myotonische Dystrophie: Dyslalie und Rhinophonie können Frühsymptome sein.

23.2 Anatomie der absteigenden Fasersysteme und neurologische Symptomatik bei Schädigungen

23.2.1 Pyramidenbahn

Sie besteht aus dem Tractus corticospinalis und Tractus corticobulbaris (Abb. 42), und kortiko-pontinen Bahnen.

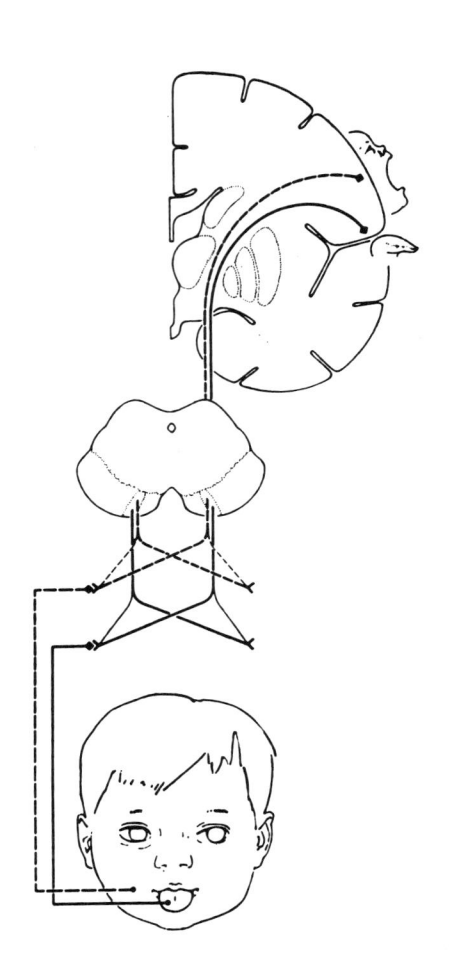

Abb. 42:
Schematische Darstellung der kortiko-bulbären Bahnen sowie deren bulbäre Kerngebiete in Zusammenhang mit dysarthrischen Sprachstörungen (nach *Mumenthaler* und *Vassella*).

Anmerkung: Bulbus = Zwiebel = Anschwellung im anatomischen Sinne.

Ursprung der Pyramidenbahn: Zu 30% aus dem Gyrus praecentralis (Area 4), zu 30% aus der davor gelegenen „prämotorischen Area 6, zu 40% aus den hinter dem Gyrus praecentralis gelegenen Feldern 3, 1 und 2 des Parietallappens.

Verlauf: Durch die Capsula interna, in den Hirnschenkeln durch das Mittelhirn, durch die Brücke, durch die Medulla oblongata und durch das Rückenmark (Abb. 43).

Gyrus praecentralis

Capsula interna

Crura cerebri

Brücke (Pons)

verlängertes Rückenmark (Medulla oblongata)

Rückenmark (Medulla spinalis)

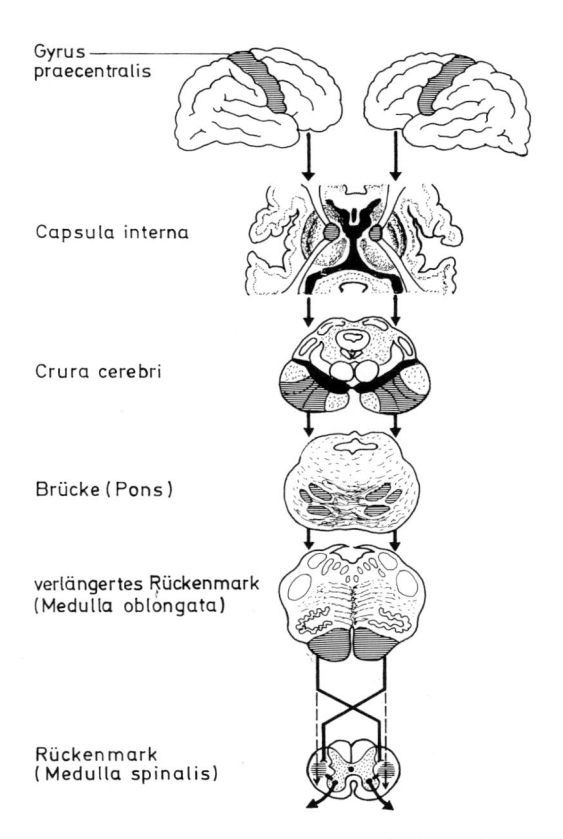

Abb. 43: Die wichtigsten Stationen der Pyramidenbahn (nach *Voss* und *Herrlinger*).

Ende: An den motorischen Vorderhornzellen des Rückenmarkes = Tractus corticospinalis und den motorischen Hirnnervenkernen = Tractus corticobulbaris.

Die **Pyramidenbahn** besteht aus zentralen Neuronen.

Pyramiden = Vorwölbungen der vorderen (= ventralen) rechten und linken Seite der Medulla oblongata durch die Pyramidenbahnen. Unterhalb der Pyramiden im kaudalen Abschnitt der Medulla oblongata liegt die Pyramidenkreuzung (Decussatio pyramidum) (Abb. 44).

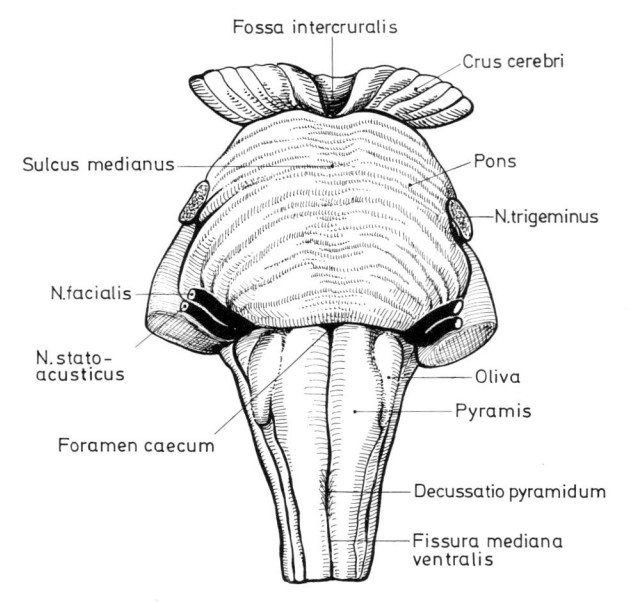

Abb. 44: Ventrale Fläche der Brücke und des verlängerten Markes (nach *Voss* und *Herrlinger*).

¾ oder mehr der Fasern ziehen von da ab als **gekreuzter** oder lateraler Pyramidentrakt durch das Rückenmark. Der Rest verläuft als **direkter** oder ventraler Pyramidentrakt. Die **Stimmlippe** einer Seite wird wegen Kreuzung der kortikobulbären Bahnen oberhalb der Vaguskerne von **beiden Hemisphären** innerviert.

Die Nervenzelle des **peripheren motorischen Neurons** liegt im Vorderhorn des Rückenmarks. Der **Neurit** des peripheren motorischen Neurons verläuft über Vorderwurzel, Spinalnerv, Plexus und peripheren Nerv zum zugehörigen **Muskel;** diesen innerviert er über die motorische Endplatte.

Die Pyramidenbahn ist bei der Geburt noch **nicht markreif;** die Reifung ist erst im 2. Lebensjahr abgeschlossen. Daher undifferenzierte **Massenbewegungen** im Säuglingsalter. Erst nach Ausreifung der Pyramidenbahn feinmotorische Leistungen möglich.

Pyramidale Bewegungsstörungen

Symptome: Pyramidenbahnschädigungen führen zu zentralen Lähmungen. Es handelt sich dabei um schlaffe Lähmungen: Beeinträchtigung der Feinmotorik, Hypotonie.

Keine Atrophie, allenfalls Inaktivitätsatrophie. Pyramidale Bewegungsstörungen kommen klinisch nur sehr selten vor, weil extrapyramidale Fasern stets mitbetroffen sind. So z.B. zunächst schlaffer Muskeltonus in den ersten Tagen oder Wochen nach schweren akuten Hirn- oder Rückenmarksschädigungen; dieser wird danach aber stets spastisch (Bastiansches Gesetz).

Durch **zusätzliche** Schädigung von sog. parapyramidalen (= **extrapyramidalen**) Bahnen, d.h. von Bahnen, die die Pyramidenbahn begleiten und in der Regel gleichzeitig mitbetroffen werden, resultiert eine **spastische Lähmung** infolge Überwiegens des Einflusses dieser extrapyramidalen Bahnen. Diese begleitenden Bahnen, die nicht durch die Pyramiden laufen, also in einem erweiterten Sinne des Wortes „extrapyramidal" sind, gehen aus von:

Präzentralen Rindenfeldern, vom Gyrus cinguli, teilweise auch von den Stammganglien, der Formatio reticularis und dem Vestibulariskerngebiet. Sie schalten in der Formatio reticularis des Hirnstammes synaptisch um und ziehen zum Rückenmark.

Eine solche **zentrale Lähmung** ist daher **spastisch.** Sie ist charakterisiert durch:

— Spastische **Erhöhung** des **Muskeltonus;** dieser erfolgt nur bei **Bewegungen;** in Ruhe keine Muskelhypertonie (extrapyramidaler Rigor ist im Gegensatz zur Spastik auch in Ruhe vorhanden).

— **Masseninnervationen.** Evtl. Mitbewegungen der gelähmten Muskelgruppen (z.B. Beugesynergien des gelähmten Armes beim Gähnen und sog. spiegelbildliche Mitbewegungen (die gelähmten Extremitäten beteiligen sich an den Bewegungen der gesunden Seite mit).

— **Beeinträchtigung** oder Verlust der **Feinmotorik.**

Keine neurogenen Muskelatrophien.
Keine schlaffen Lähmungen.

Ursache: z.B. Apoplexie mit Halbseitenlähmung.

23.2.2 Stammganglien (extrapyramidales System) und Stammgangliensyndrome

Als Stammganglien bezeichnet man folgende 6 subkortikale Kerngebiete:

Thalamus, Linsenkern (Nucleus lenticularis; besteht aus Putamen und Pallidum externum und internum [auch Globus pallidus genannt]), Schweifkern (Nucleus caudatus), roten Kern (Nucleus ruber), schwarzen Kern (Nucleus niger) und den Körper von Luys (Corpus Luys = Nucleus subthalamicus des Zwischenhirns).

Nucleus ruber und Nucleus niger liegen im Mittelhirn; sie haben einen erhöhten Eisengehalt.

Putamen und Schweifkern werden wegen der entwicklungsgeschichtlichen und funktionellen Verwandtschaft als Corpus striatum oder als Striopallidum bezeichnet.

Extrapyramidale Bewegungsstörungen

Früher Unterscheidung von 3 motorischen Systemen:
Pyramidales System (Steuerung der willkürlichen Motorik),
extrapyramidales System (Steuerung der unwillkürlichen Motorik) und *zerebellares* System.

Diese Unterteilung entspricht nicht mehr den heute bekannten anatomischen und physiologischen Tatsachen. Anatomisch sind die **Stammganglien** (= Zentrum des extrapyramidalen Systems) durch Faserzüge mit dem **pyramidalen System** verbunden. Nur ein kleiner Teil der Nervenfasern aus den Stammganglien zieht **direkt** zum Rückenmark. Eine Trennung zwischen *willkürlicher* und *unwillkürlicher* Motorik ist daher nicht möglich. Die Feinmotorik (pyramidales System) wird zum größten Teil automatisch und reflektorisch vollzogen. Andererseits werden bei Krankheit der Stammganglien (extrapyramidales System) nicht nur die willkürlichen, sondern auch die intendierten Bewegungen beeinträchtigt. Nach dem gegenwärtigen Stand der Erkenntnisse kann man jedoch lediglich die Funktionsstörungen nach **Läsionen** in den **Stammganglien** als „**extrapyramidale** Bewegungsstörung" beschreiben.

● **Parkinson-Syndrom**

Symptome: Akinese, Rigor, Tremor. Kraft gemindert. Keine schlaffen Lähmungen.

Rigor = Erhöhung des Muskeltonus, der im Gegensatz zur Spastik auch in Ruhe vorhanden ist.

Ursache: Zelluntergänge im Nucleus niger. Dadurch fällt der hemmende Einfluß auf das Striatum weg.

- **Choreatisches Syndrom**

Symptome: Rasche Zuckungen einzelner Muskeln = *schnelle Hyperkinesen*, Muskeltonus herabgesetzt. Gegenbild zum Parkinson-Syndrom.

Ursache: Zelluntergänge im Corpus striatum. Dadurch Wegfall hemmender Einflüsse auf das Pallidum und den Nucleus niger.

- **Athetose**

Symptome: Unwillkürliche langsame *wurmförmige Hyperkinesen* (Zuckungen), die kontinuierlich ineinander übergehen. Der Muskeltonus ist wechselnd herabgesetzt oder erhöht.

Ursache: Degeneration im Corpus striatum und Pallidum externum.

23.2.3 Kleinhirn

Das Kleinhirn steht u. a. mit den Stammganglien in Verbindung. Efferenzen fließen sowohl der motorischen Hirnrinde als auch dem Rückenmark zu.

Funktionen des Kleinhirns:

— Koordination der Motorik.
— Mitwirkung bei der Gleichgewichtserhaltung.
— Regulation des Muskeltonus, d. h. Regulation der Zielsicherheit und der flüssigen Abfolge von Bewegungen.

Symptome zerebellarer Bewegungsstörungen

- **Ataxie:** Störung der Gleichgewichtsregulation und Bewegungskoordination. Zielbewegungen überschießend (Hypermetrie), ruckartig, verwackelt.

- **Adiadochokinese:** Erschwerung der Feinbeweglichkeit (schneller Folgebewegungen).

- **Kleinhirnhypotonie:** Muskeltonus herabgesetzt.

- **Intentionstremor:** Bei jeder beabsichtigten Bewegung tritt Zittern auf.

- **Nystagmus.**

23.3 Dysarthrien

Definition: Störungen der Aussprache (Sprechstörung), der Stimmgebung und der Atmung, hervorgerufen durch Erkrankungen der zentralen Bahnen und Kerne der am Sprechvorgang beteiligten Hirnnerven mit Störungen der Sprechmotorik.

Allgemeine Symptome der Dysarthrien

Dysarthrien stören im Gegensatz zu den Dysglossien den **gesamten Sprechvorgang,** d.h. Artikulation, Stimmgebung, Atmung = *Dysarthrophonie*.

Verwaschene undeutliche **Artikulation,**

Veränderung der **Stimmqualität** und der musischen Sprachelemente (der Lautstärke, der Sprechmelodie und des Sprechtempos), Störungen des Rhythmus und der Dynamik, offenes Näseln,

Beeinträchtigung der **Sprechatmung.**

Der Schweregrad des Dysarthrie-Syndroms hängt von den Lippen-, Zungen-, Gaumensegel- und Kehlkopfmotilitätsstörungen ab.

Wortwahl, Satzbau, Leseverständnis und Schreiben sind intakt. Kombination mit Dysphasie oder Dysglossie möglich, z.B. nach Unfällen. Vollständiges Sprechunvermögen = **Anarthrie.**

Ursachen

Wichtig ist die Lokalisation der Schädigung, weniger die Krankheitsursache.

Sitz der Schädigung: Kortikale, pyramidale, extrapyramidale und zerebellare Hirnareale.

Art der Schädigung: Frühkindliche Hirnschäden, Geburtstraumen, Durchblutungsstörungen, Entzündungen, Intoxikationen, Tumoren, besondere neurologische Erkrankungen, Schädel-Hirn-Verletzungen.

Differentialdiagnose

- **Dysarthrien:** Eine Unterscheidung der Dysarthrien ist nur durch die entsprechende Symptomatologie der Körpermuskulatur unter Zugrundelegung der neurologischen Befunde möglich.

- **Dysglossie:** Beeinträchtigung der Aussprache nur der Laute, deren Artikulation durch Lähmung des dazugehörigen Nervs oder Erkrankung der Muskulatur, Verletzungen der Lippen, Zahnanomalien, Kieferanomalien behindert ist. Ursache einer Lähmung des peripheren Neurons, das im bulbären Kern entspringt, ist eine **periphere Schädigung** hauptsächlich außerhalb der Schädelhöhle. Hierbei kommt es immer zu **schlaffer** Lähmung mit **Atrophie** der Muskulatur.

Innervation der Lippen durch den N. facialis, der Zunge durch den N. hypoglossus, des Gaumens hauptsächlich durch den N. vagus, der Kieferbewegungen durch den N. trigeminus.

- **Dysphasie:** Störung im Umgang mit der Sprache, d. h. Störung der Wort- und Satzbildung sowie des Wort- und Satzverständnisses. Patient weiß nicht, wie das Wort oder der Satz ausgesprochen werden.

- **Dyspraxie:** Beeinträchtigung in der Auswahl der motorischen Elemente einer Bewegung und der Ausführung komplexer Handlungsfolgen. Sprechmuskulatur ist zu bestimmten Zweckbewegungen nicht fähig, obwohl kein organpathologischer Befund nachweisbar ist.

Dysarthrien können mit Dysphasien kombiniert sein.
Dysarthrien können in Dysphasien übergehen oder umgekehrt.
Dysarthrien können mit Dysglossien kombiniert sein.

Die **Einteilung** der Dysarthrien erfolgt nach hirnarchitektonischen Gesichtspunkten:

23.3.1 Hemisphärendysarthrie (kortikale Dysarthrie)

Einseitige Funktionsstörung in den motorischen Bahnen, die von der Hirnrinde zum Hirnstamm zu den dort liegenden Kernen der motorischen Hirnnerven ziehen.

Sitz der Schädigung: Kortex (Repräsentationsfeld der Gesichtsmuskulatur rechts oder links), subkortikale Läsion der Projektionsbahnen aus den entsprechenden Hirnrindenfeldern rechts oder links (kortikobulbäre, kortikopontine, kortikospinale Bahnen).

Ursache: Ischämische Durchblutungsstörung im Versorgungsgebiet der A. praerolandica aus der A. cerebri media am Fuß des frontalen Operkulums, Tumoren, evtl. Trauma.

Symptome: Abgehacktes Sprechen, Betonen jeder Silbe, zögernder, stockender Sprachfluß, Artikulation verwaschen infolge mangelnder Ausformung der bilabialen und dentalen Laute. Phonematische Paraphasien vom Typ der Elision und Substitution. Sätze kurz, aber nicht agrammatisch.

Stimme schwach, heiser. Atemkoordinationsstörungen. Schluckstörung mit Verschlucken in die Trachea, kein Regurgitieren durch die Nase.

Dysdiadochokinese (Erschwernis der Feinbewegung bzw. schneller Folgebewegungen der Gesichtsmuskulatur). Überschießende, nicht angebrachte Mitbewegung der mimischen Muskulatur infolge Ersatzes der beeinträchtigten Feinmotorik durch Massenbewegungen. Kombination mit bukkofazialer Apraxie möglich bei Sitz des Krankheitsherdes in der sprachdominanten Hemisphäre.

Prognose: Liegt ursächlich eine Durchblutungsstörung zugrunde, Rückbildung in wenigen Tagen; keine logopädische Therapie erforderlich. Anders bei Kombination mit Aphasie.

23.3.2 Pyramidale (pseudobulbäre) Dysarthrie

Doppelseitige Schädigung des **Tractus corticobulbaris** der Pyramidenbahn, d. h. der supranukleären Bahnen für die Hirnnerven.

Vorkommen nur bei der vaskulären Pseudobulbärparalyse und bei der amyotrophischen Lateralsklerose. Die Atmung ist laut, unkoordiniert. Keine Gaumensegelbewegung bei Phonation; nur reflektorische Bewegung bei Auslösung des Würgreflexes. Manchmal Lähmung beider Stimmlippen.

Ganglienzellen in den bulbären Kerngebieten sind zentral bilateral innerviert wegen der teilweisen Kreuzung der Pyramidenbahn. Bei einseitiger pyramidaler Läsion daher nur vorübergehender Funktionsausfall. Bei beidseitiger Läsion spastische Lähmung. Auftreten primitiver Reflexe, z. B. Saugreflex. Keine Muskelatrophie oder Faszikulation.

Pseudobulbärparalyse bei Erwachsenen (früher Suprabulbärparalyse genannt)

Ursache: Infolge arteriosklerotisch bedingter **Basilarisinsuffizienz** Schädigung des Tractus corticobulbaris der Pyramidenbahn. Die Schädigung liegt also oberhalb der motorischen Hirnnervenkerne. Die Schädigung muß beiderseits vorhanden sein, da die motorischen Hirnnervenkerne von der Rinde beider Hemisphären versorgt werden.

Symptome: Bei kompletter spastischer Lähmung Lippen (M. orbicularis oris), Zunge (keine Atrophie), Gaumensegel (offenes Näseln) und Kaumuskulatur (Mm. pterygoidei, festes Zusammenbeißen der Zähne nicht möglich) betroffen. Bis zum Klonus gesteigerter Masseterreflex.

Besonders Konsonantenbildung gestört. Speichelfluß. Manchmal ein- oder doppelseitige Stimmlippenlähmung (Heiserkeit). Dissoziierte Gaumensegelparese. Wiederauftreten primitiver Reflexe, z. B. Saugreflex. Zwangslachen (und Zwangsweinen). Bei einseitiger Läsion nur vorübergehender Funktionsausfall der betroffenen Muskelgruppen.

Differentialdiagnose: *Extrapyramidale* Pseudobulbärparalyse.

Unterschied zur Hemisphärendysarthrie:

Bei der pyramidalen (pseudobulbären) Dysarthrie Beeinträchtigung der Sprechatmung und gepreßte Phonation, welche bei der Hemisphärendysarthrie nicht vorliegen.

Pseudobulbärparalyse bei Kindern

Ursache: Prä-, peri- oder postnatale Hirnschädigungen mit oder ohne zerebrale Bewegungsstörungen.

Als komplettes oder inkomplettes Syndrom bei zerebralen Bewegungsstörungen im Kindesalter. Komplettes Syndrom kann Sonderform der zerebralen Bewegungsstörungen sein. Die inkompletten Syndrome treten als Begleiterkrankungen der pyramidalen oder extrapyramidalen zerebralen Bewegungsstörungen auf. Das inkomplette Syndrom kommt auch als isolierte rudimentäre Erscheinungsform einer prä-, peri- oder postnatalen Erkrankung ohne weitere klinische Ausfälle vor.

Pseudobulbärparalyse kann **kombiniert** sein mit:

Läsionen der bulbo-pontinen Neurone,
Läsionen der ponto-zerebellaren Neurone,
Läsionen der kortiko-pontinen Neurone,
Läsionen des striären Systems.

Im klinischen Syndrom lassen sich entsprechende Symptome jeweils dominierend unterscheiden.

Symptome: Störungen des Brustsuch-, Saug- und Schluckreflexes; verminderte Beweglichkeit; affektiv bedingtes und reflektorisches Schreien hat eine verringerte Lautstärke und eine Abschwächungstendenz. Späteres Einsetzen des willkürlichen Schreiens und Phonierens. Lallmonologe erst mit 2 bis 3 Jahren oder überhaupt nicht. Willkürliche Bewegungen im mimischen und Mundbereich sind gestört (normal ab 6. Lebensmonat). Einschränkung oder Aufhebung der Lippenbeweglichkeit, Vergröberung des Lachens, verlangsamte Zungenbewegungen. Beim kompletten Syndrom zentrale Gaumensegellähmung mit offenem Näseln. Im Gegensatz zur peripheren Parese bei Emotionen (Weinen, Lachen) oder reflektorischen Reizen (Brechreiz) Kontraktion des Gaumensegels. Verspätetes Sprechenlernen (nach dem 3. Lebensjahr), Sprachverständnis altersgerecht. Sprachakzente und Sprachmelodie verändert.

Zurückbleiben im Laufenlernen, Speichelfluß infolge fehlenden Lippenschlusses und Störung des Schluckaktes.

Differentialdiagnose: Zentrales Stammeln als einziges Symptom einer Pseudobulbärparalyse ist gegenüber **peripherem Stammeln** durch eine neurologische Untersuchung abgrenzbar.

Sprachliche *Apraxie* bei erhaltener willkürlicher Beweglichkeit im Bereich der Sprechmuskulatur.

Therapie: Erstreckt sich über Jahre. Atmung-, Beiß-, Kau-, Saug-, Schluck-, Lutsch-, Blas-, Phonations- und Artikulationsübungen. Rhythmisch-musikalische Bewegungstherapie. Valium® (Tonussenkung). Atropin gegen Speichelfluß (2 × täglich 5 Tropfen 0,1 %ige Lösung Atropinum sulfuricum) oder Bellergal®.

23.3.3 Extrapyramidale (subkortikale) Dysarthrie

Ursache: Krankheiten der **Stammganglien** mit Degenerationen im extrapyramidalen System.

Umsetzung des vom Willen gelenkten und kortikal gesteuerten Bewegungsentwurfes in die ausführende Handlung ist gestört. Dysarthrie kann erstes Symptom einer Erkrankung sein. Es treten hypotone oder hypertone sowie hypokinetische oder hyperkinetische Bewegungsabläufe auf. Die musischen Sprachelemente sind besonders deutlich gestört.

a) Parkinson-Syndrom

Ursache: Ausfall der Substantia nigra. Hemmender Einfluß auf das Striatum fällt weg.

Das Striatum sendet als Enthemmungssymptom in pathologisch verstärkter Weise Impulse auf die prämotorische Area der Hirnrinde. Von hier gelangen diese in die Vorderhornzellen des Rückenmarkes.

Symptome: Hypertonisch-hypokinetisches Syndrom:

Akinese (Bewegungsarmut), **Rigor** (Erhöhung des Muskeltonus), **Tremor** (Zittern).

Sprechen: Verwaschene undeutliche Artikulation infolge mangelnder Bewegung der Lippen und des Unterkiefers, Mikrophonie (leises Sprechen), Monotonie (gleichförmiges Sprechen), Bradyarthrie (verlangsamtes Sprechen infolge Verlangsamung der muskulären Entspannung und Erschwerung der Innervationsbereitschaft), Sprechpropulsion (immer schneller werdendes Sprechtempo), offenes Näseln im Wechsel mit geschlossenem Näseln (Fehlinnervation). Artikulationsbewegungen versiegen während des Sprechens immer mehr.

Stimme: Adduktion der Stimmlippen erschwert oder nur teilweise möglich = Aphonie; rasches Auseinanderweichen, langsame Näherung. Tremor der Stimmlippen permanent, intermittierend oder fehlend; Tremor kann gleichzeitig Epiglottis, Zunge und Gaumensegel befallen. Verkürzte Phonationsdauer. Stimme wird im Verlauf der Rede immer leiser.

Atmung: Koordinationsstörungen der Atembewegungen. Unkoordiniertes Zusammenspiel der Respirations-, Phonations- und Artikulationsmuskulatur. Physiologischer Asynchronismus zwischen den thorakalen und abdominalen Atembewegungen fehlt.

Zum Parkinson-Syndrom gehören:

- **Idiopathische** Parkinsonsche Krankheit (Paralysis agitans). Ursache ist ein erblicher degenerativer Prozeß.
- **Postenzephalitischer** Parkinsonismus nach Encephalitis lethargica.
- **Durchblutungsstörung.**

- **Symptomatische** Formen, z. B. durch Psychopharmaka (Neuroleptika, Thymoleptika, Ataraktika), halbseitiger Parkinsonismus im Jugendalter als Restsymptom nach frühkindlicher Hirnschädigung, Folgen akuter Mangeldurchblutung des Gehirns nach Trauma, Narkosezwischenfall, CO- und Manganvergiftung. Selten tritt an Stelle des akinetisch-hypertonen Syndroms ein dyskinetisch-hypertones Syndrom auf mit athetotischer oder choreatischer Dysarthrie.

- **Supranukleäre Lähmung** (Olzewski-Richardson-Steele-Syndrom): Parkinsonismus, supranukleäre Ophthalmoplegie (Blicklähmung), Demenz.

- **Olivo-ponto-zerebellare Atrophie:** Geht mit Parkinsonismus einher.

- **Creutzfeld-Jakobsche Krankheit:** Kortikostriatospinale Degeneration mit fortschreitender Demenz, Parkinsonismus.

- **Wilson-Krankheit:** Lentikuläre (Linsenkern) Degeneration und Leberzirrhose infolge Störung des Kupferstoffwechsels mit Kupferablagerung in Gehirn und Leber.

Therapie des Parkinson-Syndroms: Medikamentös oder stereotaktische Operationsverfahren mit Hochfrequenzkoagulation der ventrolateralen Kerne des Thalamus.

Komplikationen bei Operation: Sensorische Aphasie vom Wernicke-Typ. Paraphasien. Sprachhemmung oder Sprachbeschleunigung bei Koagulation des ventro-dorsalen Thalamuskerns.

b) Choreatisches Syndrom

Ursache: Schädigung des Corpus striatum (Putamen und Nucleus caudatus). Durch Wegfall hemmender Einflüsse des Corpus striatum auf das Pallidum und den Nucleus niger werden alle Bewegungsimpulse ungehindert in die Vorderhornzellen weitergegeben.

Chorea minor *(Sydenham):* Vorkommen im Kindesalter. Folge einer rheumatischen Gehirnentzündung oder eines rheumatischen Fiebers, einer Endokarditis, Angina oder frühkindlichen Hirnschädigung, Symptom einer subakuten Enzephalitis oder Auftreten während der Gravidität (Schwangerschaftschorea). Prognose gut.

Symptome: Unregelmäßige, zuckende Bewegungen der Sprechmuskulatur; Grimassieren der Gesichtsmuskulatur. Wellenförmige Zungenbewegungen. Unwillkürliche Aktionen der Stimmlippen mit Phonationsstörungen. Stimme heiser, tief, rasche Ermüdung.

Choreas Huntington: Autosomal dominanter Erbgang. Manifestation zwischen 30. und 50. Lebensjahr. Verlauf *chronisch-progressiv.*

Symptome: Plötzlich einschießende, kurz dauernde, unwillkürliche Bewegungen. Hyperkinesen gröber und dystonischer als bei der Chorea minor. Werden die Muskeln, die von den caudalen Hirnnerven versorgt werden, besonders stark betroffen, kommt es zur sogenannten extrapyramidalen Pseudobulbärparalyse. Sprache verwaschen und undeutlich. Sprachablauf stakkatoähnlich oder verlangsamt. Stimme heiser und leise, monoton. Rasche Stimmermüdung, Demenz.

Differentialdiagnose: Isolierte Chorea der Zunge als rudimentäres Syndrom einer frühkindlichen Hirnschädigung. Isolierte Athetose der Zunge.

Therapie: Beruht auf optischer Selbstkontrolle nach dem Schema von *Fröschels.*

c) Athetose

Ursache: Schädigung (Degeneration) des Corpus striatum und Pallidum. Dadurch Störung im Erregungszufluß zur präfrontalen motorischen Rinde. Es handelt sich um die Folge einer umschriebenen frühkindlichen Hirnschädigung oder Infektionskrankheit mit zerebraler Beteiligung.

Symptome: Unwillkürliche, **träge** Hyperkinesen. Mangelhafte Artikulation, da die athetotischen Impulse eine Koordination der Sprech- und Atemmuskeln verhindern. Muskeltonus herabgesetzt oder wechselnd erhöht.

23.3.4 Bulbäre Dysarthrie

a) Progressive Bulbärparalyse

Es handelt sich um eine **amyotrophische Lateralsklerose,** die mit einer reinen Bulbärparalyse beginnt. Die Patienten entwickeln hierbei wegen nach ca. 1 Jahr eintretendem Tod manchmal keine schlaffen oder spastischen Extremitätenlähmungen mehr.

Ursache: Unbekannt. Degeneration der Ganglienzellen der kaudalen bulbären motorischen Hirnnervenkerne (Medulla oblongata und Brücke) = Schädigung der peripheren motorischen Neurone. Zelldegeneration beginnt im Kerngebiet des N. hypoglossus, dann des N. facialis und des N. vagus.

Symptome: Atrophische Lähmung der Lippen-, Zungen-, Schlund- und Kehlkopfmuskulatur. Frühsymptom Sprechstörung. Schlaffe Lähmung der Zunge mit Atrophie und Faszikulation. Sprechweise schleppend. Artikulation für Labiale (b, p, s, w) und Linguale (r, l) erschwert. Monotonie, Bradyarthrie. Offenes Näseln durch schlaffe Gaumensegellähmung. Auch reflektorisch (Würgreflex) kein Anheben des Gaumensegels im Gegensatz zur Pseudobulbärparalyse. Schluckstörungen. Stroboskopisch zeigen sich anfangs zentral bedingte Einbrüche in den Schwingungsablauf der Stimmlippen. Später ein- oder doppelseitige schlaffe oder straffe Vagusparese. Heiserkeit. Keine Aphonie. Zuletzt Anarthrie.

Familiäre infantile progressive Bulbärparalyse = Fazio-Londe-Syndrom. Dysarthrie, Abduzens- und suprabulbäre Fazialislähmung. Oft mit amyotrophischer Lateralsklerose kombiniert.

b) Amyotrophische Lateralsklerose

Ursache: Degeneration der Pyramidenbahnen, motorischen Hirnnervenkerne und Vorderhornzellen.

Symptome: Kombination von atrophischen und spastischen Lähmungen. Pseudobulbäre Dysarthrie.

Im Verlauf der Krankheit entwickelt sich auch ein bulbäres Syndrom. Die bulbären Symptome treten in 20% der Fälle auf.

Deshalb kann bei einer amyotrophischen Lateralsklerose eine Dysarthrie mit atrophischen Lähmungen der Lippe, der Zunge, des Gaumensegels, der Schluckmuskulatur und des Kehlkopfes auftreten.

Charakteristisch ist, daß der Beginn des Sprechens Schwierigkeiten bereitet. Der Mund bleibt beim Sprechbeginn offen und wird nicht geschlossen. In den Recessus piriformes ist infolge Schluckstörung reichlich Schleim vorhanden.

Therapie: Nicht erfolgversprechend.

c) Syringomyelie

Entwicklungsstörung des Rückenmarkes mit Höhlenbildung. Prozeßhaftes Fortschreiten von einem bestimmten Alter an. Verlust des Temperatur- und Schmerzsinnes steht im Vordergrund.

Bei der **Syringobulbie** (bulbäre Verlaufsform der Syringomyelie) Ausfall des N. trigeminus, N. vagus, N. glossopharyngeus und des

N. hypoglossus. Fazialis- und Abduzensbeteiligung selten. Atrophische Paresen durch Läsion der Vorderhörner.

Symptome: Lähmungen der Stimmlippen (Heiserkeit), des Rachens, des Gaumensegels und der Zunge. Kau-, Schluckstörungen.

Therapie: Sprachtherapie ist sinnvoll, da chronisch-protrahierter Verlauf mit Perioden des Stillstandes.

23.3.5 Zerebellare Dysarthrie

Ursache: Kleinhirnerkrankungen (Tumoren, Verletzungen, familiäre Erkrankungen, frühkindliche Hirnschädigungen, Überdosierung von Barbituraten (Schlafmittel) und Antiepileptika), multiple Sklerose, spino-ponto-zerebellare Atrophie. Durchblutungsstörungen der A. cerebelli inferior.

Symptome: Zerebellare Ataxie: Nystagmus, Intentionstremor, skandierende oder verwaschene Sprache, Dys- oder Adiadochokinese = Unfähigkeit oder eingeschränkte Fähigkeit, rasch aufeinanderfolgende antagonistische Bewegungen auszuführen infolge Störung der Koordination und Tonusregulierung. Rauhe, gepreßte, gequetschte Stimme oder skandierende, gedehnte oder abgehackte (Explosivlaute) Sprache (Sprechen mit Luftverschwendung). Zu langsames oder zu rasches Sprechtempo (kann dem Poltern ähneln). Bei familiären Kleinhirnerkrankungen zusätzlich verzögerte Sprachentwicklung infolge Intelligenzdefektes. Bei frühkindlicher Hirnschädigung ist keine isolierte Kleinhirnstörung vorhanden.

Unterscheidung von der durch Hemisphärenläsion verursachten Dysarthrie: Dysdiadochokinese ohne Ersatz durch Massenbewegungen.

a) Friedreichsche Ataxie

Ursache: Degeneration der spino-zerebellaren Bahnen. Rezessiv erblich.

Symptome: Beginn vor der Pubertät. Dysarthrie entsteht durch Dyskoordination der Artikulationsbewegungen. Im oralen Bereich unzweckmäßige Kontraktionen beim Sprechen. Willkürliche Bewegungen der Zunge sind nach allen Richtungen möglich. Skandierende Sprache mit explosionsartigem Hervorstoßen einzelner Silben. Hypotonie. Zerebellare Ataxie (Dysdiadochokinese, Intentionstremor, Nystagmus). Zusätzliche Ausfälle des N. cochlearis und N. vestibularis möglich oder pyramidale und extrapyramidale Sprachsymptome.

b) Zerebellare Heredoataxie (Nonne-Pierre Marie)

Ursache: Kleinhirnrindenatrophie. Dominanter Erbgang.

Symptome: Beginn im 40. bis 50. Lebensjahr. Sprachstörung ausgeprägter als bei der Friedreichschen Ataxie. Sprachliche Verständigungsmöglichkeit kann vollkommen erloschen sein. Stimme tief, rauh, laut = „Löwenstimme". Sprachartikulation verwaschen, langsam, stoßweise, explosiv = „Sprechen mit Luftverschwendung". Keine Hypotonie.

c) Multiple Sklerose

Ursache: Unbekannt.

Chronische Erkrankung des zentralen Nervensystems mit Entmarkungsherden (Auflösung der Markscheiden) und anschließender Sklerose in sämtlichen Hirnarealen (Rückenmark, verlängertes Rückenmark, Brücke, Großhirn, Kleinhirn).

Symptome der Sprachstörung: Skandieren (= durch zerebellare Koordinationsstörung bedingte Veränderung der rhythmischen und zeitlichen Akzente mit schleppender, buchstaben- und silbenmäßig abgehackter Sprechweise), Wortfolgen werden durch Atemzüge zerhackt, stoßartiges Sprechen. Ermüdung beim Sprechen, Näseln infolge zentraler spastischer Gaumensegellähmung, ein- oder beidseitige Stimmlippenlähmung, Monotonie (= Veränderung des melodischen Akzentes). Atemvorschieben vor der Phonation wie beim Stottern, Luftverschwendung. Zittern der Stimmlippen nur bei Beginn der Phonation im Gegensatz zum Parkinson-Syndrom = *Intentionszittern*; ruckartige, in Absätzen erfolgende Stimmlippenbewegungen, Tonhaltedauer verkürzt. Bei Mitbeteiligung des N. hypoglossus erschwerte Bildung der Zungenlaute.

Aphonia spastica selten, ebenso Inspiration bei angenäherten Stimmlippen ohne Phonation (= jauchzende Inspirationen).

Weitere Symptome: Aphasie, paroxysmale Aphasie, paroxysmale Dysarthrie, paroxysmale Dysbasie.

23.3.6 Neurologische Krankheitsbilder, die mit Dysarthrien einhergehen

Von der Art der Sprach- und Stimmstörung lassen sich keine Rückschlüsse auf die zugrunde liegende neurologische Erkrankung ziehen.

a) Hirntumoren

Phoniatrischer Befund läßt keine Rückschlüsse auf die Lokalisation eines Hirntumors zu.

Symptome: Kontralaterale Hirnnervensymptome bei Tumorsitz oberhalb der Kerngebiete der Hirnnerven. Ipsilaterale Hirnnervensymptome bei Sitz im unteren Hirnstamm, d.h. im Kerngebiet oder unterhalb der Kerngebiete. Hirnnervenausfälle meist Folge nukleärer und infranukleärer Schäden, seltener bei supranukleären Schädigungen.

Sprachliche Symptomatik: Kortikale, extrapyramidale, zerebellare oder bulbäre Dysarthrie. Veränderungen der musischen Sprachelemente. Aphasie.

Temporallappen: Bei Tumoren der dominanten Hemisphäre Wernicke- oder amnestische Aphasie.

Parietallappen: Amnestische Aphasie. Dyslexie, Dyspraxie für beide Hände.

Frontallappen: Motorische Aphasie.

Kleinhirn: Dysarthrie.

b) Epilepsie

Definition: Unter endogener (genuiner) oder symptomatischer (z.B. nach Hirnverletzung) Epilepsie versteht man eine Gruppe verschiedener Erkrankungen mit zerebralen Krampfanfällen, Wesensveränderungen und Demenz (Folge von Hirnparenchymschäden durch Anfälle).

Der Epileptiker stößt oft zu Beginn des epileptischen Anfalles einen Schrei **(Initialschrei)** aus und stürzt hin.

Initialschrei kommt zustande durch Kontraktion der Atemmuskulatur bei anfangs geschlossener Stimmritze.

- **Transitorische** (vorübergehende) **Verlaufsform**

Symptome der Sprachstörung: Auftreten vor und nach den Anfällen. Im allgemeinen tritt amnestische Aphasie auf. Motorische Aphasie seltener und in der Regel vor dem Anfall. Vereinzelt Dysarthrie. Verlangsamung des Sprechens, Echolalie, Haften- und Klebenbleiben an immer gleichen Worten (= Perseveration), Stammeln, spastische Dysphonie. Im Intervall kann auch Stottern auftreten. Störungen reversibel.

Speech arrest siehe Seite 503.

Ursache: Liegt in dem Gesamtzustand der Bewußtseinstrübung und den zerebralen Durchblutungsstörungen des epileptischen Anfalles. Die Sprachstörungen weisen auf epileptische Entladung in der Frontotemporalregion der dominanten Hemisphäre hin.

Differentialdiagnose: Aphasische oder dysarthrische transitorische ischämische Attacke bei Karotisstenose oder Karotisverschluß.

● **Chronische Verlaufsform**

Symptome der Sprachstörung: Hängt von der Lokalisation der Epilepsie (Kortex, Subkortex) ab. Dysphasische, dysarthrische und dysgrammatische Sprachstörungen. Sprachliche Stereotypien insbesondere bei Temporallappenepilepsie der linken Seite. Aphasie (besonders amnestische Aphasie), Störungen der musischen Sprachelemente, Monotonie, Bradyarthrie. Perseverationen, Auslassen grammatischer Bestandteile, Silbenstolpern, Flickwörter, Ersatz eines präzisen Ausdruckes durch unbestimmte Redensarten, schwerfälliger Gedankengang, Hängenbleiben an einer Silbe (= Häsitieren). Dysarthrie und Stottern selten. Epilepsie und Stottern findet sich kombiniert bei frühkindlichen Hirnschädigungen.

Folgen medikamentöser Therapie

Phenytoin (Phenhydan®, Zentropil® und Epanutin®) kann eine **zerebellare Dysarthrie** oder Störungen der **linguo-dentalen Artikulation** (mechanisches Stammeln) machen durch Gingivitis (Entzündung und Verdickung des Zahnfleisches) infolge allergischer Reaktion (abhängig von Behandlungsdauer, Dosis und Mundpflege).

Die Dauerveränderungen der Sprache als Ergebnis des Demenzprozesses sind nichts spezifisch Epileptisches. Spezifisch sind nur die Perseverationen und die Monotonie.

Ursache der Sprachstörung: Progressive ischämische (infolge mangelnder Blutzufuhr) Zelluntergänge.

Sprachtherapie: Nur bei Epilepsie im Kindesalter sinnvoll.

Anmerkung: **Paroxysmale Aphasie** (siehe auch Seite 449)

Plötzlich einsetzende, aber auch vorübergehende aphasische Störung.

Sie kann als Aura vor epileptischen Anfällen auftreten oder epileptischen Anfällen nachfolgen. Paroxysmale Aphasie kann auch epileptisches Äquivalent sein, d. h. Ersatz für einen epileptischen Anfall (Speech arrest).

Paroxysmale Aphasien sind meist expressiver Art. Keine Satzbildung mehr möglich, evtl. Paraphasien oder Automatismen. Kombination mit Agraphie und Alexie möglich.

c) **Commotio cerebri** (Hirnerschütterung) und **Contusio cerebri** (Hirnquetschung) nach Schädeltrauma

Nach **Hirnerschütterung** keine Dysarthrie, es sei denn psychogen. Ebenso kein Mutismus, es sei denn psychogen.

Mögliche Symptome nach **Hirnquetschung:**

Dysarthrie (iterative Dysarthrie, dysarthrisches Stottern), dyspraktische Störung der Zungenbewegung, Poltern, Silbenstolpern, Aphasie, konstruktive Apraxie.

Weitere mögliche Störungen nach Schädeltraumen:

- Traumatischer Mutismus nach schwerer Hirnstammschädigung.

- Postkommotioneller Mutismus (psychogen).

- Traumatisches (psychoneurotisches) Stottern.

- Dysphasische Störung.

- L-R-Symptom: L und r werden als erste Laute bei einer beginnenden aphasischen oder dysarthrischen Läsion gestört. Während der Erholung bleibt die L-R-Störung am längsten bestehen.

- Hör- und Gleichgewichts-, Geruchs- und Sehstörungen; abnorme Reflexe, Parästhesien, Nervenlähmungen.

23.3.7 Untersuchungen bei Verdacht auf Dysarthrie

Untersuchung der mimischen Muskulatur, insbesondere der Lippenbeweglichkeit, Prüfung der Zungenmotorik (herausstrecken, führen in beide Mundwinkel, kreisförmig im Uhrzeigersinn und entgegengesetzt um die Lippen führen). Prüfung des velo-pharyngealen Verschlusses.

Atmung (Ruheatmung, Sprechatmung), Beurteilung der Sprechstimme (Sprechstimmklang, Sprechstimmlage, Stimmeinsätze, Stimmlautstärke), Beurteilung der Singstimme (Stimmumfang, Singstimmqualitäten), Untersuchung des Sprechablaufes (Untersuchung der Sprachakzente, Untersuchung des Redeflusses), Untersuchung der Artikulation (Vokale, Konsonanten, Artikulationsgeschicklichkeit, Schnellsprechsätze), Sensibilitätsprüfung (Gesichtshaut, Gaumen, Mundhöhle, Zunge), Prüfung der Kieferbewegungen.

23.3.8 Therapie bei Dysarthrien

Verbesserung der Artikulationsfähigkeit durch betontes, langsames Sprechen, Silbe-um-Silbe-Aussprache, gezielte Übungen mit besonders schwierigen Phonemen, Aktivierung der Ausdrucksfähigkeit (prosodisches Training), Laut-leise-Koordinationsübungen. Atemübungen mit dem Ziel der Verlängerung der Ausatmung und eines gleitenden, nicht stockenden Atemstroms.

● **Vorgehen nach** *Eisenson*

Kontrolle der Artikulationsfähigkeit durch visuelle **Nachahmung:**

— Direkt vom Therapeuten absehen;

— im Spiegel die eigenen Artikulationsbewegungen und die des Therapeuten beobachten;

— Anwendung von Videorecorder-Aufzeichnungen.

Ausgehend von Vokalen Üben von Konsonant-Vokal-Kombinationen. Dabei Verwendung unterschiedlicher Laute bzgl. der Artikulationsstellung (keine Kombination von p und m). Bei Anarthrie Erlernung von Lauten, die am leichtesten ausführbar sind.

● **Vorgehen nach** *Darley, Aronson* **und** *Brown*

Herabsetzung der Sprechgeschwindigkeit, Silbe-für-Silbe-Sprechen, stark hervorgehobene Artikulation der Konsonanten, Üben schwieriger Phoneme (Konsonanten, welche die gehobene Zungenspitze als artikulierendes Organ benötigen), Senken und Heben des Unterkiefers, Lippenbewegungen, Zungenbewegungen bei gleichzeitiger Spiegelkontrolle.

Übungen der Phonation: Wiederherstellung der physiologischen mittleren Sprechstimmlage, Training der normalen Lautstärke, Üben einer exakten Stimmlippenadduktion.

Resonanzübungen: Durch Perzeptionstraining Anpassung des Sprechmechanismus an eine physiologische orale Resonanz.

Prosodieübungen: Betonung bestimmter Silben und Wörter erfolgt durch eine unterschiedliche Lautstärke, Sprechstimmlage und Wechsel zwischen langen und kurzen Silben.

23.3.9 Zerebrale Bewegungsstörungen (infantile Zerebralparesen)

Definition: Zerebral bedingte neuro-muskuläre Störungen im Bewegungsablauf mit oder ohne Intelligenzdefekt infolge einer prä-, peri- oder postnatal erworbenen, nicht progressiven Hirnschädigung.

Die Bewegungsstörungen sind je nach Sitz und Ausdehnung der Hirnschädigung (zentrale Bahnen und Kerne) unterschiedlich. Auch die Ätiologie der zerebralen Schädigung ist uneinheitlich. Krankheitsspezifische phoniatrisch-pädaudiologische Allgemeinsymptome gibt es daher nicht. Einerseits können somit gleiche Ursachen verschiedene Symptome hervorrufen, andererseits können verschiedene prä-, peri- und postnatale Ursachen die gleichen Symptome zur Folge haben.

Besonders betroffen sind die zentralen Kerne und die Leitungsbahnen der am Sprechvorgang beteiligten Hirnnerven: N. trigeminus, N. facialis, N. glossopharyngeus, N. hypoglossus.

Folge: **Pyramidale, extrapyramidale, zerebellare Dysarthrie** oder Mischformen; z.B. extrapyramidale Schädigung der oro-fazialen Muskulatur, bei pyramidaler Schädigung der Extremitäten.

23.3.9.1 Formen der Zerebralparesen

Es gibt 5 Haupttypen von Zerebralparesen:

- Spastik
- Hypotonie
- Athetose
- Mischformen
- Ataxie

Am häufigsten sind Spastizität und Athetose.

Bei Läsionen des **pyramidalen Systems** Steigerung **primitiver oraler Reflexe** (Saug-, Würg-, Zungen- und Kaureflex) und längeres **Erhaltenbleiben** bis zum 3.—5. Lebensjahr. Sprechbewegungen werden auf diesen pathologischen Reflexen aufgebaut und damit fehlentwickelt.

Kombination mit Pseudobulbärparalyse oder Athetose möglich. Die Pseudobulbärparalyse ist meist inkomplett. Oft Kombination von Athetose und Ataxie.

Manifestwerden der motorischen Störung erst in den ersten Lebensjahren; diese **erscheint progessiv,** da primitive Reflexe persistieren und abnorme Bewegungsmuster entstehen. *Häufigkeit* 1—2‰.

Ursachen: Meist Asphyxie, Frühgeburt; weiterhin Gestose, Geburtstrauma, Infektionen, Kernikterus.

Je geringfügiger die Hirnschädigung, desto später Erkennung der Symptome; oft erscheint nur die *statische Entwicklung* verzögert.

Wichtige **Verdachtszeichen** für die **Frühdiagnose** (soll in den ersten 6 Monaten gestellt werden):

Saug- und Schluckschwierigkeiten, Steifmachen beim Füttern und Baden, Ablehnen der Bauchlage, schlechte Kopfkontrolle, dauernd asymmetrische Haltung, abnorme Schreckhaftigkeit, Bewegungsarmut, ständig geschlossene Fäuste.

a) Spastische Formen der zerebralen Bewegungsstörungen

Die spastische Bewegungshemmung ist ein **Enthemmungsphänomen;** die von Hirnstamm, Vestibularapparat und Rückenmark gesteuerten **primitiven** Reflexe (tonische Reflexe, Haltungsreflexe) wirken sich infolge Ausfalls der übergeordneten zentralen Koordination und Kontrolle **ungehemmt** aus. Beim *Neugeborenen* und beim ganz jungen Säugling sind diese *primitiven* Reflexe wegen der Unreife des Gehirns *physiologischerweise* noch vorhanden.

Die Stimme klingt gepreßt, monoton; offenes Näseln; Atmung oberflächlich, wird beim Sprechen oft angehalten, evtl. inspiratorisches Sprechen. Mimik starr. Zunge wird an die Zähne gepreßt. Artikulation verkrampft.

Frühsymptome: Opisthotonus (retroflektierter Kopf), Adduktorenspasmus (Überkreuzen der Beine in aufrechter Stellung), mangelhafte Kopfkontrolle, Persistieren des Moro-Umklammerungsreflexes nach dem 3. Monat, flektierte Finger mit eingeschlagenem Daumen nach dem 3. Monat usw.

Ursache: Läsionen des **pyramidalen** Systems.

● **Diplegia spastica infantilis** (Littlesche Krankheit): Spastische Paresen beider Beine mit geringer Mitbeteiligung der Arme. Alleiniges Befallensein der Beine = Paraplegie. Gestreckte und infolge von Adduktorenspasmen gekreuzte Beine, Spitzfußstellung der Füße, gesteigerte Eigenreflexe, nur bei Innervation Spastizität, in Ruhe schlaffe Extremitäten.

Ursache: Meist fötale oder neonatale Asphyxie; Hirnblutung.

● **Hemiplegia spastica:** Gehäuft epileptische Anfälle, Intelligenz weniger als bei der Diplegia spastica beeinträchtigt. Bein weniger befallen als der Arm. Dieser ist an den Thorax adduziert, im Ellbogen gebeugt, die Hand in Geburtshelferstellung. Der Arm, besonders die Hand, bleibt im Wachstum zurück. Innervation der Gesichtsmuskulatur meist mitbetroffen. Diagnose vor dem 2.—3. Monat nicht möglich.

Ursache: Traumatische Geburtsschädigung, postnatale Enzephalitis, vaskuläre Prozesse.

● **Konnatale beidseitige Hemiplegie:** Starke, meist ungleiche Beteiligung der Arme, stärkerer Grad des Intelligenzdefektes. Kombination mit extrapyramidalen Störungen möglich. Bereits bei der Geburt manifest.

Ursache: Geburtstraumen.

b) Athetose

Zunächst Hypotonie, später pallidäre Rigidität. Die Athetose beginnt während oder nach dem 2. Lebensjahr.

Ursache: Läsionen des **extrapyramidalen** Systems. Häufig durch Kernikterus infolge Rh-Inkompatibilität.

Die Lautstärke der Stimme schwankt zwischen Makro- und Mikrophonie. Atmung schwankt zwischen oberflächlich und tief, schnell und langsam. Die Mimik wechselt mit Grimassieren, die Artikulation zwischen deutlich und verwaschen.

c) Ataktische Formen

Koordinationsstörung mit Kopf-, Rumpf- und Extremitätenataxie. Intentionstremor, Dysmetrie. In den ersten Lebensmonaten Bewegungsarmut und Muskelhypotonie. Kopfkontrolle, Sitzen, Gehen, Stehen und Sprechen stark verzögert. Meist Intelligenzdefekt.

Stimme leise, monoton, abgehackt. Artikulation verwaschen, langsam, dysrhythmisch. Atmung oberflächlich, kurz. Mimik starr.

Ursache: Schädigung des **Kleinhirnsystems** infolge von Apnoe-Anfällen unmittelbar nach der Geburt; Krämpfe in der Neugeborenenperiode.

d) Hypotone Formen

Vorkommen *isoliert* als Übergangsform bei *Athetose* oder in *Kombination mit Ataxie* bei den ataktischen Formen der zerebralen Bewegungsstörungen.

e) Mischformen

Gleichzeitige Schädigung des pyramidalen, zerebellaren und extrapyramidalen Systems; z. B. extrapyramidale Schädigung der orofazialen Muskulatur bei pyramidaler Schädigung der Extremitäten.

Weitere Symptome bei zerebralen Bewegungsstörungen

Bei den zerebralen Bewegungsstörungen können **dysphasisches** und **dysarthrisches Stottern** (Iterationen) vorkommen. Es unterscheidet sich vom gewöhnlichen Stottern durch das Fehlen der subjektiven Sprechangst und durch die gleichmäßige Ausprägung der Störung während aller Sprachleistungen (Spontan-, Nachsprechen, Lesen, Aufsagen).

Weiterhin finden sich **verzögerte Sprachentwicklung,** sensorisches oder motorisches **Stammeln,** Sigmatismus, Dysgrammatismus und Entwicklungsstörungen.

Hörstörungen bei 20% der Patienten mit zerebralen Bewegungsstörungen; bei Athetosen 40%.

Differentialdiagnose: Verzögerte Sprachentwicklung, Stammeln, Dysgrammatismus, Stotter-Syndrom. Pyramidale, extrapyramidale und zerebellare Dysarthrien sind nicht immer exakt voneinander zu trennen.

23.3.9.2 Diagnose zerebraler Bewegungsstörungen

Diagnose einer Zerebralparese *unter 4 Monaten* sehr schwierig, sogar noch mit 6 Monaten, wenn die Schädigung gering ist. **Differentialdiagnose** (d. h. die Bestimmung des Typs der Zerebralparese) ist in den ersten 6 Monaten kaum möglich. Viele Säuglinge mit **schlaffen** Lähmungen werden später **athetotisch** oder **ataktisch** oder leiden an einer anderen Erkrankung. **Spastische** Diplegien werden erst durch eine **Verzögerung im Sitzen** bemerkt. Abnorme Verhaltens- und Bewegungsmuster entwickeln sich erst, wenn das zerebralparetische Kind aktiver wird. Sie verändern sich, wenn das Kind sie zu funktionellen Aktivitäten adaptieren will. Diese Änderungen erfolgen nach **vorhersehbaren Regeln.** Sie unterscheiden sich bei den verschiedenen Typen der Zerebralparese.

Manchmal **verschwinden frühe abnorme Zeichen** wieder, und die Kinder entwickeln sich normal. Manchmal jedoch später Schwierigkeiten bei Feinbewegungen und Perzeptionsprobleme im Schulalter.

Es gibt keine klare Trennlinie zwischen den **leicht abnormen Zeichen eines Hirnschadens** und den **primitiven normalen Bewegungsmustern** eines 3 oder 4 Monate alten Säuglings. Abnorme motorische Muster treten zu keiner Zeit der Entwicklung eines normalen Säuglings auf. Primitive Muster und abnorme motorische Muster werden in allen Fällen von Zerebralparese gefunden mit einer folgenden Retardierung oder mit Stillstand der motorischen Entwicklung. Bei jungen Säuglingen und bei den leichter betroffenen älteren Kindern primitive Muster, bei den älteren und schwerer betroffenen Kindern abnorme Muster.

Nur wenige Kinder sind von Geburt an spastisch oder rigide. Aus anfänglicher **Rigidität** kann später eine **Hypotonie** resultieren. Meist **allmähliche Entwicklung** der **Spastik.**

Bei Kindern mit Zerebralparese hindert die Beugespastizität von Rumpf und Armen in Bauchlage das Kopfheben.

Bei **Liegenbleiben** auf dem Rücken Verstärkung der Extensionsspastizität des Rumpfes, die Beine strecken sich in Adduktion, Innenrotation und Plantarflexion der Füße. Bei unterstütztem Aufstellen des Kindes Verstärkung der Spastizität der Füße und Zehen.

Bei unterstütztem **Sitzen** Kopfneigung nach vorn und Beugung des Rückens. Das Muster der Beugespastizität überlagert dann das ursprüngliche Extensorenmuster = Mischung von 2 abnormen Mustern (Beugung der Wirbelsäule mit in Retraktion gebeugten Armen, Hemiflexion der Hüften und Beine mit Adduktion und Innenrotation). Bei **Kopfhebung** Streckung von Rumpf und Hüften, Strecken der Knie, Zunahme der Adduktion evtl. mit Überkreuzen der Beine, Zurückfallen auf den Rücken.

Intermittierende Spasmen treten bei **zunächst schlaffen** Kindern auf. Plötzliche Extensorenstöße gehen mit starrer Extension von Hals, Wirbelsäule und Hüften einher. Im Gegensatz zu den spastischen Kindern, die Beuge- mit Streckmustern kombinieren, plötzlicher Wechsel zwischen totaler Beugung und totaler Extension.

▶ **Normale orale Reflexe des Säuglings und ihre Untersuchung**

● **Saug- und Schluckreflex:** Er tritt zu allererst auf; bereits der Fötus saugt ab dem 4. Lebensmonat am Daumen. Er bleibt bis zum 5. oder 6. Lebensmonat erhalten, wird dann allmählich abgebaut und durch die nun einsetzende Löffelfütterung von den willentlich gesteuerten Kau- Schluckbewegungen abgelöst (Willkürmotorik).

— **Saugreflex:** Auslösung führt die Lippen und die Zungenspitze zu reflektorischen Einnehmbewegungen. Gesaugt wird mit der Zunge. Dabei wird mit dem Zungengrund der Weg zum Pharynx geschlossen; dadurch Sogwirkung im Mundinnenraum. Die nervöse, afferente Versorgung erfolgt über den N. facialis und den N. trigeminus, die efferente über den N. facialis und N. hypoglossus.

— **Schluckreflex:** Auslösung beim Transport von Speichel oder Nahrung auf der Zunge über die sensiblen Fasern am Zungengrund. Während des Schluckaktes Anhalten der Atmung.

● **Rooting-** oder **Einstell-Reflex** (Suchreflex): Er tritt sofort nach der Geburt auf. Prüfung durch leichtes Antippen oder Streichen der Wangenpartien direkt neben den Mundwinkeln. Bei positivem Reflex dreht sich das Kind mit seinem Mund sofort zu dieser Stelle hin, um die vermeintliche Nahrungsquelle zu suchen. Auslösung dieses Reflexes durch Reizung der sensiblen Äste des N. facialis, des Kopfdrehens durch den N. accessorius, des Mundöffnens über den N. trigeminus.

- **Beißreflex:** Auslösung bei Berührung der Zahnleiste. Er zeigt sich durch mechanisches, rhythmisches Öffnen und Schließen des Kiefers. Er dient ebenfalls der unwillkürlichen Nahrungsaufnahme. Er tritt bald nach der Geburt auf und bleibt bis zum 4.—6. Lebensmonat erhalten.

- **Würgreflex:** Auslösung durch taktile Berührung im hinteren Mundbereich. Kontraktion des weichen Gaumens bei gleichzeitigem Vorstoßen der Zunge mit erhöhtem Tonus. Je länger das Kind bei der Flaschennahrung belassen wird, desto länger bleibt der Würgreflex. Er wird mit dem 6.—7. Monat nach dorsal verlagert.

▶ Pathologische orale Reflexe des Säuglings bei infantiler Zerebralparese

- **Pathologische Mundmotorik:** Ungenügend wirkendes, abnorm gesteigertes oder fehlendes oro-faziales Reflexbild infolge neurologischer Krankheitsbilder.

Die pathologische Mundmotorik umfaßt die Koordinationsbereiche der Respirations-, Kehlkopf- und Mundhöhlenmotilität.

Bei einem zerebral geschädigten Säugling können die oralen Reflexe nur schwach ausgeprägt, überhaupt nicht vorhanden oder hyperaktiv (enthemmt) sein. Bei pathologischen rhythmischen Kieferbewegungen (lutschähnliche Bewegungen) spricht man vom **Schnappreflex.** Dieser pathologische Reflex kann über Jahre den Hauptanteil der Artikulationsbewegungen ausmachen. Hierbei kein aktiver Mundschluß, keine richtige Gaumensegelfunktion. Die Zunge liegt mit nach oben gewölbtem Zungenrücken und abgeflachten Zungenrändern im Mund; gegenläufig zur normalen physiologischen Zungenbewegung ständiges undosiertes Vorstoßen der Zunge mit oder ohne Tonuserhöhung.

Extreme Kieferextension durch Streckung im Nacken nach hinten oder eine Hyperflexion durch Beugung nach vorn mit oder ohne Tonuserhöhung ergibt eine ungenügende Tonusvoraussetzung im oro-fazialen Bewegungsbereich. Daher keine Koordination der

Gesichts- und Lippenmuskulatur. Aufgrund dieser Neuropathologie wird das Entwicklungssystem auf anderer Ebene aufgebaut, d. h. fehlgeleitet. Der Versuch des Kindes, die ungewollten abnormen Bewegungsmuster durch gewollte kompensatorische Bewegungen aufzuheben, schlägt fehl.

- **Einschießende Spasmen** mit Tonuserhöhung in den oberen Extremitäten machen eine Schulterretraktion sowie eine Kopf- und Kieferextension, die zu einer Änderung der Atemmechanik zwingt = **forcierte Hochatmung,** evtl. mit Hyperventilation. Die Ventilationsgröße entspricht nicht dem muskulären Kraftaufwand. Erhöhter Luftverbrauch bei der Phonation. Artikulationsbewegungen sind nur bei extremer Kieferöffnungsweite möglich. Beim Artikulationsversuch **Verstärkung des pathologischen Würgreflexes,** Stillegung der **Gaumensegelfunktion.** Der **Zungenbewegung** fehlen die Gegenspieler, sie ist zu einem Klumpen in den hinteren Mundraum zurückgezogen oder stößt unmotiviert mit gehobenem Zungenrücken zwischen den Lippen hervor. Steigerung bis zur Rigidität der Artikulationsmuskeln möglich. Durch mangelnde Speichelkontrolle Ansammlung von **Speichel** über der Epiglottis; Folge sind ziehende, feuchte Atemgeräusche.

Stimmliche Äußerungen klingen kurz, gepreßt, kehlig, nasal; die Lautstärke ist erhöht.

- Bei extrem **hypotoner** Haltung im Bereich des Schultergürtels und der oberen Extremitäten hängt der Kopf zur Seite der momentanen Fallrichtung. Das Kind macht einen apathischen, antriebslosen Eindruck. Atmung flach, Atemfrequenz vermindert, verlängerte Inspirationsdauer. Zwischen Ex- und Inspiration wird die kurze physiologische Atempause ausgelassen. Verminderung der oralen Reflexe. Unbeweglichkeit des Gaumensegels. Größte Schwierigkeiten, einen **Schluckmechanismus** zu erreichen. Die Kinder bewegen sich kaum, zeigen kein Interesse an der Umgebung, seltenes Schreien oder Lautieren, welches leise, monoton und weinerlich klingt.

Anmerkung:

Bewegungsbehinderte Kinder haben aufgrund ungenügender Kopfkontrolle folgende **Orientierungsschwierigkeiten:**

— eine unzureichende visuo-motorische Koordination;
— ein mangelhaftes Körperschema;
— ein gestörtes Raumlageempfinden.

23.3.9.3 Sprachtherapie (Dysarthrietherapie) bei zerebralen Bewegungsstörungen

3 Behandlungsstufen:

— Tonusnormalisierung; Bahnung **normaler automatischer** Reaktionen. Jede automatisch erzielte normale Bewegung hemmt pathologische Bewegungsabläufe.

— Überführung der normalen automatischen Reaktion in **Bewegungen,** die auch **willentlich** eingesetzt werden können.

— **Normale Bewegungsabläufe** ohne Hilfe. Bewußte Nachahmung von Lautbildungsmustern.

a) Vorstufen

Anbahnung der Schluck- und Kaufunktion durch Eß- und Trinktherapie

— Fütterung in der richtigen Lage.

— Beim Füttern mit dem Löffel Druck der Zunge mit dem Mittelfinger der linken Hand unter dem Kinn nach vorn. Dadurch **Reduktion** der **Spastizität** der Zunge und Erreichen einer Öffnung des Mundes. Der Zeigefinger reguliert die Bewegungen des Unterkiefers von der Seite her. Der Daumen leitet in Oppositionsstellung zum Mittelfinger knapp unter der Unterlippe die Öffnung des Mundes sowie rotierende Kaubewegungen ein. Anschließend Einführung des Löffels; dieser wird auf die Zungenspitze gebracht und mehrere Sekunden lang kräftig nach unten gedrückt, bis die Lippen schließen, um die Nahrung vom Löffel zu nehmen. Nun Zurückziehen des Löffels, wobei die Oberlippe die Nahrung vom Löffel abstreift (nicht die oberen Schneidezähne). Sofort anschließend fester Mundschluß, bis der Schluckakt vollzogen ist. Das Herunterdrücken der Zunge leitet die Koordination von Lippen-, Kiefer- und Zungenbewegungen ein. Entgegenwirken der reflektorischen Überstreckung des Kopfes, indem man mit der flachen Hand auf die Brust des Kindes drückt.

— Bei Schluckschwierigkeiten möglichst bald **Absetzen** von der **Flasche,** da das Trinken aus der Flasche jede Einflußnahme auf die Zungenbewegungen ausschaltet. Trinkenlassen aus einer Schale mit Schnabel. Zunächst passiver Mundschluß, dann wird der Schnabel an die Unterlippe gebracht; nicht zwischen die Zähne schieben, da sonst Beißreflex ausgelöst wird. Dieser ist bei zerebralparetischen Säuglingen zwischen dem 4. und 6. Monat noch aktiv. Nach Aufnahme der Flüssigkeit festes Verschließen des Mundes.

— **Reduktion** der **Überempfindlichkeit** der **Mundschleimhaut**, die Auslöser für pathologische Reflexe ist, durch Massage der Kieferschleimhaut. Massage jeweils vor dem Füttern, da dadurch Verminderung der Bereitschaft zu spastischen Verkrampfungen aufgrund der Übersensitivität.

- **Beeinflussung** der **Atmung.** Bei passivem Mundschluß leichtes Beugen des Kopfes; dadurch tiefere und rhythmischere Atmung. Bei Schwierigkeiten mit der Einatmung Rückenlage; bei Schwierigkeiten mit der Ausatmung Bauchlage. Beginn einer passiven Atemtherapie mit leichtem Druck auf die Brust des Kindes und den Rücken während der Ausatmung. Die Ausatmung wird in die Länge gezogen, um die Atmung zu vertiefen und zu rhythmisieren. Während des Drückens intoniert der Therapeut einen langgezogenen Vokal. Durch derartige weiche und entspannte Phonationen kommt man der eigenen Lautgebung des Kindes zuvor; eine verkrampfte Stimmgebung wird dadurch ausgeschaltet. Auf diese Weise **Anbahnung** der richtigen **Koordination** von **Lautgebung** und **Atmung.** Einleitung der Vokalisation des Kindes durch Variation von Frequenz und Stärke des Druckes.

- Übung der **Gesamt-Motorik.** Durch Wiegen, Auf- und Abschaukeln des Kindes in der Hüfte, leichtes Stoßen und Klopfen am Rumpf und an den Gliedern Stimulation zum Lallen. Besserung auch der Koordination der Bewegungen und Unter-Kontrolle-Bringen anfangs unwillkürlicher Bewegungen.

- **Weitere Funktionsübungen der Sprechwerkzeuge**

Massageübungen nach *Zimmerman:* Massage des Zungenbodens unter dem Kinn. Mit den Fingern wird zum Hals hin gestrichen und umgekehrt, das Kinn wird auf- und ab-, seitlich hin- und her-, vor- und rückwärtsbewegt. Klopfbewegungen an Lippen und Wangen; dieselben werden nach vorn gezogen. Ausübung eines Druckes auf den Zungenboden von unten her. Aufeinanderpressen der Lippen des Kindes und damit Vermittlung der Nasenatmung. Während der Massage echoartiges Nachahmen von Lall-Lauten der Kinder.

Methode von *Josef* und *Böckmann*: Massage durch Kitzeln der Lippen und durch Bewegungsanregung von Zunge und Lippen mit Hilfe von Zucker. Funktionsverbesserung bei hypotoner Muskulatur, Straffung des Tonus der Lippen und des Unterkiefers; damit Einschränkung des Speichelns. Übergang zu aktiven Übungen durch:

— *Lecken:* Honig wird auf die Oberlippe, die Unterlippe oder an die Mundwinkel geschmiert. Dadurch Training der Zungenmuskulatur.

— *Saugen:* Erweiterung des Saugreflexes zur visuellen Wahrnehmung, indem das Kind aus verschieden weiten Plastikröhrchen Flüssigkeit saugt. Dabei wird das Sinken des Flüssigkeitsniveaus im Röhrchen beobachtet.

— *Kauen:* Stimulierung der Mundschleimhaut durch Betupfen mit Salzstangen.

— *Blasen.*

b) Physiotherapeutische Behandlungsmethode nach *Vojta*

Die Methode beruht auf folgenden 2 Prinzipien:

• **Nachlassen einer pathologischen Hypertonie,** wenn Kinder eine bestimmte **Bewegung gegen Widerstand** im Bereich des Axisorgans (Rumpf, Kopf) und der Gliedergürtel (Schulter-, Beckengürtel) durchgeführt haben. Ausführung der Bewegungen in der Bauch- oder Seitenlage.

• **Bahnung** des Reflexkriechens und des *Reflexumdrehens*. *Vojta* sieht diese *Reflexbewegungen* als Basis der normalen motorischen Entwicklung an. Auslösung dieser Reflexe mit Hilfe von **Druck** und **Widerstand** von entsprechend benannten Hauptzonen und Hilfszonen.

Nachteil der Methode: Durchführung der Übungen mehrmals täglich erforderlich; Mindestdauer 20 Minuten. Hineinzwängen des Säuglings in eine bestimmte Haltung.

Grundlagen der Methode nach *Vojta*

In der zerebralparetischen Entwicklung bestehen nach *Vojta* Mängel in dem Koordinationskomplex der **reflexveranlagten Fortbewegung.** Sie ist entweder phylogenetischen (Reflexkriechen) oder ontogenetischen (Reflexumdrehen) Ursprungs. Gelingt es, durch Anwendung der reflexveranlagten Fortbewegung die mangelnden Koordinationselemente einzuschalten, so werden diese als Baumaterial in der höheren Motorik auch tatsächlich gebraucht. Die **Bahnung** der **reflexveranlagten Fortbewegung** bringt bei ZP-Risiko-Kindern eine grundsätzliche **Wende** oder sogar eine **Vorbeugung** der ZP-Entwicklung. Spätester Zeitpunkt des **Therapiebeginns** ist die **optische Vertikalisierung** (Aufrichtung); beim gesunden Kind erfolgt diese Ende des 8. Monats.

Die **automatische Steuerung** der Körperlage durch die **Lagereflexe** macht eine Beurteilung der Entwicklungsstufe des zentralen Nervensystems möglich. Bleibt dieselbe Art der abwegigen Reflexantwort eines Lagereflexes monatelang bestehen, so verharrt auch die **automatische Steuerung** der Körperlage in Bezug auf diesen bestimmten Lagereflex.

Diese Abnormität beweist jedoch noch nicht unbedingt eine sichere anatomische Störung des zentralen Nervensystems. Die **automatische Steuerung** der Körperlage wird durch Auslösung der **reflexveranlagten Fortbewegung** aktiviert. Ist die automatische Steuerung der Körperlage gestört, so wird sie bei der Bahnung der reflexveranlagten Fortbewegung ebenfalls gebahnt.

Die Frühbehandlung der zerebralparetischen Entwicklung besteht in einer Aktivierung der blockierten Funktionen oder in einer Vorbeugung der drohenden pathologischen Motorik.

In der normalen Entwicklung korrespondieren die Phasen von **7 Lagereflexen** mit der erreichten Entwicklungsstufe der phasischen Motorik und der erreichten Stufe der lokomotorischen Ontogenese (Fortbewegungsentwicklung). Sie geben also Auskunft über das Entwicklungsalter des Kindes.

Name der Reflexe:
Vojta-Reflex (Phase 1—3), Traktionsversuch, Kopfabhangsversuch nach *Peiper,* Kopfabhangsversuch nach *Collis,* Horizontalabhangsversuch nach *Collis,* Landau-Reflex, Axillarhängeversuch.

Durch die Aktivierung der reflexveranlagten Fortbewegungen (Reflexkriechen und Reflexumdrehen) kommen neue Koordinationseigenschaften zustande. Beim Reflexkriechen werden neue Funktionen in die Haltungsstereotypie der tonischen Nackenreflexe eingebaut. So wird die tonische Nackenreflex-Koordination in eine höhere Koordination integriert.

Beim **Reflexkriechen** ist die **Ausgangslage** die **Bauchlage.** Der Arm an der Gesichtsseite wird nach vorn geschoben, während der Arm an der Hinterhauptseite in Pronation nach hinten gehalten wird. Beide Beine sind halb gebeugt und im Hüftgelenk nach außen rotiert. Die Auslösungszonen befinden sich an den Extremitäten, die Hilfszonen am Gürtel jeder Extremität und an der Hinterhauptseite des Rumpfes unterhalb des unteren Schulterblattwinkels.

Beim **Reflexumdrehen** wird die Haltungsstereotypie der tonischen Nackenreflexe direkt aufgelöst.

Ein gesunder Säugling kann sich **nach ½ Jahr** spontan vom **Rükken** auf den **Bauch** drehen. **Auslösungszone** ist die **Brust** in der Mamillarlinie am Ansatz des Zwerchfells auf der Gesichtsseite. Der Auslösungsreiz erfolgt durch **Druck.** Als Reflexantwort dreht sich der Kopf zur anderen Seite. Der Oberkörper streckt sich. Es kommt zur Adduktion der Schulterblätter. Der Unterkörper und die Beine beugen sich. Der Gesichtsarm wird in einer Moro-artigen Bewegung abgestreckt, der Hinterhauptarm wird abduziert, der Ellenbogen gebeugt.

Die Anwendung der reflexveranlagten Fortbewegung (Reflexkriechen und Reflexumdrehen) bei symptomatischen Risikokindern kann die Entwicklung der Zerebralparese verhindern, falls es sich nicht um schwere kombinierte Störungen (z. B. zusätzliche Perzeptions- und Verhaltensstörungen) handelt.

Behandlungsdauer maximal 12 Monate. Der Schweregrad des Befundes läßt sich nach dem abwegigen Verlauf der Lagereflexe beurteilen; etwa die **Hälfte** der symptomatischen Risikokinder wird **umsonst behandelt.**

c) Neurophysiologische Entwicklungstherapie nach *Bobath*

Beginn im 1. Lebensjahr, ehe pathologische Bewegungsabläufe sich anbahnen. U. a. an Spastikerzentren. Die Therapie geht von der Annahme eines **Mangels an hemmender Rindenkontrolle** aus.

Ziel ist die Entwicklung von **normalen Haltungen** und Bewegungsabläufen bei Normalisierung des Muskeltonus. Daher Erlernen von Körperstellungen, in denen die primitiven tonischen Reflexe möglichst wenig wirksam sind = **Einnahme von Reflexhemmungsstellungen** = **Inhibition**. Die Reflexhemmungsstellungen sind den gewohnten abnormen Reflexhaltungen genau entgegengesetzt. In diesen Stellungen werden aktive **Reflexbahnungsmethoden (= Fazilitation)** angewandt. Hierbei Erlernen von Bewegungsmustern nach dem Vorbild der normalen motorischen Entwicklung unter aktiver Mitarbeit des Kindes. Anschließend Atmungs- und Sprechübungen.

Inhibition: Hemmung der die Sprachentwicklung verhindernden oder störenden Reflexe, d.h. Saug-Schluck-, Beiß-Würg-Reflex, Zungenstoß.

Fazilitation: Bahnen von Bewegungsmustern, die die normale neuromuskuläre Entwicklung der Sprechmuskulatur ermöglichen, d.h. Kauen, Lallen, Phonieren.

Beginn der logopädischen Behandlung im sprachvorbereitenden Bereich, wenn das Kind ein oder zwei reflexhemmende Stellungen einnehmen kann. Ziel der Behandlung ist nicht die perfekte Artikulation, sondern die Fähigkeit, ohne übermäßige körperliche Anstrengung zu sprechen. Die Therapie besteht aus:

— **Mundbehandlung,** d.h. Kieferkontrolle, Normalisierung der Sensibilität im äußeren und inneren Mundbereich, Erzielen eines Mundschlusses, Bahnung der Schluckkoordination.

— **Eß- und Trinkbehandlung,** d.h. Bahnung der Kaufunktion.

— **Atem- und Stimmbehandlung:** Normalisierung der Atmung; durch Anwendung von Vibrationen auf Brustbein und Brustkorb während der Ausatmungsphase kommt es zu Lautäußerungen.

— Auf der Grundlage der Lautäußerungen erfolgt der Aufbau des **Phonemsystems** unter Anwendung der reflexhemmenden Stellungen.

Da *Eß-* und *Sprechorgane* gemeinsame Funktionen haben, zuerst Förderung der **Mundmotorik** durch **Eß-** und **Trinktherapie.** Hemmung überaktiver oder pathologischer Reflexe (Beiß- und Würgreflex); Bahnung von Schlucken und Kauen.

Verbesserung der Kopf-Rumpf-Kontrolle ist eine wichtige Ausgangsbasis zur Schaffung der mundmotorischen Voraussetzungen für die Sprachtherapie.

Für die **Bildung einzelner Laute** oder Lautgruppen bzw. Artikulationszonen werden spezielle **Reflexhemmungsstellungen** angewandt. Laute dürfen nicht verbessert, sondern müssen **neu angebildet** werden. Behandlung wird durch Bobath-Therapeuten durchgeführt.

Zunächst Erlernen von **Körperstellungen,** in denen die primitiven tonischen Reflexe möglichst wenig wirksam sind. Danach Erlernen von **Bewegungsmustern** nach dem Vorbild der normalen motorischen Entwicklung unter aktiver Mitarbeit des Kindes. Anschließend Atmungs- und Sprechübungen.

Folgende Auffälligkeiten deuten auf eine **Störung** der **motorischen oralen Entwicklung** hin:
— Bestehenbleiben der oralen Reflexe über den physiologischen Zeitraum hinaus.
— Hyper- oder Hyposensibilität im Mundbereich.
— Keine rhythmischen Saug- und Schluckbewegungen beim Trinken.
— Stark verzögerte Schluckbewegungen, Hinunterlaufen der Nahrung in den Schlund ohne Beteiligung der Mundmuskulatur.
— Beeinträchtigung des Zusammenspiels von Kiefer, Lippen und Zunge beim Schlucken und Kauen durch einen Zungenstoß oder unvollständigen Mundschluß.

Während der normalen Entwicklung werden primitive Reflexe durch zunehmende Hemmung abgebaut, weiterentwickelt und in reifere motorische Muster mit zunehmender willkürlicher Kontrolle neu zusammengefügt. Beim zerebralparetischen Kind bleiben **primitive Reflexe** unverändert **bestehen** und **beherrschen** das **motorische Verhalten.**

Vor Beginn der Behandlung Überprüfung des motorischen Verhaltens zwecks Feststellung der Stufe, auf der es von nicht-behinderten Kindern abweicht; d. h. welche Reaktionen normal, welche pathologisch und welche zwar primitiv, aber trotzdem normal sind; welche Bewegungen willkürlich und welche nur als Reflexbewegung ausgeführt werden können.

Die im wesentlichen **taktil-propriozeptive Behandlungsmethode nach** *Bobath* hat das Ziel, die potentiell vorhandenen höheren Bewegungsmechanismen zu aktualisieren. Dies geschieht durch:

● **Normalisierung des Muskeltonus.** Dieser wird durch die Einnahme reflexhemmender Stellungen erreicht = **Inhibition.** Zerebralparetiker werden aus ihrer typischen Haltung in genau **entgegengesetzte Stellungen** gebracht: Beugung in Streckung, Pronation in Supination, Adduktion in Abduktion usw. = reflexhemmende Haltungen. Hierbei Vermeiden von totaler Streckung oder totaler Beugung.

- **Fazilitieren** der Bewegungen. Nach Erlernen der Fähigkeit, die eigene Reflextätigkeit in einer reflexhemmenden Haltung zu hemmen, besteht die nächste Stufe der Behandlung in der Anbahnung **normaler automatischer Bewegungen.** Diese gehen in der Entwicklung den **willkürlichen Bewegungen** voraus, d. h. Anbahnung der früheren **automatischen Stellreflexe.** Bewegung des Kindes derart, daß die Stell- und Gleichgewichtsreaktionen zwangsläufig auftreten müssen. Gleichgewichtsreaktionen werden ebenfalls in reflexhemmenden Stellungen ausgelöst und fazilitiert.

Fazilitieren = Bahnen, Erleichtern, Ermöglichen; Stimulierung und Anbahnung von Bewegungen. Im Sinne von *Bobath:* Manuelle Stimulierung, Führung und Übung.

Inhibieren des abnormen Reflexverhaltens. Nach Einnahme einer reflexhemmenden Stellung beginnt man, das pathologische oder primitive (einer früheren Entwicklungsstufe entsprechende) Reflexverhalten zu inhibieren, soweit es mit den Sprechbewegungsabläufen zusammenhängt. Man beginnt zunächst bei der Grobmotorik, wie etwa den Bewegungen von Kopf, Hals und Schultern. Dann geht man zu differenzierteren Bewegungen über, etwa solchen des Unterkiefers, der Lippen und der Zunge. Dabei zielt die Therapeutin darauf ab, das Kind darin zu üben, Schultern, Hals und Kopf unabhängig voneinander zu bewegen. Zunächst müssen die primitiven synergischen Bewegungen im Kopf-Schulter-Bereich aufgelöst und gehemmt werden. Um das zu erreichen, eignet sich eine reflexhemmende Stellung, bei der das Kind auf dem Behandlungstisch oder auf einer Liege in Rückenlage gebracht wird mit Beugung der Beine in den Hüft- und Kniegelenken und mit den Armen neben dem Rumpf. Die Logopädin greift dann mit ihrem Arm unter dem Rücken durch und bringt das Kind dazu, seinen Kopf locker und entspannt über ihren Arm nach hinten fallen zu lassen. Durch Vorbeugen der Schultern bei gestrecktem Hals kann die Logopädin die Synergien der totalen Beugung oder Streckung auflösen.

Eine andere Möglichkeit besteht darin, das Kind in Rückenlage zu legen, bei der die Beine jedoch über den Rand des Behandlungstisches herabhängen. Jetzt können die Haltungen von Schultern und Hals umgekehrt werden, d. h. die Schultern können zurückgestreckt und der Kopf könnte nach vorn gebeugt werden.

Zunächst wird die Therapeutin anstelle des Patienten die Synergien inhibieren und feinere, relativ selbständige Teilbewegungen fazilitieren müssen. Auf allen Behandlungsstufen wiederholt sich derselbe Vorgang:

— Passive Hemmung der primitiven Reflexe;
— allmählicher Übergang zur Eigenkontrolle durch den Patienten selbst;
— Bahnung der in der neuro-muskulären Entwicklung nächstfolgenden, reiferen Bewegungsform durch die Therapeutin;
— Übernahme dieser Bewegungsformen unter Eigenkontrolle durch den Patienten selbst.

Abbau der Überempfindlichkeit im Mundbereich. Nach Hemmung der Synergien von Schulter und Kopf und der Möglichkeit des Patienten, unabhängig voneinander diese zu bewegen, erfolgt eine Desensibilisierung des Sprechapparates. Der Therapeut berührt alle überempfindlichen Stellen und bewegt diese leicht, während sich das Kind in einer reflexhemmenden Stellung befindet. Man beginnt hierbei mit den mundfernsten Teilen und nähert sich allmählich dem Mundbereich. Schließlich wird das Kind die Berührung aller am Sprechvorgang beteiligten Organe zulassen, ohne darauf mit Spasmen zu reagieren. Der erste Schritt auf dem Wege zu normalem Sprechen besteht in der Herbeiführung eines normalen Gesichtsausdruckes.

Fehlender Mundschluß und abnorme Schluckbewegungen. Schnellt die Zunge während des Schluckvorganges nach vorn, so wird der Speichel in diese Richtung gestoßen und läuft aus dem Mund. Eine andere Ursache des Speichelflusses ist offener Mund mit nach vorn geschobener Zunge. Eine weitere Ursache liegt darin, daß sich manche Kinder nie daran gewöhnt haben, den Mund geschlossen zu halten. Dies führt dazu, daß sich der Schluckreflex nicht normal entwickeln konnte. Das Sabbern kann aber auch aus einem unvollständigen Verschluß des Mundes infolge einer Gebißanomalie resultieren. Athetotiker haben überwiegend einen frontal-offenen Biß — Spastiker einen unilateralen Kreuzbiß, während Ataktiker verschiedenste Anomalien aufweisen.

Die Behandlung besteht im wesentlichen darin, den Patienten darin zu üben, seine Zähne geschlossen zu halten und die Zungenspitze während des Schluckens gegen die Innenseite des Zahndammes zu drücken, wobei die Therapeutin das Auftreten assoziierter Bewegungen von Lippen und Wangen verhindert.

Erlernen einer normalen Mundstellung. Nach Beseitigung eines abnormen Schluckmusters und wenn keine Gebißanomalie vorliegt, wird auf eine lockere Mundhaltung hingearbeitet. Die Therapeutin hält eine Hand locker unter das Kinn und schiebt mit der anderen Hand Wangen und Lippen nach vorn. Dann verringert die Therapeutin den stützenden Druck ihrer Hand unter dem Kinn, damit das Kind mehr und mehr die Kontrolle selbst übernimmt. Ist der Mundschluß gelungen, so wird er in den verschiedensten Körperstellungen ausgeführt.

Fazilitieren der Saug- und Beißreflexe. Der normale Säugling entwickelt im 4. Monat die Fähigkeit, die primitiven Saug- und Beißreflexe zu hemmen, obgleich er noch viel längere Zeit willkürlich auf alles Mögliche beißt und daran saugt. Der Würgreflex ist mit 4 Monaten noch immer positiv, und erst mit der Entwicklung des Kaureflexes, ungefähr zwischen dem 7. und 11. Monat, beginnt seine Hemmung.

Bei schwer geschädigten zerebralparetischen Kindern können die sehr primitiven Saug-, Beiß- und Schluckreflexe fehlen. Diese Reflexe müssen dann zunächst erst einmal fazilitiert und dann später wieder inhibiert werden. Beim normalen Säugling wird der Saugreflex dann ausgelöst, wenn die Lippen den Sauger berühren oder eine leichte Berührung in der Nähe des Mundes stattfindet. Den Beißreflex stimuliert man, indem man die Zähne des Kindes leicht berührt und zu gleicher Zeit mit der anderen Hand den Kiefer zu rhythmischen Beißbewegungen anregt. Ist auf diese Weise eine Konditionierung gelungen, so kann der Reiz allmählich reduziert werden.

Inhibieren des Saug- und Beißreflexes. Inhibieren des früheren und primitiveren Saug- und Beißreflexes und Entwicklung des reiferen Kaureflexes. Zur Hemmung des Saugreflexes muß das Kind wieder in eine reflexhemmende Stellung gebracht werden. Stimulierung der Lippen mit den Fingern oder mit einem Trinkhalm und zugleich Verhinderung der Einnahme der Saugstellung der Lippen.

Die Hemmung des Beißreflexes erfolgt auf genau dieselbe Art und Weise. Dieser starke Zahnverschluß beim Zubeißen blockiert die Entwicklung des Kaureflexes, bei dem ein maßvolles Öffnen und Schließen des Kiefer erforderlich ist. Um den Beißreflex zu hemmen, hält die Therapeutin mit festem Griff den Kiefer des Kindes geschlossen und stimuliert zu gleicher Zeit den Reflex durch Berührung des Mundes oder der Zähne mit den Fingern.

Fazilitieren des Kaureflexes. Dieser Reflex bildet in Verbindung mit den Saug- und Schluckbewegungen eine Voraussetzung für das Sprechen. Beim Kauen sind die Kieferbewegungen noch verhältnismäßig grob, obwohl die Mitbewegungen der Zunge bereits auf einer höheren Entwicklungsstufe stehen, als dies noch bei den Saugbewegungen der Fall war.

Um die Entwicklung des Kaureflexes zu fazilitieren, wird Schokolade von der Seite her in Richtung des harten Gaumens gedrückt. Gleichzeitig werden Zahnfleisch und Zähne mit dem Finger in leicht drehender Bewegung massiert. Sobald sich Kaubewegungen einstellen, wird mit den leicht drehenden Bewegungen aufgehört.

Saugen oder Trinken. Spricht ein Kind überhaupt noch nicht oder nur sehr wenig, so sollte es alle Getränke durch einen Trinkhalm saugen, denn beim Saugen kräftigt es die Muskeln, derer es auch beim Sprechen bedarf. Spricht das Kind bereits ein wenig, dann kann das Trinken aus einer Tasse gelehrt werden. Ganz allgemein sollte ein Kind mit schweren Sprachstörungen so lange alle Getränke mit einem Trinkhalm saugen, bis es mit dem Sprechen begonnen und größere Kontrolle über seine Sprechwerkzeuge erlangt hat.

Kieferbewegungen. Entweder öffnen die Kinder beim Sprechen die Kiefer zu weit oder pressen sie zu fest zusammen. Zwischenstellungen, die für das normale Sprechen nötig sind, gelingen nicht. Aufgabe der Therapeutin ist es, die Entwicklung abnormer Zungenbewegungen und damit verbundener Kieferabweichungen beim Erarbeiten des Saugens, Schluckens, Beißens und Kauens zu verhindern. Normaler Kieferschluß wird erarbeitet nach Einnahme einer reflexhemmenden Stellung. Zum Beispiel kann das Kind in eine Seitenlage gebracht werden. Dann kann die Therapeutin damit beginnen, den Unterkiefer auf- und abzubewegen. Dabei sollen eher kleine, ziemlich rasche Bewegungen als große geübt werden, da die letzteren eine zu große Ähnlichkeit mit den abnormen Bewegungsmustern aufweisen.

Weitere reflexhemmende Stellungen, in denen passive Kieferbewegungen durchgeführt werden können, sind:
Rückenlage mit Beugung der Beine; Bauchlage, wobei sich der Patient auf seine Ellenbogen stützt und den Kopf erhoben hält; Rückenlage, wobei die Beine über den Rand des Behandlungstisches herunterhängen, mit retrahierten Schultern, aber vorgebeugtem Kopf; Sitzen mit über den Rand des Behandlungstisches herabhängenden Beinen, die Arme seitlich neben dem Körper gestreckt, den Kopf gerade haltend, zurück- oder nach vorn gebeugt.

Fazilitieren unabhängiger Zungenbewegungen. Um den Kindern zu unabhängigen Bewegungen mit der Zungenspitze in Richtung hinter den oberen Schneidezähnen ohne gleichzeitige Kieferbewegungen zu verhelfen, kann die Logopädin die Kiefer des Kindes etwas geöffnet halten und fordert dann die Kinder auf, die Zungenspitze zu heben und einen der Laute: D, t, l oder n zu bilden durch Anlegen der Zungenspitze an den oberen Zahndamm.

Fazilitieren des G-Lautes. Am günstigsten ist eine reflexhemmende Stellung in Rückenlage. Dabei werden die Beine entweder zur Brust hochgezogen und in Beugung gehalten oder sie hängen über den Rand des Behandlungstisches herab. Die Therapeutin schiebt dann ihren Arm unter den Rücken des Patienten, streckt den Rücken durch Anheben etwas und bringt das Kind dazu, seinen Kopf über ihren Arm nach hinten fallen zu lassen. Der Patient wird nun ermuntert, Stimme zu geben; dabei wird wiederholt mit der Hand sanft der Mundboden vor dem Unterkieferwinkel nach oben gedrückt; so wird der Patient unterstützt, den Zungenrücken zum Gaumen hochzuheben, wie das für die Bildung des G-Lautes erforderlich ist. Gleichzeitig sollte die Logopädin auch diesen Laut bilden. Manchmal ist das g bei einem zerebralparetischen Patienten der am leichtesten zu fazilitierende Laut.

Erreicht man mit dieser Methode kein Ergebnis, so gießt man dem Kind wenige Tropfen Wasser in Rückenlage in den Mund. So hebt sich der Zungenrücken reflektorisch gegen das Velum, um ein Verschlucken zu verhindern. Da das Wasser das Anheben des Zungenrückens stimuliert, wird es für die Logopädin leicht, die G- und K-Laute zu fazilitieren.

Fazilitieren der Lippenlaute. Für die Labiale b, p, oder w eignet sich eine reflexhemmende Stellung in Rückenlage. Der Kopf darf sich dabei in normaler Mittellage befinden. Die Logopädin drückt mit ihren Fingern die Ober- und Unterlippe in einer Folge von raschen und leichten Bewegungen zusammen und läßt dabei selbst ihre Stimme hören, so beginnen die Kinder zu vokalisieren und kommen zur Bildung des b.

Fazilitieren der Zungenrandlaute. Zunächst Vermittlung des Gefühls für die Zungenspitze. Man erreicht dies durch leichtes Berühren der Zungenspitze mit dem Finger oder einem Spatel. Die Logopädin kann dem Kind zu diesem Zweck aber auch einen Lutscher anbieten, oder sie steckt ein weiches Bonbon auf die Zähne, hält den Kiefer etwas geöffnet und läßt es versuchen, mit der Zungenspitze daran zu lecken. Dann soll das Fazilitieren des D- oder T-Lautes versucht werden. Dazu muß eine Stellung eingenommen werden, bei der der Kopf nach vorn gebeugt ist, da in dieser Stellung die Wahrscheinlichkeit groß ist, daß die Zunge eine für diese Laute annähernd korrekte Lage einnimmt; d.h. der vordere Zungenrand sich gegen die Hinterseite — d.h. gegen den Alveolarrand der oberen Schneidezähne — hebt. Die Logopädin drückt, während das Kind Stimme gibt, von unten gegen das Kinn und spricht ihm dabei den D-Laut vor.

Folgende reflexhemmende Stellungen können zur Fazilitierung des D- oder T-Lautes eingenommen werden: Sitzen, Rückenlage, Bauchlage.

Fazilitieren der Zischlaute. Ein Strohhalm wird vor die geschlossenen Zähne des Kindes gebracht, und es wird aufgefordert, hineinzuzischen, wobei die Logopädin den Laut gleichzeitig selbst bildet und dadurch stimuliert. Es besteht bei zerebralparetischen Kindern die Neigung, einen lateralen Sigmatismus zu entwickeln.

Stimmgebung

An der Stimmgebung soll so indirekt wie nur möglich gearbeitet werden, und erst in dem Moment, in dem das Kind erfolgreich war, sollte man es auf die Tatsache aufmerksam machen, daß es Stimme produziert hat.

Bewegung und Stimme. Über Bewegung kommt man am leichtesten zur Lautproduktion. Diese Tatsache findet ihre physiologische Begründung darin, daß das Neugeborene beim Schreien ein instinktives Bedürfnis zeigt, sich zu bewegen. Erst auf einer späteren Entwicklungsstufe lösen sich Stimme und grobmotorische Bewegung aus dieser gegenseitigen Verbindung. Die Krankengymnastin sollte, während sie Bewegungen fazilitiert, singen.

Dann ist die Wahrscheinlichkeit groß, daß auch das Kind Laute von sich gibt. Denn der Wechsel von einer Stellung in die andere bedeutet ihm eine neue und angenehme Erfahrung, und es ist daher möglich, daß es seiner Freude in lautlichen Äußerungen auf eine natürliche Weise spontan Ausdruck verleiht.

Anwendung der Vibration. Treten stimmliche Äußerungen nicht spontan auf, so muß die Stimmgebung fazilitiert werden. Der wirksamste Weg ist der Gebrauch der Vibration. Während das Kind ausatmet, erzeugt die Logopädin mit Hilfe ihrer gespreizten Hand möglichst schnelle Vibrationen an Zwerchfell, Brust, Rücken, Kehlkopf oder im Gebiet des Zungenbeins. Dabei verstärkt sie die Stimulation dadurch, daß sie gleichzeitig ihre eigene Stimme vibrieren läßt. Man kann folgende reflexhemmende Stellungen dabei versuchen: Seitenlage, Rückenlage, Bauchlage, Fersensitz.

Atmung und Stimme. Atmung und Stimme werden gleichzeitig geschult, d.h. es werden keine reinen Atemübungen durchgeführt. Beim tiefen Einatmen streckt sich der ganze Körper und ist beim Zerebralparetiker mit Streckspastizität verbunden. Der Zerebralparetiker kann daher nach tiefem Einatmen nicht mehr ausatmen, um Stimme zu geben. Tiefes Ausatmen kann einen Beugespasmus auslösen, so daß er willkürlich nicht mehr einatmen kann. Bei Einnahme reflexhemmender Stellung wird eine Normalisierung der Atmung erreicht. Wenn trotz der Einnahme einer reflexhemmenden Stellung falsche Atemmuster fortbestehen, so können sie durch die Logopädin manuell korrigiert werden. Die Logopädin muß zuerst die Muskelkontraktion des Brustkorbs beim Ausatmen und bei der Stimmbildung zu verhindern versuchen und gleichzeitig die Kontraktion der Bauchmuskulatur zu fazilitieren versuchen. Sie kann dies mit ihren Händen tun, indem sie mit der einen Hand hemmt, mit der anderen Hand aber fazilitiert.

Näseln. Näseln kann durch die Hemmung des Reflexverhaltens — also durch Einnahme einer reflexhemmenden Stellung und der damit verbundenen zeitweiligen Ausschaltung der Spastizität bedeutend verbessert werden. Eine Stellung, bei welcher der Kopf des Patienten zurückgeneigt ist, bewirkt, daß das Näseln weitgehend ausgeschaltet wird. Zu Beginn empfiehlt sich eine reflexhemmende Stellung in Rückenlage, wobei die Therapeutin mit ihrem untergeschobenen Arm den Rücken streckt und den Kopf über ihren Arm nach hinten überhängen läßt. Die Beine des Patienten können dabei entweder in den Hüft- und Kniegelenken gestreckt bleiben oder, wenn es sich um einen Patienten mit einem ausgeprägten Streckmuster handelt, über den Rand des Behandlungstisches herabhängen.

Vokale. Zerebralparetische Kinder finden es leichter, Vorderzungenvokale zu bilden als Hinterzungenvokale, und oft wird auch wie beim normalen Neugeborenen der Laut ä als erster gebildet. Der Laut i macht oft Schwierigkeiten, ei sollte vermieden werden, da er mit einem leichten Streckspasmus einhergeht, wobei der Kopf zurückgeworfen und die Lippen auseinandergezogen werden. Aus diesem Grund sollte dieser Laut bei Patienten mit ausgeprägter Streckspastizität zunächst vermieden werden. Die Fröschels-Methode (Kaumethode) ist hier hilfreich. Die Aufforderung, während des Kauens Stimme zu produzieren, ist ein relativ einfacher Weg, zwischen Stimmbildung und Kieferbewegungen eine Assoziation herzustellen.

Aushalten eines Tones. Wenn das Zutrauen des Kindes in seine Lautierfähigkeit zunimmt, muß man es dazu ermutigen, zuerst lang andauernde Töne zu produzieren und auch bei einmaligem Ausatmen von einem Vokal zum anderen überzuwechseln. Dies dient der Vorbereitung des späteren Sprechens.

Rhythmisierung der Stimmgebung. Ist es dem Patienten gelungen, den Stimmton während einer Ausatmung auszuhalten, dann muß er lernen, den Stimmton immer wieder kurzfristig zu unterbrechen. Die Logopädin ermöglicht dem Kind die Wahrnehmung dieser Rhythmisierung durch Vibrationen am Zwerchfell oder Kehlkopf im rhythmischen Wechsel von Stimmfazilitierung und Stimmpause, beispielsweise in Reihen wie ha und ho.

d) Weitere Therapiemöglichkeiten

— **Aktivator** zur Behandlung oraler Funktionsstörungen zerebral gestörter Kinder.

Herstellung des Gerätes in Zusammenarbeit mit einem Kieferorthopäden. Der Apparat soll die pathologischen Muskelaktionen im Mundbereich zu möglichst physiologischen Bewegungsabläufen transformieren und koordinieren.

— **Medikamentöse** Therapie: Die Wirkung von Methylphemidat (Ritalin®), Piracetam (Nootrop® bzw. Normabrain®) sowie Pyritinol-dihydrochlorid (Encephabol®) ist umstritten.

Gegen Speichelfluß Atropin-Tropfen (2 × tgl. bis zu 5 Tropfen einer 1%igen Lösung Atropinum sulfuricum).

— Vom 3. und 4. Lebensjahr ab rhythmisch-musikalische **Bewegungstherapie.**

— **Bei bleibender Anarthrie:** Erweiterung des Sprachverständnisses und des passiven Wortschatzes. Betätigung elektrischer Kontakte an speziellen Kommunikationsgeräten. Erlernen einfacher Zeichensprachen, z. B. der Bliss-Sprache mit semantischen Symbolen.

24 Apraxie (Dyspraxie)

24.1 Ideomotorische Apraxie

Definition: Störung in der sequentiellen Anordnung von Einzelbewegungen zu Bewegungsfolgen oder von Bewegungen zu Handlungsfolgen.

Störung der Programmierung von Bewegungen.

Bestimmte Zweckbewegungen (z. B. Bewegungen der Lippen, der Zunge) sind auf Aufforderung willentlich nicht möglich, obwohl die elementare Beweglichkeit erhalten ist. Im Affekt regelrechter Bewegungsvollzug. Häufig Ausweichen in semantisch ähnliche Bewegungen, Ausführen von Überschußbewegungen, fragmentarische Bewegungen oder Perseverieren einer richtigen oder falschen Bewegung.

Keine Lähmung, Koordinationsstörung, Sensibilitätsstörung oder Sprachverständnisstörung vorhanden. Neben den apraktischen Symptomen können dysphasische oder dysarthrische Störungen vorliegen.

Ursachen: Zentrale Erkrankungen, z. B. frühkindliche Hirnschädigungen, zerebrale Zirkulationsstörungen, diffuse hirnatrophische Prozesse, ererbte Verzögerungen der psychomotorischen Reife.

Apraxie tritt nur nach **Läsionen der sprachdominanten Hemisphäre** bzw. der **Kommissurenfasern** (zwischen den beiden Hemisphären im vorderen Teil des Balkens verlaufend) aus dieser Hemisphäre auf (Abb. 45). Liegt die Sprachregion rechts, kommt es nach rechtsseitiger Hirnschädigung zur Apraxie. Läsionen der Parietalregion können eine Apraxie beider Hände bewirken. Bei motorischer Aphasie infolge Schädigung der linken Hemisphäre kann eine rechtsseitige Hemiplegie zusätzlich bestehen.

Durch zusätzliche Schädigung der Kommissurenfasern kann es zur Apraxie allein der nicht gelähmten linken Hand kommen = **sympathische Dyspraxie**.

Symptome: Bewegungsablauf zögernd, bleibt auf halbem Wege stehen, Bewegungen amorph, wesentliche Teilbewegung innerhalb des Handlungsablaufes unterbleibt oder geht in eine nicht beabsichtigte Bewegung über. Imitatorisch gelingen die Bewe-

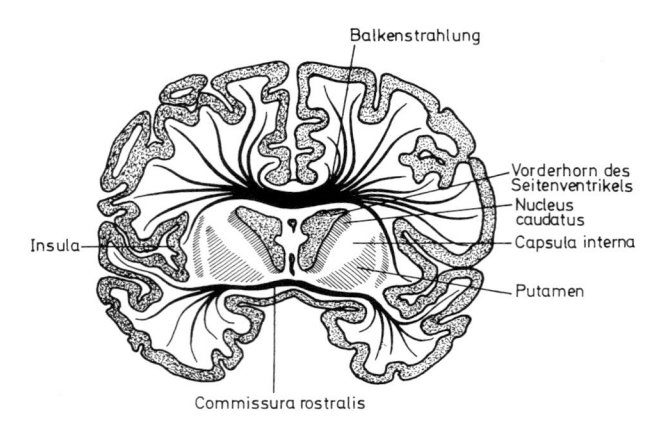

Abb. 45: Frontalschnitt des Großhirns in Höhe der vorderen Kommissur. Halb schematische Darstellung der Balkenstrahlung und des Faserverlaufes in der Commissura rostralis (nach *Voss* und *Herrlinger*).

gungsabläufe besser als nach verbaler Aufforderung. Die Beziehungen zwischen sprachlichem Denken und Handeln, d. h. zwischen Aphasie und Apraxie, sind jedoch noch nicht geklärt.

Typisch sind **Parapraxien** = vollständige Entgleisung oder Auftreten fehlerhafter Bewegungselemente beim Ablauf einer komplexen Bewegungsfolge, z. B. Zungezeigen statt Augenschließen. Allein aufgrund ungeschickter oder nicht zu Ende geführter Bewegungen kann die Diagnose Apraxie nicht gestellt werden. Bei dyspraktischer Sprachschwäche zusätzlich Störung der **Direktionalität** und **Lateralität** vorhanden.

Schema der Apraxie-Untersuchung

Durch mündlichen Befehl oder durch Gesten Aufforderung zu verschiedenen Handlungen.

— Prüfung elementarer Bewegungen: Schließen der Faust, Spreizen der Finger, Runzeln der Stirn, Vorstülpen des Mundes, In-die-Hände Klatschen.
— Reflexive Bewegungen: Zeigen von Nase, Ohr, Augen.
— Ausdrucksbewegungen: Drohen, Winken.

- Markieren von Objektbewegungen, z. B. Zeigen, wie man Kaffee mahlt.
- Nachahmenlassen vorgemachter Bewegungen.
- Durchführen von Objektbewegungen, z. B. sich kämmen, Zigarette anzünden.
- Zeichnen geometrischer Figuren und Legen von Stäbchen oder Streichhölzern.

Folgende **Fehler** können auftreten:

- Fragmentarische Ausführung. Wesentliche Bewegungselemente werden ausgelassen; die Bewegung wird vorzeitig abgebrochen.
- Amorphe Bewegungen. Die Anlage der Bewegung ist im groben erhalten; die Ausführung aber nicht voll ausdifferenziert.
- Perseverationen. Elemente vorausgegangener Bewegungen gehen in den motorischen Bewegungsablauf mit ein. Bei starker perseveratorischer Tendenz kann die Diagnose Apraxie nicht gestellt werden.
- Nachweis außerdem durch psychomotorische Tests nach *Oseretzky, Luchsinger, Clark*.

Therapie: Beim Sprachaufbau muß auf die frühesten und emotional am tiefsten verankerten Schichten zurückgegriffen werden. Anregungen zu affektgetragenen Ausrufen, Produktion von Tierlauten. Vorsprechen- und Nachsprechenlassen ist zwecklos.

Verfahren zur Besserung apraktischer Störungen sind nicht bekannt.

Prognose: Besser als bei akustischer Agnosie.

Sonderform der Apraxie ist die **bukko-faziale** oder **fazio-bukkolinguale Apraxie**. Nur die Gesichts- und die Mundmuskulatur sind betroffen (Amimie).

Gesichtsapraxie ist bei 80 % aller Aphasiker nachweisbar bei allen Aphasietypen; am häufigsten bei globaler Aphasie. Oft Kombination mit phonematischen Paraphasien.

Untersuchung durch verbale Aufforderung und imitatorische Nachahmung, da Sprachverständnisstörungen für apraktische Störungen gehalten werden können.

Prüfung: Aufforderung zum Backenaufblasen oder Mundspitzen. Falls dies nicht gelingt, wird ein brennendes Feuerzeug vor den

Mund gehalten. Bei apraktischer Störung kann die Flamme ausgeblasen werden.

Folgende Prüfungen sind erforderlich:

Pfeifen, Naserümpfen, Zähnefletschen, Zunge herausstrecken, Oberlippe lecken, Unterlippe lecken, Backenaufblasen, schmatzen, schmatzen mit rundem Mund, schmatzen mit breitem Mund, schnalzen wie Pferdegalopp, Mund spitzen, räuspern, Streichholz ausblasen, saugen an einem Strohhalm, pusten, an einer Blume riechen.

Differentialdiagnose: Stammeln.

24.2 Konstruktive Apraxie

Definition: Störung gestaltender Handlungen, die unter visueller Kontrolle ausgeführt werden.

Zusammenfügen einzelner Elemente zu einem räumlichen Gebilde nicht möglich, z. B. Zusammensetzen einer Figur aus Streichhölzern. Keine Apraxie der Einzelbewegungen vorhanden.

Auf der rezeptiven Seite entspricht der konstruktiven Apraxie die Störung der optisch-räumlichen Orientierung. Patienten verlaufen sich; Zimmer im Krankenhaus wird nicht mehr gefunden. Schwierigkeiten beim Ankleiden, da die räumliche Struktur der Kleidungsstücke nicht erfaßt und diese nicht zum Körper des Patienten in Beziehung gesetzt werden kann.

Erschwerung von Lesen und Schreiben wegen Zeilenverlust.

Ursache: Läsion der rückwärtigen Parietalregion meist auf der rechten Seite.

24.3 Ideatorische Apraxie

Definition: Störung der Handlungsfolge.

Sequentielle Fehler im Handlungsablauf, z. B. beim Anzünden einer Zigarette; zuerst wird statt der Zigarette ein Streichholz aus der Schachtel genommen und angezündet.

25 Störungen der Sprache bei psychiatrischen Erkrankungen

25.1 Störungen der Sprache bei Hirnerkrankungen

● **Morbus Pick**

Definition: Systemerkrankung. Präsenile Atrophie der Stirn- und Schläfenhirnrinde.

Entstehung im 4. oder 5. Lebensjahrzehnt.

Frühsymptome: Verfall der Sprache (Schläfenlappen-Pick) oder Persönlichkeitsveränderungen. Zuerst amnestische Aphasie, dann sensorische Aphasie oder Jargon-Aphasie (= stehende Redewendungen), später totale Aphasie.

Ursache: Unbekannt.

Differentialdiagnose: Enzephalomalazie (Hirnerweichung infolge verminderter Blutzufuhr) mit Aphasie.

● **Morbus Alzheimer**

Definition: Systemerkrankung. Präsenile, hochgradige Hirnatrophie.

Geringeres Ausmaß als beim Morbus Pick. Entstehung im 4. oder 5. Lebensjahrzehnt.

Frühsymptome: Störung der Merkfähigkeit und Orientierung. Amnestische und sensorische Aphasie, Apraxie. Gut erhaltene Persönlichkeit.

Spätere Symptome: Paraphasien (Wortentstellungen), rhythmische, sinnlose Silbenwiederholungen (Logoklonien), Perseverationen, Echolalie, Neologismen. Zuletzt völlige Unverständlichkeit.

Funktionsstörung teilweise reversibel, geht erst später bei mangelndem Training in Atrophie über.

Ursache: Glukose- und O_2-Stoffwechselstörung.

Therapie: Glukoseinfusionen; Aphasietherapie erfolgversprechend.

- **Senile Demenz**

Definition: Mit Hirnatrophie einhergehende Altersdegeneration des Hirns.

Symptome: Reduktion aller sprachlichen Leistungen. Besonders amnestische Aphasie und Dysarthrie (Sprache klingt verwaschen, monoton, skandierend, verlangsamt), Echolalie, senile Stummheit.

Ursache: Durch Zirkulationsstörungen hervorgerufene Erweichungsherde im Bereich verschiedenster Hirnregionen. Hierdurch innervatorische Schädigungen der Sprechmuskulatur.

- **Apallisches Syndrom**

Klinisch handelt es sich um eine **funktionelle Trennung** von Hirnmantel und Hirnstamm.

Folgende **Stadien** werden unterschieden: Initialstadium, Vollstadium, Remissionsstadium.

Symptome: Anarthrie oder schwerste pyramidale Dysarthrie. Sprachverständnis erhalten, manchmal Kombination mit Mutismus. Gelegentlich Aphonie, Aphasie.

Therapie: Nach Entfernung der Nasensonde und Décanulement Aufbau der Sprachfunktion mit Hilfe vorgezeigter Bilder und Objekte. Vor- und Nachsprechen. Einbeziehung von Schreiben, Lesen und Rechnen.

- **Psychoorganisches Syndrom**

Es handelt sich um eine psychopathologische Veränderung.

Symptome: Beeinträchtigung von Merkfähigkeit, Aufmerksamkeit, Konzentration und Umstellungsfähigkeit.

Ursache: Auftreten bei allen diffusen Hirnkrankheiten.

Bei allgemeiner Minderung der geistigen Leistungsfähigkeit zusätzlich leichte aphasische Symptome. Sie entsprechen nicht dem Vollbild der aphasischen Syndrome, da z. B. nicht bestimmte Gefäßterritorien betroffen sind. Folgende Symptome sind charakteristisch:

— Wortfindungsstörungen. Ersatz durch inhaltsleere Stellvertreterwörter oder semantisch naheliegende Paraphasien.
— Paragrammatische Fehlkonstruktionen.

— Perseverationen.
— Echolalie.
— Logoklonien (ununterbrochene Aneinanderreihungen von Silben oder Wörtern, die keine kommunikativen Inhalte mehr vermitteln).

25.2 Störungen der Sprache bei Psychosen (Dysphrasien)

Phasis = Sprache
Phrasis = Ausdrucksweise

Die phoniatrischen Symptome bei Psychosen sind durch **Persönlichkeitsstörungen** zu erklären.

Endogene Psychosen: Schizophrenie, manisch depressive Erkrankung.

Exogene (symptomatische) Psychosen bei: Progressiver Paralyse, Intoxikationen (Alkoholismus), Enzephalitis, Trauma, Arteriosklerose, Stoffwechselstörungen (Urämie, Eklampsie).

25.2.1 Endogene Psychosen

▶ **Schizophrenie**

Definition: Psychose unbekannter Ätiologie mit Zersplitterung und Aufspaltung des Denkens, Fühlens und Wollens = Verlust des inneren Zusammenhanges der Seelenvorgänge.

Typisches *Symptom* sind akustische Halluzinationen (Stimmenhören).

Formen:

● Hebephrene Schizophrenie: Nicht klassifizierbare Formen.

● Katatone Schizophrenie: Eigenarten der Motorik stehen im Vordergrund.

● Paranoide Schizophrenie: Wahnideen und Halluzinationen stehen im Vordergrund.

● Schizophrasie (Sprachverwirrtheit) oder Kataphasie: Sprachstörungen stehen im Vordergrund.

Kindliche Schizophrenie

Symptome: Nach normaler Entwicklung:

- Verminderte Sozialisierung (Eigenbrötelei, Kinderscheu, Verlust der Stuhlreinheit).

- Absonderliche Spielgewohnheiten: Gesteigerte Musikfreude, rituelles Springen, Faszinierung durch drehende Objekte.

- Neurophysiologische Störungen: Selbstschlagen, Schaukel- und Kreiselbewegungen.

- Leerstarrendes Gesicht, verkrampfte Körperhaltung.

- Schizophrene Sprechweise: Keine einheitliche Symptomatik. Es kommen vor:

Verzögerte Sprachentwicklung, Stummheit (Aphrasie), Phonographismus (Gesprochenes wird genau erfaßt und später grammophonartig — auch im Tonfall identisch — wiedergegeben), Selbstgespräche, Halluzinationen, Stottern, affektierte Verschrobenheiten der Reden Manierismus, Rededrang, Modulationsverlust der Stimme (monoton, kreischend, laut, derb), Denkablaufstörungen.

Differentialdiagnose

- Taubheit: Bei Schizophrenie geht Nichtreagieren auf akustische Reize mit **Kontaktlosigkeit** einher. Taube und organisch hirngeschädigte Kinder gewinnen dagegen leicht Kontakt.

- Angeborene Sprachschwäche: Trennung der dysphrasischen Elemente von der unfertigen Kindersprache schwierig.

- Mutitas oligophrenica (Schwachsinn).

- Anarthrie.

- Autistische Aphrasie.

- Mutismus.

- Elektiver (partieller) Mutismus.

- Umschriebene Hirnschädigungen.

Erwachsenenschizophrenie

Sprachliche Verwirrtheit, inhaltliche Störung der Rede, d.h. Störung des Gesprächs.

Symptome der schizophrenen Sprache:

- Neologismen = Wortneubildungen.
- Kontaminationen = Wortverdrehungen.
- Glossolalie = Kunstsprache (eigene Fremdsprache, Privatsprache), die nur für den Kranken einen Sinn hat.
- Neophasie oder Neologie = neugebildete, bedeutungshaltige Sprachen mit festem Vokabular und klarer Grammatik.
- Selbstgespräche mit stereotypen Wiederholungen (Iterationen) von sinnvollen oder sinnlosen Laut- und Wortkomplexen.
- Manieriertheit = gezierte, geschraubte und künstliche Redeweise infolge übertriebener melodischer und dynamischer Akzente (= Dysprosodie, d.h. Abweichungen im musischen Unterbau der Sprache).
- Aphrasie = Stummheit.
- Logorrhoe = Rededrang. Bei rasendem monotonen Sprechtempo = Robotersprechen.
- Akataphasie = Veränderungen der Syntax.
- Dysgrammatismus.
- Dyslalie = Veränderungen der Artikulation.
- Paraphonie = Ausdruck der Sprechstimme entspricht nicht dem Gesagten.
- Verbigerationen = automatisches Wiederholen unmittelbar vorher richtig gebrauchter Ausdrücke.
- Psychotische Echolalie oder Echophrasie = papageienartiges Wiederholen von Äußerungen des Gesprächspartners; auch Psittazismus oder Papageiensprache genannt.
- Verbale Paraphrasie = fehlerhafte Wahl ganzer, aber in sich richtig gebildeter Worte.
- Literale Paraphrasien = Verwirrung in der Reihenfolge einzelner Laute, d.h. Verstümmelungen und Einschiebungen von Lautfolgen.
- Brust- und Kopfregister werden wechselnd getrennt benutzt.
- Fehlende Melismen: Stimmfunktionen, die Willensäußerungen des Sprechers unterstreichen, werden nicht benutzt.

- Verminderte Nasenresonanz.

Sprachtherapie: Erfolglos.

▶ Manisch depressive Erkrankung

Definition: Endogene Psychose mit in unregelmäßigen Abständen auftretenden manischen und depressiven Phasen.

Die Veränderungen des Sprechvorganges und der Stimmqualität bei Manien und Depressionen sind Ausdruck der Emotionen.

Manische Phase

Symptome

- Logorrhoe (Rededrang) = Aneinanderreihen der Worte in oberflächlichem Zusammenhang. Inhalt des Gesagten ist dem Redenden unwichtig. Sprechantrieb größer als Einfallsreichtum = Sprachschablone.

- Ideenflucht = leicht ablenkbare Rede- und Denkvorgänge.

- Akzentveränderungen: Infolge gesteigerten Affektes Veränderungen der dynamischen, melodischen und zeitlichen Akzente.

- Auffällige Tonhöhenbewegung (Sprechmelodie) mit An- und Abschwellen der Lautstärke (Dynamik).

- Stimme kräftig, ausdrucksvoll.

- Verlangsamungen und Silbendehnungen zur besonderen Betonung.

Depressive Phase

Symptome

- Monotonie infolge Ähnlichkeit des melodischen Baues der Sätze (regelmäßige Wiederholung derselben abwärts gleitenden Intervalle).

- Stimme leise, jammernd.

- Sprache zögernd, ängstlich. Mund wird wenig geöffnet.

- Stereotypien (Klagerufe).

- Silbenweises Skandieren durch häufig eingeschobene Inspirationen.

- Stupor = bewegungsloser Zustand; Sprechantrieb erloschen.

25.2.2 Exogene Psychosen

▶ Progressive Paralyse

Definition: Endstadium einer luischen Infektion. Chronische Entzündung des zentralen Nervensystems vorwiegend im Bereich des Stirn- und Temporalhirns.

Größenwahn und Persönlichkeitsveränderungen. Sprachstörungen treten auf als kortikale, extrapyramidale, bulbäre oder zerebellare Dysarthrie mit psychischen Ausfällen.

Symptome

- Störungen der Sprache und Schrift.

- Silbenstolpern (Silbenstottern) = Wiederholungen und Auslassungen von Lauten, einzelner oder mehrerer Silben und Satzfetzen. Entgleisungen bei der Satzkonstruktion infolge mangelnden Überblicks über die Gesamtgestalt des Satzes.

- Paralytische Dysarthrie = verwaschene Artikulation besonders beim Nachsprechen und Lesen.

- Auslassen von Wortteilen.

- Störung der Auffassung.

- Störung der melodischen Akzente.

Diagnose: Latente Artikulationsstörung wird erkannt durch Nachsprechenlassen schwieriger Testwörter: Potsdamer Postkutscher, Elektrizitätswerksdirektor, schleimige Schellfischflossen, dritte reitende Artilleriebrigade, Brautkleid bleibt Brautkleid, Krautkopf bleibt Krautkopf.

▶ Akuter Alkoholrausch

Symptome: Zerebellare Dysarthrie. Versprechen und Verwechseln von Lauten und Worten.

▶ Delirium tremens

Definition: Durch chronischen Alkoholmißbrauch bedingter Erregungszustand mit Halluzinationen.

Symptome

- Telegrammstil.

- Dysarthrie infolge zerebellarer Koordinationsstörung (Ataxie).
- Silben- und Wortwiederholungen.
- Koprolalie = zwanghaftes Aussprechen unflätiger Worte.
- Veränderungen der musischen Sprachelemente mit Überbetonung der melodischen, dynamischen, rhythmischen und zeitlichen Akzente.

▶ Korsakow-Syndrom

Definition: Durch chronischen Alkoholmißbrauch entstandene Psychose mit Gedächtnisstörungen.

Symptome

- Perseverationen = Haftenbleiben, mehrfaches Wiederholen desselben Wortes.

- Konfabulationen = Ausfüllen von Gedächtnislücken durch Erzählen von Vorgängen, die nur in der Phantasie existieren, wobei der Erzählende von der Richtigkeit überzeugt ist.

25.3 Autismus

25.3.1 Frühkindlicher Autismus Typ *Kanner*

Definition: *Schwere Störung des affektiven Kontaktes* **(Psychose)**. Keine Störung des intellektuellen Kontaktes und Verstehens.

Symptome

- Abnorme Lautäußerungen bereits während des Lallstadiums.

- Fehlender Blickkontakt, Ausbleiben der Reaktion des Lächelns.

- Fehlende oder **verzögerte Sprachentwicklung** mit starker Echolalie-Tendenz, auffallend verspätetem Gebrauch des Wortes „ich", allgemein falscher Verwendung der Pronomina und mit auch noch später groben Fehlern in Satzbau und Grammatik.

- Sprache wird nicht zur Kommunikation verwandt; nur stereotype Fragen. Sprache ist somit in ihrer Beziehungsfunktion und sozialen Bedeutung beeinträchtigt, nicht die artikulatorischen Fähigkeiten.

- Reflektorische Echolalie entwickelt sich zur Stereotypie einer **Echophrasie**, die Satzteile oder ganze Sätze umfaßt.

- Schwer beurteilbares **Sprachverständnis**, da auf sprachliche Aufforderungen entweder überhaupt keine Reaktion erfolgt oder mit negativistischer „Bosheit" das Gegenteil des Gewünschten getan wird, Geräuschempfindlichkeit oder Geräuschängste. Die Kinder wenden sich oft ab, wenn man sie anspricht.

- Allgemeine oder partielle **motorische Ungeschicklichkeit**, die sich auch sprachmotorisch auswirkt.

- Motorische Stereotypien aller Art: Wiegen des Oberkörpers oder des Kopfes, Schüttelbewegungen mit den Händen, Trippeln auf den Zehenspitzen, Hüpfen und unmotiviertes Lachen. Auch zahlreiche sprachliche Stereotypien werden neben der Echolalie gebraucht.

- Zwanghaftes Bedürfnis nach Gleicherhaltung der dinglichen Umwelt.

- Nichtentwicklung des mitmenschlichen Kontaktes. Jeder Versuch zur Kontaktaufnahme wird mit starker Abwehr beantwortet.

- Kreiseln von Dingen.

- Motorische und ideatorische Apraxie (gestörter Bewegungsentwurf).

Psychodiagnostik des kindlichen Autismus: Untersuchung mit testpsychologischen Methoden schwierig. Unterdurchschnittliche verbale und nicht verbale Intelligenzleistungen. Gute Gedächtnisfunktion und musikalische Fähigkeiten. Intelligenzprüfung muß mit nicht-verbalen Verfahren durchgeführt werden, die keine Interaktionen von Patient und untersuchendem Psychologen erfordern; z. B. Bilderpuzzles, Mosaiktests, Raven-Tests (Untersuchung des abstrakten Denkens).

Ursache: Unbekannt. Störung im Innersten der Persönlichkeit. Evtl. Störung der Wahrnehmungsfunktionen. Keine Schizophrenie.

Differentialdiagnose

- Schizophrenie: Beginnt nach normaler Entwicklung mit schweren Angst- und Wahnsymptomen; später Persönlichkeitsabbau, Autismus von Anfang an vorhanden, Dauerzustand.

- Kindlicher Schwachsinn: Bei Autismus Gesicht fein gezeichnet. Bleibt Lernunfähigkeit bei Autismus bestehen, dann sekundärer Schwachsinn.

- *Psychogener Autismus*: Reaktiver Autismus bei hospitalisierten Kindern.

- *Hirnorganisch bedingte Persönlichkeitsstörungen* mit autistischem Verhalten nach Enzephalitis, bei Stoffwechselstörungen, Zöliakie (schwere chronische Verdauungsinsuffizienz durch Unverträglichkeit von Gliadin in der Nahrung).

- *Autistische Psychopathie*.

- Taubheit: Bei Tauben keine Kontaktstörung, keine eingeengte Aktivität.

- Zentrale Sprachentwicklungsstörungen.

- Elektiver (partieller) Mutismus.

Therapie

- **Sprachtherapie**

1. Behandlungsphase: Herstellen einer positiven Beziehung zwischen Kind und Therapeuten durch körperliche Berührung.

Erreichen und Festigen der präverbalen Verständigungsebene durch Imitationstraining. Nachahmen der vom Therapeuten vorgemachten Bewegungen; evtl. Ausführung der Bewegungen mit Nachilfe. Gelingt die Imitation, dann Nachahmung von Vokalen usw., kombiniert mit Handgesten. Auf diese Weise Erlernen der Echolaliesprache.

2. Behandlungsphase: Training der Aussagesprache und des Sprachverständnisses. Benennen von Gegenständen. Trainieren des Wortverständnisses durch Zeigen auf benannte Gegenstände.

3. Behandlungsphase: Erlernen der Kommunikationssprache. Äußern von Wünschen. Jedoch oft trotz vorhandener Sprachfähigkeit Nichtanwendung im täglichen Leben.

Benutzung immer des *gleichen Therapieraumes*; nur wenige klar erfaßbare Gegenstände dürfen vorhanden sein.

- **Wahrnehmungstraining** Anbahnung intermodaler Verbindungen, Lokalisation von Reizen, Herstellung von Blickkontakt.

Nachahmungsstufe: Erlernen einer sinnvollen Benutzung der Gegenstände.

Semiotische Leistungen: Bildlich dargestellte Fähigkeiten werden in die Wirklichkeit übertragen.

- *Verhaltensmodifikation* des Kindes und der Eltern-Kind-Beziehung.
- *Integrierung* in Klassen mit andersgearteten Lernbehinderten.
- *Tiefenpsychologische* Programme.
- *Heilpädagogische* Programme.

Keine Pharmakotherapie bekannt.

Prognose: Zweifelhaft; Höhepunkt der Symptomatik zwischen dem 5. — 10. Lebensjahr; nicht progredient.

25.3.2 Autistische Psychopathie nach *Asperger*

Definition: *Konstitutionelle (auch aus der Heredität ableitbare) Störung im Gefühls- und Instinktbereich, die seit Beginn des Lebens besteht und bestehen bleibt (Charaktervariante).*

Symptome

- Kinder hochintelligent.
- Sprachliche Frühentwicklung, wortschöpferische Sprache. Diese äußert sich:

— In einem auffallend frühen Sprachbeginn, oft lange vor den ersten selbständigen Schritten oder einem verspäteten Einsetzen mit einer „fertigen Sprache";

— durch Neubildung, Umformung und Vereinigung von Wörtern zu originellen, meist treffsicheren Wortproduktionen, mitunter aber auch zur provokativen Koprolalie;

— durch eine früh reifende Begabung für Grammatik und Satzbau, wobei gerade schwierige Konstruktionen am liebsten produziert werden;

— durch frühen Gebrauch der Adjektive, besonders der „schmückenden", und manchmal relativ späten Verwendung der Personalpronomina;

— durch gesteigerten Ausdrucksgehalt des Gesprochenen, drastisch-lautmalerische Erzählkunst, posenhaft-lauter Betonung einzelner Wörter, Übergang ins Geflüster, wenn etwas Heimliches oder Unheimliches dargestellt werden soll, ferner ein markantes Verhältnis zu freiwilligem oder unfreiwilligem Humor.

● Denken autistisch, eigenständig, apart, mit den Realitäten nur in losem Zusammenhang stehend.

● Rasches Durchdringen intellektueller Probleme.

● Finden abstrakter Methoden.

● Motorische und ideatorische Apraxie.

● Mangelnder Instinkt.

● Nichtsannehmen von außen.

● Kreiseln von Dingen.

● Sprache monoton, gestörte Ausdruckserscheinungen.

● Kinder reden für sich, gleichgültig, ob jemand zuhört oder nicht.

Prognose: Gut. Vorkommen exzeptioneller Leistungen.

26 Psychogene, neurotische (Logoneurosen), hysterische und psychopathische (Dysphrenien) Störungen der Rede

Psychogene Störung: Plötzlich einsetzende Störung auf der Grundlage eines Konfliktes bei **vorher** psychisch unauffälliger Persönlichkeit.

Neurose: Besondere Form der psychogenen Störung. Krankhafte Störung der Erlebnisverarbeitung mit Symptomen abnormen Erlebens, Verhaltens und (oder) gestörter somatischer Funktionsabläufe. Der Störung liegen eine infantile Persönlichkeitsstruktur, eine Fehlentwicklung und konflikthafte Fehlhaltungen zugrunde, die dem Leidenden unzureichend einsichtig sind und deren ätio- und pathogenetische Bedingungen **bis in die Kindheit** zurückreichen. Die Störung ist primär psychogen, überwiegend umweltbedingt. Sie wird also nicht durch hirnorganische Veränderungen oder Überwiegen krankhafter Erbanlagen hervorgerufen.

Definition nach *Bräutigam*: Gruppe von seelisch bedingten Krankheiten chronischen Verlaufs, die sich in bestimmten Symptomen — Angst, Zwang, traurige Verstimmung, hysterische Zeichen — oder in bestimmten Eigenschaften — Hemmung, Selbstunsicherheit, emotionale Labilität, innere Konflikthaftigkeit — äußern.

Durch Verdrängung Scheinlösung des Konflikts.

Hysterie: Besondere Form der Neurose. Bei der Neurose unscheinbare Symptome; bei der Hysterie **demonstrative** Symptome.

Es gibt keine Hysterie als eigentliches Krankheitsbild, sondern nur hysterische Formen der seelischen und körperlichen Reaktion.

Ein Stimmverlust kann nur als hysterisch bezeichnet werden, wenn sich eine bestimmte Wunschrichtung als fixierendes Moment wirksam zeigt.

Prognostisch sind psychogene Störungen der Rede günstiger zu beurteilen als neurotische Störungen.

Anmerkung

Definition psychosomatischer Erkrankungen: Störungen, die mit einer körperlichen Symptomatik und einem körperlichen Befund einhergehen, bei denen jedoch psychische Einflüsse als Ursache, Teilursache oder den Krankheitsprozeß aufrechterhaltende Faktoren vorliegen.

Von den Organneurosen unterscheiden sich psychosomatische Erkrankungen dadurch, daß sie mit einem **faßbaren organischen Befund** einhergehen. Psychosomatische Erkrankungen können sich an allen Organen oder Funktionen manifestieren.

26.1 Mutismus

26.1.1 Totaler Mutismus

Definition: Reaktive Sprach- und Sprechhemmung. Tritt nach vollzogenem oder partiellem Sprecherwerb auf.

Totaler Mutismus tritt häufiger im Kindesalter und bei Knaben als im Erwachsenenalter auf.

Symptome

- Verlust jeder phonischen Sprechleistung.
- Stimmhafte Sprache fehlt = Aphonie.
- Flüstern fehlt = Apsithyrie (bei psychogener Aphonie vorhanden).
- Negativismus, Trotzigkeit, Apathie, Verhaltensstörung.
- Kein Lachen.
- Kein Husten (bei psychogener Aphonie vorhanden).

Fakultative Symptome

Enuresis nocturna
Pavor nocturnus
Nägelknappern
Daumenlutschen
Geistige Entwicklungsstörung
Mehrfachschädigung.

Folgen: Absinken der Leistungen, da die Sprache als wichtigstes Mittel zum Wissenserwerb fehlt.

Die Sprachentwicklung kann zum Stagnieren kommen.

Sprechangst mit Lampenfieber = Logophobie kann zurückbleiben.

Ursachen

Meist neurotisch, selten psychotisch. Psychoneurotische Störung der Gesamtpersönlichkeit.
Nichtbewältigung irgendeiner Situation.
Erziehungsfehler und Milieustörungen.
Erbliche Einflüsse umstritten.
Sprachstörungen in Verbindung mit Fehlreaktionen der Umwelt.
Oft geht verzögerte Sprachentwicklung oder Stottern voraus.

Differentialdiagnose: Traumatischer Mutismus als Folge einer schweren Hirnstammschädigung.

Therapie

Psychologische Verfahren
Milieuwechsel
Kindergartenbesuch
Nichtbeachtung des Krankheitsbildes
Sprachbehandlung.

Überreden zum Sprechen zwecklos, da psychische Barriere. Im Spiel (Kasperltheater, Rollenspiel) manchmal Auftreten erster Zurufwörter; das Kind muß jedoch in der Zuschauerschar unbeachtet bleiben. Nichtbeachtung der ersten wiedergekommenen Wortäußerungen. Aufnahme in eine Gruppe empfehlenswert (Kindergartenbesuch). Evtl. Aufnahme in einer kinderpsychiatrischen Abteilung. Milieuwechsel. Förderung des Ausdrucks von Affekten. Verhaltenstherapeutische Verfahren (operante Verfahren).

Nach Abbau der abnormen Reaktionen können sprachliche Fehlleistungen (Dyslalie, Dysgrammatismus) wieder deutlich hervortreten; diese müssen dann intensiv behandelt werden.

Differentialdiagnose

— Schizophrenie.
— Autismus.
— Depression.
— Geistige Behinderung (Mutismus hier meist psychogen durch Antriebsstörungen verursacht; kein direkter Zusammenhang mit dem Schwachsinn).
— Gelegentlich Hirnläsionen oder Abbauprozesse; hierbei meist psychogene Überlagerung, da oft noch Kommunikationsreste vorhanden.

Prognose: Oft ungünstig. Manchmal jahrelange Krankheitsdauer.

Mutismus bei Erwachsenen: Erzielung von Aufmerksamkeit und Zuwendung oder zwecks Vermeidens unangenehmer Situationen.

26.1.2 Elektiver (partieller) Mutismus

Definition: Psychogene Sprachstörung mit zeitweiser evtl. nur gegenüber bestimmten Personen auftretender Stummheit seelisch überempfindlicher Kinder infolge schwerer Gemütshemmung.

Symptome: Erstes Auftreten zwischen 4. bis 7. Lebensjahr; oft bei Schuleintritt, wenn das Kind in furchtauslösende Situationen mit sprachlichen Anforderungen gerät.

Auffälliges Gesamtverhalten; Ängstlichkeit, Gehemmtheit, Überempfindlichkeit, Eigensinn, negativistisches Verhalten, schwächliche Kinder, vegetative Störungen, verkrampfte Motorik, Bettnässen, Grimassieren, Eßschwierigkeiten, Schulphobie. Intelligenz normal. Kinder sprechen öfters nur mit ausgesuchten Personen (Verwandten, Freunden). Kombination mit Stammeln oder Stottern möglich.

Psychodiagnostik: Untersuchung des emotionalen Bereiches und der Persönlichkeitsentwicklung. Nicht-verbale projektive Tests (Szeno-Test, graphische Gestaltungen: Mann-Zeichnung, Baum-Zeichnung; Wartegg-Zeichentest).

Ursachen: Neurotische Reaktionen, verursacht durch negative Milieueinflüsse, Fehlhaltungen und Erziehungsfehler der Eltern. Erbliche Belastung, charakterliche Veränderungen (Angst, Verschlossenheit, Trotz, Minderwertigkeitsgefühl).

Differentialdiagnose: Autismus, kindliche Schizophrenie, Schwachsinn. Zentrale Sprachentwicklungsstörungen, sprachliche Vernachlässigung.

Therapie: Milieuwechsel, heilpädagogische Beratung. Keine Sprachübungen. Bei gestörtem Mutter-Vater-Kind-Verhältnis Elternberatung. Aufdeckung von Erziehungsfehlern, Spieltherapie.

Prognose: Gut.

26.2 Depressionsdemenz (Pseudodebilität)

Schwerwiegender als Mutismus und Sprechangst. Es handelt sich um eine anaklitische Depression (Gefühlsmangelkrankheit des

Säuglings durch Entzug der mütterlichen Affektzufuhr) im Säuglingsalter gegen Ende des 1. Lebensjahres bei plötzlicher Trennung von der Mutter. Durch Nahrungs- und Kontaktverweigerung lebensbedrohlicher Zustand. Psychogen bedingte Herabsetzung der geistigen Leistungsfähigkeit und Stagnation der sprachlichen Entwicklung sind Ausdruck des Ausweichens gegenüber einer unerträglichen Situation oder Folge einer schweren Frühverwahrlosung, die die psychische Entwicklung hemmt.

Therapie: Spieltherapie, heilpädagogische und kinderpsychiatrische Behandlung.

Differentialdiagnose: Schizophrenie.

26.3 Surdomutismus

Symptome: Verlust von Gehör, Sprache, Artikulation und Stimme. Scheinbar rasches Erlernen des Lippenablesens. Kombination mit Agraphie (Verlust des Schreibens), Alexie (Verlust des Lesens) und Akalkulie (Verlust des Rechnens) möglich.

26.4 Elektive Aphonie (freiwilliges Flüstern)

Definition: Als Stimmstörung erscheinende Sprechhemmung bei Kindern durch Verzicht auf den Gebrauch der vorhandenen stimmhaften Sprache.

Symptome: Tonloses Flüstern, manchmal Stammeln. Bei Laryngoskopie Stimme oft klar.

Diagnose: Ausschluß einer Stimmlippenlähmung und sonstiger organischer Veränderungen am Kehlkopf.

Ursache: Folge einer hartnäckigen und lange bestehenden Gemütsstörung. Manchmal Folge früheren Stotterns, wenn flüsternd besser geredet werden konnte.

Therapie: Stimmbehandlung, Psychotherapie.

Prognose: Gut.

26.5 Logophobie (inneres Stottern, Lampenfieber)

Definition: Erwartungsneurotische Störung mit leichten Hemmungen der Rede infolge subjektiver Sprechfurcht (inneres Stottern). Es liegen die gleichen seelischen Hemmungen wie beim Stottern vor.

Symptome: Plötzliche Stockung während des Redeflusses. Gespräch wird auf ein anderes Thema gelenkt.

Ursache: Bei psychisch labilen Personen auftretende Erwartungsangst, bei bestimmten sprachlichen Situationen zu versagen. Infolge übermäßiger Fixierung der Aufmerksamkeit auf die sprachlichen Ausführungsorgane treten Hemmungen in den Funktionen der sonst gesunden Organe auf. Nervöse Veranlagung, vegetative Labilität.

Therapie: Psychotherapie, Atem-, Phonations- und Artikulationstherapie, Verhaltenstherapie.

Prognose: Meist gut. Kann jedoch in reguläres Stottern übergehen.

26.6 Logasthenie

Definition: Infolge von Gedächtnisstörungen auftretende Unterbrechung des Redeflusses.

Symptome: Wortfindung unbeholfen, Unterbrechungen des Redeflusses, mangelhafte Assoziationsleistung, paraphrasische Störungen infolge Nichtübersehens der grammatischen, syntaktischen und inhaltlichen Gliederung des Satzbaues. Schwerfällige und undeutliche Artikulation. Manchmal Stammelfehler, offenes Näseln. Nach längerem Sprechen übermäßige Ermüdbarkeit der Artikulationsbewegungen und phonasthenische Symptome. Zwangsvorstellungen, nervöser Husten.

Ursache: Erbbedingte und angeborene abnorme psychophysische Konstitution.

Differentialdiagnose: Ausschluß organischer Nervenleiden wie multipler Sklerose, bulbärer Prozesse, progressiver Paralyse und amnestischer Aphasie.

Therapie: Psychotherapie, Sprachübungsbehandlung.

Prognose: Rückfälle möglich oder Symptomenwechsel.

26.7 Hysterische Aphasie

Im Gegensatz zum Mutismus fehlen Aphonie und völlige Stummheit. Laute Stimme; Sprachreste (für einige Silben oder Wörter) vorhanden.

Differentialdiagnose: Motorische Aphasie.

26.8 Hysterische Dysarthrie

Symptome

Verwaschene Artikulation
Störungen der Sprechmelodie
Störungen der Wortfindung
Wälzende Zungenbewegungen
Vorziehen der Lippen oder des Mundes
Offenes Näseln
Grimassieren.

26.9 Hysterisches Stottern

Symptome: Es unterscheidet sich vom gewöhnlichen Stottern:

- Durch den plötzlichen Eintritt nach heftigen Gemütserregungen.
- Durch den Übergang aus Mutismus oder psychogener Aphonie.
- Durch die optische Auffälligkeit der Stotter-Symptome.

Differentialdiagnose

Traumatisches Stottern: Akuter neurasthenischer Zusammenbruch bei vorher psychosomatisch gesunden Personen.

Hysterisches Stottern: Vegetativ labile Personen mit konstitutionell psychopathischen Zügen.

Therapie: Psychiatrische Maßnahmen, Hypnose, Narkohypnose. Zusätzliche Atem-, Stimm- und Sprachtherapie.

27 Störungen der Sprache bei Schwachsinn (Dyslogien)

Sprachlosigkeit = Mutitas oligophrenica.

Definition der Dyslogie: Unvollständige Entwicklung aller Sprachfunktionen infolge Schwachsinns (Oligophrenie).

Definition der geistigen Behinderung nach dem **Bundessozialhilfegesetz:** Mit Schwäche der geistigen Kräfte wesentlich behinderte Personen, die infolge dieser geistigen Schwäche am Leben in der Gemeinschaft, vor allem am Arbeitsleben nicht oder nur unzureichend teilnehmen können.

Definition nach dem **Deutschen Bildungsrat:** Als geistig behindert gilt, wer infolge einer organisch-genetischen oder anderweitigen Schädigung in seiner psychischen Gesamtentwicklung und seiner Lernfähigkeit so beeinträchtigt ist, daß er voraussichtlich lebenslang sozialer und pädagogischer Hilfe bedarf.

Weitere Definition der geistigen Behinderung: Dauernde schwerwiegende Lernbehinderung und Lernbegrenzung mit begrenzter Selbständigkeit und Verantwortlichkeit.

Definition „geistig behinderte Schüler": Die geistig-seelische Förderung bleibt überwiegend auf praktische Vollzüge angewiesen; eine Einführung in die Kulturtechniken des Lesens, Schreibens und Rechnens ist für sie nur in Ausnahmefällen sinnvoll. Die geistig-seelische Entwicklung erreicht bis zum Schulabschluß die Stufe der 5- bis 7jährigen, zuweilen werden lediglich Fortschritte auf Entwicklungsstufen der frühesten Kindheit erzielt.

In Abgrenzung zu Schülern der **Lernbehindertenschule** handelt es sich bei Schülern der **Sonderschulen** für **geistig Behinderte** um Schüler, bei denen angenommen werden muß, daß sie in den Klassen 5 und 6 der Schule für Lernbehinderte nicht erfolgreich mitarbeiten können.

Das Lernverhalten geistig behinderter Kinder ist charakterisiert durch: Sachverhaftete Ansprechbarkeit, senso-motorische Aufnahmebereitschaft, spezielle Führungsbedürftigkeit, gestörte Lerndynamik, dauernde Anregungsbedürftigkeit.

0,6 % der Bevölkerung der Bundesrepublik Deutschland sind geistig behindert.

Man findet Dyslogien bei:

Debilität	in 86,5% der Fälle	IQ 69—50
Imbezillität	in 95,4% der Fälle	IQ 49—20
Idiotie	in 100% der Fälle	IQ 19— 0

Die schwersten organischen Sprachstörungen finden sich bei einem IQ unter 40.

Geistige Behinderung bedeutet **Mehrfachbehinderung.** Kombination mit Seh-, Hör-, Milieustörungen, Dysarthrie, Näseln, Poltern, Stottern möglich.

Eine weitere Ursache für die Sprachretardation geistig Behinderter liegt in der motorischen Ungeschicklichkeit und damit auch der Ungeschicklichkeit der Sprechwerkzeuge. Außerdem besteht eine geringe Fähigkeit, Artikulationsbewegungen nachzuahmen.

Anmerkung

Oligophrenie = angeborene Intelligenzminderung
Demenz = erworbene Intelligenzminderung

27.1 Symptome

Frühverhalten geistig Behinderter: Fötaldasein nach der Geburt, kein Saugen, kein Schreien, dauerndes Schlafen, rein vegetatives Verhalten in den ersten 3 Lebensjahren. Kein Lächeln im 2. Monat; freie Kopfhaltung im 4. Monat nicht möglich; Sitzen, Laufen, Sprechbeginn verzögert.

Bei **Idiotie** wird nicht das Stadium des Sprachbeginns erreicht. Keine Reaktion auf Hunger, Kälte, Schmerz. Bei Lautäußerungen handelt es sich nicht um Ausdrucksäußerungen, sondern um stereotype psycho-motorische Entladungen. Produktion von Urlauten wie: Heulen, Schnurren, Brummen, Grunzen, Schreien. Eventuell Reaktion auf Zuruf ohne Sprachverständnis. Bei weniger hochgradigem Schwachsinn von Gebärdenverständnis unterstütztes geringes Sprachverständnis vorhanden.

Der Grad des Intelligenzmangels und das Ausmaß der Sprachstörung stehen nicht miteinander in Beziehung. Rückschlüsse vom Ausmaß der Sprachstörung auf die Intelligenz sind daher nicht möglich. Das Sprachverständnis hängt jedoch vom Intelligenzgrad ab. Meist ist auch Rechnen und Lesen gestört. Es gibt aber auch geistig Behinderte mit normalem Sprechvermögen.

Die Feststellung einer Parallelität zur Intelligenzentwicklung ist nicht sinnvoll, da sprachliche Fähigkeiten einen wesentlichen Teil der Intelligenzfunktionen ausmachen.

Die Sprachentwicklung bleibt auf einer **normalen,** aber **primitiven** Sprachstufe stehen (evtl. lebenslänglicher Dysgrammatismus). Daher machen die unterschiedlichen Schwachsinnsformen **keine unterschiedlichen Formen der verzögerten Sprachentwicklung.** Der Grad der Sprachentwicklung hängt ab vom Grad der organischen Schädigung und der Intensität der sprachlichen Frühförderung.

Bei der Beurteilung der Bildungsfähigkeit muß der intellektuelle Entwicklungsstand, aber auch die Form des Schwachsinns (torpid oder versatil) berücksichtigt werden. Weiterhin muß die Gefühlssphäre des Kindes, die Entwicklung seines Willens und seiner Fähigkeit zur gesellschaftlichen Einordnung in Betracht gezogen werden. Diese persönlichen Eigenschaften sind oft wichtiger als das Wissensniveau.

Bei den **debilen** Kindern ist gewöhnlich die Sprachentwicklung verzögert, und es findet sich zusätzlich ein Stammeln. Debile Kinder erreichen die sprachliche Entwicklungsstufe 14- bis 15jähriger.

Bei den **imbezillen** Kindern verzögert sich die Sprachentwicklung. Später kann sich bei einigen die Artikulation der Sprache sehr gut entwickeln. Häufig bleibt allerdings ein hartnäckiges Stammeln zurück. Der Sprachinhalt ist arm. Imbezille Kinder erreichen die Stufe eines sieben- bis neunjährigen normalen Kindes. Sie können einige abstrakte Begriffe verstehen.

Die *torpiden* **Idioten** nehmen langsamer wahr, behalten aber die Wahrnehmung fester als die erethischen Idioten. Sie lernen nur einige Wörter sprechen, mit deren Hilfe sie kurze agrammatische Sätze bilden. Die Entwicklung der Sprache und des Verstandes bleibt auf der Entwicklungsstufe eines normalen zweijährigen Kindes stehen. Es finden sich Defekte in der Gefühlssphäre, fehlende Aufmerksamkeit und Assoziationsfähigkeit, fehlendes Gedächtnis für Sinneswahrnehmungen und Bewegungen, jedoch Empfänglichkeit für Musik, Nachahmen von Melodien. Bei den *versatilen* Formen kommt Echolalie vor, d.h. es werden unartikulierte Laute oder eingelernte Wörter ohne Sinnbezug ausgestoßen.

Bei **apathischen** Idioten trotz ungünstigerer Ausgangssituation infolge besserer Umgänglichkeit und Verhaltens **bessere Sprachausbildung** als bei **erethischen** Idioten (s. auch Tab. 16).

Tab. 16: Unterschiede der Sprachentwicklung bei apathischen und erethischen Idioten

Apathische (Torpide)	Erethiker (Versatile)
Sehr spätes Einsetzen der Lallphase	Einsetzen der Lallphase leicht verzögert
Lallphase verlängert (wenig und mit Mühe)	Lallphase verlängert (Nachahmen des Tonfalles)
Ausbildung einer einigermaßen deutlichen Sprache	Ausbildung einer einigermaßen deutlichen Sprache wird erst spät erreicht

Saugreflex schwach ausgebildet, Kaufaulheit. Somit Fehlen *motorischer* und **kinästhetischer** Muster, auf denen sich später die *Artikulation* aufbauen kann. *Analytisch-synthetische* Fähigkeiten herabgesetzt.

Bei manchen geistig Behinderten besteht bei vorhandener Sprachlosigkeit eine Reaktion auf Sprache und Geräusche, ein Situations- und Gebärdenverständnis, manchmal ein Sprechen bei Aufregung und beim Singen. Echolalie, Gestensprache. Die Zeit der Sprachlosigkeit kann die ersten 4—6 Jahre und darüber hinaus andauern.

Sprachaufbaubehinderung infolge enger Beziehungen zwischen Sprache, Denken und Intelligenz.

Bei 73—100% der geistig Behinderten Sprachauffälligkeiten.

Beibehalten infantiler Sprachbegriffe, Bestehenbleiben eines Dysgrammatismus mit Stammeln, kurze Sätze mit wenigen mehrsilbigen Wörtern. Evtl. Monophasie: Vokabular umfaßt nur ein einziges Wort. Bradylalie.

Echolalie, besonders bei Erethikern (Erklärung: Der Geistesschwache steht der Situation des Angesprochenseins hilflos gegenüber; er erkennt nicht die Gesprächsabsicht und wiederholt deshalb mechanisch eine Aufforderung oder Frage. Situationseingewöhnung, Einstellung auf den Untersucher und dessen Sprechweise führen zu einer Verringerung der Echolalie). Einschränkung des Wortschatzes selbst im konkreten Bereich.

Vermehrtes Auftreten von meist klonischem **Stottern** und **Poltern.** Ob beim Stottern geistig Behinderter nur organische Ursachen in Frage kommen oder auch Fehlerziehungswirkung, erschwerte Kontaktbedingungen usw., d.h. psychische Momente, ist noch nicht geklärt.

Infolge der Sprachschwäche Behinderung der **Gegenstandserfassung** sowie des Sprechens und Urteilens über Gegenstände.

Aufmerksamkeit, Konzentrations- und Merkfähigkeit herabgesetzt.

Wortstammeln stärker als Stammeln von Einzellauten; hier besonders Zischlaute und R-Laut betroffen; g und k werden durch d und t ersetzt.

Schwierige Laute werden durch einfachere ersetzt oder ausgelassen.

Beschränkter **Wortschatz,** fehlerhafter Gebrauch abstrakter Begriffe, verspäteter Erwerb von Gattungsbegriffen, generalisierend angewandte Verba treten als Ersatz für Begriffe ein, z.B. „zum Essen" statt Kuchen. Logorrhoe bei fehlenden Hemmungen.

Eingeschränktes **Sprachverständnis** als Ausdruck einer Wahrnehmungs- und Verarbeitungsschwäche.

Verminderte Wahrnehmungsfähigkeit beim Sehen, Hören und Tasten.

Beeinträchtigung folgender sprachlicher Leistungsbereiche:

— der Verwendung detaillierender und **abstrakter** Bezeichnungen. Gebrauch schwieriger, besonders außerhalb der Sprachgewöhnung liegender Formen (2. und 3. Fall beim Hauptwort, 1. Vergangenheit, Leideform, Möglichkeitsform beim Zeitwort) und Satzbaumodelle (Nebensätze, Satzgefüge);

— der Geschlossenheit einer mehrgliedrigen Aussage **(Folgerichtigkeit** der Sätze);

— der **Sinnverdeutlichung** durch Sprachakzente (Dynamik, Melos, Rhythmus, Tempo): Je nach Reaktionsbereitschaft wird ohne

Bindung an den Redeinhalt laut oder leise gesprochen; eine Nuancierung und Dosierung fehlt. Sinnwidrige melodische Akzentuierung. Monotonie. Rhythmusstörungen infolge beliebiger Atmung, z. B. mitten im Wort und nicht sinngemäß. Daher Verwechslung mit skandierender Sprache bei Dysarthrie möglich.

— **Stimme:** Leise, matt, weinerlich, schwach, monoton, heiser oder laute, hohe, schrille, krächzende, rauhe, dumpfe Stimme, offenes oder geschlossenes **Näseln.**

Dumpfe Färbung der Stimmgebung soll auf Dominanz des Affektbereiches hinweisen.

— **Atemstörungen:** Oberflächliche Atmung oder überdosierte Luftabgabe mit explosiv klingender Stimme.

Ansprechen auf Musik; dazu rhythmische, tanzartig, oft plumpe Bewegungsformen. Imitation von Melodien. Ungezielte Zuwendung zur Umwelt.

Offenstehender Mund mit schlaffer Gesamthaltung als Ausdruck von Antriebs- und Willensschwäche.

27.2 Sprachprüfung bei geistiger Behinderung

Sprachgebrauchsstufen

Ungezielter Stimm- und Lautgebrauch (ungezieltes Schreien)
Gezielter Stimm- und Lautgebrauch
Ein-Wort-Satz
Mehr-Wort-Satz
Formungsansätze
Formgerechte, einfache Sätze
Erweiterte Satzbaumodelle: Satzverbindungen, Satzgefüge.

Sprachverständnisstufen

Ansprechbarkeit durch Stimme und Mimik
Situationsverständnis
Wortverständnis
Verständnis von mehrgliedrigen Sätzen.

Zur Bestimmung des Sprachniveaus bieten einige Aufgaben aus dem Bühler-Hetzer-Test auch altersmäßige Anhaltspunkte:

— Nr. 2, II: Verstehen eines Befehls, Altersstufe 1,6—2,0.
— Nr. 3, II: Benennen von Gegenständen, Altersstufe 1,6—2,0.

- Nr. 4, III: Sprechen von abwesenden Dingen, Altersstufe 2,0—3,0.
- Nr. 4, IV: Sprachliche Formulierung von Plänen, Altersstufe 3,0—4,0.

Bei Erfüllung einer Aufgabe wird man das Erreichen der höheren Altersstufe vermerken.

27.3 Therapie bei geistiger Behinderung

Bei **geringer** geistiger Behinderung mit sprachlichem Rückstand vorrangige **Förderung der Sprache;** günstige Auswirkungen auch auf die geistigen Fähigkeiten. Bei **schwerem** geistigen Defekt **sonderpädagogische** Maßnahmen wichtiger als sprachtherapeutische.

Wegen der **Mehrfachbehinderung** zusätzliche Therapiemaßnahmen:

- Anregungen im *Wahrnehmungsbereich:* Fühlen, Tasten, Sehen, Hören;
- Anregungen im *Motorikbereich;*
- Anregungen im *Sozial-* und *Gefühlsbereich:* Hautkontakt, Blickkontakt, Hörkontakt, Fingerspiele;
- Spracheintrittsvorbereitung durch die Eltern.
- Beginn des Sprachaufbaus bei Einsetzen der Zuwendungsfähigkeit.
- **Kontaktaufnahme** durch Körperberührung, Streicheln, Ansprache, Anblicken.
- Förderung der **motorischen** Entwicklung durch Anregung der Strampelbereitschaft, Einnehmen der Bauchlage (damit Anregung zum Heben des Kopfes, Krabbeln, Kriechen).

Krabbeln normalerweise mit ½—¾ Jahr, Kriechen gegen Ende des 1. Lebensjahres.

- **Sensomotorisch-sprechmotorische** Anregung: Lauterweckung durch akustische Weckstöße (Glocke). Aktivierung von Geräusch- und Antlitzzuwendung. Artikulatorische Vorschulung durch Bestreichen der Lippen. Massieren der Kiefer- und Mundmuskulatur, Anregung der Zungenaktivität durch Hin- und Herstreichen unter dem Kinn am Zungenboden, Auf- und Zu-Bewegungen des Kinns.

- Verbinden von **Sprache** und **Versorgungshandlungen** (Anziehen); hierdurch Konditionierung von Sprache und Situationsanforderung. Vorsprechen in Zwei-Wort-Sätzen.

Beantwortung stimmlicher Reaktionen in ähnlicher Weise.
Nur knappe und gleichlautende Anweisungen an das Kind geben.
Fehlende Reaktionen und Antworten selbst erbringen.

— Training von Lippen, Kiefer, Gaumensegel, mimischer Muskulatur durch gründliches Kauen, richtiges und vollständiges Schlucken, Saugen, Mundspülen mit Wangenaufblähen und Festhalten des Spülwassers, Luftballon Aufblasen, Zähneklappern, Gesichterschneiden.

— Seherziehung: Beim Ansprechen wird der Blick des Kindes auf den Mund des Sprechers gelenkt.

Die eigentliche Sprachbehandlung erfolgt nun durch Logopäden und Sprachheilpädagogen mit zusätzlich erworbener Qualifikation für den Bereich Geistig-Behinderten-Pädagogik.

Sprachaufbau durch **ganzheitliche Verfahren;** Üben sinnvoller **Wörter,** nicht von Einzellauten. Therapie in Räumen mit wenig Störreizen. Arbeiten auf dem Boden oder an einem niedrigen Tisch. Einhalten einer gleichbleibenden Situation bei den Therapiesitzungen; hierdurch Erleichterung der Einstellung auf die spezifische Lernsituation.

Belohnung des Kindes bei allen Übungen nach den Prinzipien der Verhaltenstherapie.

Die ersten anzubahnenden Wörter werden unter Berücksichtigung ihrer **emotionalen** Attraktivität und des **phonemischen** Schwierigkeitsgrades ausgewählt. Das Wort wird vorgesprochen und der jeweilige Gegenstand konkret dazu präsentiert. Erarbeitete Wörter müssen in der häuslichen Situation und im Kindergarten immer wieder in passende Situationen eingebaut werden.

Sprachaufbau

Gestaltung der Redeabsichten (Begrüßen, Verabschieden); Übung grammatischer (Ein- und Mehrzahl, Gegenwart, Vergangenheit) und syntaktischer Fähigkeiten (ungebeugte, gebeugte, Zwei- und Mehr-Wort-Sätze, Satzverbindungen). Ein allgemein verbindliches Wortschatzprogramm gibt es nicht. Der Weg des Sprachaufbaues verläuft vom **Sprachverständnis** zur sprachlichen **Darstellung.** Die Abfolge orientiert sich genau an der des unbehinderten Kindes.

Anbildung fehlender Sprachlaute.

Auditive Differenzierungsübungen:
Unterscheidung von Straßengeräuschen, Instrumenten, Stimmen, Werkzeugen; Unterscheidung von hoch-tief, laut-leise, weit-nah. Unterscheidung von richtig oder falsch vorgesprochenen Wörtern und Lauten.

Therapie bei Sprachbehinderung auf **höherem Sprachniveau:** *Beziehungsverdeutlichung* und Befestigung von Sprachfügemustern durch Tonbandgeräte. Übungen zur Aussageerweiterung und Sprachgestaltung.

Stimmtherapie, Atemtherapie.

Beeinflussung der passiven Allgemeinhaltung mit offenem Mund, des oberflächlichen Atmens und der überdosierten Luftabgabe durch Stimmbildung, Singen, Körperschulung, rhythmische Gymnastik, Blasübungen.

Physiotherapie, Ergotherapie, Musiktherapie.

Besondere Probleme bieten **schwerhörige** geistig Behinderte, **zerebral gelähmte** geistig Behinderte und geistig Behinderte mit **Epilepsie.**

Bei **geistiger Retardierung** Anwendung des Behandlungsplanes nach *Frostig.* Er bietet bei diesen Kindern eine Therapie visueller Wahrnehmungsstörungen und der hiermit zusammenhängenden motorischen, sensorischen und kognitiven Schwächen. Bei geistig behinderten oder geistig retardierten Kindern sollte das Ausgangsintelligenzalter zu Therapiebeginn in einem Altersbereich zwischen 3 und 5 Jahren liegen. Zusätzlich muß eine logopädische Therapie erfolgen.

Die Behandlung kann in Sonderschulen für Lernbehinderte, Tagesbildungsstätten für geistig Behinderte (Lebenshilfe), oder in Sprachheilheimen durchgeführt werden.

Medikamentös kann Encephabol® versucht werden, gegebenenfalls Sedierung.

Siehe auch Therapie bei verzögerter Sprachentwicklung Seite 194.

27.4 Differentialdiagnose

Verzögerte Sprachentwicklung infolge:

peripherer Schwerhörigkeit, akustischer Agnosie, psychogener Hörstörung, kindlicher Schizophrenie, Autismus, motorischer Störung, Hirndegeneration. Intelligenzhemmung durch seelisch bedingte (neurotische oder affektive) Denk-Leistungshemmungen (= Pseudodebilität).

Sprache ist in den *höheren* Schichten (Abstraktion, Satzgefüge) mehr Funktion der **Intelligenz** als in niederen Schichten. Sprachmängel der höheren Schicht bei geringfügigen Fehlleistungen der Einzellautung und der Artikulation spricht für eine Intelligenzschwäche und weniger für eine Sprachschwäche.

Im Schulalter Hinweis auf **Intelligenzschwäche,** wenn in freier Rede bei Nichtbehinderung der Einzellautung und Lautverbindung der Anteil drei- und mehrsilbiger Wörter 8% unterschreitet. Bei zentralen Einzellautungs- und Artikulationsschwierigkeiten sind zusätzliche Leistungsschwächen in höheren Sprachschichten nicht als intelligenzbedingt, sondern als **sprachschwächebedingt** anzusehen.

27.5 Ursachen des Schwachsinns

a) Endogen-hereditär

— Gewöhnlicher (genuiner) Schwachsinn; X-chromosomal erblicher Schwachsinn.
— Metabolische Schwachsinnsformen (Stoffwechselstörungen): Phenylketonurie; rezessiv vererbbar, Fehlen eines Enzyms, Behandlung mit phenylalaninarmer Diät. Morbus Wilson. Ahornsirupkrankheit, Galaktosämie, Mukoviszidose, Hypothyreose.
— Erbliche Hirn- und Schädelmißbildungen: Mikrozephalie, Makrozephalie.
— Generalisierte Neurofibromatose.

b) Exogen (erworben)

— Pränatal: Röteln, Anoxie (Sauerstoffmangel), Hypothyreose.
— Perinatal.
— Postnatal: Kernikterus, Enzephalitis, Trauma.

c) Chromosomal

— Trisomie 21 (Down-Syndrom).
— Ullrich-Turner-Syndrom.
— Triplo-X-Syndrom.
— Doppel-Y-Syndrom.
— Klinefelter-Syndrom.
— Cri du chat-Syndrom.

Anmerkung:

Beeinträchtigung der Intelligenz auch durch:
Retardierung, fehlende Zuwendung und Förderung.

Störung von Einzelfunktionen der Intelligenz

Wahrnehmungsstörungen, Gedächtnisstörungen, Denkstörungen, Werkzeugstörungen (Störungen der integrierenden sog. höheren Hirnleistungen, die die Erkenntnis- und Handlungsfähigkeit und damit auch die geistige Leistungsfähigkeit insgesamt beeinträchtigen. Beispiele: Aphasien, Apraxien und Agnosien).

Der Grad des Intelligenzmangels und das Ausmaß der Sprachstörung stehen nicht miteinander in Beziehung. Rückschlüsse vom Ausmaß der Sprachstörung auf die Intelligenz sind daher nicht möglich. Das Sprachverständnis hängt jedoch vom Intelligenzgrad ab. Es gibt aber auch geistig Behinderte mit normalem Sprechvermögen.

Ad a) Endogen-hereditär bedingter Schwachsinn

X-chromosomal erblicher Schwachsinn mit brüchiger Stelle am X-Chromosom.

Symptome bei den *homozygoten männlichen* Individuen: Schwere geistige Behinderung, starke Sprachentwicklungsverzögerung, ausgeglichenes, freundliches Wesen.

Symptome bei *heterozygoten weiblichen* Individuen: Meist klinisch unauffällig, manchmal leichte geistige Retardierung.

Ad c) Chromosomal bedingter Schwachsinn

Schwachsinn infolge von Anomalien der Geschlechtschromosomen:

Turner-Syndrom: Keine Sprachstörungen bekannt.

Triplo-X-Syndrom: Die Hälfte der betroffenen Mädchen hat eine verzögerte Sprachentwicklung, ein Drittel eine verzögerte Entwicklung der motorischen Koordination.

XYY-Syndrom: Vermindertes Intelligenzniveau (IQ durchschnittlich 90). Unterstützende Sprachtherapie wird für erforderlich gehalten.

Klinefelter-Syndrom: Mehr als ein X in allen oder einem Teil der Zellen. Durchschnittlich etwas niedrigerer IQ als normal infolge eines herabgesetzten Verbal-IQ. Bei der Hälfte der Knaben verzögerte Sprachentwicklung. Verzögerte grobmotorische Koordination.

Down-Syndrom, (Langdon-Down-Syndrom, Trisomie 21, Mongolismus)

Häufigkeit 1:1500; bei über 40jährigen Eltern 1:600.

5—10% aller Schwachsinnigen haben ein Down-Syndrom.

Ursachen des Down-Syndroms

- **Trisomie 21**

Trisomie 21 bei 97% der Kinder Ursache des Down-Syndroms.

Ursache der Chromosomenstörung:

Ionisierende Strahlen, mutagene Chemikalien, Viren, Vitaminmangelzustände, fortgeschrittenes Gebäralter der Mutter, (⅔ der Kinder von Müttern über 30 Jahren, nur ⅓ von Müttern unter 30 Jahren).

Normalerweise 46 Chromosomen; 22 Paare von Autosomen und 1 Paar Geschlechtschromosomen (Heterosomen, männlich XY, weiblich XX). Unterteilung der Chromosomen in 7 Untergruppen A—G, denen jeweils 2—8 Chromosomen zugeordnet sind.

Entstehung der Trisomie 21 infolge Unterbleibens des Auseinanderweichens des paarig angelegten Chromosoms 21 der G-Gruppe während der 1. Reifungsteilung vor der Befruchtung aus im einzelnen unbekannten Gründen = **Non-disjunction**. Das Chromosom 21 ist daher dreifach vorhanden; deshalb insgesamt 47 Chromosomen.

- **Mosaik-Trisomie**

Sie entsteht bei Non-disjunction während der 1. Zellteilung nach der Befruchtung. Auf diese Weise Bildung von Trisomen, Monosomen und normalen Zellen. Die monosomen Zellen sterben ab. Die Kinder haben daher Zellen mit Trisomie 21 und Normalzellen. Daher abgeschwächtes Krankheitsbild. Die betreffenden Kinder werden „Mosaike" genannt.

- **Translokations-Down-Syndrom** (= partielle Trisomie 21)

Translokation eines überzähligen Chromosoms 21 oder eines wesentlichen Stückes davon an ein anderes Chromosom, meist der

D- oder G-Gruppe. Daher nur 46 Chromosomen. Die Kinder sind phänotypisch gesund. Bei Vererbung Gefahr der Entstehung eines Translokations-Down-Syndroms mit partieller Trisomie 21. Häufigkeit des erblich bedingten Down-Syndroms: 1%.

Leitsymptome (charakteristische Gesichtsmerkmale) des Down-Syndroms:

— Mongolenfalte (Epikanthus) an der Innenfläche der Augenwinkel.
— Schrägstellung der Lidachse von außen oben nach innen unten.
— Hypertelorismus (Vergrößerung des Abstandes zwischen den medialen Augenwinkeln).
— Eingesunkene Nasenwurzel (Sattelnase).
— Makroglossie, dicke Zunge mit tiefen Querfurchen (Lingua scrotalis).
— Hängende, breite Unterlippe mit querverlaufenden Rissen.
— Fliehendes Kinn.

Weitere Symptome:

— Rundes Gesicht oder schmale, ovale Kopfform, Bradyzephalie (Kurzschädel).
— Gedrungener Körperbau.
— Unterentwicklung des Os ethmoidale (Siebbein).
— Hypoplasie oder Aplasie der Stirnhöhlen.
— Geringe Differenzierung der Ohrmuscheln.
— Kiefer- und Zahnanomalien; verspäteter Zahndurchbruch.
— Kurze, abgebogene Finger, 4-Finger-Furche am Handteller zwischen 2.—5. Finger.
— Sandalenfurche (weiter Abstand zwischen 1. und 2. Zehe.
— Muskelhypotonie.

— Kombination mit Mehrfachbehinderungen: Bei 75% der Kinder Herzfehler; Magen-Darm-, Skelettmißbildungen, endokrine Veränderungen, Hörstörungen (Schalleitungsschwerhörigkeit infolge Seromukotympanon oder Mißbildungen), Sehstörungen.

Geistige Entwicklung

Immer geistige Behinderung. Debilität 5%, Imbezillität 75%, Idiotie 20%. Mittelwert des IQ liegt zwischen 25—49. Geistige Entwicklung Imbeziller bleibt auf der Stufe 6- bis 7jähriger Kinder stehen, Debile erreichen die Stufe 14—15jähriger, Idioten die 2jähriger

Kinder. Auswendiglernen und Sprechen von Fremdsprachen mit begrenztem Vokabular möglich. Rechnen unmöglich.

Nachahmung von Handlungen wie Schreiben oder Lesen von Büchern täuschen über den niedrigen IQ hinweg; dabei possierlicher Eindruck; Grimassieren, Hang zur Clownerie (clownartige Rötung der Wangen, rote Flecken), freundlich, gutmütig, Freude an Musik und rhythmischen Bewegungsformen.

Mit zunehmendem Alter fallende Tendenz des IQ. Meist Besuch der Schule für geistig Behinderte, selten der Schule für Lernbehinderte.

Motorische Entwicklung

Anfangs dauerndes Schlafen; unsensibel gegenüber Berührungen an Backen und Lippen; monatelanges Füttern erforderlich, bis das willkürliche Saugen beginnt; 2jähriges Säuglingsstadium; Bewegungsarmut.

Sitzen um den 12. Lebensmonat (4—6 Monate später als im Normalfall), Laufen mit 2—3 Jahren. Stadium der Überaktivität zwischen dem 3. und 7. Lebensjahr.

Sprachliche Entwicklung

Keine typische Sprachstörung. Während der in unterschiedlichem Alter auftretenden Lallphase nur geringer Lautreichtum, rauhe, überlaute Stimmgebung. Lautgebärden, Lautsermone und Aktionslaute (= intendierte, auf das Geschehen in der Umwelt gerichtete Lautkundgabe).

Sprechbeginn bei ¼ der Kinder vor dem 4. Lebensjahr, bei ¾ während des 4.—7. Lebensjahres.

Dysgrammatismus: Schwerer Dysgrammatismus kann isoliert als einziges dyslogisches Symptom vorliegen.

Stammeln, manchmal reine Vokalsprache; besonders betroffen sind die Laute: R, k, g, d, l, s. Begünstigung der Artikulationsstörung durch Hypotonie der Zungenmuskulatur und mangelnde Koordinationsfähigkeit der Bewegungen. Silben-, Wort- oder Satzstammeln.

Poltern, Stottern. Häufigkeit des Stottersymptoms nimmt angeblich mit zunehmendem Grad der geistigen Entwicklung ab. Stereotypien.

Stimme tief, heiser, rauh, laut infolge:
Chronischer Laryngitis, Veränderungen der Stimmbandelastizität, Myxödems mit Verdickung der Schleimhäute infolge Schilddrüseninsuffizienz, unterentwickeltem Kehlkopf im Rahmen der allgemeinen Unterentwicklung.
Reduzierter Stimmumfang.
Störung der musischen Sprachelemente.

Entsprechend dem Intelligenzprofil Verharren auf einer primitiven, aber normalen Stufe der Sprachentwicklung bis ins Erwachsenenalter.

Sprachtherapie bei Down-Syndrom

Entwicklungstherapie anhand des Entwicklungsprofils durch den Psychologen und die Mutter. Später logopädische Maßnahmen. Medikamentöse Zusatzbehandlung umstritten.
Therapiebeginn in den ersten Wochen.

Wegen der Reizunempfänglichkeit verstärktes Anbieten von Reizen. Massage der Kiefer- und Mundmuskulatur, Kitzeln der Lippen und Zunge; dadurch Straffung der Muskulatur und Erleichterung des Mundschlusses.

Einbeziehung von rhythmischen Übungen. Förderung der Lall-Laute durch **Vibration.** Bei auf dem Rücken liegenden Säugling Druck auf den Brustkorb im Atemrhythmus bei gleichzeitigem Lallen der Mutter. **Zungenaktivierung** durch Druck auf den Mundboden oder durch Antippen der Zungenspitze fördert die Bildung der Laute k und l. Anschließend Übungen in der Bauchlage; hier ist der Mundschluß schwerer zu erreichen.

Atmungsförderung durch Streicheln und Zusammenführen der Lippen zwecks Erzielung eines Lippenschlusses, der zur Nasenatmung zwingt.

Im Alter von 7—9 Monaten Anbahnung des *Kauvorganges;* Nahrungsteile werden zwischen Zahndamm und Wange gelegt; die Zunge muß diese dann zwischen die Zähne führen. Gleichzeitig werden von außen Kaubewegungen ausgeführt.

Verlängerung der Atemphasen, Rhythmisierung der Sprechbewegungen, Blas- und Pusteübungen bewirken Training der Lippenmuskulatur. Geschicklichkeitsübungen für Lippe, Zunge und Gaumensegel. Hörübungen, Spieltherapie zur Steigerung des Konzentrationsvermögens.

Perzeptionstraining durch Training der visuellen Wahrnehmung, der akustischen Wahrnehmung; Training der Motorik.

Nach dem 14. Lebensjahr keine Vergrößerung und Festigung des Wortschatzes mehr möglich; lediglich noch Dressurerfolge.

Plastisch-chirurgische Behandlung (in der Reihenfolge der häufigsten Notwendigkeit)

— Durch **Zungenresektion** Ermöglichung des Mundschlusses, Verbesserung der Artikulation, Reduzierung der Racheninfektionen. Zungenresektion zwischen dem 2. und 4. Lebensjahr; dann logopädische Behandlung.

— **Anhebung** der **Sattelnase** durch Implantat. Dadurch Verstreichen der Mongolenfalten.

— Korrektur der schräg stehenden Lidachse durch Resektion eines dreieckigen Anteiles aus dem M. orbicularis oculi mit dem Septum orbitale; dieses wird am Periost des äußeren unteren Orbitawinkels verankert.

— Korrektur des fliehenden Kinns durch Einsetzen einer Siliconprothese.

— Korrektur der hängenden Unterlippe durch sagittale Keilexzision oder durch eine innere quere Schleimhautexzision.

— Eventuell Korrektur abstehender Ohren.

— Korrektur des zu starken Halses durch Entfernung überflüssiger Fettpolster.

— Durchtrennung der parasympathischen sekretorischen Fasern zu den Glandulae submandibulares und den Ohrspeicheldrüsen mittels transtympanaler Durchtrennung der Chorda tympani und des Plexus tympanicus zwecks **Reduzierung** der **Speichelsekretion.**

Prognose: Lebenserwartung früher 20—25 Jahre; jetzt 50 Jahre.

27.6 Prüfung der Intelligenz

Definition der Intelligenz: *Fähigkeit, zweckvoll zu handeln, vernünftig zu denken und sich wirkungsvoll mit seiner Umgebung auseinanderzusetzen (Wechsler).*

Piagel vertritt als einziger die Ansicht, die Entwicklung der Intelligenz sei nicht von der **Sprache** abhängig.

Intelligenztests

Intelligenztests bewerten das momentane Wissen und die Sprach- und Denkfähigkeit.

Leistung hängt nicht mit Intelligenz zusammen.

Guter Ausfall eines Intelligenztests schließt *Teilleistungsstörungen* nicht aus. Teilleistungsstörungen sind jedoch bei schwacher Begabung häufiger.

Intelligenz ist keine einheitliche Fähigkeit; sie setzt sich vielmehr aus unterschiedlichen Begabungen zusammen. Intelligenztests messen nur *Leistungen,* nicht *Begabungen.*

Zu den von Intelligenztests geprüften *psychologischen* Funktionen gehören:

Tatsachenwissen, Sprache; die Fähigkeit, aufmerksam zu sein, Assoziationen herstellen zu können, zu klassifizieren, Informationen zu verstehen und zu speichern, Probleme zu lösen, logisch zu denken, Beziehungen wahrzunehmen, zu urteilen, korrekt zwischen Alternativen zu wählen, sich etwas bildlich vorzustellen, sich zu erinnern, Sprache als Denkhilfe zu verwenden und mit graphischen Symbolen umzugehen.

Intelligenztests prüfen Fähigkeiten, die das Resultat des Zusammenwirkens von **angeborenem** Potential und **Umwelteinflüssen** sind. Die Ergebnisse, d.h. der IQ, können sich daher **während des Lebens verändern.** Bei für die geistige Entwicklung positiver oder negativer Umgebung somit *Zunahme* oder *Abnahme* des IQ.

Der Intelligenzbegriff *Piagets* hebt dagegen mehr die Prozesse der **Denkoperationen** und der **geistigen Entwicklung** hervor. *Piaget* unterscheidet 4 miteinander in Beziehung stehende Faktoren, die an dem Zustandekommen der Intelligenz beteiligt sein sollen:

Vererbung, Umwelt, soziale Interaktion und den persönlichen Antrieb, eine Balance zu erreichen zwischen Wahrnehmen und Begreifen einerseits, und andererseits sich an die Umgebung anzupassen und sie nutzen zu lernen.

Kritik an den Intelligenztests: Hohe Werte im Intelligenztest (hoher IQ) garantieren nicht glattes Vorankommen in der Schule.

Niedrige IQ-Werte machen dagegen schlechte Schulleistungen wahrscheinlich.

Anmerkung:

Bestimmung des Entwicklungsstandes

Eine **Orientierung** über den **Entwicklungsstand** erfolgt durch Erfragung des Verlaufes der stato-motorischen und sprachlichen Entwicklung:

Kopfheben, Sitzen, Stehen, Laufen.

Lallphase, Nachahmungsphase, Ein- und Mehr-Wort-Sätze.

Kontakt- und Spielverhalten des Kindes, Sauberkeitsentwicklung (Zeitpunkt der willkürlichen Beherrschung von Blasen- und Darmfunktion).

Die Münchener Funktionelle Entwicklungsdiagnostik für das 2. und 3. Lebensjahr *(Hellbrügge-Koffer)* beurteilt u. a. die Statomotorik, das Kontaktverhalten, die Selbständigkeit.

27.6.1 Bestimmung des Intelligenzquotienten (IQ)

Historisch: $IQ = \dfrac{\text{Intelligenzalter}}{\text{Lebensalter}} \times 100$

Der IQ ist ein Maß für einen relativen Leistungsstand, den ein Individuum beim Testen im Vergleich zur Gesamtpopulation Gleichaltriger erarbeitet.

Der IQ bleibt in der Regel während des Lebens konstant. Durch Förderung bestimmter Leistungen kann sich der IQ jedoch ändern.

IQ 100 bedeutet den Median, also die Leistung bei mittlerer Ausprägung der Intelligenz. 50 % der Gesamtbevölkerung erarbeiten IQ-Werte über 100, die anderen 50 % liegen unter 100. Die IQ-Werte verteilen sich nach der Gaußschen Normalkurve.

25 % der Bevölkerung liegen über	IQ 109
5 % der Bevölkerung liegen über	IQ 121
1 % der Bevölkerung liegt über	IQ 130
3 % der Bevölkerung liegen unter	IQ 66 (Schwachsinn)

Durchschnittlicher Normal-IQ bei Tauben und Schwerhörigen 94—96.

Gute durchschnittliche Intelligenz ist bei IQ 100—120 vorhanden (IQ von *Einstein* 172). Der IQ sagt nichts über Kreativität aus. Die genannten Werte gelten für den meistgebrauchten Test, den D. Wechsler-Test. Das Maximum intellektueller Leistungsfähigkeit liegt um das 25. Lebensjahr.

Der IQ wird heute im Sinne von **Wechsler** als standardisierte und transformierte *Abweichung vom Populationsmittelwert der betreffenden Altersgruppen bezeichnet (= Abweichungsquotient)* anstelle des historischen Quotienten aus Intelligenz und Lebensalter.

Beim Wechsler-Intelligenz-Test für Kinder beträgt der mittlere IQ für jede Altersstufe 100 und die Standardabweichung 15; d.h., daß ein gemessener Wert von z.B. 100 zwischen 85 und 115 IQ-Punkten liegt (mittlerer Populationswert von 100). IQ-Werte von 85—100 werden als untere Durchschnittsintelligenz bezeichnet, IQ-Werte von 100—115 als obere Durchschnittsintelligenz. Diese Einteilung ist jedoch sehr grob, da allein im IQ-Bereich von 85—115 68% der Bevölkerung liegen.

Anmerkung:

Transformiert bedeutet: Die erzielten Prozentwerte werden in vergleichbare Skalen umgerechnet, die den Durchschnitt der jeweiligen Altersgruppe berücksichtigen.

Durchschnittliche Intelligenz:	IQ 85—114
Niedrige Intelligenz (unterdurchschnittliche Intelligenz/Grenzdebilität):	IQ 70—84
Leichte intellektuelle Behinderung (Debilität):	IQ 50—69
Mäßige Intelligenzbehinderung (Imbezillität):	IQ 34—49
Schwere intellektuelle Behinderung (ausgeprägte Imbezillität):	IQ 20—34
Schwerste intellektuelle Behinderung (Idiotie)	IQ unter 20

Leichte intellektuelle Unterentwicklung, d.h. Debilität, wird aus schulorganisatorischen Aspekten als **Lernbehinderung** bezeichnet. Der Begriff **„Geistesschwäche"** wird bei mittleren und schweren geistigen Entwicklungsstörungen verwendet.

Der Intelligenzquotient kann keine Aussagen über die weitere Intelligenzentwicklung machen. Ebenso sagt das Ergebnis des Intelligenztests nichts über die effektive Leistungsfähigkeit aus.

Die Ergebnisse der Intelligenzprüfung werden in einem **Leistungsprofil** dargestellt. Zur Absicherung der Ergebnisse sind Parallelprüfungen und Kontrolluntersuchungen notwendig.

Tab. 17: Bewertung des Intelligenzquotienten

IQ	Bewertung
66 und weniger	extrem niedrige Intelligenz (Schwachsinn)
67 – 79	sehr niedrige Intelligenz
80 – 90	niedrige Intelligenz
91 – 109	durchschnittliche Intelligenz
110 – 120	hohe Intelligenz
121 – 134	sehr hohe Intelligenz
über 135	extrem hohe Intelligenz

Die Intelligenzstruktur-Tests (HAWIK und HAWIE) differenzieren im Gegensatz zu den globalen Intelligenztests die intellektuellen Funktionen hinsichtlich verschiedener qualitativer Aspekte. Sie bestehen aus einer Reihe verschiedener Untertests, die solche Teilfunktionen erfassen.

27.6.2 Verbale Intelligenztests (Entwicklungstests)

- Bühler-Hetzer-Test
- Schenk-Danzinger-Test.

Von den gleichen Autoren sind zusätzliche sprachfreie Entwicklungstestreihen erschienen.

27.6.3 Nicht-verbale Intelligenztests für sprachgestörte Kinder und Jugendliche

Das Intelligenzniveau Hör- und Sprachgestörter muß oft mit Hilfe nicht-verbaler sogenannter **Performance-Tests** (Handlungstests) ermittelt werden. Schwächen im verbalen Intelligenzbereich brauchen keine primären Intelligenzdefekte zu sein, sondern es kann sich um die Folgen mangelhafter Sinneseindrücke oder Kommunikationsmöglichkeiten handeln.

Eine vollständige Ausklammerung sprachlicher Einflüsse ist aufgrund der engen Verknüpfung der Sprache mit Denkprozessen jedoch nicht möglich.

Wegen der Schwierigkeiten, die Intelligenz Sprachbehinderter adäquat zu beurteilen, immer Anwendung von 2 Intelligenztests. Bei psychisch verursachten Sprachbehinderungen beeinträchtigen unter dem Druck der Testsituation **emotionale** Komponenten die Testleistung und führen zu einer Fehleinschätzung des Intelligenzniveaus. Im Zweifelfall daher Durchführung von verbalen und non-verbalen Tests und vergleichende Interpretation der Ergebnisse. Bei stark eingeschränkter Sprach- und Ausdrucksfähigkeit stehen nur wenige für deutsche Verhältnisse standardisierte Performance-Tests zur Verfügung. Bei ausländischen Tests ist aus testtheoretischen Gründen nur eine Schätzung der intellektuellen Leistungsfähigkeit möglich.

Bei **rezeptiven** Sprachstörungen besteht die Möglichkeit, daß bei non-verbalen Instruktionen des zu Untersuchenden es aufgrund von Informationsmängeln zu einer Fehleinschätzung des Intelligenzniveaus kommt.

Bei **Hörgeschädigten** ist es wegen der Informationsproblematik unmöglich, sprachfreies Testmaterial zu konstruieren.

Bei sprachgestörten Kindern im Vorschulalter Anwendung nur ausländischer Performance-Tests möglich, z. B. Progressiver Matrizen-Test (ab dem 5. Lebensjahr) oder Snijders-Oomen nicht-verbaler Intelligenztest (ab dem 3. Lebensjahr).

- **Snijders-Oomen nicht-verbale Intelligenzreihe (SON):** Anwendungsalter: 3—16 Jahre. An Hörenden und Gehörlosen standardisiertes Testverfahren. Die Instruktionen des zu Untersuchenden erfolgen weitgehend sprachfrei. Keine sprachlichen Äußerungen des zu Untersuchenden erforderlich.

Geprüfte Fähigkeiten:

— Formauffassung (Mosaiklegen, Nachzeichnen geometrischer Figuren).
— Erfassen anschaulicher Zusammenhänge (Zusammensetzspiele, Ergänzen, Bilderreihenlegen).
— Abstraktion (Reihenlegen mit farbigen Stäbchen nach einer Regel; Sortieren nach Farbe, Form).
— Unmittelbares Gedächtnis (Bilder).

Quantitative Auswertung nach Noten ergibt ein achtstelliges Testprofil. Dadurch Berechnung von Intelligenzalter und IQ möglich. Ergänzung durch qualitative psychologische Interpretation.

Bei eingeschränkten Ausdrucks- und Verständigungsmöglichkeiten zu niedriger Gesamt-IQ im Vergleich zu anderen Intelligenztests.

- **Baars** sprachfreie Entwicklungstests: Nicht-verbale Paralleltestserie zu den sprachlichen Testreihen von *Bühler* und *Hetzer* sowie *Schenk* und *Danzinger*. Geeignet für taube, schwerhörige und sprachgestörte Kinder.

Anwendungsalter: Von 0 bis 1 Jahr Kleinkindertest nach *Bühler-Hetzer*. Von 1 bis 7 Jahren Baar-Test.

Geprüfte Fähigkeiten:
— Sinnesrezeption auf optischem und akustischem Gebiet.
— Körperbeherrschung.
— Soziale Reife.
— Gedächtnis in anschaulich-praktischer und sprachlicher Hinsicht.
— Materialbetätigung (nachahmendes Bauen und Zeichnen).
— Praktische Intelligenz.
— Sprachliche Intelligenz.

Zusammensetzung des Tests aus:
Intelligenztests wie z. B. Verwendung natürlicher Gebärden anstelle einfacher sprachlicher Verständigung. Zuordnen bzw. Gruppieren von Dingen. Denken an Hand von Bildern. Gedächtnistests.

Die Auswertung des Baar-Tests erfolgt qualitativ und quantitativ. Bestimmung von Entwicklungsalter und IQ. Darstellung eines Entwicklungsprofils.

- **Peabody Picture Vocabulary Test:** Anwendungsalter 2½—18 Jahre. Sprachfreie Untersuchung der verbalen Intelligenz (des Wortschatzes und Sprachverständnisses). Zur Lösung dieses Wortschatztests nur Deuten auf entsprechende Bilder erforderlich. Test setzt normales Hörvermögen voraus. Besonders geeignet bei motorischer Hörstummheit und motorischer Aphasie. Die Lösungen werden in den quantitativen Ausdrücken des Intelligenzalters und IQ zusammengefaßt.

- **Progressiver Matrizen-Test (PMT) von *J. C. Raven:*** (die Children's Colored Progressive Matrices für Kinder zwischen 5 und 11 Jahren und die Standard Progressive Matrices ab 6 Jahren): Untersuchung des abstraktiven Denkens. Besonders niedrige Testergebnisse bei zerebral geschädigten Kindern mit perzeptiv-motorischen Störungen.

Bei hirnorganisch bedingten Sprachbehinderungen sind wegen der allgemeinen Gestaltschwäche der Hirnorganiker keine zuverlässigen Rückschlüsse auf das Intelligenzniveau möglich.

Der Test besteht aus geometrischen Figuren, die in bestimmter Weise als Gruppe geordnet sind und miteinander in Beziehung stehen. In eine Lücke ist die einzige passende Figur einzuordnen, die aus einem Vorrat weiterer Figuren ausgelesen werden muß.

- **Grundintelligenztest CFT 2 Skala 2** von *R. B. Catteil* und *R. Weiß:* Anwendungsalter 9—15,6 Jahren und bei Erwachsenen mit einfacher Schulbildung.

Gutes Sprachverständnis jedoch Voraussetzung, da Instruktionen sprachlich vorgegeben werden.

Anwendung bei Sprachgestörten möglich, da Bearbeitung der Testitems sprachfrei erfolgt.

Für Prognosen im Schulbereich nicht geeignet.

- **CMM 1—3 (Columbia Mental Maturity Scale):** Anwendungsalter 6—9 Jahre. Der Test überprüft die Denkfähigkeit, Abstraktionsfähigkeit, das logisch-schlußfolgernde Denken. Er ist vor allem für Kinder mit motorischen Problemen geeignet.

- **FBIT (French-Bilder-Intelligenz-Test):** Anwendungsalter 4—8 Jahre.

Untertests: Bilderwortschatz, Formunterscheidung, Information und Verständnis, Ähnlichkeiten, Zahlengröße, Kurzzeitgedächtnis.

Eine verbale Beantwortung der Testaufgaben ist nicht notwendig.

- **Merrill-Palmer Scale of Mental Tests:** Anwendungsalter 18 Monate bis 6 Jahre. Die im Test enthaltenen verbalen Aufgaben können bei der quantitativen Berechnung des Intelligenzalters und des IQ weggelassen werden. Leistungstest, der die visuellmotorische Reife und neuro-muskuläre Koordination abschätzt.

27.6.4 Kombinierte, d.h. nicht-verbale und verbale Intelligenztests

- **Wechsler Preschool and Primary Scale of Intelligence (WPPSI):** Anwendungsalter 4½—6 Jahre

- **Hamburg-Wechsler-Intelligenztest für Kinder (HAWIK):** Anwendungsalter 6—15 Jahre

- **Hamburg-Wechsler-Intelligenztest für Erwachsene (HAWIE):** Anwendungsalter ab 10 Jahren.

Die Wechsler-Tests enthalten verbale und Performance Testaufgaben. Verbal-IQ, Handlungs-IQ und Gesamt-IQ werden getrennt berechnet und interpretiert. Der Vergleich von verbalem IQ und Handlungs-IQ und die Analyse der Einzelleistungen unterstützen die Differentialdiagnose zerebraler Störungen und zentraler Sprachstörungen, z. B. bei Stammeln, Poltern, Stottern, Legasthenie.

Beim HAWIK und HAWIE erfolgt die Berechnung des Intelligenzquotienten nicht aufgrund des Intelligenzalters. Die Leistungen werden zur Normverteilung der Leistungen der entsprechenden Altersstufe in Beziehung gesetzt.

Auch bei **Sprachbehinderten** anwendbarer Intelligenztest. Bei der Interpretation des Verbalteils muß die sprachliche Ausdrucksfähigkeit des Kindes berücksichtigt werden.

Die Bedeutung der Intelligenztests liegt im Rahmen der Einschulungsdiagnostik, da hier aufgrund der Ergebnisse Hinweise für die Beschulung in der **Lernbehinderten-** bzw. in der **Sprachbehindertenschule** abgeleitet werden können.

Bei Sprachgestörten mit zerebralen Schädigungen und visuellen Perzeptionsstörungen (periphere Sehstörungen müssen ausgeschlossen werden) fallen die nicht-verbalen Intelligenzleistungen schlechter aus als die verbalen Leistungen.

Das **Testprofil** setzt sich beim Wechsler-Test u. a. aus folgenden Untertests zusammen: Rechnerisches Denken, Zahlengedächtnis, Zahlensymboltest, Mosaiktest, Figurenlegen, Situationserfassen, Bilderordnen.

Bei Sprachgestörten sollte auch ein Vergleich von verbalen und nicht-verbalen Intelligenzprüfungen vorgenommen werden.

Bei *psychogen* bedingten Sprachbehinderungen mit eingeschränkten Ausdrucks- und Verständigungsmöglichkeiten zu *niedriger* Gesamt-IQ im Vergleich zu anderen Intelligenztests, vorwiegend beim Verbal-IQ; der Handlungs-IQ ist verläßlicher. Vergleich von Verbal- und Handlungs-IQ ermöglicht eine Abschätzung des Ausmaßes der durch die Sprachbehinderung beeinträchtigten intellektuellen Leistungen.

Hamburg-Wechsler-Intelligenztest für Kinder (HAWIK) für die Intelligenzuntersuchung 6—15jähriger

Untertests des Verbalteils:
Allgemeines Wissen, allgemeines Verständnis, rechnerisches Denken, Zahlennachsprechen, Gemeinsamkeiten finden, Wortschatztest.

Untertests des Handlungsteils:
Zahlen-Symbol-Test, Bilderergänzen, Mosaiktest, Bilderordnen, Figurenlegen.

Im *Untertest „Bilderergänzen"* besteht die Aufgabe für das Kind darin, Einzelheiten der zuvor dargebotenen Bilder zu erinnern und zu beurteilen.

Der *„Mosaik-Test"* erfaßt die Fähigkeit zur Analyse und zur Synthese visueller Muster. Diese Fähigkeit ist notwendig beim Buchstabieren, beim Lesen, bei der Erfassung geometrischer Sachverhalte usw.

Im *Untertest „Bilderordnen"* wird die Fähigkeit getestet, eine Beziehung zwischen einzelnen Bildern herzustellen, logische Verbindungen aufzuzeigen, in Abfolgen zu denken und menschliche Beziehungen zu beurteilen.

Der *Untertest* zur *„Objekt-Zusammenstellung (Figurenlegen)"* erfordert, daß man nach einem Plan vorgeht und fähig ist, visuelle Inhalte zu vervollständigen, z.B. die Vervollständigung eines visuellen Musters, einer Abfolge oder eines bildlich dargebotenen bedeutungsvollen Ganzen.

27.6.5 Intelligenztests bei schwerer geistiger Behinderung

- **Testbatterie für geistig behinderte Kinder, TBGB** (*C. Bondy* und Mitarb.).

Altersstufe 7- bis 12jährige geistig Behinderte.

Ein Teiltest daraus wird zusätzlich in Kurzform angeboten:

Lincoln-Oseretzky-Skala (Kurzform: LOS KF) 18. Bereich: Kinder von 5—13 Jahren.

Geistige Behinderung liegt vor, wenn der Intelligenzquotient 3 Standardwerte unterhalb der Norm liegt (IQ <55/60).

Kinder mit einem IQ zwischen 70 und 85 sind **lernbehindert** und nicht in der Lage, dem Unterricht in einer Grund- und Hauptschule zu folgen. Sonderschule für Lernbehinderte. Kinder mit einem IQ zwischen 30 und 65 sind **geistig behindert.** Sonderschule für geistig Behinderte.

Sonderschulbedürftigkeit ist nicht durch einen exakten Grenzwert-IQ festzulegen. Bei der Festlegung der Sonderschulbedürftigkeit kommt es nicht allein auf den IQ des Kindes an. Bei der Vorauslese sonderschulbedürftiger Kinder wird von einem IQ-Wert um 80 ausgegangen. 6 % der Kinder mit einem IQ zwischen 70 und 80 können in der Grundschule bleiben.

Bildertest 2—3. Anwendungsalter 6,9—9,2 Jahre. Der Test dient zur Vorauswahl hilfsschulbedürftiger Kinder und zur Anwendung bei der Frühdiagnose spezieller Lese- und Rechtschreib-Schwäche. Legasthenische Kinder zeigen Ausfälle im Subtest V (Raumorientierung).

Bei schwererer geistiger Behinderung Untersuchung mit der Testbatterie für geistig behinderte Kinder (TBGB). Bei geistig schwerst behinderten Kindern Anwendung informeller Tests.

Die IQ-Messung kann keine Aussage darüber machen, ob Kinder am Bildungsangebot der Schule für lernbehinderte Kinder noch teilnehmen können oder nicht. Hierbei spielen noch ökologische, sozial- und persönlichkeitspsychologische Bedingungen der Behinderung eine Rolle.

Wichtig ist die Beurteilung der **„sozialen Kompetenz".** Der Beurteilung werden zugrunde gelegt:

Wahrnehmung, Motorik, emotionales Verhalten, Umweltorientierung, Umweltbewältigung, Lernverhalten, Sprache, Sozialverhalten.

Prüfung der **geistigen Entwicklungsreife** mit einem **Entwicklungstestverfahren**, z. B. nach *Gesell, Bühler-Hetzer* oder *Binet-Kramer.*

Bei **motorisch** gestörten Kindern mit Sprachstörungen kann das motorische Defizit die Lösung der Testaufgaben beeinträchtigen.

Bei **zerebralparetischen** Kindern Anwendung der **Columbia Mental Maturity Scale;** diese erfordert nur ein Minimum an motorischer Reaktion.

28 Begutachtung

28.1 Begutachtung im Rahmen des Versorgungswesens, der gesetzlichen und privaten Unfallversicherung, der Rentenversicherung

Beruf des zu Begutachtenden ist entscheidend.

Vermehrter Stimmbelastung (Sprechberufe) ausgesetzt sind: Lehrer, Kindergärtnerinnen, Sänger, Schauspieler, Pfarrer; Angehörige eines Berufes mit Publikumsverkehr, z. B. Angestellte im öffentlichen Dienst und Verkäufer; Arbeiter, die im Lärm sprechen müssen.

Insbesondere Lehrer sollten sich vor Beginn des Studiums einer phoniatrischen Eignungsuntersuchung unterziehen.

Phoniatrische Erkrankungen, die das Ergreifen eines Sprechberufes ausschließen (nach *Böhme*):

Kehlkopfmißbildungen
Sulcus glottidis
Irreversible ein- oder beidseitige Stimmlippenlähmung
Rezidivierende Stimmlippenknötchen
Rezidivierende Stimmlippenpolypen
Kehlkopfpapillome
Therapieresistente postmutationelle Stimmerkrankungen
Rezidivierende, therapieresistente hyperfunktionelle oder hypofunktionelle Dysphonie
Taschenfaltenstimme
Rezidivierende und therapieresistente psychogene Dysphonie oder Aphonie
Spastische Dysphonie
Chronische therapieresistente Laryngitis
Irreversible Veränderungen der Stimme durch Kehlkopfverletzungen
Gaumensegellähmung mit fehlender Kompensation
Submuköse Gaumenspalte
Offene und operierte Lippen-Kiefer-Gaumenspalte
Stottern, Poltern
Therapieresistente Sigmatismen besonders bei Kiefer-Zahnstellungsanomalien oder Hörstörungen
Mittelgradige oder stärkere Schalleitungs- oder Schallempfindungsschwerhörigkeit beiderseits.

Ergreifen eines Sprechberufes kann nicht empfohlen werden bei:

Allergischer Rhinitis
Chronischer hyperplastischer Kieferhöhlenentzündung
Nasenpolypen
Allergisch bedingtem Asthma bronchiale.

Rechtliche Grundlagen und Fragestellung in der Rentenversicherung der Arbeiter und Angestellten

„Berufsunfähig ist ein Versicherter, dessen Erwerbsfähigkeit infolge von Krankheit oder anderen Gebrechen oder Schwäche seiner körperlichen oder geistigen Kräfte auf weniger als die Hälfte derjenigen eines körperlich und geistig gesunden Versicherten mit ähnlicher Ausbildung und gleichwertigen Kenntnissen und Fähigkeiten herabgesunken ist."

Dem ärztlichen Gutachter wird also die Frage gestellt, welche **Arbeiten** ein Versicherter auf Grund der ihm verbliebenen Kräfte nach Schwere und Dauer **noch** und welche er **nicht mehr** verrichten kann. Dabei muß die einen Schaden teilweise kompensierende Wirkung einer Prothese, z. B. Elektrolarynx, mitberücksichtigt werden oder auf stimmverbessernde Operationen hingewiesen werden. Ferner muß im ärztlichen Gutachten aufgeführt werden, welche Maßnahmen zur Erhaltung, Besserung oder Wiederherstellung der Erwerbstätigkeit in Betracht kommen.

Für die Beantwortung dieser Fragen sind nur die Art, Schwere und Prognose einer Gesundheitsstörung sowie ihre Auswirkungen im Hinblick auf die speziellen Berufsanforderungen des Versicherten von Bedeutung. Ihre **Ursache** braucht im allgemeinen nicht erörtert zu werden. Die Träger der Rentenversicherung haben die Möglichkeit, bevor eine Rente bewilligt wird, Maßnahmen zur Erhaltung, Besserung und Wiederherstellung der Erwerbsfähigkeit durchzuführen. Hierher gehört z. B. eine Umschulung in einen Nicht-Sprechberuf, wenn diese **zumutbar** ist. Eine Operation ist unzumutbar, wenn sie einen erheblichen Eingriff in die körperliche Unversehrtheit bedeutet.

Bei der **Schadensbemessung** handelt es sich um eine „Alles-oder-nichts-Entscheidung". Wenn der Tatbestand der Berufsunfähigkeit oder der Erwerbsunfähigkeit erfüllt ist, erhält der Versicherte die volle Rente. Andernfalls erhält er nichts. Zwischenstufen gibt es in der Rentenversicherung nicht.

Rechtliche Grundlagen und Fragestellung im Versorgungswesen

Voraussetzung für Versorgungsansprüche ist eine gesundheitliche Schädigung während des militärischen oder militärähnlichen Dienstes. Ursächlicher Zusammenhang zwischen schädigendem Vorgang, gesundheitlicher Schädigung und gegenwärtigem Zustand muß **wahrscheinlich** sein. Die Höhe der Minderung der Erwerbsfähigkeit (MdE), aus der sich die Beschädigtenrente bemißt, wird bestimmt. Schwerbeschädigter: Ab MdE von 50 %.

Als **wirkliche Ursache** eines Leidens kann versorgungsrechtlich ein Ereignis nur dann gelten, wenn ohne sein Eintreten der Leidenszustand überhaupt nicht oder nicht in gleicher Schwere und Schnelligkeit eingetreten wäre.

Der ursächliche Zusammenhang kann gegeben sein:

1. Im Sinne der **Entstehung**.

2. Im Sinne der **Verschlimmerung**, und zwar

a) der *vorübergehenden* Verschlimmerung (sie ist zeitlich begrenzt und beeinflußt den allgemeinen schicksalhaften Ablauf der Krankheit nicht nachhaltig);

b) der *anhaltenden, aber abgrenzbaren* Verschlimmerung (sie bedeutet eine schubartige Verschlechterung der Krankheit, die jedoch danach weiter ihrem schicksalhaften Lauf folgt);

c) der *richtunggebenden* Verschlimmerung (sie liegt vor, wenn die schon vorhandene Krankheit in ihrem schicksalhaften Verlauf durch den schädigenden Vorgang eine andere, ungünstigere Richtung nimmt).

Verschlimmerung

Ein schädigendes Ereignis ist eine wesentliche Mitursache eines Leidens, wenn es auf einen schon bestehenden krankhaften Zustand eingewirkt und diesen verschlechtert hat oder wenn es eine Krankheit zum Ausbruch gebracht hat, für deren Manifestation noch andere Bedingungen, meist endogener Art, gleich wirksam waren. Es ist dann der ursächliche Zusammenhang im Sinne der Verschlimmerung gegeben.

Schadensbewertung erfolgt nach der MdE = abstrakte Schadensbewertung, d. h. nach der potentiellen Einschränkung der Fähigkeiten unabhängig davon, ob sie ohne Eintritt der Schädigung verwertet worden wären. MdE wird höher bewertet, wenn der Beschädigte in seinem vor der Schädigung ausgeübten, begonnenen, derzeitigen oder nachweislich angestrebten Beruf besonders betroffen ist.

Eine Rente wird gewährt, wenn die MdE wenigstens 30 % beträgt, wobei allerdings eine MdE von 25 % der MdE von 30 % gleichgesetzt wird.

Rechtliche Grundlagen und Fragestellung in der gesetzlichen Unfallversicherung

Als Arbeitsunfall gilt auch eine Berufskrankheit. Kehlkopfschädigung durch berufliche Belastung ist bisher keine Berufskrankheit, obwohl ursächlicher Zusammenhang gesichert ist. Es liegt in solchen Fällen lediglich eine Minderung der Berufsfähigkeit vor, jedoch keine Minderung der Erwerbsfähigkeit. Stimmerkrankung kann beim Lehrer zur Berufsunfähigkeit führen. Er bleibt trotzdem erwerbsfähig, da er einen anderen, nicht an die Sprechorgane gebundenen Beruf ausführen kann. Bei einem laryngektomierten Lehrer besteht zusätzlich noch eine Minderung der Erwerbsfähigkeit.

Berufskrankheiten des Kehlkopfes:

Stimmbandlähmung bei berufsbedingten Lungen- und Bronchialerkrankungen, z. B. Chromkarzinom, Silikose, Silikotuberkulose.

Kehlkopftuberkulose bei Berufstuberkulose.

Kehlkopf-Karzinom nur in extrem seltenen Fällen, z. B. durch Arsen, Benzpyren (Teerkocher).

Schadensbewertung: Wie im Vorsorgungswesen s. S. 581.

Rechtliche Grundlagen und Fragestellung in der privaten Unfallversicherung

Dem ärztlichen Gutachter kommt die Beurteilung der Unfallfolgen hinsichtlich der Art, Schwere und Auswirkung auf die Arbeitsfähigkeit zu. Als Dauerschaden gilt nur der Schaden, wie er sich längstens 4 Jahre vom Unfalltage an ergibt bzw. erkennen läßt. Für alle Spätkomplikationen, die später als 4 Jahre auftreten, besteht keine Entschädigungspflicht. Andererseits werden auch später eintretende Besserungen nicht berücksichtigt.

Schadensbewertung erfolgt nach der Gliedertaxe. Für den Gutachter lautet die Fragestellung jedoch nur, auf welchen Bruchteil oder Prozentsatz die Gebrauchsfähigkeit eines Organes herabgesetzt ist.

Rechtliche Grundlagen und Fragestellung bei Haftpflichtansprüchen

Anerkennung des Zusammenhanges muß hier **mit an Sicherheit grenzender Wahrscheinlichkeit** erfolgen. Schadensbewertung erfolgt für den Ausfall an Verdienst, den der Geschädigte infolge Minderung der Erwerbsfähigkeit wirklich erleidet, also nicht auf die abstrakte MdE des Versorgungs- und Versicherungswesens bezogen. Der Gutachter muß darlegen, welche Arbeiten der Geschädigte noch und welche er nicht mehr ausführen kann.

Minderung der Erwerbsfähigkeit (MdE) bei Stimm-, Sprech- und Sprachstörungen

Verlust des Kehlkopfes

je nach Sprechfähigkeit, körperlicher Belastbarkeit und Begleiterscheinungen (Tracheitis)	50 — 70 %
zeitlich	bis 100 %

Dauerkanülenträger nach Luftröhrenschnitt

mit reizlosem Tracheostoma und guter Sprechstimme (Sprechkanüle)	30 %
mit stärkeren Begleiterscheinungen (Tracheitis, Bronchitis)	40 %
mit erheblicher Beeinträchtigung der Sprechstimme	50 %
mit aufgehobener Sprechfähigkeit und erheblichen Begleiterscheinungen	60 — 70 %

Einseitige Stimmlippenlähmung

in Median- oder Paramedianstellung ohne Exkavation, kompensiert mit guter Stimme	0 — 10 %
in Intermediärstellung	20 %
mit sog. Kadaverstellung und Aphonie	30 %

Beiderseitige Stimmlippenlähmung

    je nach Atembeschwerden   30 — 50%
    mit Notwendigkeit, eine Dauerkanüle zu tragen   40 — 50%

Zustand nach einseitiger Laterofixation mit mäßig guter Stimme und Atmung   30%

Reine Stimmstörungen (bei geistig und körperlich Arbeitenden)

    mit Heiserkeit bei Belastungen   10%
    mit dauernder Heiserkeit   20%
    mit Aphonie   30%

Reine Stimmstörungen bei Rednern, Sängern und anderen Sprechberufen   bis 50%

Stottern (als Unfallfolge)   10 — 30%

Artikulationsstörungen durch Lähmungen oder Defekte an Zunge und Gaumen

    mit guter verständlicher Sprache   10 — 20%
    mit schwer verständlicher Sprache   20 — 40%
    mit unverständlicher Sprache   40 — 50%

Schwere Funktionsstörung der Zunge durch Gewebsverlust, narbige Fixierung oder Lähmung   30 — 40%

Verlust des Gaumens mit gut sitzender Defektprothese   30%

Verlust des Gaumens ohne Korrekturmöglichkeit durch geeignete Prothese, Störungen der Nahrungsaufnahme   50%

Einseitige Fazialisparese   10 — 30%

Doppelseitige Fazialisparese   20 — 40%

MdE für Hörstörungen und gehörbedingte Sprachstörungen (nach *v. Arentsschild*)

Taubheit beiderseits

    vor dem 9. Lebensjahr   100%

Eintritt 9. — 18. Lebensjahr vor voll gefestigtem
Sprachbesitz und vor Abschluß der Schulbildung 90%

Eintritt nach dem 18. Lebensjahr mit schlechter
Sprachverständlichkeit 80%

Hörrestigkeit auf dem besseren Ohr (entspricht etwa
der Möglichkeit zur Erkennung von Vokalen, mittlerer
Hörverlust für Töne durch Schallempfindungsstörung
90 — 80 dB)

bei Eintritt der Hörrestigkeit vor dem 9. Lebensjahr 90%

bei Eintritt der Hörrestigkeit im 9. — 18. Lebensjahr 80%

bei sprachlichen Spätfolgen einer nach dem 18. Lebensjahr eingetretenen Hörrestigkeit mit schlechter Sprachverständlichkeit 80%

An Taubheit grenzende Schwerhörigkeit auf dem
besseren Ohr (Satzverständnis ohne Absehen der
Sprache möglich zwischen laut am Ohr und 0,25 m,
mittlerer Hörverlust für Töne durch Schallempfindungsschwerhörigkeit 80 — 60 dB, bei Schalleitungskomponente ggf. auch über 80 dB)

bei Eintritt des Schwerhörigkeitsgrades vor dem
9. Lebensjahr mit eingeschränktem Wortschatz 80%

bei normalem Wortschatz bzw. Eintritt des
Schwerhörigkeitsgrades nach dem 18. Lebensjahr
und schlechter Sprechverständlichkeit durch gehörbedingte Artikulationsstörung 70%

Hochgradige Schwerhörigkeit auf dem besseren Ohr
(sicheres Satzverständnis bei Umgangssprache zwischen 0,25 m und 1 m, mittlerer Hörverlust für Töne
ohne Berücksichtigung der Art der Schwerhörigkeit
60 — 50 dB)

bei eingeschränkter Sprechverständlichkeit durch
gehörbedingte Artikulationsstörung je nach
Schwerhörigkeitsgrad auf dem schlechteren Ohr 55 — 60%

Mittelgradige Schwerhörigkeit auf dem besseren Ohr
(Satzverständnis bei Umgangssprache zwischen 1
und 4 m, mittlerer Hörverlust für Töne 50 — 40 dB)
bei eingeschränkter Sprechverständlichkeit durch
gehörbedingte Artikulationsstörung je nach Grad
der Schwerhörigkeit auf dem schlechteren Ohr   40 — 50%

Kehlkopflose: 1 — 2 Jahre nach der Operation Arbeitsfähigkeit, manchmal Berufsfähigkeit wieder gegeben. Ausübung von Tätigkeiten mit leichter, körperlicher Belastung möglich. Fehlender Glottisschluß hat keine Auswirkung auf die Leistungsfähigkeit beim Heben und Tragen.

Teilresektion des Kehlkopfes: Individuelle prozentuale Berechnung der Ausfallserscheinungen.

Stimmlippenlähmung nach Strumaoperation: Häufigkeit nach Erstoperation 1 — 5%, nach Rezidivoperation 15 — 30%. Aufklärung muß bei Sprechberufen auch vor Erstoperation erfolgen. Phoniatrische Begutachtung hinsichtlich einer Dauerschädigung erst nach 12 Monaten (Stimmlippenbeweglichkeit kehrt später nicht mehr zurück). Nachbegutachtung nach 1 Jahr, da Stellungswechsel der gelähmten Stimmlippe oder Anpassung und Gewöhnung eintreten können. Bei Fixation einer Stimmlippe in Intermediärstellung oder Exkavation einer Stimmlippe Operation zur Stimmverbesserung zumutbar.

Fahrlässigkeit des Operateurs ist bei Auftreten einer Stimmlippenlähmung nach Strumaoperation praktisch immer zu verneinen. Meist ist unklar, ob eine Verletzung von Kehlkopfnerven überhaupt stattgefunden hat (z.B. beidseitige Stimmlippenlähmung nach einseitiger Rezidivoperation).

Stottern spielt in der Begutachtung dann eine Rolle, wenn ein schweres Schreckerlebnis in der Kindheit eine ursächliche Rolle spielt. Es ergibt sich dann die Frage nach dem ursächlichen Zusammenhang und dem Stellenwert des äußeren Ereignisses im Verband des multifaktoriellen Geschehens. Ob es sich um ein tonisches oder klonisches Stottern handelt, ist für die Beurteilung der Zusammenhangsfrage nicht relevant. Folgende Voraussetzungen sollten erfüllt sein für die Annahme, daß ein Schreckerlebnis der bestimmende ursächliche Faktor für das Stottern war:

1. Der Stotterer muß vor dem Ereignis eine normale, altersentsprechende Sprache gehabt haben.
2. es muß sich um ein ganz außergewöhnliches Schreckerlebnis gehandelt haben.
3. das Ereignis muß sofort zur Sprachstörung geführt haben.
4. es dürfen keine hirnorganischen Veränderungen oder allgemeine neurologisch-pathologische Befunde vorliegen.

Stottern kann gelegentlich als sog. aphasisches Stottern als Folge eines schweren Hirntraumas in Zusammenhang mit einer Aphasie oder auch isoliert auftreten.

28.2 Begutachtung im Rahmen des Schwerbehindertengesetzes

Nach einem Rundschreiben des Bundesministeriums für Arbeit und Sozialordnung vom 22. 12. 76 gilt:

Taubheit

MdE. Angeborene und bis zum Ende des 7. Lebensjahres erworbene Taubheit wegen der schweren Störungen beim Spracherwerb stets 100 v. H. (lebenslang). Bei später erworbener Taubheit ist die MdE auch dann noch auf 100 v. H. einzuschätzen, wenn neben der Taubheit Sprachstörungen in solchem Umfang bestehen, daß diese für sich allein eine MdE um wenigstens 50 v. H. bedingen. Sonst bei Taubheit bei Kindern je nach Sprachstörung 80 — 90 v. H. Evtl. Ohrgeräusche, Schmerzen oder Schwindel sind ggf. noch zusätzlich zu bewerten.

Hilflosigkeit. Bei Taubheit ist Hilflosigkeit nach Vollendung des 1. Lebensjahres und dann in der Regel bis etwa zum 16. Lebensjahr (Beendigung der Gehörlosenschule) anzunehmen.

Anmerkung:

Im Einzelfall, z. B. bei erheblich verzögerter Reifung, kann auch die Annahme von Hilflosigkeit über diesen Termin hinaus in Betracht kommen.

Geistige und seelische Behinderung

MdE. Bei geistiger Behinderung im Kindesalter ergibt sich bei der MdE-Beurteilung kein Unterschied zur Beurteilung bei Erwachsenen; d. h. die MdE-Einschätzung ist stets sowohl vom Intelligenzquotienten als auch von der Art und dem Ausmaß der Persönlichkeitsstörung abhängig zu machen. Bei nachgewiesenem Down-Syndrom (Mongolismus) ist stets eine MdE um 100 v. H. anzunehmen, zumal stets neben einer schweren geistigen Behinderung auch noch andere Schäden vorliegen. Bei Verhaltensstörungen von Kindern kommen MdE-Grade zwischen 30 und 80 v. H. in Betracht. Bei Autismus infantium beträgt die MdE stets 100 v. H.

Hilflosigkeit. Bei einer MdE von 100 v. H. allein wegen geistiger Behinderung und ebenso beim Down-Syndrom liegt stets Hilflosigkeit vor. Bei einer MdE unter 100 v. H. wegen geistiger Behinderung kommt — anders als bei Erwachsenen — auch häufig noch Hilflosigkeit in Betracht, und zwar besonders dann, wenn das Kind wegen gestörten Verhaltens ständiger Überwachung bedarf.

Der Begriff MdE nach § 3 Schwerbehindertengesetz ist irreführend. Die MdE hat keinen echten Bezug mehr zur Erwerbsfähigkeit, sondern ist Maßstab für den Funktionsverlust im weitesten Sinne: Sie gibt den Grad der Behinderung an. Trotz 100 % MdE kann volle Erwerbsfähigkeit bestehen.

Bei **bösartigen Geschwulstleiden** muß neben der MdE-Schätzung für den Organschaden die **Heilungsbewährung** berücksichtigt werden. Deshalb steht jedem Laryngektomierten für die ersten 5 Jahre nach der Operation ein Schwerbehindertenausweis und eine MdE von 100 % zu. Danach ist die MdE-Schätzung nach dem Organschaden (50 — 70 %) vorzunehmen.

Also MdE für die Heilungsbewährung: 2 Jahre lang 80 %, denn 3 Jahre lang 50 %. Nach Ablauf von 5 Jahren ist nur noch der verbliebene Organschaden maßgeblich.

MdE-Bemessung für Heilungsbewährung:

1. und 2. Jahr 50 % (bei **günstiger** Prognose), 80 % bei relativ **ungünstiger** Prognose.

3. — 5. Jahr 30 % (relativ **günstige** Prognose), 50 % bei relativ **ungünstiger** Prognose.

Die Grenze von *günstig* und **ungünstig** liegt im Schwerbehindertenrecht bei der **75 %igen 5-Jahresheilung**. Die meisten Tumoren des Hals-Nasen-Ohren-ärztlichen Fachbereiches haben nach dieser Definition eine **relativ ungünstige** Prognose (z. B. Stimmband T$_3$, T$_4$, supraglottische Tumoren, Hypopharynxtumoren; Stimmband T$_2$ Grenzfall). Stimmband T$_1$ gute Prognose.

Im Sinne des Schwerbehindertengesetzes kann **Stottern** bei schwerster Sprechhemmung und starker psychischer Beeinträchtigung mit einer MdE bis zu 100 % eingestuft werden.

28.3 Wichtige Grundbegriffe

Krankheit im Sinne der **gesetzlichen Krankenversicherung**: Jeder regelwidrige körperliche oder geistige Zustand, der eine Heilbehandlung notwendig macht und zugleich oder ausschließlich Arbeitsunfähigkeit zur Folge hat.

Wesentlicher Bestandteil dieses Begriffes ist die **augenblickliche Behandlungsbedürftigkeit**. Darin unterscheidet er sich von dem rein *medizinischen* Begriff der Krankheit und insbesondere der *krankhaften Anlage*.

Gebrechen: Von der Regel abweichender körperlicher oder geistiger Zustand, mit dessen Dauer für nicht absehbare Zeit zu rechnen ist.

In der **Rentenversicherung** werden *Krankheit* und *Gebrechen* als **gleichwertig** nebeneinander aufgezählt.

Bei **anlagebedingten Mißbildungen** oder **Gebrechen** liegt *Behandlungsbedürftigkeit* im Sinne der **Sozialversicherung** vor, wenn der gegenwärtige Zustand zwar noch keine Schmerzen oder Beschwerden bereitet, durch *ärztliche Behandlung* im Frühstadium aber eine *wesentliche Besserung* oder gar Beseitigung des Leidens und damit eine günstige Wirkung auf die spätere Erwerbsfähigkeit erreicht werden kann.

Arbeitsunfähig im Sinne der Krankenversicherung: Personen, die nicht oder nur mit der Gefahr einer unmittelbaren Verschlimmerung der Krankheit imstande sind, die bisherige Tätigkeit auszuüben, fortzuführen oder wiederaufzunehmen.

Dienstunfähigkeit: Begriff aus dem Beamtengesetz. Dienstunfähig ist, wer infolge eines körperlichen Gebrechens oder wegen

Schwäche seiner körperlichen oder geistigen Kräfte zur Erfüllung seiner Dienstpflicht *dauernd* unfähig ist.

Anmerkung: **Arbeitsunfähigkeit** bezeichnet einen **vorübergehenden, Dienstunfähigkeit** für den Beamten einen **dauernden** Zustand. Die Dienstunfähigkeit des Beamten ist vergleichbar der *Berufsunfähigkeit* der Arbeiter und Angestellten in der Rentenversicherung.

Minderung der Erwerbsfähigkeit (MdE): Die Erwerbsfähigkeit ist ein **abstraktes** Maß der Gesundheit, die Minderung der Erwerbsfähigkeit ein abstraktes Maß der Einbuße an Gesundheit. Sie hat **nichts** mit der **konkreten** Erwerbsminderung zu tun. Die Höhe der MdE ändert sich nicht, wenn der Körperschaden durch eine Prothese, z. B. ein Hörgerät, kompensiert werden kann.

Behandlung: Medizinisch ärztliche Leistung, um einen krankhaften Körperzustand zu bessern und zu heilen.

Rehabilitation: Maßnahmen zur Eingliederung. Sie werden vom Sozialhilfeträger bezahlt nach dem BSHG.

Sie verfolgt das Ziel, körperlich, geistig oder seelisch Behinderte möglichst auf Dauer in Arbeit, Beruf und Gesellschaft einzugliedern; die drohende Behinderung steht der bereits eingetretenen Behinderung rechtlich gleich.

Behinderte im Sinne der **beruflichen Rehabilitation** sind körperlich, geistig oder seelisch behinderte Personen, deren Aussichten, beruflich eingegliedert zu werden oder zu bleiben, infolge der Behinderung nicht nur vorübergehend wesentlich gemindert sind und deshalb der besonderen Hilfe bedürfen.

Mitteilung von Behinderungen: Der Arzt hat der Krankenkasse des Behinderten unverzüglich Mitteilung zu machen, wenn er festgestellt hat, daß eine Behinderung besteht oder einzutreten droht. Die Mitteilung ist auch dann gegenüber der Krankenkasse abzugeben, wenn für die Beratung des Behinderten und die Gewährung der Rehabilitationsleistungen nicht die Krankenkasse, sondern ein anderer Leistungsträger zuständig ist.

Die Mitteilung hat zu unterbleiben, wenn der Behinderte oder sein Personensorgeberechtigter trotz ärztlicher Beratung über die Notwendigkeit und Zweckmäßigkeit einer Rehabilitation dieser Mitteilung ausdrücklich widerspricht. Hält der Arzt zum Zeitpunkt der Beratung des Behinderten bereits bestimmte Rehabilitationsmaßnahmen für angezeigt, so soll er die Krankenkasse hierüber im Rahmen der obengenannten Mitteilung unterrichten.

Für die Mitteilung einer Behinderung oder die Anregung von Rehabilitationsmaßnahmen ist der Vordruck Muster 22 zu verwenden.

Anhang

29 Anwendung des Bundessozialhilfegesetzes bei Stimm- und Sprachstörungen

Nach § 39 Abs. 1 BSHG wird Personen, die durch eine Beeinträchtigung der Sprachfähigkeit nicht nur vorübergehend wesentlich behindert oder von einer solchen Behinderung bedroht sind, Eingliederungshilfe gewährt.

Die Aufgabe der Eingliederungshilfe ist gemäß § 30 Abs. 3, eine drohende Behinderung zu verhüten oder eine vorhandene Behinderung oder deren Folge zu beseitigen oder zu mildern und dabei dem Behinderten die Teilnahme am Leben in der Gemeinschaft zu ermöglichen oder zu erleichtern. Hierzu gehört vor allem, dem Behinderten die Ausübung eines angemessenen Berufs oder einer sonstigen angemessenen Tätigkeit zu ermöglichen oder ihn wenigstens unabhängig von Pflege zu machen.

Nach § 125 müssen die Ärzte die Personensorgeberechtigten wie die Behinderten über die nach Art und Schwere der Behinderung geeigneten ärztlichen und sonstigen Eingliederungsmaßnahmen beraten und sie auf die Möglichkeit der Beratung durch das Gesundheitsamt und, wenn berufliche Eingliederungsmaßnahmen in Betracht kommen, durch das Arbeitsamt hinweisen; sie haben ihnen ein amtliches Merkblatt auszuhändigen, das über die Möglichkeit gesetzlicher Hilfe einschließlich der Berufsberatung und über die Durchführung von Eingliederungsmaßnahmen, insbesondere ärztlicher, schulischer und beruflicher Art unterrichtet.

Nach § 125 Abs. 2 haben die Ärzte die ihnen bekannt werdenden Behinderungen unter Namensnennung der Behinderten oder Sorgeberechtigten dem Gesundheitsamt mitzuteilen, damit die Gesundheitsbehörden der Länder Grundlagen für ihre Planungen in die Hand bekommen.

Nach § 125 Abs. 3 muß der Arzt das Gesundheitsamt benachrichtigen, wenn der Behinderte trotz wiederholter Aufforderung die zur Eingliederung erforderlichen ärztlichen Maßnahmen nicht durchführen läßt oder vernachlässigt. Dies gilt jedoch nur für ärztliche Maßnahmen. Bei Vernachlässigung nicht-ärztlicher Eingliederungsmaßnahmen hat der Arzt das Recht einer Meldung an das Gesundheitsamt, ist jedoch nicht dazu verpflichtet.

Nach § 124 Abs. 1 müssen Eltern oder Vormünder, die bei einer ihrer Personensorge anvertrauten Person eine Behinderung wahrnehmen oder durch die in Abs. 2 genannten Personen hierauf hingewiesen werden, den Behinderten unverzüglich dem Gesundheitsamt oder einem Arzt zur Beratung über die geeigneten Eingliederungsmaßnahmen vorstellen.

Nach § 124 Abs. 2 müssen u. a. Lehrer, Sozialarbeiter, Jugendleiterinnen, Kindergärtnerinnen, Hortnerinnen und Heimerzieher, die bei Ausübung ihres Berufes bei den in Abs. 1 genannten Behinderten eine Behinderung wahrnehmen, die Personensorgeberechtigten auf die Behinderung und auf ihre Verpflichtung zur Vorstellung beim Gesundheitsamt oder einem Arzt hinweisen. Stellen die Personensorgeberechtigten auch nach wiederholtem Hinweis auf ihre Verpflichtung den Behinderten nicht dem Gesundheitsamt oder einem Arzt zur Beratung vor, so müssen die obengenannten Personen das Gesundheitsamt benachrichtigen.

Sobald bei der ärztlichen Untersuchung eine Behinderung festgestellt worden ist, veranlaßt der Arzt die erforderlichen Maßnahmen, die Rezeptierung, Meldung beim Gesundheitsamt usw. Mit dem ärztlichen Rezept und entsprechenden Kostenvoranschlägen wendet sich der Behinderte oder Sorgeberechtigte an seine Krankenkasse. Von dort wird ihm die Höhe der Kostenerstattung durch die Krankenkasse mitgeteilt. Bleiben dabei noch zu deckende Restkosten, so stellt der Arzt mit Hilfe eines Formblattes Antrag auf Vollzug des BSHG. Der Behinderte oder Sorgeberechtigte reicht diesen Antrag bei seinem zuständigen Sozialamt ein. Die Anträge gehen dann über den Bezirk dem Landesarzt für Hör- und Sprachbehinderte zur Stellungnahme zu.

Die Sozialhilfe tritt bis zu festgelegten Einkommensgrenzen in Kraft. Bei höheren Einkommen kann der Betroffene in angemessener Weise an den Kosten der Eingliederungsmaßnahmen beteiligt werden.

Leistungen, die Behinderten oder von Behinderungen bedrohten Personen auf Antrag gewährt werden, z. B.: Ambulante oder stationäre Behandlung, sonstige ärztliche oder ärztlich verordnete Maßnahmen, die zur Verhütung, Beseitigung oder Milderung der Behinderung dienen.

Das BSHG kann in Anspruch genommen werden, wenn die *Krankenkassen* die Kosten für die Hörgeräteversorgung oder logopädische Therapie *nicht voll* übernehmen.

30 Kostenübernahme logopädischer Behandlungen von den gesetzlichen Krankenkassen

Nach dem Gesetz übernimmt die zuständige **Krankenkasse** eine Sprachbehandlung, wenn es sich um eine **Erkrankung** handelt, die der verordnende Arzt nach einer Untersuchung bescheinigt. Kostenprobleme gibt es immer dann, wenn zu Beginn oder während des Verlaufs der Therapie Zweifel darüber bestehen, ob die verordnete Therapie medizinisch relevant ist, oder ob es sich um **Förderungsmaßnahmen** von überwiegend **psychologischer** bzw. **pädagogisch-erzieherischer** Bedeutung handelt.

Sprachstörungen sind zwar zumeist von **organischen** Faktoren abhängig, aber auch von **seelischen** Einflüssen und **äußeren** Umständen, die psychologische oder pädagogische Maßnahmen notwendig machen und damit für die Krankenkasse nicht leistungspflichtig sind.

Außerschulische zusätzliche logopädische Sprachtherapiemaßnahmen werden von den Krankenkassen nicht bezahlt.

Sprachentwicklungsstörungen sind **Krankheiten** im Sinne der **RVO**, wenn sie verursacht sind durch:

— Periphere und zentrale Hörstörungen
— Geistige Entwicklungsstörungen
— Frühkindliche Hirnschädigungen
— Periphere Anomalien (z. B. Lippen-Kiefer-Gaumen-Spalten)
— Genetisch bedingte Krankheiten oder Syndrome
— Seelische Ursachen
— Sehstörungen und Blindheit.

Anmerkung: **Keine** Krankheit im Sinne der **RVO**, wenn Sprachentwicklungsstörungen durch Disposition (Sprachschwächetyp) oder Mangel an sprachlicher Anregung bedingt sind.

Stammeln ist eine Krankheit im Sinne der **RVO**, wenn es verursacht ist durch:

— Periphere und zentrale Hörstörungen
— Periphere Anomalien (Zähne, Kiefer, Gaumen)
— Zerebrale Schäden
— Seelische Störungen.

Anmerkung: **Keine** Krankheit im Sinne der **RVO,** wenn Stammeln im Rahmen einer sprachlichen Reifestörung auftritt.

Dysgrammatismus ist eine Krankheit im Sinne der **RVO,** wenn er verursacht ist durch:

— Zentrale organische Schädigungen, z. B. frühkindliche Hirnschädigungen
— Geistige Entwicklungsstörungen
— Hörstörungen
— Psychische Ursachen, Milieuschädigung.

Anmerkung: **Keine** Krankheit im Sinne der **RVO,** wenn Dysgrammatismus durch Disposition (Sprachschwächetyp) verursacht ist.

Näseln, Stottern, Poltern, Aphasien und Dysarthrien sind immer Krankheiten im Sinne der RVO.

Die **Behandlung** von Stimm-, Sprech- und Sprachstörungen ist die **Aufgabe** von:

— Ärzten, besonders HNO-Ärzten und Kinderärzten mit einer weiteren Fachausbildung in Phoniatrie-Pädaudiologie
— Ärzten mit der Zusatzbezeichnung „Stimm- und Sprachstörungen"
— Staatlich geprüften Logopäden.

Für diejenigen Sprachbehinderten, bei denen eine medizinisch-therapeutische Indikation gegeben ist und Ärzte oder Logopäden nicht zur Verfügung stehen, kommen folgende Berufsgruppen in Betracht:

— Staatlich anerkannte Sprachtherapeuten (sprachtherapeutische Assistenten)
— Atem-, Sprech- und Stimmlehrer Schlaffhorst-Andersen
— Sonderschullehrer mit dem Hauptfach Sprachbehindertenpädagogik
— Diplompädagogen mit dem Schwerpunktfach Sprachbehindertenpädagogik.

Dieser Personenkreis muß eine abgeschlossene Fachausbildung sowie eine mindestens 5jährige Tätigkeit mit Sprachbehinderten nachweisen. Außerdem müssen diese Fachkräfte auf Verordnung und unter Kontrolle des Arztes tätig sein (s. §8 Abs. 4 des Gesetzes über den Beruf des Logopäden vom 7. Mai 1980).

Es ist jedoch erforderlich, daß in Abstimmung mit den unten aufgeführten Institutionen die Eignung dieser Personen festgestellt wird; dabei kann auch das Tätigkeitsfeld auf bestimmte Diagnosen und Therapiearten eingeschränkt werden.

Andere Berufsgruppen wie Sprecherzieher, Sprachwissenschaftler (Linguisten, Phonetiker), Erzieher mit dem Zusatz einer heilpädagogischen Ausbildung, sprachpädagogische Assistenten, Sänger, Schauspieler u. ä. sind nicht geeignet, medizinisch relevante Störungen zu behandeln.

Phoniatrische Institutionen, die für gutachtliche Äußerungen zur Verfügung stehen

Abteilung für Phoniatrie und Pädaudiologie der Abteilung für Hals-Nasen-Ohren-Krankheiten der Technischen Hochschule, Goethestraße 27/29, 5100 Aachen

Abteilung für Audiologie und Phoniatrie der Hals-Nasen-Ohren-Klinik des Universitätsklinikums Steglitz, Hindenburgdamm 30, 1000 Berlin 45

Abteilung für Sprach- und Stimmstörungen der Universitäts-Hals-Nasen-Ohren-Klinik, Waldstraße 1, 8520 Erlangen

Abteilung für Sprach- und Stimmstörungen der Universitäts-Hals-Nasen-Ohren-Klinik, 3400 Göttingen

Abteilung für Stimm- und Sprachstörungen der Hals-Nasen-Ohren-Klinik der Medizinischen Hochschule Hannover, Karl-Wiechert-Allee 9, 3000 Hannover 61

Abteilung für Sprach- und Stimmstörungen der Universitäts-Hals-Nasen-Ohren-Klinik, Martinistr. 52, 2000 Hamburg-Eppendorf

Abteilung für Stimm- und Sprachstörungen sowie Pädaudiologie der Universitäts-Hals-Nasen-Ohren-Klinik, Voßstr. 7, 6900 Heidelberg

Universitätsklinik für Kommunikationsstörungen, Langenbeckstraße 1, 6500 Mainz

Abteilung für Sprach- und Stimmstörungen der Universitäts-Hals-Nasen-Ohren-Klinik, Dentschhausstr. 3, 3550 Marburg

Abteilung für Sprach- und Stimmstörungen, Audiologisches Zentrum der Universitäts-Hals-Nasen-Ohren-Klinik, Kardinal-von-Galen-Ring 10, 4400 Münster

Abteilung für Phoniatrie und Audiologie der Universitäts-Hals-Nasen-Ohren-Klinik, Silcherstraße 5, 7400 Tübingen

Phoniatrische Ambulanz der Universitäts-Hals-Nasen-Ohren-Klinik, Frauensteige 14a, 7900 Ulm

Abteilung für Phoniatrie und Pädaudiologie der Hals-Nasen-Ohren-Klinik der Universität im Kopfklinikum, 8700 Würzburg

31 Mit Stimme und Sprache sich beschäftigende Berufsgruppen und Fachdisziplinen

Phoniatrie: Sondergebiet der Hals-Nasen-Ohrenheilkunde. Es umfaßt den medizinischen Bereich der Stimm- und Sprachheilkunde und in der Regel auch die Pädaudiologie. Die Tätigkeit des Phoniaters besteht in Diagnostik und Therapie von Stimm-, Sprach- und kindlichen Hörstörungen sowie deren Prävention und Rehabilitation.

Logopädie: Lehre von den Methoden zur Diagnose und Behandlung von Stimm-, Sprech- und Sprachkrankheiten. Im Bereich der Medizin angesiedelter, nicht-ärztlicher Medizinal-Fachberuf. Behandlungsziel ist die Verbesserung der verbalen Kommunikationsfähigkeit. Der Tätigkeitsbereich umfaßt die Diagnostik und Therapie sowie die Angehörigenberatung bei Patienten mit Störungen der Stimme, der Sprache, des Sprechablaufes und des Gehörs, soweit sich diese auf die Sprache auswirken. Dabei handelt es sich im wesentlichen um folgende Krankheitsbilder:

— Stimmstörungen organischer und funktioneller Genese (Stimmlippenknötchen, Stimmbandlähmungen, hormonelle und psychogene Stimmstörungen, Überlastungsschäden der Stimme, Zustände nach Kehlkopfoperationen einschließlich der Anbildung der Ösophagusstimme etc.).

— Zentral-nervös bedingte Sprach- und Sprechstörungen bei Kindern und Erwachsenen (Aphasien aufgrund vaskulärer und entzündlicher Erkrankungen, Kopfverletzungen oder Tumoren. Sprachstörungen, die auf prä-, peri- oder postnatale Hirnschädigungen zurückzuführen sind).

— Stimm- und Sprachstörungen bei anderen neurologischen und internistischen Erkrankungen.

— Sprachentwicklungsstörungen sowie Störungen des Redeflusses (Poltern und Stottern), insbesondere bei schweren Formen und Mehrfachbehinderungen.

— Hörstörungen im Kindesalter, besonders hinsichtlich der klinisch-pädaudiologischen Diagnostik und Therapie.

In enger Zusammenarbeit mit dem Arzt bzw. auf dessen Verordnung sind Logopäden in ihrem Bereich selbständig und eigenverantwortlich tätig. Der Logopäde übt seine Tätigkeit vorwiegend im medizinisch-klinischen Bereich aus. Entsprechend liegt der Schwerpunkt der Ausbildung zum Logopäden im medizinischen Sektor.

Der Logopädie und Phoniatrie benachbarte Berufe z.T. ohne kompetente theoretische und praktische Ausbildung:

Sprachheilpädagogen, sprachheilpädagogische Unterrichtshelfer, Atem-, Sprech- und Stimmlehrer — Schlaffhorst-Andersen, Sprachtherapeuten, Sprecherzieher, sprachtherapeutische Assistenten, Pädagogen mit Zusatzausbildung für Sprachbehinderungen, Diplom-Sprechtherapeuten, Sprachpsychologen, Phonetiker, Linguisten, Aphasiologen, Aphasie-Assistenten, Erzieher mit Urkunde für Hör-, Stimm- und Sprachstörungen, logopädische Helfer mit Zertifikat, Eutonietherapeuten, staatlich geprüfte Sprachtherapeuten, Fachtherapeuten für Laryngektomierte, Psychotherapeuten für Sprach-, Redeflußbehinderte, Atemtherapeuten, Kommunikationstherapeuten, Pneopäden, Eurythmisten mit Ausbildung in Sprachgestaltung, Logopädagogen, Rehabilitationstherapeuten für Spaltträger, Heilpädagogen für Hör-, Stimm- und Sprachstörungen, Phonopäden sowie Sprachpathologen.

Sprachbehindertenpädagogik: Es handelt sich um einen Zweig der Sonderpädagogik.

Sprachheilpädagoge: Der Sprachheilpädagoge befaßt sich mit der Erziehung, Bildung und pädagogischen Behandlung sprachbehinderter Kinder und Jugendlicher. Der Schwerpunkt der Ausbildung liegt auf dem pädagogischen Sektor. Ausbildung in einem grundständigen 8semestrigen Studium zum Diplom-Pädagogen ohne Lehrbefähigung für die außerschulische Rehabilitation Sprachbehinderter; evtl. anschließend Referendarzeit zwecks Erlangung der Lehrbefähigung; oder nach abgeschlossener Lehrerausbildung 4semestriges Zusatzstudium.

Der wesentliche Wirkungsbereich liegt in der Sprachheilschule. In diesen Schulen wird nach den Bildungsplänen der Normalschulen unterrichtet, die jedoch in der Didaktik und Methodik auf die sprachliche Behinderung abgestimmt sind. Unterricht für Sprachbehinderte ist in besonderem Maße erziehender Unterricht. Der Sprachheilpädagoge ist neben ambulanter Betreuung vor allem in Sonderkindergärten, Tagesheimen und Schulkindergärten auch um die Früherfassung sprachgestörter Kinder durch Vorschuluntersuchungen und Einrichtung von öffentlichen Beratungsstellen an den Sprachheilschulen bemüht. Sprachheilpädagogen führen auf ärztliche Verordnung Behandlungen bei bestimmten Sprachstörungen durch. Überschneidungen mit dem Tätigkeitsbereich des Logopäden ergeben sich im Bereich der verzögerten Sprachentwicklung einschließlich des Stammelns und der Störungen des Redeflusses im Kindes- und Jugendalter.

Gehörlosenpädagogen befassen sich mit der Behandlung von Sprachentwicklungsverzögerungen, wenn der Spracherwerb überwiegend über das Ohr nicht zu erreichen ist und die sprachlichen Folgen der Hörstörung über die Ersatzsinne zu beseitigen sind.

Sprachtherapeutische Assistenten im außerklinischen Bereich: Die Ausbildung erfolgt durch Pädagogen, und nicht im klinischen Bereich. Behandelt werden Sprachstörungen des Kindes- und Jugendlichenalters unter vorwiegend pädagogischer Orientierung. Der Tätigkeitsbereich liegt in Sprachheilkindergärten, Erziehungsberatungsstellen und Sprachheilheimen.

Sprachtherapeut: Berufszweig, der weitgehend dem des Logopäden angepaßt wird. Er ist aus dem sprachtherapeutischen Assistenten hervorgegangen, der seinen Ausbildungsschwerpunkt im pädagogischen Bereich hatte.

Atem-, Sprech- und Stimmlehrer (Schlaffhorst-Andersen): Beruflicher Schwerpunkt liegt auf Stimmbildung, Sprecherziehung und Atemübungen. Die Ausbildung wird jetzt stark dem Berufsbild des Logopäden angeglichen.

Grundlage seiner Tätigkeit ist die Lehre von der Wechselbeziehung zwischen Atem-, Stimm- und Körperfunktionen. Der Atem-, Sprech- und Stimmlehrer bemüht sich daher um die Entfaltung einer physiologischen Stimmgebung unter starker Betonung einer korrekten Atmung.

Sprecherzieher: Er verbessert bzw. steigert die Sprechleistungen der Stimme zu besonderen Anforderungen (z.B. bei Schauspielern und anderen Sprechberufen).

Tätigkeitsbereiche:

— Sprechbildung (Atem- und Stimme, deutliche Aussprache, Sprechausdruck, Lesen und Freisprechen).
— Rhetorische Kommunikation (Gesprächs- und Redeformen).
— Ästhetische Kommunikation (Sprechen literarischer Texte).
— Behandlung funktionell bedingter Sprechstörungen.

Die von Sprecherziehern gewünschte Behandlung funktionell bedingter Stimmstörungen gehört in den Bereich der Logopädie.

Personen, die ohne entsprechende Ausbildung Stimm- und Sprachbehandlungen durchführen: In diese Gruppe gehören Angehörige von Sprechberufen, die keine spezifische Ausbildung absolviert haben, vielmehr aufgrund ihres früheren oder noch gegenwärtigen Berufes als Schauspieler, Sänger oder Gesangspädagoge sich für befähigt halten, entsprechende Behandlungen durchzuführen.

Linguistik: Sprachwissenschaft. Untersucht werden Strukturen und Funktionen von Sprache auf den Ebenen der Phonologie, Morphologie, Syntax, Semantik und Pragmatik. Ziel ist die Entwicklung von Grundbegriffen, die alle Sprachen beschreiben und voneinander abheben.

Biolinguistik: Interdisziplinär ausgerichteter Bereich der Sprachwissenschaft, der die Sprache und das Sprachverhalten des Menschen im Lichte ihrer biologischen Grundlagen betrachtet. Teilgebiet der angewandten Sprachwissenschaft. Weitere Teilgebiete der angewandten Sprachwissenschaft: Psycholinguistik, Neurolinguistik, Patholinguistik, Soziolinguistik.

Neurolinguistik: Untersucht wird die Repräsentation von Sprache im zentralen Nervensystem und das Funktionieren des Gehirns beim Sprachgebrauch.

Kommunikationsmodell auf neurolinguistischer Grundlage und Begriffen der Kommunikationstheorie:

Motivation zur Kommunikation → Konzept des Thema (Textlinguistik) → Entwicklung des Konzepts in der inneren Sprache → Kodierung (Verschlüsselung), d. h. Ausformulierung; der auszudrückende Inhalt wird in Ketten von Zeichen umgesetzt: Satzfolgen auf der Ebene der Textlinguistik, Sätze auf der Ebene der Satzsyntax und Satzsemantik, Wörter auf den Ebenen der Wortsemantik, der Wortmorphologie, bis der Sprecher Ketten der kleinsten morphologischen und schließlich phonologischen Einheit kodiert, → phonetische Realisierung durch die Artikulation → Wahrnehmung der Schallwellen durch den Hörer → Dekodierung in umgekehrter Reihenfolge.

Psycholinguistik (= Sprachpsychologie): Erforschung der Interdependenzen sprachlicher Strukturen und psychischer Prozesse, d. h. sie befaßt sich mit den Beziehungen zwischen den Botschaften einerseits und Merkmalen und Eigenschaften der Personen, die Botschaften empfangen und interpretieren, andererseits.

— *Allgemeine Psycholinguistik:* Beschäftigung mit dem Zusammenhang von sprachlichen und kognitiven Leistungen, mit der psychologischen Relevanz und psychischen Realität linguistischer Modelle, mit den psychischen Prozessen bei Sprachproduktion und Sprachperzeption.

— Angewandte Psycholinguistik: Untersuchung des Spracherwerbs, der Sprachentwicklung, des Sprachverlusts, kommunikativer Funktionen der Sprachverwendung und der Wechselwirkung von Sprache, sprachlichen Niveaus, von Sprecher und Kultur. Teilweise Überlappung mit der Neuro-, Patho- und Soziolinguistik.

Patholinguistik: Teilgebiet der Neurolinguistik. Forschungsgebiet umfaßt sämtliche organisch und nicht organisch bedingten Störungen der Erwachsenen- und Kindersprache.

Entwicklungspsycholinguistik: Erforschung der kindlichen Sprachentwicklung.

Soziolinguistik: Versuch der Aufhellung der Zusammenhänge zwischen Sprachstruktur und Sozialstruktur.

Teilgebiete der Linguistik (Sprachwissenschaft):

— Phonetik: Produktion, Akustik und Wahrnehmung von Lauten.
— Phonologie: System und Funktion phonetischer Phänomene einer Sprache.
— Morphologie: kleinste bedeutungstragende Zeichen einer Sprache und ihre Kombinatorik.
— Wortsemantik: Bedeutung von Wörtern.
— Syntax: Aufbau von Sätzen aus Wörtern.
— Satzsemantik: Bedeutung von Sätzen.

— Textsyntax: Aufbau von Texten aus Sätzen.
— Textsemantik: Bedeutung von Texten oder Textteilen = Textlinguistik.
— Pragmatik: Beziehungen zwischen Sprecher, Hörer und Zeichen in der Kommunikationssituation.

Phonologie: Sprachgebildelautlehre, d. h. die Lehre von den Phonemen und den phonologischen Oppositionen; die Sprachgebildelehre befaßt sich im Gegensatz zur Phonetik nicht mit den (konkreten) Sprechakten, sondern mit dem funktionierenden System der Laute. Linguistische Teildisziplin, die nach konstanten Lautmerkmalen mit bestimmten sprachlichen Funktionen fragt und distinktive bzw. relevante Eigenschaften von Lauten ermittelt und diese systematisiert.

— Segmentale Phonologie: Wissenschaft von System und Funktion der Lautsegmente. Beschäftigt sich mit der Segmentierung des Lautstromes; diese ist Grundlage für jede phonetische Transkription.

— Prosodische Phonologie = prosodische Phonetik.

Phonetik: Sprechaktlautlehre oder die Lehre von der korrekten Verwendung der Laute, ihrer Beziehung zu Buchstaben und von den Gesetzen, die die Beziehung zwischen den gedruckten Buchstaben bestimmen (Lehre von den Gesetzen der Graphem-Phonem-Beziehung). Zur Phonetik gehört die mündliche, schriftliche und gedruckte Sprache. Sie setzt Phonologie voraus. Forschungsgegenstand ist der Laut mit seinem physiologisch-akustischen Charakter.

Daher auch definiert als: Lautwissenschaft (Lehre von der Physiologie der Sprachlaute), die sich mit der Hervorbringung, Übermittlung, Rezeption, Analyse, Klassifikation, Synthese, Bedeutung und Umschreibung der Sprachlaute befaßt. Teilgebiete: Akustische Phonetik, auditive Phonetik, Experimentalphonetik usw.

Phonetik und *Phonologie* gehen ohne klare Grenze ineinander über. Zur Bezeichnung (Transkribieren) der einzelnen Laute Verwendung einer Lautschrift. Die gebräuchlichste ist die Internationale Lautschrift des Weltlautschriftvereins; den zu transkribierenden Lauten entsprechen dabei Buchstaben, die in eckige Klammern gesetzt werden.

— Artikulatorische Phonetik: Beschäftigung mit der Lautproduktion, d. h. mit Artikulationsort, Artikulationsorgan und Artikulationsart.
— Akustische Phonetik: Untersuchung der Schallwellen, ihrer Frequenz und ihrer Amplituden.
— Perzeptuelle Phonetik: Untersuchung (im Zusammenhang mit der Wahrnehmungspsychologie) der Aufnahme und Verarbeitung der phonetischen Reize.
— Prosodische Phonetik: Beschäftigung mit den nicht segmentalen Aspekten der lautlichen Performanz bzw. Kompetenz, d. h. der Lautdauer, der Silben und des aus Silben gebildeten Sprachrhythmus, der Tonhöhe, der Betonung.

Kompetenz: Beherrschung des Sprachsystems und Fähigkeit, mit einer relativ begrenzten Zahl von Regeln dieses Sprachsystems eine unbegrenzte Zahl von Äußerungen zu produzieren und zu verstehen.

Performanz: Betätigung dieser Kompetenz, besonders in der Sprechtätigkeit die Aktualisierung der Kompetenzen in der Kommunikationssituation. Die Kompetenz wird durch Performanz erworben und realisiert sich durch Performanz.

Philologie: Wissenschaftliche Beschäftigung mit der Literatur einer Sprache.

Klassische Philologie: Beschäftigung mit älteren Sprachstufen des Lateinischen bzw. des Griechischen.

32 Hauptsächlich verwendete Literatur

Bauer, H.: Klinik der Sprachstörungen. In: Phoniatrie und Pädoaudiologie. Georg Thieme Verlag, Stuttgart 1974

Benninghoff, A.: Lehrbuch der Anatomie des Menschen Bd II/1. 4. Aufl. J. F. Lehmann Verlag, München 1949

Biesalski, P. u. F. Frank: Phoniatrie-Pädaudiologie. Georg Thieme Verlag, Stuttgart-New York 1982

Boenninghaus, H.-G.: Hals-Nasen-Ohrenheilkunde. Springer Verlag, Berlin-Heidelberg-New York 1980

Böhme, G.: Stimm-, Sprech- und Sprachstörungen: Gustav Fischer Verlag, Stuttgart 1974

Böhme, G.: Therapie der Sprach-, Sprech- und Stimmstörungen. Gustav Fischer Verlag, Stuttgart-New York 1980

Feldmann, H.: Das Gutachten des Hals-Nasen-Ohrenarztes. Georg Thieme Verlag, Stuttgart 1976

Fernau-Horn, H.: Die Sprechneurosen. Hippokrates Verlag, Stuttgart 1969

Fiedler, P. A., R. Standop: Stottern. Fortschritte der klinischen Psychologie 15. Urban und Schwarzenberg, München-Wien-Baltimore 1978

Foix, C., Levy, M.: Les ramollissements sylviens Syndromes des lésions en foyer du territoire de l'artère sylvienne et de ses branches. Rev. neurol. 2 (1927) 1

Freund, H.: Pathopsychologisches zum Stotterproblem. Mschr. Ohrenheilk. 71 (1937) 685

Freystedt, A.: In F. Trendelenburg: Einführung in die Akustik. 2./3. Auflage Springer Verlag, Berlin 1950/1961

Full-Scharrer, G.: Was leistet das BSHG bei Hör-, Stimm- und Sprachstörungen? Münchner Med. Wschr. 41 (1974) 1749

Göppert, E.: Kehlkopf und Trachea. Bd. III aus Handbuch der vergleichenden Anatomie der Wirbeltiere. Hrsg. L. Bolk, E. Göppert, E. Kallius, W. Lubosch. Urban und Schwarzenberg, Berlin und Wien 1937, S. 801 u. 817

Grützner, P.: Physiologie der Stimme und Sprache. I: L. Hermann: Handbuch der Physiologie Bd. 1, Teil 2, S. 1. F.C.W. Vogel, Leipzig 1879

Kruse, E.: Zentrale Sprachentwicklungsstörungen — Differentialdiagnose und Therapie. Die Sprachheilarbeit 25 (1980) 205—212

Luchsinger-Arnold: Stimm- und Sprachheilkunde 3. Auflage Band 2. Die Sprache und ihre Störungen, Springer Verlag, Wien, New York 1970

Lullies, H.: Stimme und Sprache in Hören, Stimme, Gleichgewicht. Band 12. Urban und Schwarzenberg, München, Berlin, Wien 1972

Mummenthaler, M: Hexagon Roche, Basel 1974

Poeck, K.: Neurologie. Springer Verlag, Berlin—Heidelberg—New York 1982

Poeck, K., Kerschensteiner, M., Stachowiak, F.-J., Huber, W.: Die Aphasien. Aktuelle Neurologie 2 (1975) 159

Schilling, A.: In: Handbuch der Hals-Nasen-Ohrenheilkunde: Sprech- und Sprachstörungen. Band 4/1: Kehlkopf I, Georg Thieme Verlag, Stuttgart 1982

Seeman, M.: Sprachstörungen bei Kindern. VEB-Verlag Volk u. Gesundheit, Berlin 1974

Seidel, Ch.: In: Phoniatrie und Pädoaudiologie: Klinische Psychologie der Hör- und Sprachstörungen. Georg Thieme Verlag, Stuttgart 1973

Voss, H., Herrlinger, R.: Taschenbuch der Anatomie. 3. Band. Gustav Fischer Verlag, Stuttgart 1953

Wängler, H.: Physiologische Phonetik. N. G. Elwert Verlag, Marburg 1972

Wirth, G.: Stimmstörungen. Deutscher Ärzte-Verlag 1979

Stichwortverzeichnis

A

Aachener-Aphasie-Test 455
Ableitungsmethode 245, 261
Ablenkreaktionen, Prüfung 181, 182
Absehmethode 246
Absehtraining 209
Adenotomie 262, 314, 315, 323
Adiadochokinese 489
Adjunktion 226
Affektkonstanz 82
Affolter 140
Affrikaten **117**, 253
Aglossie 481
Agnosie, akustische 169, **271**, 458
— optische 458
— verbale 143, 273
— visuelle 276
Agrammatismus 412
Agraphie 292, **414**
— Behandlung 470
A-I-Probe 317
Akataphasie 537
Akustische Agnosie 169, **271**
— — Symptome 272
Akustische Unaufmerksamkeit 228, **273**
Akusto-vibratorische Kommunikationshilfen 199
Akzent, dynamischer 123
— melodischer 123
— rhythmischer 124
— temporaler 124
Alalie 127
Alexie 292, **414**
Alexie, Behandlung 472
Alkoholrausch, akuter 539
Allästhesie, akustische 272
Allophon 96

Alport-Syndrom 191
Alström-Syndrom 191
Alzheimersche Krankheit 435
Ambidexter 69
Amusie 69, 415
Amygdalo-Pharyngo-Plastik nach Mündnich 324
Amyotrophische Lateralsklerose 498
Anaptyxis 226, 398
Anarthrie 490
Anblasetheorie 101
Ankyloglossie 234
Ansatzrohr 21
Antizipationen 398
Apallisches Syndrom 534
Apgarindex 138
Aphasie 69, 281, **407**
— amnestische 409, 423, 428, 433, 442
— Differentialdiagnose 456
— Einteilung 420
— Einteilung nach Goodglass 445
— Einteilung nach Leischner 436
— Einteilung nach Luria 446
— Einteilung nach Poeck 427
— Einteilung nach Wepmann 446
— gemischte 438
— globale 428, 434
— Gruppentherapie 462
— hysterische 551
— bei Kindern 446, **469**
— bei Linkshändern 449
— bei Mehrsprachigen 448
— motorische 409, 421, 424, 441
— motorisch-amnestische 439
— paroxysmale 448, 503
— Prognose 449
— Prognosekriterien 450
— psychologische Gesichtspunkte 459
— semantische 445
— sensorische 271, 409, 422, 425, 444
— sensorisch-amnestische 440

- Sprachabbauhypothesen 408
- subkortikale sensorische 433
- Symptome 410
- Syndromwandel 450
- Testierfähigkeit 451
- Therapie 459
- Therapie der globalen 465
- Therapie der motorischen 463
- Therapie bei Polyglotten 470
- Therapie der sensorischen 464
- totale 428
- transkortikale motorische 431, 435
- transkortikale sensorische 433, 436
- Untersuchung 451
- Ursachen 419
- zentrale 443

Aphonie, elektive 549
Aphthongie 482
Apraxie 529
- fazio-bukko-linguale 229, **531**
- ideatorische 532
- ideomotorische 529
- konstruktive 532

Apsithyrie 546
Arbeitsunfähigkeit 589
Arteria basilaris 49
- carotis interna 49
- centralis posterior 49
- cerebri media 49
- praerolandica 49
- rolandica 49
- temporalis posterior 49
- vertebralis 49

Artikulation 97
Artikulationsbehandlung 250
Artikulation, Prüfung 156
Artikulationsstellen 114
Artikulation, Störung bei Taubheit 153
Artikulationsverlagerung, zentripetale 333
Artikulationszonen 114
Artikulationszone, labiale 247
- linguodentale 247

- palatale 248

A-S-A-Methode 262
Asigmatismus 253
Asphyxieindex 138
Assimilation 225, 398
Assoziationsmethode 197
Assoziativ-reproduktive Stufe 88
Asymbolie 416
Ataxie 489
Athetose 489, 497, 507
Audiopädische Therapie 248
Audio-visuelle Entwicklung 79
Auditive Wahrnehmung, Schulung 250
- Störung 140
- Training 294

Auskulationsprobe 317
Autismus 133, **540**
- Typ Asperger 543
- Typ Kanner 540
- Therapie 542

Automatismen 411
Autotopagnosie 417
Axline, Spieltherapie 388
Azrin und Nunn, Änderungen der Sprechgewohnheiten 368

B

Baar, Entwicklungstests 574
Balbuties 343
Begutachtung 579
Behinderung, geistige 553
Beidhändigkeit 68
Beißreflex 511, 522
Bellocq-Tamponade 316
Belohnungstechniken 379
Bender-Gestalt-Test 177
Bender-Test 139
Benton-Test 139
BERA 183
Bestrafungstechniken 379
Betonung 123
Bewegungsstörungen, zerebrale 344
- extrapyramidale 488

— pyramidale 487
— zerebellare 489
Bizerebralität 66
Biokybernetische Stottertherapie 375
Bißanomalien 231
Biß, frontal offener 262
Bobath, neurophysiologische Entwicklungstherapie 517
Bradyarthrie 124
Bradylalie 124
Bremer Lautdiskriminationstest 169
Breuer und Weuffen, Differenzierungsproben 293
Broca-Aphasie 421, 429
Broca Zentrum 47
Bulbärparalyse, progressive 497

C

Calavrezo, Sprachgebärden 373
CERA 183
Cerebralparesen, infantile 251
Cerwenka und Demmler, phonetisches Wörterbuch 156, 238
Chinoanismus 269
Chitismus 253
Choanen 27
Chomsky 76, 86, 178, 278
Chorea Huntington 497
Chorea minor 496
Choreatisches Syndrom 489, 496
CH-S-Methode 262
Cochleopalpebraler Reflex 183
Commotio cerebri 503
Continuae 299
Contusio cerebri 503
Creutzfeld-Jakobsche Krankheit 496
Cros-Versorgung 218
Crouzon-Syndrom 191
Czermaksche Probe 317

D

Dämpfung 302
Dauerlaute 299
Debilität 554
Deblockierungsmethode nach Weigl 465
Dehnungen 398
Déjerinsches Zentrum 47
Delirium tremens 539
Demenz 456
Demenz, senile 534
Denken 79
Denk-Sprech-Ablauf, Störungen 399
Dentalzeichen 99
Denver Entwicklungstest 160
Deprivationssyndrom 130
Desensibilisierung, systematische 380
Dominanz 58, 65
Deuster, Lautagnosieprüfung 241
Dichotischer Diskriminationstest nach Uttenweiler 242
Dichotisches Hören 71
Dienstunfähigkeit 589
Differenzierungsfähigkeit, auditive 169
Differenzierungsschwäche, phonematische 228
Diphthonge 104
Diplegia spastica infantilis 507
Direktionalität 68
Diskrimination, Störung 144
Distalbiß 232
Dominanzstörung 291
Dorsales s 254
Down-Syndrom 564
— operative Behandlung 568
— Sprachtherapie 567
Drei-Blatt-Test 452
Drei-Figuren-Test 454
Dysarthrie 41, 229, 230, 404, 457, 475, **490**
— bulbäre 482, 497
— Einteilung 491
— extrapyramidale 494

609

— hysterische 551
— kortikale 491
— linguale 480
— pseudobulbäre 482, **492**
— pyramidale 492
— subkortikale 494
— Therapie 504
— zerebellare **499**, 502
Dysarthrophonie 490
Dysdiadochokinese 492
Dysglossie 41, 223, 230, 404, **475**, 491
— Einteilung 475
— labiale 230
— linguale 233, **480**
— nasale 324
— palatale 306
— palato-nasale 326
— Ursachen 475
Dysgrammatismus 127, 135, 145, **277**
— Diagnostik 279
— Einteilung 278
— expressive Form 283
— impressive Form 282
— physiologischer 280
— Therapie 281
Dyslalie 223
Dyslalie, linguale 233
Dyslogien 553
Dysphonie, hyperfunktionelle 308
— hypofunktionelle 308
Dysphrasien 535
Dysphrenien 545
Dyspraxie 491, **529**
— kongenitale 402
— sympathische 529
Dysprosodie 413
Dyssyntaxie 277

E

Echolalie 83, 84, 272, 537
Echophrasie 541
Eigenwahrnehmung 250

Einschulung bei Schwerhörigkeit 219
— bei Stammeln 244
Einwortsätze 88
Eisenson, Dysarthrietherapie 504
Elektive Aphonie 549
Elektiver Mutismus 133
Elektrotherapie 477
Elision 225, 397
Elternberatung 196
— bei Stammeln 243
— bei Stottern 386
Embololalie 411
Embolophrasie 411
Emotionaler Bereich, Untersuchung 162
Emotionell-volitionale Stufe 88
Engelaute 85, 116
Engramme 339
Entspannungstechniken 384
Entwicklungspoltern 401
Entwicklungsstammeln 227
Entwicklungsstand, Bestimmung 570
Entwicklungsstottern 392
— therapeutisches Vorgehen 386
Entwicklungstests 159, 572
Entwicklungsverzögerung, körperliche 135
Epilepsie 501
Epipharynx 21
ERA 183
Erwerbsfähigkeit, Minderung 583
Eßtherapie 195
Eß- und Trinktherapie bei zerebralen Bewegungsstörungen 513
Explosivae 116
Explosivreihe, aufsteigende 321
Extrapyramidale Bewegungsstörungen 488
Extrapyramidales System 488

F

Farbagnosie 417
Fazialislähmung 322, **415**
Fazialisparese 322, **415**
Fazilitation 252, **518**, **520**
Fazio-Londe-Syndrom 498
Feinmotorik 136
— Prüfung 165
— Therapie 388
Fernau-Horn 352
Fernau-Horn, Atem- und Sprachübungsbehandlung 369
Figur-Grund-Wahrnehmung, Störung 148
Figur-Hintergrundunterscheidung, Prüfung 170
Filtertheorie 302
Fingeragnosie 417
Fingeralphabet 208
Fingermotorik 136
Flüstern, freiwilliges 133
Formanten 101, 105, 119
Fragesätze 89
Franceschetti-Syndrom 191
Frankfurter Test für Fünfjährige-Wortschatz 157
Fremdnachahmung 83, 196
Fremdwahrnehmung 250
Friedreichsche Ataxie 499
Frikativae 116
Fröschels, Kaumethode 371
— Stoßübungen 321
Frostig, Therapieprogramm 197
Frostig-Therapie bei geistiger Behinderung 561
Frostig-Test 160, 175
Frühkindliche Hirnschädigung 281
Frühreife, sprachliche 125
F-S-Methode 261
Funktion, kognitive 78

G

Ganzwortmethode 295
Gardner-Turner-Syndrom 191
Gaumenbogen 29
Gaumenlaute 85
Gaumenmandeln 29
Gaumenmandeloperation 315
Gaumen, Mißbildungen 309
Gaumenmuskulatur 28
Gaumensegel 28
— Funktion 302
Gaumensegelkontraktion, Nachweis 317
Gaumensegellähmung 31, **310**, 479
— dissoziierte 312
— einseitig 307
— periphere 311
— Ursachen 311, 314
— zentrale 311, 312
Gaumensegelsonden 321
Gaumenspalten 330
— Entwicklungsgeschichte 329
— Operationszeitpunkt 339
— postoperative logopädische Therapie 337
Gaumenspaltensprache 329
Gaumenspalte, submuköse 310, 331
— Symptome 332
— Ursachen 332
Gebärdensprache 207, 208
Gebrechen 589
Gedächtnis, Prüfung 172
—Prüfung des auditiven 170
Gegenwörter 96
Gehirn, Blutversorgung 47
Gehör, Untersuchung 180
Gehörlosenpädagoge 600
Gehörlosenschulen 221
Gehörlose, Sprachanbildung 207
Gehörlosensprache 152
Geistesschwäche 571
Generalisierungstechnik 382
Generative Transformationsgrammatik 86

Gerstmann-Syndrom 417
Glossolalie 537
Glossoplegie 480
Goodglass und Kaplan, Aphasie-Test 456
Graefe-Sjögren-Syndrom 191
Graf Dürkheim, Zentrierungsübungen 384
Grammatik 277
Grammatikentwicklung 87
Grammatik, Erwerb 86, 278
Grammatikerwerb, psycholinguistisches Modell 282
Grammatik, Prüfung 157
Graphem 64
Grobmotorik, Prüfung 163
Grobmotorik, Therapie 388
Grundintelligenztest von Catteil und Weiß 575
Gurrlaute 81
Gutzmann, Sprachübungen 367

H

Händigkeit, 65, 66, 72
Halbseitenlähmung, Therapie 470
Halbvokale 104
Hamburg-Wechsler-Intelligenztest 576
Handlungstests 572
Handschrift, Störung 400
Handzeichensystem 208
Haussprachererziehung 209
HdO-Gerät 218, 214
Heese 374
Heidelberger Sprachentwicklungstest 179
Helmholtz, Obertontheorie 101
Hemiplegie 416
Hemianopsie 415
Hemiplegia spastica 507
Hemisphärendysarthrie 431, **491**
Hemmlaute 111
Hermann, Anblasetheorie 101

Herrmann-Aguilar-Sacks-Syndrom 191
Hervorhebungszeichen 98
Heschlsche Querwindung 47
Heterotopie 398
Heyer, Leerlaufübungen 368
Hirnerschütterung 503
Hirnfunktionen, sekundäre 45, 58
— primäre 45, 57
Hirnquetschung 503
Hirnreifung, Beeinträchtigung 135
Hirnschaden, frühkindlicher 137, **344,** 402
Hirnschädigung, frühkindliche 313
Hochlautung 97, 111
Hochtonschwerhörigkeit 219
Hören, dichotisch 71
Hörgedächtnisspanne, Prüfung 173
Hörgeräte 216
Hörgeräte, Indikationsbereich 109
Hörgeräteanpassung, Indikation 213
Hörgeräteversorgung 212
Hörschlauch 257
Hörschwelle 184
Hörstörungen, angeborene 187
Hörstörungen, erworbene 187
Hörstummheit 84
Hörvermögen, Entwicklung 149
Hyperkinesen 489
Hyperrhinophonie **306,** 333
Hypnose 385
Hypoglossuslähmung 37
Hypopharynx 21
Hyporhinophonie 324
Hysterie 545

I

Ideomotorische Entwicklung 80
Idiotie 554
Ikon 61

Imbezillität 554
Impedanzmessung 181, 183
Index 61
Individualpsychologie 383
Infantile Zerebralparese 505
Infrarot-Hörsprechanlage 218
Inhibition 251, 517, 519
Innenohrschwerhörigkeit 149
— bei Aphasie 416
— Syndrome 190
— Veränderungen der Artikulation 151
— Veränderungen der Stimme 152
— Vererbung 192
Inspirationsschreie 80
Intelligenzquotient 285, 570
Intelligenztest 569
Intelligenztest bei geistiger Behinderung 577
Intelligenztests, nicht-verbale 572
Intelligenz, Prüfung 568
Intelligenztests, verbale 572
Intelligenz, vorsprachliche 81
Interdentalität, multiple 256
— universelle 256
Intermodalitätsstufe 140
Inversionen 288
Iterationen 393, 397

J

Jakob-Creutzfeldsche Krankheit 496
Jakobson 84, 86, 178
Jakobsonsche Regel 224
Jacobson, Entspannungstraining 380
Jargon-Aphasie 423
Jervell-Lange = Nielsen-Syndrom 191
Josef und Böckmann, Therapiemethode bei Dysarthrie 515

K

Kanfer, verhaltensanalytische Funktionsformel 376
Kanfer, Verhaltensgleichung 377
Kaumuskulatur 41
Kaureflex 523
Kehlkopf-R 268
Kehlkopfrachen 21
Kieferanomalien 231
Kieferbewegungen 523
Kindersprache 58
Klangfarbe 101
Klanggestaltsfehler 288
Kleinhirn 489
Klippel-Feil-Syndrom 199
Kluge, Lautprüfkasten 237
Kochlearimplantate 213, 216
Körperempfinden, Prüfung 161
Körperkoordinationstest für Kinder 164
Körperlich-geistige Entwicklung 80
Kognitive Fähigkeiten, Untersuchung 160
Kognitive Funktion 78
Kombinationslaute 119
Kompetenz 155
Konditionieren, operantes 197
Konditionierung, klassische 378
— operante 378
Konsonanten 111
— Artikulationsmodus 116
— Bildung 112, 119
— Bestimmungsstücke 113
— echte 113
— Einteilung 114, 118
— Einteilung nach dem Bildungsmechanismus 115
— Formanten 119
— frühe 86
— phonetische Beschreibung 118
— späte 86
— stimmhafte 118
— stimmlose 118

Konsonantenstammeln, Therapie 247
Konsonantismus 85
Konstriktionsnasalität 307
Kontamination 226, 397
Konzipationen 398
Kopfbiß 232
Korsakow-Syndrom 540
Kotten, Aphasietherapie 461
Krankheit im Sinne der gesetzlichen Krankenversicherung 589
Krankheiten im Sinne der RVO 595
Krech, Entspannungstraining 384
Kreuzbiß 232
Kreyci, Messen des Nasendurchschlags 320
Kulissenphänomen 317, 480
Kurzzeitgedächtnis, Prüfung 173

L

Labio-fazialis Funktionstraining 322
Lähmungen, infranukleäre 475
— nukleäre 475
— spastische 487
Längenzeichen 98
Lalldrift 82
Lallen, instinktives 81
Lallperiode, erste 81, 82, 149
— zweite 83, 85, 149
Lambdazismus 270
Lampenfieber 394, 550
Landauer Sprachentwicklungstest 178
Langdon-Down-Syndrom 564
Language Master 198, 461
Lateralengelaute 117
Lateralität 65, 131
Lateralität, multiple 257
Lateralitätsstörung 66
Laterallaute 117
Lateralzeichen 99

Lauschverhalten, Prüfung 182
Lautagnosie, partielle 143, 227, **273**, 276
Lautagnosieprüfung 240
Lautagnosietest nach Schilling und Schäfer 169
Lautagnosie, Untersuchung bei partieller 239
Lautcharakter 97
Lautdifferenzierungsschwäche 289
Lauterwerb 84
Lautgedächtnisübungen 203
Lautnachahmung 83
Lautprüfbogen für Stammler 238
Lautstammeln 225
Lauttreppe nach Möhring 237
Lee-Effekt 346
Legasthenie 285
— Diagnose 288
— kongenitale 297
— und RVO 296
— Ursachen 290
Leistungsdominanz 67
Leitungsaphasie 433, 435, 443
Lenneberg 76, 86
Lernbehindertenschule 553
Lernbehinderung 571
Lernstörung 291
Lerntheorie 347
Leselehrmethoden 294
Lesen 64
Lese-Rechtschreib-Schwäche 69, 135, **285**
Lichtheimsche motorische Aphasie 425
— sensorische Aphasie 427
Liebmann, Denk-Rede-Übungen 405
— Unisono-Methode 368
— Untersuchung des Polterns 402
Lincoln-Oseretzky-Skala 164
Linguistik 601
Linkshänder 69
Linkshändigkeit 66
Lippen, Apraxie 135

Lippen-Kiefer-Gaumenspalte 309, **330**
— Operationszeitpunkt 339
Lippenmuskel 43
Lispeln 253
Littlesche Krankheit 507
Liquidae 104
Logasthenie 550
Logisch-begriffliche Stufe 89
Logoklonie 393
Logoneurosen 545
Logopädie 599
Logophobie 394, 550
Lücking, Lautstreifen 156, 237
Luria, Aphasietherapie 464

M

McNamara 77
McNeill 76
McNeill-Platte 323
Makroglossie 233
Makrophonie 123
Mandeloperation 316
Manisch depressive Erkrankung 538
Masking 371
Modeling 282
Megaphonie 123
Mehrsprachigkeit 131, 281
Mehrwortsätze 89
Meixner, Untersuchung bei Dysgrammatismus 280
Melodic Intonation Therapy 461
Merkfähigkeit, Prüfung der akustischen 172
Mesopharynx 21
Metathesis 226, 398
mimische Muskulatur 43, 322
— — Prüfung 166
Minimale cerebrale Dysfunktion 137, 139, 344
— — — Therapie 201
Minimalpaare 96
Minnesota-Test 456
Mikroglossie 233

Mikrophonie 123
Modalitätsspezifische Stufe 140
Moebius-Syndrom 476
Möhringsche Lauttreppe 156, 237
Mogilalie 244
Momentane Anomie 456
Mongolismus 564
Monodynamie 123
Morbus Alzheimer 533
Morbus Pick 533
Morphem 95
Morphologie 96
Mosaik-Trisomie 564
Motopädagogik 206
Motor-free Visual Perceptions-Test 177
Motorik, Prüfung der serialen 167
— Training 205
— Untersuchung 163
Motorisch-kinästhetische Entwicklung 80
Motoskopie 163
Mototherapie 205
Münchener Funktionelle Entwicklungsdiagnostik 159
Multiple Sklerose 404, **500**
Mundhöhle 22
Mundmotorik, pathologische 511
Mundtherapie 195
Muscheln 26
Musikalität, Untersuchung 163
Musculus buccinator 44
— constrictor pharyngis inferior 33
— — medius 33
— — superior **32,** 303, 322
— digastricus 37
— genioglossus 34
— geniohyoideus 39
— glossopalatinus 303
— hyoglossus 34
— levator veli palatini **29,** 303, 322, 336
— longitudinalis 36
— masseter 42
— mylohyoideus 39
— omohyoideus 40

- orbicularis oris 43
- palatoglossus 30
- palatopharyngeus **30,** 303, 322
- pharyngopalatinus **33,** 303
- pterygoideus lateralis 42
- pterygoideus medialis 42
- risorius 45
- salpingopharyngeus 30
- styloglossus 36
- stylohyoideus 39
- stylopharyngeus 33
- temporalis 41
- tensor veli palatini **30,** 303
- thyreohyoideus 39
- transversus 36
- uvulae 30
- verticalis 36
- zygomaticus 44

Mutismus 394, 435, 457, **546**
- elektiver 133, 548

Mutitas oligophrenica 553
Myasthenia gravis pseudoparalytica 315, **482**
Myopathien 482

N

Nachahmung 86
Nachsprechaphasie 433
Näseln 299, 526
- alternierendes 313
- bei geistiger Behinderung 558
- Diagnose des geschlossenen 325
- Diagnose des offenen 316
- erworbene Ursachen des offenen 314
- gemischtes 326
- geschlossenes 324
- offenes **306,** 333
- Phonetik des offenen 308
- spektralanalytische Merkmale des offenen 309
- Symptome des geschlossenen 325
- Ursachen des offenen 309

Nasalierung 299
Nasalierungszeichen 98
Nasalität 299
Nasalität und Gesangspädagogik 304
Nasallaute 117, 299
Nasalvokale 103
Nasenhaupthöhle 25
Nasennebenhöhlen 28
Nasenrachen 21
Nasenresonanz 29
Nasenscheidewand 27
Nasopharynx 21
Nebensatzbildung 89
Negative Praxis 378
Neglektionsretardierung 132
Neologismen 412
Nervus facialis 576
- glossopharyngeus 578
- hypoglossus, Lähmung 480
- lingualis 476
- trigeminus 475
- vagus, Lähmung 479

Neugeborenenaudiometrie 181
Neurose 545
N-Indicator 320
Nuscheln 393, 403

O

Obturator 323
Öffnungslaute 99
Olivo-ponto-zerebellare Atrophie 496
Olzewski-Richardson-Steele-Syndrom 496
Orale myofunktionale Therapie 263
Oralvokale 102
Oropharynx 21
Oseretzky-Göllnitz-Test 165
Oseretzky-Test 139

P

Pädaudiologische Verfahren 181
Palatolalie 329, **333**
— Einteilung 334
Palatophonie 333, **335**
Palilalie 393, 411
Palpation, retrovelare 319
Palpationsmethode 317
Paragrammatismus 413
Paralalie 224
Paraphasien 411
Parapraxie 530
Pararhotazismus 269
Pararthrien 398
Parasigmatismus 253
Parkinsonismus 404
Parkinson-Syndrom 488, 495
Parole explosive 124
Partielle Lautagnosie 227, **273**
— — Untersuchung 239
Passavant-Wulst 33, 303
Patau-Syndrom 191
Patholinguistik 602
Peabody Picture Vocabulary Test 157, 574
Pendred-Syndrom 191
Performanz-Tests 572
Performanz 155
Perseverationen 410
Petersen und Ochsner, Übungsschema zur Lautdifferenzierung 249
Pfaundler-Hurler-Syndrom 191
Pharynx 21
Phi-Test 71
Phone 97
Phonem 95
Phonemschrift 286
Phonematische Differenzierungsschwäche 273
Phonematische Hörübungen 248
Phonematisches Gehör, Übung 196
Phonendoskop 257
Phonetik 603
Phoniatrie 599
Phonic ear 198
Phonic mirror 199
Phonologie 603
Piaget 77, 140
Pitressche Regel 448
Pivot-Grammatik 90
Poltern 392, 397
— experimentell erzeugtes 401
— ideogenes 400
— paraphrasisches 400
— Pharmakotherapie 406
— physiologisches 401
— Prognose 406
— situationsbedingtes 401
— symptomatisches 4011
— Stottern 392, 403, 406
— Therapie 405
— und Aphasie 401
— Untersuchung 401
— Ursachen 402
Präferenzdominanz 67
Primärzentren 409
Probe der drei Papiere 452
Progenie 233
Progressive Bulbärparalyse 497
Progressive Muskeldystrophie 483
Progressive Paralyse 539
Progressiver Matritzen-Test 574
Propulsion 398
Prosodie 123
Prozentrangplatz 285
Pseudobulbärparalyse 492
Pseudodebilität 549, 562
Psycholinguistischer Entwicklungstest nach Angermaier 180
Psychomotorische Therapie 201
Psycho-organisches Syndrom 416, 534
Psychosomatische Erkrankungen 545
Psychotherapie 383
Purkinjescher Blählaut 321
Push-back-Operation 323
Pyramidale Bewegungsstörungen 487
Pyramidenbahn 483

R

Rachen 21
Rachenmandelhyperplasie 314, 341
Rachenmandeloperation 314
Rachenmuskulatur 31
Rassellaute 269
Raum-Lage-Labilität 289
Rechenstörung, angeborene 298
Rechtshändigkeit 66, 68
Rechtschreibtest, diagnostischer 290
Rechts-links-Unterscheidung, Störung 417
Reflexbahnungsmethoden 518
Reflexhemmungsstellungen 517
Reflexkriechen 515
Reflexschreie 80, 81
Reflexumdrehen 515
Refsum-Syndrom 191
Reibelaute 116, 269
Relaxationsnasalität 307
Repetitionen 393, 397
Resonantes 117
Resonanz 101, 301
Resonanzraum 100
Resonanztheorie 101
Resonanzübungen 338
Restdyslalie 223
Reversionen 288
Rhinoglossie 329
Rhinolalia aperta 306
— clausa 324
— mixta 326
Rhinomanometrie 27
Rhinophonie 299
Rhinophonia aperta 306
— clausa 324
— — functionalis 325
— — organica anterior 324
— mixta 326, 333
Rhotazismus 267
— buccalis 268
— marginalis 268
— nasalis 268
— pharyngealis 268
— Therapie 269
— Ursachen 269
— velaris 268
Ribotsche Regel 448
Rich Interpretation 81
Richtungsgehör, Prüfung 184
Rigor 488
v. Riper, Stottertherapie 381
v. Riper u. Irwin, akusto-motorische Methode 249
Risikofaktoren 188
Risikokinder 188
Rorschach-Test 162, 239
Rosse, Lautagnosieprüfung 241

S

Säuglingsaudiometrie 181
Sanvenero-Roselli, Velopharynxplastik 323
Satir und Minuchin, Familientherapie 390
Satzbau, Untersuchung 157
Satzstammeln 225
Satzverständnisprüfung 158
Saugen 523
Saugreflex 510, 522
S-Bildung, normale 253
Sceno-Test 162, 239
Schädel-Hirn-Trauma 344
Schattensprechen 346
Sch-Bildung, normale 265
Schetismus 265
Schilling und Schäfer, Lautagnosietest 169, 240
Schizophrenie 458, **535**
— kindliche 133
Schläfenwindung 409
Schlesinger, Probe nach 319
Schluckakt 38
Schlucken 34
Schluckreflex 510
Schlundheber 33
Schlundschnürer 32
Schnappreflex 511
Schoenaker 374

Schönborn-Rosenthal, Velopharynxplastik 323
Schreiben 64, **286**
Schreiblehrmethoden 294
Schriftsprache, Störung 400
Schuell, auditive Stimulierung 462
Schulen für Sprachbehinderte 199
Schulfähigkeit 165
Schulreife 165
Schwachsinn, Ursachen 562
Schwartz, Anblasetechnik 367
Schweigen, freiwilliges 133
Schwerhörigenschule 217, 221
Schwerhörigensprache 150
Schwerhörige, Sprachanbildung 207
Schwerhörigkeit, Einschulung 219
— einseitige 219
— Einteilung des Stärkegrades 185
— Ursachen 187
— Vokale 109
Schwinglaute 117
Seeman 372
Seelisch-geistige Entwicklung 161
Segment 96
Sehbehinderung 133
Sehprüfung 173
Seitigkeit, gekreuzte 66
Sekundärzentren 409
Selbstnachahmung 196
Semantisches System 127
Semiotik 61
Sensomotorische Phase 77
Sensomotorische Therapie 201
Sensorisches Stammeln, Hörprüfung 242
Sheehan, Rollentherapie 375
Serialstufe 140
Sibilanten 253
Sigmatismus 253
— addentalis 231, **257**
— Diagnostik 254
— dissoziierter 253
— interdentalis 231, **256**
— interdentalis lateralis 256
— labiodentalis 255
— laryngealis **260**, 334
— lateralis 257
— lateroflexus 232, **258**
— lingualer 256
— nasaler 258
— palatalis 231, **258**
— pharyngealer 260
— stridens 258
— Therapie 261
— Ursachen 255
— velaris 259
Silbe 96
Silbenschnelligkeitstest 166
Silbenstammeln 225
Silbentonhöhe, Zeichen 99
Silbigkeitszeichen 98
Situationsstottern 394
S-Indikator 263
Skandieren 124
Skinner 278, 281
S-Laut, Entstehung 254
Smith, Akzentmethode 372
Snijders-Oomen Intelligenztest 573
Sonderschule 553
Spätertaubung 155
Spastische Dysphonie 394
Speech-Bulb 323
Speicherschwäche 289
Spiegelprobe 317
Spielaudiometrie 181, 183
Spieltherapie 244
Spirometrie 320
Sprachakzente, Veränderungen 153
Sprachanlage 62, 128
Sprachaufbau, apparativer 122
Sprachbehindertenpädagogik 600
Sprachbehindertenschulen 244
Sprachdisposition, Störung bei Stottern 361
Sprache, Akzente 123
— Definition 61

- Entstehung 57
- Entwicklung 75
- Physiologie 61
- Störung bei psychiatrischen Erkrankungen 533
- Störungen bei Psychosen 535
- Störung bei Schwachsinn 553
- Tiere 51
- Veränderung bei Spätertaubung 155
- Veränderung bei Tauben 154

Sprachentwicklung 75
- verzögerte bei geistiger Behinderung 557
- Vorbedingungen 79
- Vorstufen 81

Sprachentwicklungsbehinderung 128
Sprachentwicklung, Zeittafel 92
Spracherwerb 75, 78
- lerntheoretisches Modell 281

Sprachgedächtnisübungen 203
Sprachheilkindergarten bei Stottern 389
Sprachheilpädagoge 600
Sprachheilschule bei Stottern 389
Sprachlaute 97
- distinktive Merkmale 97
- Entstehung 97
- Notation 98
- Physiologie 95
- Unterscheidungsfähigkeit 169

Sprachprüfung bei geistiger Behinderung 558
Sprachorgane, Erkrankungen 131
Sprachregion 409
- sensorische 62

Sprachrückkopplung, verzögerte auditive 370
Sprachschwäche, angeborene 402
Sprachschwächetypus, familiärer 134, 291
Sprachtherapeut 601
Sprachtherapeutischer Assistent 600

Sprachtherapie bei geistiger Behinderung 559
Sprachvermittlung, kutane 213
Sprachverständnis 83
- Untersuchung 158

Sprachverständnisalter, Untersuchung 159
Sprachverstehen 62
Sprachzentren 45
Sprachzentrum 68
Sprechakzente, Veränderung bei Tauben 153
Sprechalter, Untersuchung 159
Sprechapraxie 431
Sprechatmung, Störung 399
- Veränderung bei Tauben 154

Sprech-Denkschwäche 62
Sprechen, Entwicklung 84
Sprecherwerb, verzögerter 127
Sprecherzieher 601
Sprechmelodie, Störung 399
Sprechrhythmus, Störungen 399
s, stimmhaft 254
s, stimmlos 254
Substitution 96, 226
Surdomutismus 549
Symbol, 55, 61
Syntax 96, 277
- Erwerb 86
- Prüfung 158, 171

Syringomyelie 498
Syrinx 54
Stammelfehler, Notation 98
Stammeln 127, 143, **223**
- audiogenes 235
- Diagnostik 236
- Einteilung 224
- funktionelles 227
- Häufigkeit 226
- inkonsequentes 224
- inkonstantes 224
- konditioniertes 229
- mechanisches 230
- motorisches 229
- multiples 224
- partielles 224
- physiologisches 227

— psychogenes 236
— Therapie 242
— — des konditionierten 252
— — — mechanischen 252
— — — motorischen 251
— — — sensorischen 248
— — — zentralen 252
— universelles 224
— Untersuchung bei sensorischem 239
— Ursachen 226
— zentrales 229, 230
Stammganglien 488
Stenographie 415
Stereotypien 410
Stimmbandlähmung 586
Stimmeinsatzübungen 322
Stimmgattung 108
Stimmhaftigkeitszeichen 98
Stimmhöhe 123
Stimmveränderungen bei Tauben 154
Stirnwindung 409
Stoßübungen 338
Stottern 69, 281, **343**, 403
— als sekundäre Antwort 348
— aphasisches 394, 413
— Beginn 355
— bei geistiger Behinderung 557
— bei Kehlkopflosen 360
— Differentialdiagnose 356
— dysarthrisches 394, 413
— Entwicklung 355
— Ergebnis seiner Diagnose 348
— Folgen 392
— hyperfunktionelle Dysphonie 360
— hysterisches 354, 344, 551
— inneres 550
— Interaktionsstörung 351
— Kontinuitätshypothese 347
— Kriminalität 392
— Linkshändigkeit 346
— medikamentöse Behandlung 385
— Mehrsprachigkeit 346
— Militärdienst 392

— Neurosetheorien 352
— operantes 376
— Poltern 403, 406
— Prognose 394
— respondentes 376
— Sekundärsymptome 359
— Stop-go-Mechanismus 360
— Therapie 365
— — bei Jugendlichen 391
— — bei Schulkindern 389
— traumatisches 354 **393**, 586
— und Ertaubung 346
— Untersuchung 264
— Ursachen 343
— Verstärker 349

T

Tachylalie 124, 397, **403**
Taktiermethoden 373
Taktil-kinästhetisches Empfinden, Untersuchung 161
Taktile Wahrnehmung, Training 204
Taubblinde 208
Taubheit 149
— Einschulung 219
— einseitige 150, 218
— Ursachen 187
Taubstummensprache 152
Tefloninjektion 323
Teilleistungsschwächen, Einteilung 140
— Einteilung nach Graichen 141
— Einteilung nach Piaget und Affolter 140
— Therapie 202
Teilleistungsstörungen 139
— Diagnostik auditiver 168
— Einteilung 147
— visuelle 148
Telescoping 398
Testbatterie nach Luchsinger 165
Testmethoden, projektive 239

Therapie, orale myofunktionale 263
Tiersprache 51
Token-Test 452
Tonsillektomie 315, 341, 476, 477, 479, 480
Totalaphasie 427, 437
Transformationsgrammatik 76
Translokations-Down-Syndrom 564
Triplo-X-Syndrom 563
Tubenfunktion 336
Tubenfunktionsstörung 336
Tubenmittelohrkatarrh 315, 336
Tubenöffnung 303
Tüluc 455
Turner-Syndrom 563
T-Z-Methode 262

U

Unterkieferhebung 43
Unterkiefersenkung 43
Unverricht-Syndrom 191
Urlaute 83
Usher-Syndrom 191
Uttenweiler, dichotischer Diskriminationstest 242
Uvula 303
Uvula bifida 310

V

Velopharyngealer Verschluß 33, 303
Velopharyngometer 319
Velopharyngoplastik 314, **323**, 341
Verhaltenstherapie 376
Verhaltensweise, operante 347
— respondente 347
Verschlußlaute 116
Verschluß-Engelaute 117
Verwirrtheit 434

Verzögerte Sprachentwicklung **127**, 280, 393
— — Diagnostik 155
— — Einteilung 128
— — Prognose 221
— — Therapie 194
— — Ursachen 129
Vibrantes 117
Visuell-perzeptive Untersuchung 175
Visuelle Wahrnehmung, Training 205
Visuo-motorische Koordination, Training 205
Visuo-motorische Untersuchung 175
Vojta, physiotherapeutische Behandlungsmethode 515
Vokaldreieck 102
Vokale 99
— bei Schwerhörigkeit 109
— Bildung 100, 110
— diffuse Merkmale 109
— Einteilung 102
— Formanten 105
— geschlossene 105
— Klangfarbe 106
— kompakte akustische Merkmale 108
— offene 105
— Qualität 105
— Quantität 105
Vokalisation, interstitielle 399
Vokalismus 85
Vokalstammeln, Therapie 246
Vokaltheorien 101
Vokalviereck 103
Vokalviereck, Projektion in die Mundhöhle 246
Vorhangphänomen 317

W

Waardenburg-Syndrom 190
Wada-Test 70

Wahrnehmung, auditive 128
— Prüfung der visuellen 173
— Training 202
— — der auditiven 202
— — der visuellen 293
Wahrnehmungsentwicklung 78
Wahrnehmungsstörung 139
— auditive u. visuelle 292
Wahrnehmungszentrum, akustisches 62
Wallenberg-Syndrom 312
Walton und Black, Shadowing-Methode 368
Wangenklopfversuch 258
Wartegg-Zeichentest 162
Wechsler-Intelligenz-Test 571
Weigl, Deblockierungsmethode 465
Weiss, Untersuchung des Polterns 401
Wendlandt, Verhaltenstherapie 380
Wernicke-Aphasie 422, 432
Wernicke Zentrum 47
Westrich 375
Wilson-Krankheit 496
Wortblindheit, literale 287
Wortblindheit, verbale 287
Wortfeld 96
Wortfindungsstörung 145
Wortfindungsstörungen 413
Wortkategorien, Erwerb 89
Wortschatz, passiver 94
— reduzierter 127
— Untersuchung 157
Wortstammeln 225
Worttaubheit 433
Wortverständnisprüfung 158
Würgreflex 312, 511
Wunschsätze 89

X

XYY-Syndrom 563

Z

Zähne 23
Zäpfchen-R 267
Zahnentwicklung 232
Zahnstellungsanomalien 232
Zahnverlust 231
Zahnwechsel 262
Zeichen 61
Zeichenkörper 97
Zeichentypen 61
Zerebellare Bewegungsstörungen 489
Zerebrale Bewegungsstörungen 505
— — ataktische Störungen 508
— — Diagnose 509
— — hypotone Formen 508
— — Mischformen 508
— — spastische Formen 506
— — Sprachtherapie 513
Zerebralparesen 505
Zischlaute 117, 253
Zitterlaute 117, 268
Zopf und Motsch, Stottertherapie 382
Züngigkeit 72
Zunge, Apraxie 135
Zunge, Defekte 481
Zungenbändchen 25
— Durchtrennung 234
— verkürztes 25, 132, 234
Zungenbeinmuskulatur 37
— obere 37
— untere 39
Zungenkonsonanten 34
Zungenlähmung, periphere 481
Zungenmotilität 166
Zungenmuskulatur 34
— äußere 34
— innere 36
Zungenspitzen-R 267
Zungenspitzen-s 254
Zungenveränderungen 232
— Sprachstörung 233